Nefrologia essencial

Nefrologia essencial

Editores

Lúcio Requião Moura

Tainá Veras de Sandes Freitas

José A. Moura-Neto

manole

editora

Produção editorial: Paris Serviços Editoriais e Educacionais
Projeto gráfico: Departamento de Arte da Editora Manole
Diagramação e imagens: Luargraf Serviços Gráficos Ltda. ME
Capa e imagem de capa: Iuri Guião

CIP-BRASIL. CATALOGAÇÃO NA PUBLICAÇÃO
SINDICATO NACIONAL DOS EDITORES DE LIVROS, RJ

N289

Nefrologia essencial / editores Lúcio Requião Moura, Tainá Veras de Sandes Freitas, José A. Moura-Neto. - 1. ed. - Barueri [SP] : Manole, 2024.

Inclui bibliografia e índice
ISBN 9788520463673

1. Nefrologia. 2. Rins - Doenças. I. Moura, Lúcio Requião. II. Freitas, Tainá Veras de Sandes. III. Moura-Neto, José A.

24-93263 CDD: 616.61
CDU: 616.61

Gabriela Faray Ferreira Lopes - Bibliotecária - CRB-7/6643

Edição – 2024

Editora Manole Ltda.
Alameda Rio Negro, 967 – CJ 717
Barueri – SP – Brasil
CEP: 06454-000
Fone: (11) 4196-6000
www.manole.com.br | https://atendimento.manole.com.br/

Impreso en Brasil | *Printed in Brazil*

Sobre os editores

Lúcio Requião Moura

Médico nefrologista. Graduação e residência em Clínica Médica pela Universidade Federal da Bahia (UFBA). Residência em Nefrologia. Mestrado, doutorado e pós-doutorado em Nefrologia pela Universidade Federal de São Paulo (Unifesp). Professor Adjunto de Nefrologia da Unifesp. Coordenador de Ensino e Pesquisa do Hospital do Rim da Fundação Oswaldo Ramos. Secretário Geral da Sociedade Brasileira de Nefrologia (2023-2024).

Tainá Veras de Sandes Freitas

Médica nefrologista. Graduação pela Universidade Federal do Piauí (UFPI). Residência em Clínica Médica, Nefrologia. Mestrado, doutorado e pós-doutorado em Nefrologia pela Universidade Federal de São Paulo (Unifesp). Professora Adjunta de Nefrologia da Universidade Federal do Ceará (UFC). Chefe do Setor de Gestão da Pesquisa e Inovação Tecnológica em Saúde do Complexo Hospitalar da UFC. Vice-presidente Regional Nordeste da Sociedade Brasileira de Nefrologia (2023-2024).

José A. Moura-Neto

Médico nefrologista. Graduação pela Escola Bahiana de Medicina. Residência em Nefrologia e Transplante Renal pela Universidade do Estado do Rio de Janeiro (Uerj). MBA em Saúde na FGV-RJ e mestrado em Administração na EBAPE-FGV. Fellow da American Society of Nephrology (FASN), do Royal College of Physicians (FRCP) e do American College of Physicians (FACP). Professor de Clínica Médica da Escola Bahiana de Medicina. Presidente da Sociedade Brasileira de Nefrologia (2023-2024).

Sobre os autores

Alvaro Pacheco e Silva Filho – Professor Titular da disciplina de Nefrologia da Escola Paulista de Medicina da Universidade Federal de São Paulo (EPM-Unifesp). Nefrologista (transplante renal) do Hospital Israelita Albert Einstein. Pesquisador com bolsa de Produtividade 1A do CNPq. Diretor científico da Sociedade Brasileira de Nefrologia.

Ana Flávia Moura – Professora da Escola Bahiana de Medicina e Saúde Pública. Presidente da Sociedade Brasileira de Nefrologia Regional Bahia (2024-2026). Vice-diretora do Departamento de Diálise da Sociedade Brasileira de Nefrologia (2023-2024). *Fellow* da American Society of Nephrology (FASN).

Ana Lydia Cabeça – Médica nefrologista do Hospital de Clínicas Gaspar Vianna de Belém-PA. Mestre em Saúde Coletiva pela Universidade Federal do Pará (UFPA).

Artur Quintiliano Bezerra da Silva – Médico pela Universidade Federal do Rio Grande do Norte (UFRN). Residência em Nefrologia pela Universidade Federal de São Paulo (Unifesp). Mestrado e doutorado em Nefrologia pela Universidade de São Paulo (USP). Professor Adjunto de Nefrologia da UFRN. Preceptor do Transplante Renal do Hospital Universitário Onofre Lopes (HUOL-UFRN).

Beatriz Castello Branco Miranda – Acadêmica de Medicina da Universidade Federal de Minas Gerais (UFMG).

Camila Eleutério Rodrigues – Médica Nefrologista do Hospital das Clínicas da Faculdade de Medicina da Universidade de São Paulo (HCFMUSP). Doutora em Nefrologia pela USP. Pesquisadora do Laboratório de Pesquisa Básica em Doenças Renais – Laboratório de Investigação Médica 12 da FMUSP. Pós-doutoranda em Nefrologia pela Universidade de Nova Gales do Sul, Sydney, Austrália.

Cibele Isaac Saad Rodrigues – Professora Titular do Departamento de Clínica da Faculdade de Ciências Médicas e da Saúde da Pontifícia Universidade Católica de São Paulo (PUC-SP). Mestrado e doutorado em Nefrologia pela Escola Paulista de Medicina da Universidade Federal de São Paulo (EPM-Unifesp). Coordenadora acadêmica do Hospital Santa Lucinda. Diretora científica da Sonesp. Vice-coordenadora do Departamento de Hipertensão da Sociedade Brasileira de Nefrologia.

Claudia Maria Costa de Oliveira – Nefrologista do Hospital Universitário Walter Cantídeo da Universidade Federal do Ceará (UFC). Professora da Faculdade de Medicina do Centro Universitário Christus, Ceará. Mestrado Profissional em Ensino na Saúde e Tecnologias Educacionais da Unichristus. Doutorado em Ciências da Saúde pela Universidade Federal do Rio Grande do Norte (UFRN). Especialista em Nutrição Clínica pela Univesidade Estadual do Ceará (Uece).

Claudia Maria de Barros Helou – Livre-docente em Nefrologia pela Faculdade de Medicina da Universidade de São Paulo (FMUSP). Professora Colaboradora da disciplina de Nefrologia da FMUSP. Médica Pesquisadora do Laboratório de Pesquisa Básica – Lim-12 – do Sistema HCFMUSP.

Daniel Rinaldi dos Santos – Doutorado em Nefrologia pela Universidade Federal de São Paulo (Unifesp). Professor Adjunto de Nefrologia da Faculdade de Medicina Fundação ABC. Preceptor do Programa de Residência Médica em Nefrologia no HSPE e na Fundação ABC. Vice-coordenador do Departamento de Titulação da Sociedade Brasileira de Nefrologia. Presidente da Sociedade Brasileira de Nefrologia (2011-2014).

Daniela Ponce – Médica nefrologista. Livre-docência em Nefrologia. Doutorado em Fisiopatologia em Clínica Médica pela Universidade Estadual Paulista (Unesp). Mestrado em Fisiopatologia em Clínica Médica pela Unesp.

David Campos Wanderley – Médico pela Universidade Estadual de Ciências da Saúde de Alagoas (Uncisal). Residência médica e mestrado em Patologia pela

Universidade Federal de Minas Gerais (UFMG). Membro da Sociedade Internacional de Patologia Renal. Membro da Sociedade Internacional de Nefrologia.

Denise Maria Avancini Costa Malheiros – Professora de Patologia na Faculdade de Medicina da Universidade de São Paulo (FMUSP). Professora de Patologia na Faculdade Israelita de Ciências da Saúde Albert Einstein (Ficsae). Orientadora no Programa de Pós-Graduação pelo Departamento de Patologia da FMUSP. Especialização em Patologia Renal no Hospital Necker – *Enfants Malades*, Paris, França. Doutorado em Patologia pela FMUSP.

Dirceu Reis da Silva – Médico nefrologista do Hospital de Clínicas de Porto Alegre (HCPA). Médico nefrologista do Instituto de Doenças Renais (IDR). Mestrado pela Pontifícia Universidade Católica do Rio Grande do Sul (PUCRS). Diretor do Departamento de Diálise da Sociedade Brasileira de Nefrologia (SBN). Presidente da Sociedade Gaúcha de Nefrologia (SGN).

Dulce Elena Casarini – Professora livre-docente do Departamento de Medicina da disciplina de Nefrologia da Escola Paulista de Medicina da Universidade Federal de São Paulo (EPM-Unifesp). Vice-coordenadora do Programa de Pós-Graduação em Medicina Translacional do Departamento de Medicina da EPM-Unifesp.

Edison Régio de Moraes Souza – Mestrado pela Universidade do Estado do Rio de Janeiro (Uerj). Doutorado pela Escola Paulista de Medicina da Universidade Federal de São Paulo (EPM-Unifesp). Título de Especialista em Nefrologia pela Associação Médica Brasileira (AMB). Professor Associado de Nefrologia da Uerj.

Eduardo Coronato Nogueira Constantino – Médico patologista pela Faculdade de Medicina de São José do Rio Preto (Famerp).

Elizabeth de Francesco Daher – Mestrado e doutorado em Nefrologia pela Universidade de São Paulo (USP). Professora Titular do Departamento de Medicina da Universidade Federal do Ceará (UFC). Professora do Programa de Pós-Graduação em Ciências Médicas da Faculdade de Medicina da UFC. Pesquisadora do CNPq, PQ1D.

Farid Samaan – Pós-doutorado em Nefrologia pela Universidade Federal de São Paulo (Unifesp) e pela Faculdade de Medicina da Universidade de São Paulo (FMUSP). Especialização em Economia da Saúde pela Faculdade de Saúde Pública da USP. MBA em Gestão de Saúde pela FGV-SP. Graduação em Medicina, mestrado e doutorado pela Unifesp.

Geraldo Bezerra da Silva Junior – Médico nefrologista. Doutor em Ciências Médicas pela Universidade Federal do Ceará (UFC). Pós-doutorado em Saúde Coletiva pela Universidade Federal da Bahia (UFBA). Professor Titular da Universidade de Fortaleza (Unifor). Membro da Sociedade Brasileira de Nefrologia e *fellow* da International Society of Nephrology.

Gianna Mastroianni Kirsztajn – Professora Associada do Departamento de Medicina (Disciplina de Nefrologia) da Universidade Federal de São Paulo (Unifesp).

Hélady Sanders-Pinheiro – Residência médica, mestrado e doutorado em Nefrologia pela Universidade Federal de São Paulo (Unifesp). Pós-doutorado em Nefrologia pela Unifesp e pela Universidade da Basileia, Suíça. Professora Titular de Nefrologia da Universidade Federal de Juiz de Fora (UFJF).

Igor Smolentzov – Médico Assistente do Grupo de Agudos – Nefrologia do Hospital das Clínicas da Faculdade de Medicina da Universidade de São Paulo (HCFMUSP). Médico Assistente do Pronto-Socorro Central da Santa Casa de Misericórdia de São Paulo.

Jocemir Lugon – Professor Titular de Nefrologia da Faculdade de Medicina da Universidade Federal Fluminense (UFF). Coordenador do Programa de Pós-graduação em Ciências Médicas da Faculdade de Medicina da UFF. Ex-presidente da Sociedade Brasileira de Nefrologia. Membro titular da Academia de Medicina do Estado do Rio de Janeiro.

Jorge Paulo Strogoff de Matos – Médico nefrologista. Professor Associado da Faculdade de Medicina da Universidade Federal Fluminense (UFF).

José A. Moura-Neto – Médico nefrologista. Graduação pela Escola Bahiana de Medicina. Residência em Nefrologia e Transplante Renal pela Universidade do Estado do Rio de Janeiro (Uerj). MBA em Saúde na FGV-RJ e mestrado em Administração na EBAPE-FGV. Fellow da American Society of Nephrology (FASN), do Royal College of Physicians (FRCP) e do American College of Physicians (FACP). Professor de Clínica Médica da Escola Bahiana de Medicina. Presidente da Sociedade Brasileira de Nefrologia (2023-2024).

José Bruno de Almeida – Médico nefrologista pela Universidade Federal do Rio Grande do Norte (UFRN). Mestrado e doutorado em Nefrologia pela Escola Paulista de Medicina da Universidade Federal de São Paulo (EPM-Unifesp). *Research Fellow* no Massachusetts General Hospital (Harvard Medical School).

Professor Associado do curso de Medicina da UFRN. Supervisor do Programa de Residência Médica em Nefrologia do Hospital Universitário da UFRN.

Larissa Costa de Oliveira Santos – Médica pela Universidade Federal do Ceará (UFC). Residência em Clínica Médica pela Universidade de São Paulo (USP). Residência em Endocrinologia pela USP. Título de Especialista em Endocrinologia pela Sociedade Brasileira de Endocrinologia e Metabologia (Sbem-SP). Pós-Graduação em Nutrologia pela Universidade de Ribeirão Preto da USP.

Lilian Pires de Freitas do Carmo – Residência em Clínica Médica e Nefrologia pela Universidade de São Paulo (USP). Doutorado em Nefrologia pela USP. Professora de Nefrologia da Faculdade de Medicina da Universidade Federal de Minas Gerais (UFMG). Vice-presidente da Sociedade Brasileira de Nefrologia (2023-2024). Coordenadora de Nefrologia e Transplantes do Hospital Evangélico de Belo Horizonte-MG.

Lucas Gobetti da Luz – Médico nefrologista do Hospital Moinhos do Vento.

Lúcia da Conceição Andrade – Professora Associada da disciplina de Nefrologia do Departamento de Clínica Médica da Faculdade de Medicina da Universidade de São Paulo (FMUSP). Chefe do Grupo de Agudos da Divisão de Nefrologia do Hospital das Clínicas (HC) da FMUSP. Responsável pelo Ambulatório de Tubulopatias da Divisão de Nefrologia do HCFMUSP.

Lúcio Requião Moura – Médico nefrologista. Graduação e residência em Clínica Médica pela Universidade Federal da Bahia (UFBA). Residência em Nefrologia. Mestrado, doutorado e pós-doutorado em Nefrologia pela Universidade Federal de São Paulo (Unifesp). Professor Adjunto de Nefrologia da Unifesp. Coordenador de Ensino e Pesquisa do Hospital do Rim da Fundação Oswaldo Ramos. Secretário Geral da Sociedade Brasileira de Nefrologia (2023-2024).

Luis Yu – Professor Associado de Nefrologia da Faculdade de Medicina da Univesidade de São Paulo (FMUSP). Professor Livre-docente do Departamento de Clínica Médica da FMUSP. Coordenador do Departamento de IRA da Sociedade Brasileira de Nefrologia (SBN) – 2023-2024.

Marcus Gomes Bastos – Professor Titular de Clínica Médica da Universidade Federal de Juiz de Fora (UFJF). Doutor em Nefrologia. Professor de Ultrassonografia *Point of Care* das Faculdades de Medicina Suprema (Juiz de Fora) e

Unifagoc (Ubá). Coordenador do NefrUS, curso de Ultrassonografia *Point of Care* da Sociedade Brasileira de Nefrologia (SBN).

Maria Alice Sperto Ferreira Baptista – Doutora em Medicina pela Universidade de Birmingham, UK. Médica Assistente na disciplina de Nefrologia da Funfarme. Médica Colaboradora do Departamento de Patologia da Funfarme. Professora Colaboradora da Disciplina de Nefrologia da Faculdade de Medicina de São José do Rio Preto (Famerp). Professora Colaboradora do Departamento de Patologia da Famerp.

Maria Almerinda Ribeiro Alves – Graduada em Medicina pela Escola Paulista de Medicina da Universidade Federal de São Paulo (EPM-Unifesp). Residência em Nefrologia, mestrado e doutorado pela EPM-Unifesp. Professora Assistente do Departamento de Clínica Médica da Fculdade de Ciências Médicas da Universidade Estadual de Campinas (FCM-Unicamp). Coordenadora da disciplina de Nefrologia e do Programa de Residência Médica em Nefrologia da FCM-Unicamp.

Maria Eliete Pinheiro – Doutora em Nefrologia pela Escola Paulista de Medicina da Universidade Federal de São Paulo (EPM-Unifesp). Professora Titular da Disciplina de Saúde do Adulto e do Idoso II da Faculdade de Medicina da Universidade Federal de Alagoas (Ufal), no Módulo de Nefro-Urologia. Membro do Departamento de Hipertensão Arterial da Sociedade Brasileira de Nefrologia (SBN) durante várias gestões, inclusive a atual. Presidente da SBN Regional Alagoas, durante várias gestões, inclusive a de 2023-2024.

Maria Goretti Polito – Residência em Nefrologia pelo Hospital das Clínicas da Faculdade de Medicina da Universidade de São Paulo (HCFMUSP). Mestrado, doutorado e pós-doutorado pela Universidade Federal de São Paulo (Unifesp).

Mauri Félix de Sousa – Professor Associado de Nefrologia da Faculdade de Medicina da Universidade Federal de Goiás (UFG). Doutorado em Ciências da Saúde - Nefrologia pela Faculdade de Medicina da Universidade de São Paulo (FMUSP). Mestrado em Nefrologia pela Faculdade de Medicina da Universidade Federal do Rio Grande do Sul (UFRGS).

Mauricio de Carvalho – Professor Titular de Nefrologia da Pontifícia Universidade Católica do Paraná (PUCPR). Professor Associado de Clínica Médica no Hospital de Clínicas da Universidade Federal do Paraná (HCUFPR).

Patrícia Ferreira Abreu – Mestrado e doutorado em Nefrologia pela Universidade Federal de São Paulo (Unifesp). Preceptora da Residência Médica em Nefrologia na Unifesp.

Paulo Novis Rocha – Nefrologista pela *Duke University. Master of Science* pela Cornell University. Doutor em Medicina e Saúde pela Universidade Federal da Bahia (UFBA). Professor Associado IV da Faculdade de Medicina da Bahia da UFBA.

Pedro Túlio Rocha – Nefrologista da Universidade Federal do Rio de Janeiro (UFRJ). Nefrologista do Hospital DASA São Lucas Copacabana.

Rafael Siqueira Athayde Lima – Médico nefrologista pelo Hospital das Clínicas da Faculdade de Medicina de Ribeirão Preto (FMRP). Título de especialista pela Sociedade Brasileira de Nefrologia (SBN). Preceptor de Nefrologia no Hospital Universitário da Universidade Federal do Ceará (UFC) e Hospital Geral de Fortaleza.

Renata de Souza Mendes – Professora Adjunta de Nefrologia da Universidade do Estado do Rio de Janeiro (Uerj). Nefrologista pela Universidade Federal do Rio de Janeiro (UFRJ). Doutorado em Clínica Médica pela UFRJ. Mestrado em Clínica Médica pela Uerj. Formada em Medicina pela Universidade Federal Fluminense (UFF).

René Scalet dos Santos Neto – Graduado em Medicina pela Pontifícia Universidade Católica do Paraná (PUCPR). Especialização em Nefrologia pela Santa Casa de Curitiba. Aperfeiçoamento em Competências em Docência Clínica e Preceptoria pela Faculdade de Medicina de Ribeirão Preto (Famerp). Mestrado em Ensino nas Ciências da Saúde pelas Faculdades Pequeno Príncipe. Mentor pela Sociedade Internacional de Nefrologia.

Roberto Zatz – Professor Sênior da Universidade de São Paulo (USP).

Rodrigo Bueno de Oliveira – Professor Associado da Divisão de Nefrologia do Departamento de Clínica Médica da Faculdade de Ciências Médicas da Universidade Estadual de Campinas (Unicamp).

Rui Toledo Barros – Docente do Departamento de Clínica Médica na disciplina de Nefrologia da Faculdade de Medicina da Universidade de São Paulo (FMUSP).

Samirah Abreu Gomes – Nefrologista coordenadora do Ambulatório de Litíase e Infecção Urinária do Hospital das Clínicas da Faculdade de Medicina da Universidade de São Paulo (HCFMUSP). Mestrado pela Universidade Federal de São Paulo (Unifesp). Doutorado pela Unifesp. Pós-doutorado no Interdisciplinary Stem Celsl Instutute, Miami University. Professor da Pós-graduação da Nefrologia da FMUSP.

Sebastião Rodrigues Ferreira-Filho – Doutor em Nefrologia pela Universidade Federal de São Paulo (Unifesp). Ex-Professor Titular do Departamento de Clínica Médica da Universidade Federal de Uberlândia (UFU).

Stanley de Almeida Araújo – Médico patologista do Hospital das Clínicas da Universidade Federal de Minas Gerais (HCUFMG). Mestrado pela Faculdade de Medicina da UFMG.

Stephanie Sander Westphalen – Médica radiologista pelo Hospital de Clínicas de Porto Alegre. *Fellow* em Radiologia Abdominal pelo Hospital Moinhos de Vento. Mestrado pela Universidade Federal do Rio Grande do Sul (UFRGS).

Tainá Veras de Sandes Freitas – Médica nefrologista. Graduação pela Universidade Federal do Piauí (UFPI). Residência em Clínica Médica, Nefrologia. Mestrado, doutorado e pós-doutorado em Nefrologia pela Universidade Federal de São Paulo (Unifesp). Professora Adjunta de Nefrologia da Universidade Federal do Ceará (UFC). Chefe do Setor de Gestão da Pesquisa e Inovação Tecnológica em Saúde do Complexo Hospitalar da UFC. Vice-presidente Regional Nordeste da Sociedade Brasileira de Nefrologia (2023-2024).

Tiago Lemos Cerqueira – Médico pela Universidade Federal de Minas Gerais (UFMG). Nefrologia pela Associação Evangélica de Minas Gerais. Mestre em Pesquisa Clínica pela Universidade Internacional de Dresden, Alemanha. MBA em Ciência de Dados e Analytics pela Universidade de São Paulo (USP). *Fellow* da Sociedade Americana de Nefrologia.

Wander Barros do Carmo – Médico pela Universidade Federal de Juiz de Fora (UFJF). Residência médica em Nefrologia pelo Hospital Universitário da UFJF. Mestrado e doutorado em Saúde pelo Programa de Pós-graduação em Saúde da UFJF. Professor Adjunto do Departamento de Clínica Médica da Faculdade de Medicina da UFJF.

Sumário

Prefácio

Estou muito honrado pela oportunidade de contribuir com o prefácio desta obra de grande importância em nossa comunidade. Seus editores e autores são reconhecidas lideranças da Nefrologia brasileira, dedicados ao cuidado de pacientes com doenças renais e comprometidos com o avanço do ensino na especialidade. Conheço todos há muitos anos, e estou certo de que esta é uma coletânea de conhecimento e experiência ímpares, e próprio do desassossego presente em suas carreiras.

Nefrologia essencial foi organizado com clareza e precisão, trazendo uma abordagem didática dos temas essenciais da especialidade, facilitando o entendimento de assuntos muitas vezes considerados complexos, mas indispensáveis para o diagnóstico e tratamento das doenças renais. Ele reflete a obstinação dos autores pelo detalhe e a dedicação em tornar o essencial da nefrologia acessível e compreensível para todos os profissionais de saúde, com foco especial na formação de alunos de graduação, nefrologistas e outros profissionais em início de carreira.

Este livro reafirma a tradição na promoção do conhecimento em nefrologia da especialidade no país, cuja Sociedade Brasileira de Nefrologia foi fundada em 1960, precedendo a própria Sociedade Internacional de Nefrologia, fundada em 1961.

Parabenizo os editores e seus colaboradores por esta magnífica obra que proporciona grande benefício aos pacientes, através daqueles que se esforçam para tornar a excelência na assistência médica um hábito.

Prof. Medina
Titular de Nefrologia da Universidade Federal de São Paulo
Diretor Superintendente do Hospital do Rim – Fundação Oswaldo Ramos

Apresentação

Nos anos recentes, a Sociedade Brasileira de Nefrologia incluiu entre as suas prioridades a difusão da especialidade para além de suas fronteiras. Não à toa houve uma significativa mudança na forma de se comunicar com pacientes e público em geral, interessados em conhecimentos específicos sobre a saúde dos rins e suas formas de adoecimento. Estrategicamente, decidimos nos comunicar também de forma mais direta e assertiva com alunos de graduação de todo o país, profissionais da área da nefrologia em início de carreira e outros profissionais de áreas afins, interessados nos fundamentos da especialidade. Um dos resultados dessa mudança de estratégia é o *Nefrologia essencial*.

Divididos em 5 seções, os 24 capítulos escritos por 57 autores representam aqueles conteúdos que entendemos serem essenciais, tanto para aqueles que irão iniciar seus passos na área da nefrologia quanto para os nefrologistas interessados em revisitar os fundamentos da especialidade, ou que desejem ter um material de apoio para as suas atividades no campo do ensino e da aprendizagem.

Não apenas o cuidado com o conteúdo, mas também a composição do corpo autoral refletem práticas de representatividade, inclusão e senso de pertencimento, valores fundamentais para a Sociedade Brasileira de Nefrologia. As autoras e os autores, em sua grande maioria, estão envolvidos diretamente com o ensino de graduação, em diversas escolas médicas do país, e todas e todos são lideranças reconhecidas em seus locais de prática, seja no ensino ou na assistência. Agradecemos a cada um deles por emprestarem seus tempos e saberes para entregarmos à comunidade uma obra de excelente qualidade. Agradecemos também à Editora Manole, por aceitar o desafio e acreditar neste projeto inédito.

Desejamos a todos uma ótima leitura.

Lúcio Requião Moura
Tainá Veras de Sandes Freitas
José A. Moura-Neto

Seção I

O rim: princípios de anatomia, histologia e fisiologia

1

Anatomia renal

Maria Alice Sperto Ferreira Baptista
Eduardo Coronato Nogueira Constantino

PONTOS-CHAVE

- O conhecimento geral da anatomia renal é fundamental para o entendimento do seu funcionamento e dos principais processos patológicos que o acometem.
- Uma das principais estruturas anatômicas renais é sua vasculatura, que se inicia na artéria renal até a formação do glomérulo, e a peculiar morfologia, que se divide em arteríolas aferentes e eferentes e, em seguida, os capilares peritubulares.
- As vias urinárias também são estruturas fundamentais para o adequado funcionamento renal, partindo de cálices renais, para a pelve e por fim para a vias ureterais por onde a urina é drenada.

INTRODUÇÃO

Neste capítulo serão abordados os tópicos relacionados à anatomia renal, detalhando os principais aspectos necessários ao conhecimento desse órgão essencial.

Os rins exercem uma complexidade de funções, sendo órgãos excretores e responsáveis pela regulação da composição iônica e pelo volume dos fluidos corporais, contribuindo para a manutenção da homeostase. Transformam mais de 1.700 L de sangue por dia em cerca de 1,7 L de urina.

Como principais funções, atuam:

- Na excreção de metabólitos como ureia, creatinina e ácido úrico do organismo.

- Na excreção de moléculas exógenas que não fazem parte do metabolismo corpóreo, como medicamentos e produtos químicos, sendo filtrados e excretados pela urina.
- Na regulação do equilíbrio eletrolítico, atuando na excreção de íons inorgânicos e no equilíbrio ácido-básico, mantendo pH sanguíneo constante.
- Na produção e secreção hormonal, produzindo e secretando a renina, importante proteína no controle da pressão arterial; calcitriol, forma ativa da vitamina D, necessária para a reabsorção de íons cálcio no trato gastrintestinal e deposição de cálcio nos ossos; e eritropoietina, hormônio que estimula a produção de eritrócitos pela medula óssea.
- Na regulação da pressão arterial, pelos mecanismos do sistema renina-angiotensina-aldosterona e peptídeo natriurético atrial, pelos quais os rins controlam o débito renal de água e sal.

CARACTERÍSTICAS GERAIS

Os rins são órgãos em pares que residem na cavidade abdominal, posicionados no retroperitônio, ao lado da coluna vertebral. O rim direito se encontra mais abaixo do esquerdo devido a sua proximidade anatômica com o fígado, com seu polo superior alcançando o nível da vértebra T12; o rim esquerdo se localiza nas proximidades de T11 e T12. Geralmente, os polos inferiores dos rins são posicionados ao nível da vértebra L3.

Em um adulto, as dimensões médias dos rins são cerca de 11 x 6 x 3 cm, sendo o rim esquerdo ligeiramente maior que o direito. No caso de homens, eles pesam aproximadamente 150 g, enquanto nas mulheres esse peso é de cerca de 135 g. A superfície externa do rim costuma ser lisa na vida adulta, embora em crianças haja cerca de 12 lobos separados por sulcos, que tendem a diminuir com o crescimento do órgão.

REVESTIMENTO EXTERNO

Os rins são mantidos em suas posições graças à gordura perirrenal, que forma uma espécie de cápsula adiposa ao seu redor. Externamente, o tecido adiposo perirrenal é coberto pela fáscia renal, uma estrutura composta por tecido conjuntivo denso não modelado, com várias camadas (Figura 1).

A fáscia renal pode ser dividida em um folheto anterior (chamado de fáscia de Gerota) e um folheto posterior (chamado de fáscia de Zuckerkandl). Esses folhetos se unem na região lateral, conhecida como fáscia lateroconal. Na parte inferior medial, a fáscia renal apresenta uma abertura que permite a passagem

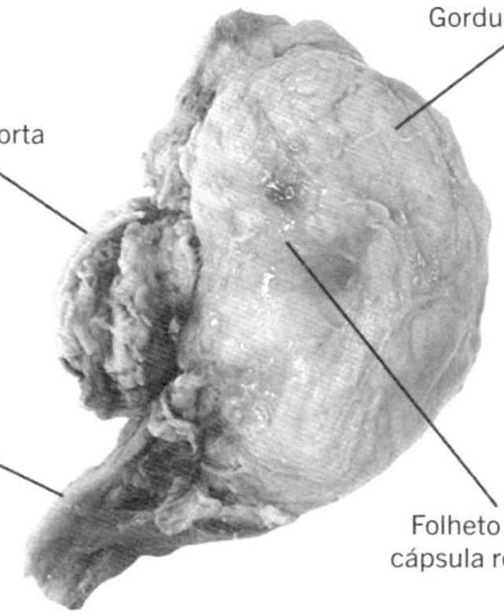

FIGURA 1 Envoltórios do rim direito. O órgão é revestido externamente pelos folhetos da cápsula renal e recoberto pela gordura perirrenal. (ver imagem colorida no caderno de cor)

do ureter e dos vasos sanguíneos. Na parte medial, ela se junta à fáscia muscular do músculo psoas maior.

SUPERFÍCIE EXTERNA E RELAÇÕES ANATÔMICAS

A porção mais cranial dos rins é arredondada e é chamada de polo superior (Figura 2). O polo inferior fica cerca de 2,5 cm acima das cristas ilíacas. A margem lateral é convexa, enquanto a margem medial é convexa próxima aos polos e exibe uma concavidade em sua parte central, onde se abre uma fissura anteromedial conhecida como hilo renal. O hilo renal contém a pelve renal, a artéria e a veia renais, bem como seus ramos segmentares. O espaço entre essas estruturas é preenchido com tecido adiposo da gordura perirrenal, que se estende até o tecido adiposo do seio renal na parte interna dos rins.

Na região do hilo, a pelve renal está posicionada mais posteriormente. A artéria renal se encontra mais acima e mais ao centro do hilo renal, enquanto seus ramos segmentares entram no hilo posteriormente à pelve renal. A veia renal e seus ramos estão localizados mais anteriormente. A pelve renal e a origem do ureter ocupam a porção média e inferior da margem medial.

O rim direito está em estreita proximidade com a glândula suprarrenal ipsilateral, em seu polo superior e na margem medial superior. A maior parte da face anterior, abaixo do polo superior, encontra-se próxima do fígado, enquanto a região medial se relaciona com a parte descendente do duodeno. O polo inferior se aproxima da flexura hepática do cólon em sua região lateral e das alças do intestino delgado na parte medial.

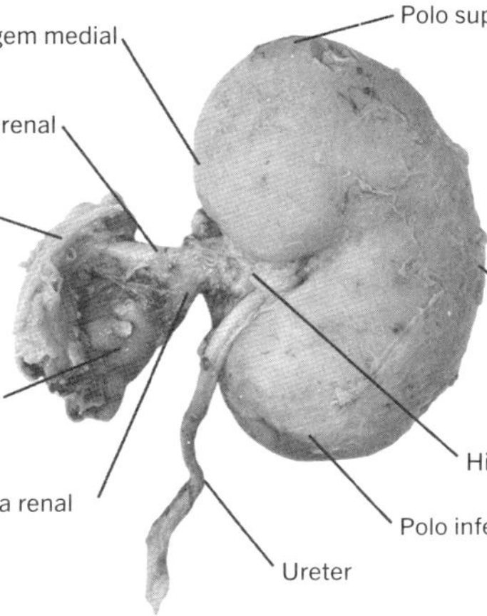

FIGURA 2 Anatomia de superfície do rim direito. As regiões superior e inferior são denominadas polos. A margem lateral é convexa, e a medial é côncava, contendo o hilo renal. A artéria renal origina-se da aorta, sendo superior à veia renal, originada da veia cava inferior. (ver imagem colorida no caderno de cor)

O polo superior do rim esquerdo está próximo da glândula suprarrenal. Abaixo dessa região, uma área triangular na face anterior se aproxima do estômago. A região central da superfície anterior está próxima do pâncreas, formando uma área em formato de quadrilátero. O baço se encontra na superfície anterolateral do rim. A margem medial se aproxima das alças do jejuno, enquanto a margem lateral inferior está relacionada com a flexura esplênica do cólon.

ESTRUTURA ANATÔMICA

A superfície externa dos rins é revestida por uma cápsula delgada de tecido conjuntivo denso, rico em fibras colágenas, denominada cápsula renal (Figura 3). Esta é facilmente destacável da superfície lisa do rim em condições normais, porém pode sofrer aderências em rins com as mais diversas nefropatias, que exibem superfície granulosa.

À hemissecção, o rim é de cor castanho-avermelhada a fresco e apresenta porção externa denominada córtex (Figura 4), de localização subcapsular. A porção mais externa do córtex é convexa, formando o arco cortical, de onde partem projeções chamadas de colunas renais (de Bertin) em direção à região interna.

A porção interna do rim é formada pela medula renal, que, em rins humanos, é subdividida em 10 a 12 pirâmides renais. A base das pirâmides se volta para o córtex, enquanto o ápice aponta para o seio renal. Cada ápice se conecta

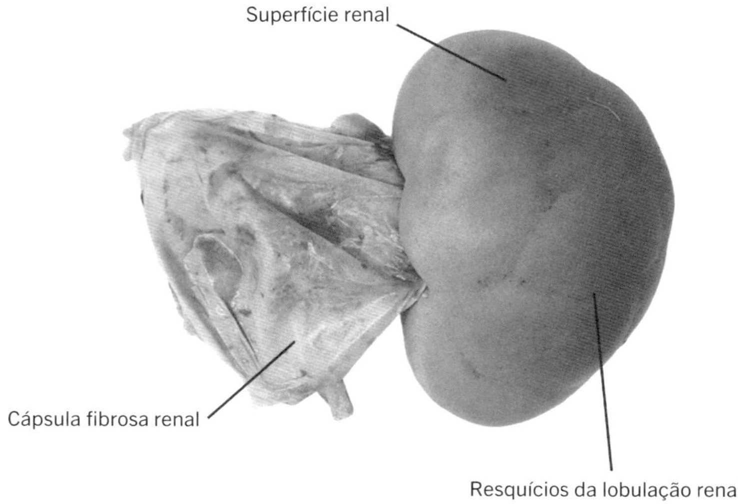

FIGURA 3 Anatomia de superfície do rim direito. A cápsula fibrosa do rim foi destacada, mostrando superfície lisa, brilhante, com resquícios da lobulação do período fetal. (ver imagem colorida no caderno de cor)

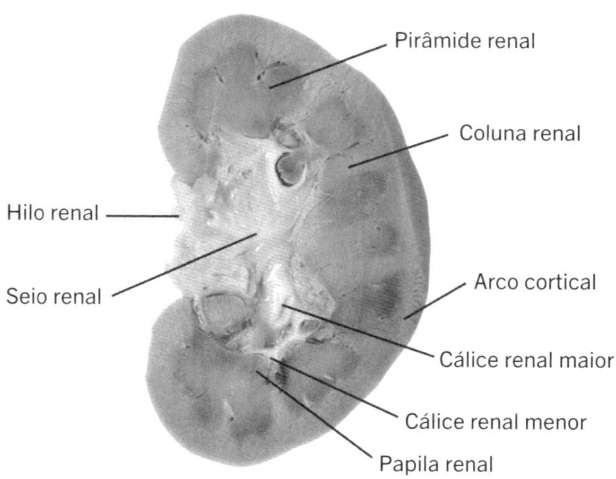

FIGURA 4 Hemissecção do rim direito. A região externa, o córtex, é dividida em arco cortical e medulas renais. A porção interna, a medula, é representada por pirâmides renais, cujos ápices, as papilas renais, conectam-se aos cálices menores. O seio renal contém os cálices e a pele, sendo preenchido por tecido adiposo contínuo com o do hilo renal. (ver imagem colorida no caderno de cor)

a um cálice renal menor em uma área chamada papila renal. A pirâmide renal e a porção do córtex que a envolve formam um lobo renal. Assim, o rim humano é multilobado.

No centro, os rins apresentam o seio renal, uma cavidade que contém os cálices renais, a pelve renal e os vasos sanguíneos, todos sustentados por tecido adiposo.

PELVE E CÁLICES RENAIS

O sistema coletor consiste em pelve e cálices renais. A pelve atua colhendo a urina recém-formada e a direciona para o ureter. Ela é o ponto de convergência de dois ou três cálices principais. Cada papila renal é cercada por um ramo da pelve renal chamado cálice.

Cada papila drena para um cálice menor. Dois a três cálices menores drenam para um único cálice maior e dois a três cálices maiores convergem para formar a pelve renal, que é uma estrutura em forma de funil contínua com o ureter, que ocupa a maior parte do seio renal e faz a transição para o ureter na junção ureteropélvica (Figura 4).

VASCULATURA

Cada rim é suprido por uma única artéria renal. A artéria renal direita é mais longa que a artéria renal esquerda. As artérias renais são ramos da aorta abdominal, abaixo da artéria mesentérica superior, na altura da segunda vértebra lombar. A artéria renal direita passa posteriormente à veia cava. O primeiro ramo da artéria renal é a artéria suprarrenal inferior.

As artérias renais se subdividem em cinco artérias segmentares. A artéria do segmento posterior irriga a maior parte do rim posterior, com exceção do polo inferior. Os ramos anteriores são artéria do segmento superior, artéria do segmento anterossuperior, artéria do segmento anteroinferior e artéria do segmento inferior (Figura 5).

As artérias interlobares seguem paralelamente entre os cálices principais até a junção corticomedular e se ramificam em artérias arqueadas, que correm ao longo da base das pirâmides renais no córtex renal (Figura 6).

As artérias arqueadas emitem pequenos ramos denominados artérias interlobulares.

As artérias interlobulares se estendem até o córtex renal para finalmente se tornarem arteríolas aferentes e, em seguida, capilares glomerulares.

O glomérulo representa uma bolsa esférica de alças capilares arranjadas em vários lóbulos; os capilares vão para a saída dos glomérulos como arteríolas eferentes.

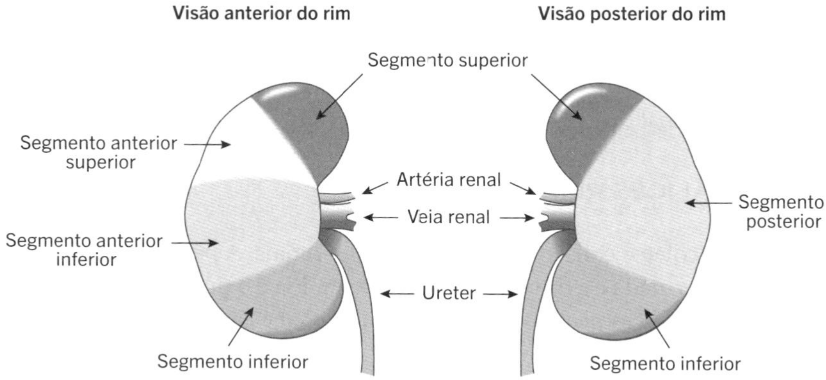

FIGURA 5 Vasculatura renal: visão anterior e visão posterior do rim.

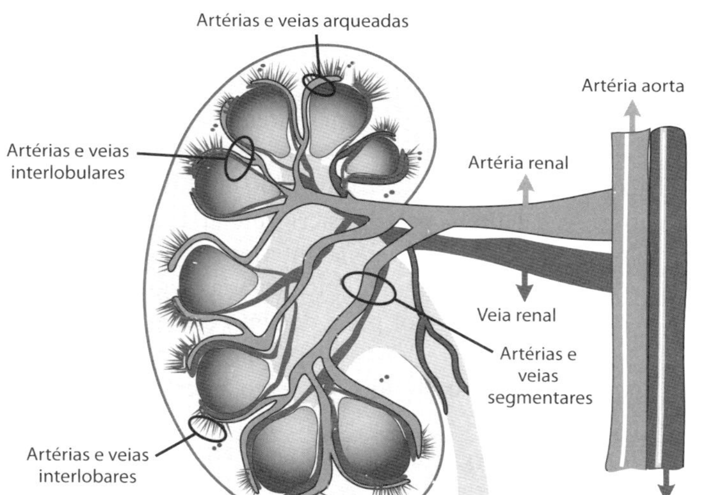

FIGURA 6 Vasculatura renal: distribuição dos vasos renais.

As arteríolas eferentes, após saírem dos glomérulos, seguem em direção aos capilares peritubulares ou para os vasa reta.

Capilares peritubulares suprem os túbulos corticais.

A vasa reta é uma rede de capilares que circunda as alças de Henle, na medula, são altamente permeáveis aos solutos e à água e são vitais na manutenção do gradiente osmótico na medula.

O sangue dos capilares peritubulares e da vasa reta drena para as veias interlobulares.

No córtex, as veias interlobulares, as veias arqueadas e veias interlobares seguem o suprimento paralelas às artérias. Posteriormente seguem como veias segmentares e veia renal.

A veia renal esquerda é mais longa que a direita, pois cruza a linha média para alcançar a veia cava inferior.

Geralmente a veia gonadal esquerda drena para a face superior da veia renal aproximadamente no mesmo nível. Posteriormente, a segunda veia lombar esquerda também drena para a veia renal esquerda, que cruza sob a origem da artéria mesentérica superior para alcançar a veia cava inferior.

No lado direito, a veia renal e a veia gonadal drenam separadamente e diretamente na veia cava inferior.

INERVAÇÃO

Os rins recebem suprimento autonômico através das porções simpática e parassimpática do sistema nervoso. A inervação simpática renal tem origem nas fibras pré-ganglionares da medula espinhal no nível de T8-L1. Fazem sinapse com os plexos celíacos e gânglios aorticorrenais e seguem para o plexo nervoso renal, suprido por fibras dos nervos esplâncnicos abdominopélvicos, e seguem com as artérias (Figura 7). A ativação do sistema simpático causa vasoconstrição dos vasos renais.

A inervação parassimpática renal surge do décimo nervo craniano, o nervo vago, e causa vasodilatação quando estimulado.

Os nervos aferentes sensoriais estão envolvidos na regulação da pressão arterial. Os nervos aferentes viscerais, que conduzem a sensação de dor, acompanham as fibras simpáticas retrógradas até os gânglios sensitivos espinhais e os segmentos medulares T11 a L2.

A principal inervação eferente do rim é feita por nervos autônomos vasomotores que suprem as arteríolas aferentes e eferentes.

VASOS LINFÁTICOS

Os vasos linfáticos dos rins formam três plexos: um na substância do rim, um sob a cápsula fibrosa e um na cápsula adiposa. Quatro ou cinco troncos

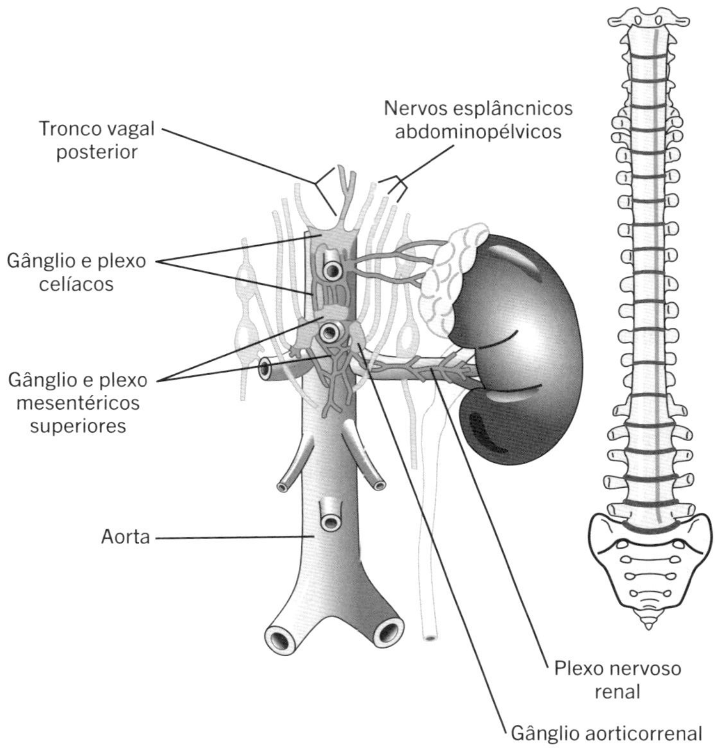

FIGURA 7 Inervação renal.

linfáticos deixam o hilo renal e são unidos por vasos da cápsula. Os vasos linfáticos seguem a veia renal até os linfonodos lombares (cavais e aórticos).

Muitos vasos linfáticos saem das glândulas suprarrenais. Os vasos linfáticos suprarrenais originam-se de um plexo situado profundamente à cápsula da glândula e outro em sua medula. Das glândulas suprarrenais a linfa drena para os linfonodos lombares.

Os vasos linfáticos da parte superior do ureter podem se unir àqueles do rim ou seguir diretamente para os linfonodos lombares. Estes drenam através dos troncos linfáticos lombares para a cisterna do quilo.

Os vasos linfáticos da parte média do ureter geralmente drenam para os linfonodos ilíacos comuns, enquanto os vasos de sua parte inferior drenam para os linfonodos ilíacos comuns, externos ou internos.

CONSIDERAÇÕES FINAIS

O estudo da anatomia renal destaca a complexidade e a eficiência renal, essencial para a homeostase. Os rins filtram o sangue, regulam fluidos e eletrólitos, eliminam resíduos e produzem hormônios que influenciam a pressão arterial, a produção de glóbulos vermelhos e a saúde óssea, além de manter o equilíbrio ácido-base corporal.

O conhecimento anatômico detalhado é essencial para o diagnóstico e tratamento de condições como insuficiência renal e hipertensão, aliado à evolução em técnicas de imagem melhora a intervenção clínica.

Em conclusão, a anatomia renal não só promove a compreensão da fisiologia humana, mas também orienta a prática médica, que melhora a saúde e a qualidade de vida auxiliando em novas abordagens diagnósticas e terapêuticas.

BIBLIOGRAFIA RECOMENDADA

Chalouhy CE. Kidney anatomy. Medscape. 2017. Disponível em: https://reference.medscape.com/article/1948775-overview; acessado em: 15 de fevereiro de 2024.

Jennette JC, D'Agati VD. Heptinstall's pathology of the kidney. 8.ed. Sept 2, 2023.

Moore KL, Dalley A, Agur AMR. Moore: anatomia orientada para a clínica 7.ed. Rio de Janeiro: Koogan; 2014.

Radi ZA. Kidney pathophysiology, toxicology, and drug-induced injury in drug development. International Journal of Toxicology. 2019;38(3):215-27.

Sampaio FJ. Renal anatomy: endourologic considerations. The Urologic Clinics of North America. 2000;27(4):585-607, vii.

Standring S. Gray's anatomy. 40.ed. Rio de Janeiro: Elsevier; 2010.

Wallace MA. Anatomy and physiology of the kidney. AORN Journal. 1998;68(5):800-24.

2

Histologia renal

Stanley de Almeida Araújo
David Campos Wanderley

PONTOS-CHAVE

- Apesar de representarem apenas cerca de 0,5% do peso corporal total, os rins são órgãos altamente vascularizados, recebendo aproximadamente 25% do débito cardíaco para garantir o suprimento sanguíneo necessário às suas funções vitais de filtragem e regulação.
- Os podócitos são células altamente especializadas, com pequena capacidade de divisão, sendo a principal célula na composição do complexo sistema de filtragem dos rins.
- As células mesangiais, integrantes do sistema retículo-endotelial, desempenham diversas funções essenciais, incluindo defesa e degradação de macromoléculas, suporte estrutural, regulação da circulação, e secreção de hormônios e citocinas

INTRODUÇÃO

A histologia renal desempenha um papel central no entendimento da fisiologia e da patologia do sistema urinário. O conhecimento detalhado da histologia renal é crucial para a interpretação precisa de resultados laboratoriais, o diagnóstico de doenças renais e a implementação de estratégias terapêuticas eficazes. Além disso, a análise histopatológica permite uma compreensão aprofundada das alterações celulares e teciduais associadas a condições patológicas, fornecendo uma base sólida para a prática clínica.

Este capítulo oferece uma análise abrangente da anatomia microscópica dos rins, visando proporcionar uma compreensão objetiva para nefrologistas, pesquisadores e acadêmicos da medicina.

ANATOMIA MACROSCÓPICA DO RIM

Localização, estrutura geral e anatomia

Os rins, localizados na região lombar, retroperitoneal, são órgãos vitais para a homeostase. O rim humano adulto pesa cerca de 150 g (0,5% do peso corporal). Apresenta a região cortical, que mede de 1 a 1,5 cm de espessura, e a região medular. A primeira prolonga-se entre as pirâmides renais, que constituem a medular, originando as colunas renais. As pirâmides e a cortical que as envolvem constituem os lobos renais; os lóbulos são subunidades da cortical, cujo centro é ocupado por estriações indistintas, os raios medulares, formados por túbulos e grupos de glomérulos. O ápice das pirâmides constitui as papilas, que desembocam em 12 cálices menores; estes correspondem a subdivisões de dois ou três cálices maiores, que se originam da dilatação do ureter, a pelve renal.

Córtex e medula renal apresentam diferenças em sua disposição arquitetural que podem ser identificadas no exame a fresco de biópsias renais por meio da avaliação em lupa ou, idealmente, em microscópio de luz, como pode ser visto nas Figuras 1 e 2.

ANATOMIA MICROSCÓPICA DO RIM

Néfrons

O rim é constituído por unidades funcionais, os néfrons, cujo número varia por rim, entre 227 mil e 1 milhão, sendo descrita menor quantidade em afrodescendentes e maior em caucasianos. O néfron compreende o glomérulo, que produz o ultrafiltrado do plasma, e os túbulos (túbulo contorcido proximal,

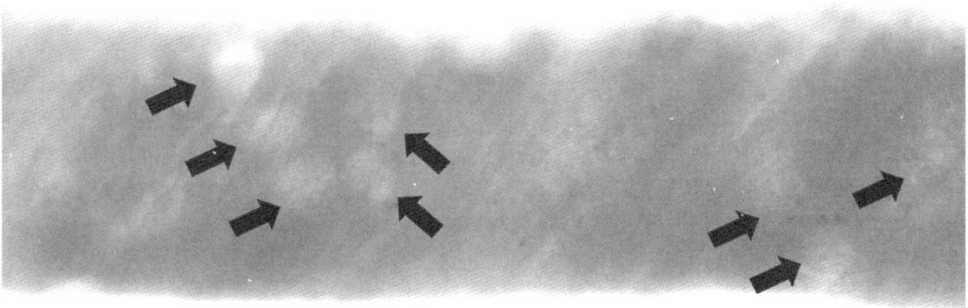

FIGURA 1 Visualização de fragmento de biópsia renal por agulha, com evidência da topografia cortical, no qual se identificam os contornos das estruturas glomerulares (indicadas pelas setas). (ver imagem colorida no caderno de cor)

FIGURA 2 Visualização de fragmento de biópsia renal por agulha, com evidência da topografia medular, no qual se identificam estruturas tubulares paralelas umas às outras. (ver imagem colorida no caderno de cor)

alça de Henle e túbulo contorcido distal), que modificam o filtrado glomerular para produzir urina. O néfron abre-se no sistema dos túbulos coletores.

Há dois tipos de néfrons no parênquima renal. Os néfrons corticais estão localizados principalmente no córtex renal e constituem cerca de 85% dos néfrons do rim humano. Os néfrons justamedulares têm seus corpúsculos renais próximos à medula, e suas alças de Henle se estendem profundamente na medula interna, desempenhando um papel vital na concentração da urina. Ambos os néfrons são essenciais para a função renal e a filtração, mas diferem em sua localização dentro do rim e em seus papéis específicos na produção de urina.

> Há dois tipos de néfrons: o cortical e o justamedular. Ambos são essenciais para a função renal e a filtração, mas diferem em sua localização e em seus papéis na produção de urina.

Corpúsculo renal

O glomérulo é formado pela cápsula de Bowman e por um novelado de alças (~20 a 40) anastomosadas/imbricadas, com capilares fenestrados e interligados pelo mesângio. As alças capilares enoveladas multiplicam a superfície de filtração (equivalente a 13 km de extensão). Há dois polos: o urinário, que continua com o túbulo proximal, e o vascular, através do qual entra a arteríola aferente e sai a eferente. No polo urinário, o epitélio da cápsula de Bowman continua com o epitélio do túbulo proximal. No polo vascular, o revestimento epitelial da cápsula se dobra e continua com o epitélio que envolve as alças capilares, formando o folheto visceral. O espaço entre os dois folhetos constitui o espaço urinário ou de Bowman (Figura 3).

O epitélio visceral consiste em células especializadas com longas expansões citoplasmáticas (podócitos), das quais surgem prolongamentos (pedicelos) que entram em contato íntimo com a membrana basal glomerular, a qual se interpõe entre os podócitos e as células endoteliais. A fenda de filtração (ancorada pela membrana *slit*) entre os processos podais forma um conjunto de microcanais (20 a 30 nm) interligados por delgado diafragma. Além de ter papel na barreira de filtração glomerular, o epitélio visceral ou podocitário participa na síntese de componentes da membrana basal. O epitélio parietal do glomérulo é achatado e formando por células semelhantes às do túbulo contorcido proximal.

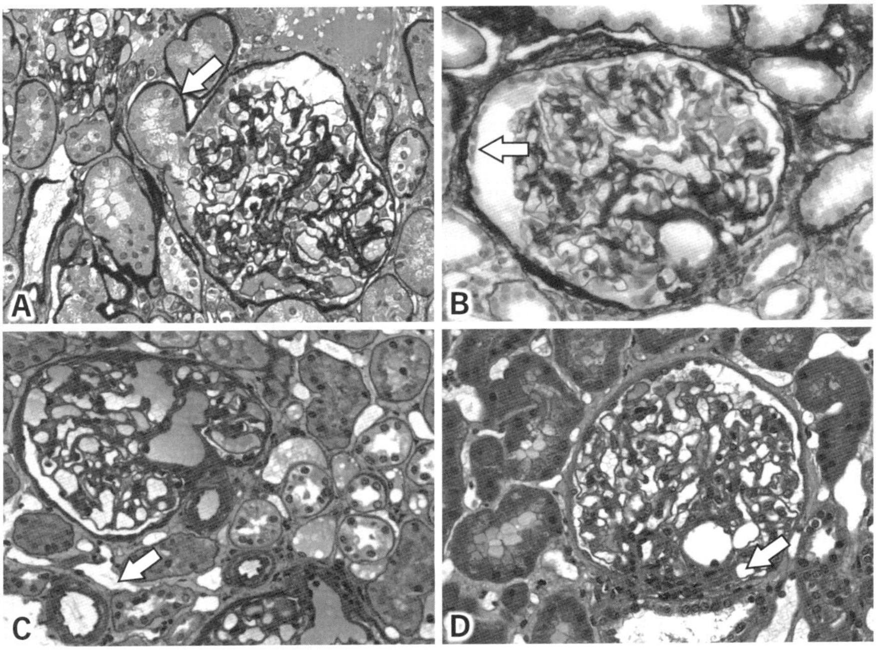

FIGURA 3 Glomérulos com alças capilares pérvias, sendo possível identificar nas setas o polo urinário (A), o epitélio parietal da cápsula de Bowman (B), o ramo de arteríola interlobular (C) e o aparelho justaglomerular (D). (ver imagem colorida no caderno de cor)

As células endoteliais são perfuradas por poros ou fenestras que medem 70 a 100 nm de diâmetro. O conjunto endotélio-membrana basal-célula epitelial forma a barreira de filtração glomerular. Não há barreira à passagem de água, eletrólitos e outros solutos de baixo peso molecular; existe obstáculo, principalmente na membrana basal, à filtração de macromoléculas com peso molecular acima de 70 kDa ou raio molecular superior a 3,5 nm. Os poliânions, que incluem o proteoglicano sulfato de heparano e a camada sialoproteica, esta última especialmente na superfície das células epiteliais, bloqueiam moléculas aniônicas. Assim, há passagem insignificante de moléculas negativas tais como albumina, além da resposta diversificada do glomérulo às moléculas antigênicas, dependendo de sua carga. O filtrado glomerular ("urina inicial") é, portanto, isotônico e praticamente sem proteínas.

O mesângio é a formação axial do glomérulo, sendo constituído por células com limites mal definidos e matriz amorfa, finamente fibrilar. No lado axial, os capilares glomerulares não ficam revestidos pela membrana basal, e, dessa forma, as células endoteliais mantêm contato direto com o mesângio; lateralmente, o mesângio limita-se com a reflexão contínua da membrana basal e fica coberto pelos processos podais dos podócitos. O mesângio é contíguo ao aparelho justaglomerular e mantém contato com as arteríolas, o túbulo distal e a mácula densa. O mesângio serve como suporte do tufo capilar e participa na regulação do fluxo sanguíneo, por meio da contratilidade de suas células, que respondem a agentes neuro-humorais, inclusive a angiotensina II. Com a zona subendotelial, forma o sistema subendotelial-mesangial e parece atuar como mecanismo de "limpeza" do glomérulo, influenciando na manutenção da permeabilidade e da integridade da parede capilar.

Entre as estruturas celulares do glomérulo, destacam-se:

- Epitélio visceral (podócito)
- Epitélio parietal
- Células endoteliais
- Células mesangiais

As células mesangiais removem macromoléculas na região subendotelial (são fagócitos, fazendo parte do sistema mononuclear macrofágico, tais como as células de Kupffer no fígado e de "carvão" nos pulmões), são contráteis, secretam substâncias (p. ex., citocinas, prostaglandinas) e podem proliferar. Tais propriedades são importantes na gênese, na evolução e na caracterização de muitas glomerulopatias. As Figuras 4 e 5 evidenciam estrutura glomerular em microscopia eletrônica com endotélio, membrana basal glomerular, mesângio e podócitos.

Túbulos renais

O túbulo proximal, que começa no polo urinário (continuação da cápsula de Bowman) e termina na alça de Henle, mede aproximadamente 14 mm de comprimento e é muito tortuoso. É revestido por células cúbicas, contendo numerosas mitocôndrias, e possui borda em escova, abundantes microvilosidades, além de interdigitações celulares que multiplicam a área de reabsorção. A reabsorção tubular corresponde a 2/3 do filtrado glomerular e se faz por mecanismos especiais e/ou de transporte ativo. Por meio dela, a concentração de sódio na urina é igual à do plasma e à de bicarbonato, a cerca de 10%; a urina praticamente não contém glicose ou aminoácidos. O paratormônio atua na absorção de cálcio e magnésio e inibe a absorção de fosfato e bicarbonato, participando também no metabolismo da vitamina D.

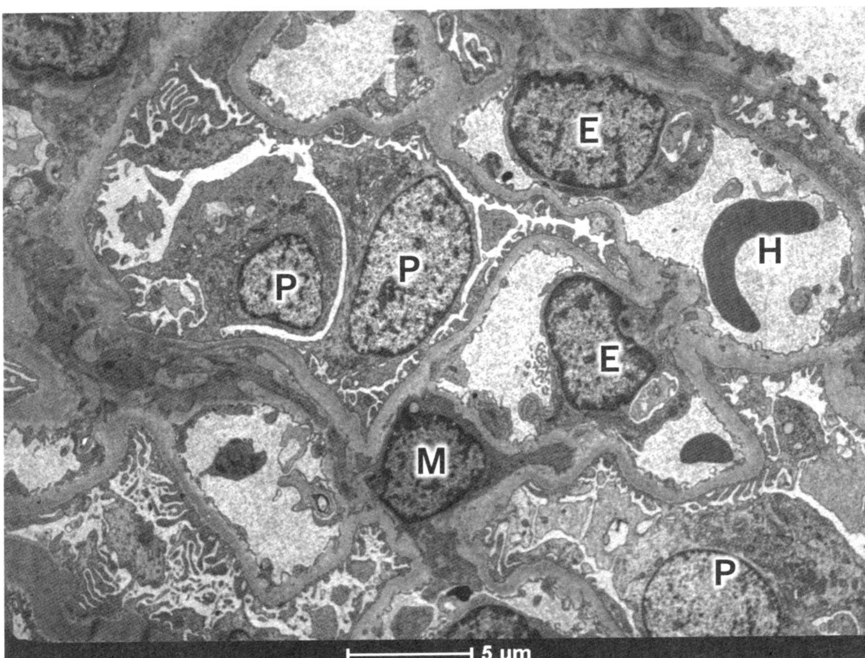

FIGURA 4 Análise ultraestrutural glomerular em microscópio eletrônico de transmissão, na qual se identificam hemácias (H), além de núcleos de podócitos (P), endotélio (E) e mesângio (M).

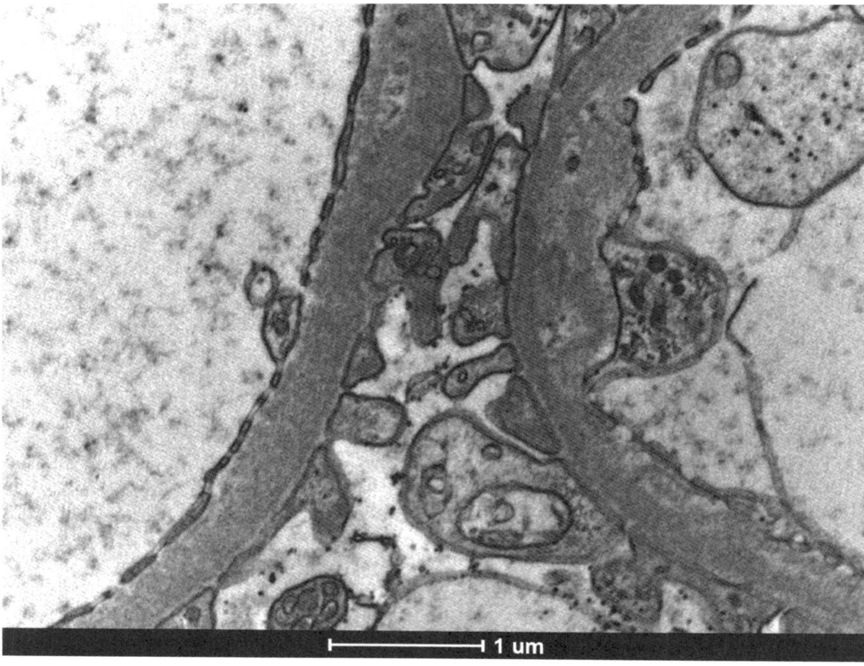

FIGURA 5 Análise ultraestrutural glomerular em microscópio eletrônico de transmissão, na qual se identificam barreira de filtração glomerular composta pelo endotélio, membrana basal glomerular e epitélio visceral (podócitos). Os pedicelos encontram-se íntegros.

A alça de Henle tem forma em U, com uma parte descendente e delgada e outra ascendente e larga. A porção descendente é revestida por epitélio achatado com pequeno número de vilosidades e invaginações basais. A porção ascendente tem diâmetro semelhante ao do túbulo proximal e fica recoberta por epitélio cúbico com escassas vilosidades; na parte basal, há muitas mitocôndrias e numerosas invaginações tubulares da membrana celular. A atividade enzimática é intensa. A alça de Henle situa-se muito próximo dos capilares intertubulares, relacionando-se com a função de concentração da urina. Na porção descendente, a água passa livremente para o interstício medular hipertônico, enquanto na ascendente ocorre a absorção de 25% do Na^+ filtrado; com isso, o fluido resultante tem volume igual a 10% do filtrado, com diluição máxima.

O túbulo distal tem 4,6 a 5,2 mm de extensão, é tortuoso como o proximal e desemboca no sistema de túbulos coletores. É revestido por células cúbicas com poucas microvilosidades, muitas invaginações tortuosas e profundas na parte basal e ainda contém numerosas mitocôndrias. Nele, o Na^+ é absorvido sob ação da aldosterona e ocorre a excreção de K^+, amônia e prótons.

A diferença ultraestrutural entre túbulos distais e proximais, sobretudo em relação às microvilosidades, pode ser mais bem percebida por meio da Figura 6.

Na porção em que a alça de Henle ou o túbulo distal toca a arteríola aferente, próximo ao glomérulo, há uma modificação morfofuncional das células tubulares, que adquirem morfologia distinta (citoplasma compacto e granular, corável intensamente), formando massa de 40 a 70 mcm chamada mácula densa. Nesse local, as células musculares da camada média da arteríola aferente tornam-se epitelioides e adquirem numerosas granulações, constituindo as *células* justaglomerulares, responsáveis pela secreção de grânulos de renina. O conjunto de mácula densa, células justaglomerulares e células não granuladas completa o aparelho justaglomerular.

Os túbulos coletores constituem a primeira via de excreção da urina. Possuem luz ampla, que aumenta progressivamente até os ductos papilares (100 a 200 mcm de diâmetro), os quais se abrem no ápice das papilas. São revestidos por epitélio com citoplasma claro e poucas microvilosidades. No sistema coletor ocorre a regulação da concentração urinária, com participação do hormônio antidiurético.

O interstício renal é relativamente escasso e se situa entre os túbulos (intertubular) ou em torno dos glomérulos (periglomerular). As células intersticiais têm várias funções, incluindo regulação hidroeletrolítica, produção de prostaglandinas e substâncias anti-hipertensivas. A eritropoetina é formada pelas células intersticiais e/ou endoteliais dos capilares peritubulares da cortical e da medular. As doenças intersticiais (p. ex., nefrites intersticiais aguda ou depósitos de fibrilas) alteram o funcionamento dos néfrons, especialmente pela interferência na circulação de fluidos, variando conforme sua natureza, sua quantidade e o tempo de deposição. A Figura 7 evidencia o córtex renal.

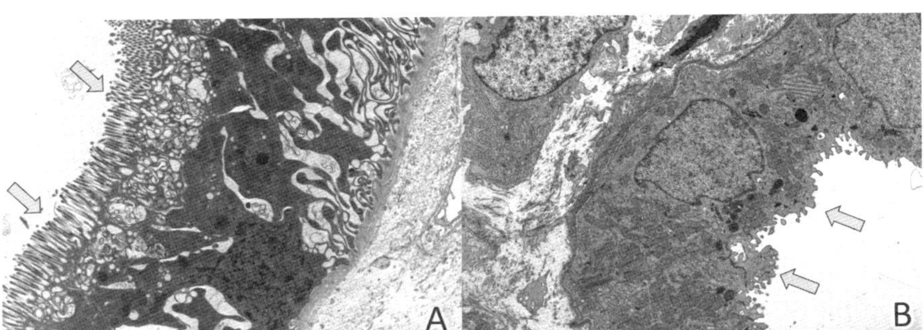

FIGURA 6 Análise ultraestrutural de túbulos proximal (A) e distal (B), na qual é possível perceber a diferença no número e distribuição das microvilosidades (ver setas) na superfície luminal das células epiteliais.

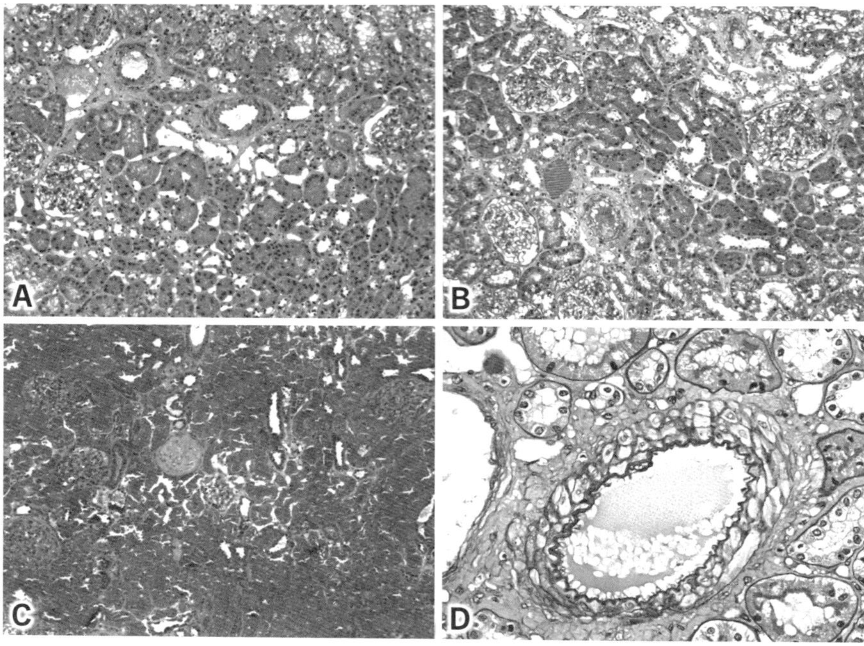

FIGURA 7 Córtex renal corado em hematoxilina-eosina (A e B), tricrômico Masson (C) e ácido periódico de Schiff (D), nos aumentos de 40x (A, B e C) e 400x (D). Nota-se estrutura cortical preservada, sem interposição relevante por fibrose ou células inflamatórias (A, B e C), além de parede de arteríola interlobular de aspecto habitual. (ver imagem colorida no caderno de cor)

VASOS SANGUÍNEOS RENAIS

Os rins são órgãos ricamente vascularizados e, apesar de representarem algo em torno de 0,5% do peso corporal total, recebem aproximadamente 25% do débito cardíaco. O córtex é a parte mais vascularizada do rim, recebendo 90% do suprimento sanguíneo renal total, pois é lá que estão localizados os glomérulos, compostos por numerosos capilares que têm por funções principais a filtração do sangue e o início da formação da urina.

No hilo, a artéria renal principal se divide em seções anterior e posterior. A partir destas, surgem as artérias interlobares, que passam entre os lobos e geram as artérias arqueadas, localizadas entre o córtex e a medula, e que originam as artérias interlobulares. Das artérias interlobulares emergem as arteríolas aferentes, que penetram no tufo glomerular, onde dão origem a um sistema ramificado interligado de capilares glomerulares. As alças capilares se unem para sair do glomérulo como arteríolas eferentes, que, por sua vez, formam uma segunda rede capilar, contendo os capilares peritubulares (que circundam os túbulos) e os vasos retos (que vão em direção à medula renal). Os vasos retos arteriais descendentes fazem, então, diversas alças na medula interna e ascendem como os vasos retos venosos. A Figura 8 traz uma representação esquemática da vascularização arterial renal. Para o retorno venoso, os vasos recebem os mesmos nomes das artérias: veias interlobulares, arqueadas, interlobares e renal.

Cabe ainda ressaltar algumas características importantes em relação à vascularização dos rins. Primeiramente, é preciso lembrar que os ramos arteriais renais originam ramos segmentares, que são ramos terminais; isso significa que eles não realizam anastomoses significativas com outros ramos e, quando ocluídos, resultarão em infarto isquêmico em área específica nutrida pelo vaso. Dessa forma, cada unidade suprida por uma artéria segmentar é considerada uma unidade independente do rim, permitindo abordagens cirúrgicas segmentares. Em segundo lugar, o fluxo nos capilares glomerulares tem o potencial efeito de interferir no fluxo sanguíneo dos túbulos, tanto no córtex quanto na medula, uma vez que os leitos capilares são derivados das arteríolas eferentes. Com isso, conforme o córtex vai sendo nutrido, o sangue que chega aos capilares medulares tem um nível de oxigenação mais baixo e, logo, interferências no suprimento sanguíneo podem resultar em necrose medular por isquemia

A drenagem linfática renal, por sua vez, segue os vasos sanguíneos por meio das colunas renais, formando troncos linfáticos em direção ao seio renal. Vasos linfáticos da cápsula e dos tecidos perirrenais unem-se aos troncos linfáticos nos

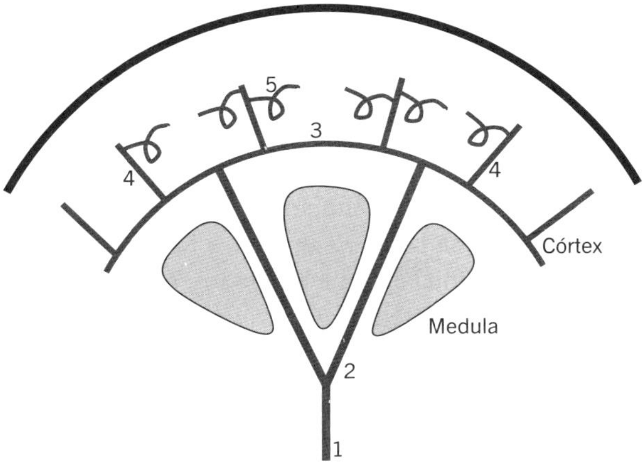

FIGURA 8 Representação esquemática da vascularização arterial renal. 1: ramo da artéria renal (artéria lobar); 2: artéria interlobar; 3: artéria arqueada; 4: arteríola interlobular; 5: arteríola aferente.

seios renais. O tronco linfático do rim esquerdo drena para linfonodos para-aórticos laterais esquerdos. O tronco linfático direito drena primariamente para linfonodos interaortocavais e linfonodos anteriores e posteriores à veia cava inferior.

DESENVOLVIMENTO RENAL

Embriologia

A formação dos rins, do ponto de vista do desenvolvimento embrionário, consiste em três etapas:

- **Pronefro:** no início da 3ª semana de desenvolvimento embrionário surge um grupo de 7 a 10 células na região cervical, que formam unidades excretoras rudimentares e não funcionais, que logo se degeneram.
- **Mesonefro:** surge no fim da 4ª semana, sendo caracterizado por glomérulos e túbulos mesonéfricos que se abrem em ductos mesonéfricos (ductos de Wolff). É funcional pelo período entre a 6ª e a 10ª semanas, porém degenera até a 16ª semana. No feto feminino, o mesonefro regride totalmente, enquanto no feto masculino dá origem ao epidídimo e ao ducto deferente.
- **Metanefro:** localiza-se na região sacral, surgindo entre a 4ª e a 5ª semanas; é a estrutura que formará o rim definitivo. Subdivide-se em:
  - Broto ureteral: evaginação do ducto mesonéfrico (ducto de Wolff), responsável pela formação dos ureteres, pelves renais, cálices e túbulos coletores.
  - Blastema metanefrogênico: derivado da parte caudal do cordão nefrogênico, responsável pela formação dos glomérulos, cápsula de Bowman, túbulo contorcido distal e proximal e alça de Henle.

O processo de filtração glomerular inicia por volta da 9ª semana de desenvolvimento fetal, mas a maturação funcional e o aumento da taxa de filtração ocorrem durante todo o desenvolvimento fetal e termina somente após o nascimento. Os rins fetais são inicialmente lobulados, e essa lobulação tende a desaparecer na infância em decorrência do aumento e crescimento dos néfrons.

CONSIDERAÇÕES FINAIS

Este capítulo ofereceu uma análise abrangente da histologia renal, destacando a importância do conhecimento de conceitos microscópicos para compreensão da fisiologia e patologia dos rins. Ao explorar a anatomia macro e microscópica, incluindo a estrutura dos néfrons, vasos sanguíneos e desenvolvimento embrionário, proporciona-se uma base para que o leitor possa compreender e assimilar melhor os próximos capítulos deste livro.

BIBLIOGRAFIA RECOMENDADA

Allegaert K, Iacobelli S. The developing kidney: perinatal aspects and relevance throughout life. Frontiers in Pediatrics. 2022;10(2022):990854.

Colvin RB, Chang A, Cornell LD. Diagnostic pathology: kidney diseases. Elsevier Health Sciences; 2023.

Fogo F, Agnes B, Kashgarian M. Diagnostic atlas of renal pathology. Elsevier Health Sciences; 2021.

Franzini G, Brasileiro Filho G, Leone C, Jabour F. Bogliolo: patologia. 10.ed. Rio de Janeiro: Guanabara Koogan; 2021.

Jennette JC, D'Agati VD. Heptinstall's pathology of the kidney. Lippincott Williams & Wilkins; 2023.

Junqueira LCU, Carneiro J, Abrahamsohn P. Histologia básica. 13.ed Rio de Janeiro: Guanabara Koogan; 2018.

Kumar V, Aster JC, Abbas AK. Robbins & Cotran patologia: bases patológicas das doenças. 9.ed. Rio de Janeiro: Guanabara Koogan; 2021.

Moore KL, Dalley AF, Agur AMR. Anatomia orientada para a clínica. 8.ed. Rio de Janeiro: Guanabara Koogan; 2019.

Nardozza Júnior A, Zerati Filho M, Reis RB. Urologia fundamental. São Paulo: Planmark; 2010. p.190-91.

Nyengaard JR, Bendtsen TF. Glomerular number and size in relation to age, kidney weight, and body surface in normal man. The Anatomical Record. 1992;232(2):194-201.

3

Filtração glomerular

Rodrigo Bueno de Oliveira
Roberto Zatz

PONTOS-CHAVE

- O processo de filtração glomerular separa do sangue um fluido (ultrafiltrado) livre de hemácias, leucócitos e proteínas de alto peso molecular, que será processado pelos túbulos e transformado em urina.
- Os determinantes básicos da ultrafiltração glomerular são quatro: a diferença entre as pressões hidráulicas no interior do capilar e no espaço urinário (ΔP), a condutância hidráulica da parede glomerular (K_f), a concentração plasmática de proteínas na arteríola aferente (C_A) e o fluxo plasmático glomerular inicial (Q_A).
- A taxa de filtração glomerular (TFG) é o parâmetro que melhor reflete o conjunto das funções dos rins, sendo profundamente afetada em condições tão diversas como o diabetes *mellitus*, a doença renal crônica, as glomerulonefrites, o choque hemorrágico e a sepse.

RINS: OS FILTROS DO ORGANISMO?

Os rins exercem funções essenciais à sobrevivência, mantendo a constância do meio interno. No entanto, o que os rins fazem exatamente não é bem compreendido pelo grande público ou mesmo pela imprensa. Um conceito amplamente difundido é o de que "os rins são os filtros do organismo". De acordo com essa concepção popular, os rins filtram o sangue, purificando-o e eliminando as toxinas pela urina. Esse conceito é quase totalmente equivocado. De fato, os rins filtram continuamente o plasma através dos glomérulos, mas o papel desse processo é muito diferente do que muitos imaginam.

O que o processo de filtração glomerular faz é separar logo de início não as toxinas a serem eliminadas, e sim os elementos que o organismo não pode perder: hemácias, leucócitos, plaquetas e proteínas. Trata-se, portanto, de uma ultrafiltração, uma vez que são retidas na circulação não apenas células e plaquetas, mas também macromoléculas. Esse ultrafiltrado chega inicialmente ao espaço urinário (espaço de Bowman) e é então processado pelos túbulos para recuperar moléculas que atravessaram as paredes glomerulares, mas tampouco podem ser perdidas, como a glicose e o bicarbonato, ou que devem sim ser excretadas, mas em quantidades adequadas para manter a homeostase. Os túbulos podem ainda transportar da circulação para o ultrafiltrado moléculas como a creatinina, íons como H^+ e K^+ e diversas drogas. Portanto, os rins atuam como purificadores, e não como filtros, embora o processo de ultrafiltração glomerular seja o primeiro e fundamental passo para a produção de urina.

São gerados diariamente 170 a 180 L de ultrafiltrado (ou seja, o volume plasmático, de 3 L, é filtrado mais de 50 vezes por dia), indicando que os rins têm de monitorar continuamente o plasma para poder agir com a necessária rapidez e assim manter a constância do meio interno. Em outras palavras, a cada minuto os rins são capazes de filtrar aproximadamente 120 mL de plasma, sendo esse o valor considerado normal para a taxa de filtração glomerular (TFG).

> Diariamente, são gerados 170 a 180 L de ultrafiltrado, o que corresponde a 120 mL a cada minuto, sendo esse o valor normal para a taxa de filtração glomerular.

As unidades filtrantes dos rins são os glomérulos, que consistem em uma rede de capilares especializados dispostos entre duas arteríolas, aferente e eferente. Cada glomérulo humano promove a ultrafiltração de 85 a 90 μL/dia. Denominaremos esse parâmetro filtração por néfron (FPN). Embora esse fluxo seja diminuto, o somatório da FPN de 2 milhões de glomérulos perfaz 170 a 180 L/dia, satisfazendo assim a necessidade de um alto fluxo para que a função de depuração seja realizada de forma adequada.

O deslocamento de fluido através das paredes dos vasos capilares, incluindo os glomerulares, depende do balanço entre duas forças opostas: de um lado, ΔP, que é a diferença entre as pressões hidráulicas no interior do capilar, Pc, e no espaço intersticial, Pi, diferença essa que obriga o fluido a deixar o vaso; de outro, $\Delta\pi$, que é a diferença entre as pressões coloidosmóticas (oncóticas) no interior do capilar, Pc, e no espaço intersticial, Pi, a qual tende a reter o fluido no vaso. Esses dois parâmetros, ΔP e $\Delta\pi$, constituem as assim denominadas forças de Starling. É o desequilíbrio dessas forças, com o predomínio de ΔP, que leva à saída de fluido do capilar em direção ao interstício, levando à formação de edema em condições como insuficiência cardíaca congestiva, cirrose hepática avançada e síndrome nefrótica.

DETERMINANTES DA ULTRAFILTRAÇÃO GLOMERULAR

Em qualquer sistema filtrante, é indispensável que ΔP seja superior a zero, sem o que nenhuma movimentação de fluido é possível. Em um sistema simples, como um filtro doméstico, ΔP é a única força a governar o processo de filtração, uma vez que não há na água proteínas, ou qualquer outra macromolécula que possa limitar a saída de fluido do vaso por um efeito oncótico. No entanto, um segundo fator é também fundamental: a facilidade com que a parede do elemento filtrante permite a passagem de água. Esse parâmetro, corriqueiramente denominado permeabilidade à água, é definido mais precisamente como coeficiente de condutância hidráulica. É evidente que se esse coeficiente for igual a zero não poderá haver filtração, e o que seria um elemento filtrante passará a funcionar como um mero condutor hidráulico – um simples cano.

Em um capilar glomerular, o parâmetro ΔP está presente da mesma forma que em um filtro simples. No caso, ΔP é definido como a diferença entre as pressões hidráulicas no interior do capilar, Pc_G, e no espaço de Bowman, P_{EB}. A condutância hidráulica da parede glomerular, aqui denominada coeficiente de ultrafiltração glomerular, é designada pela sigla K_f. No entanto, há uma diferença fundamental em relação a um filtro doméstico: a presença, no fluido a ser filtrado, ou seja, o plasma, de proteínas e, consequentemente, de uma pressão oncótica, que se opõe à saída de fluido. Temos assim um terceiro parâmetro a influenciar fortemente o processo de ultrafiltração glomerular: a concentração plasmática de proteínas, designada pela sigla C_A. A letra A indica que se trata da concentração (denotada pela letra C) na arteríola aferente, que é idêntica à do plasma sistêmico. Conforme observado anteriormente, a presença de proteínas no plasma gera uma pressão oncótica, aqui designada pela sigla πc_G. No espaço urinário, ou espaço de Bowman, equivalente ao espaço intersticial no caso dos demais capilares do organismo, a concentração de proteínas é muito baixa, uma vez que as proteínas não atravessam em quantidade relevante a parede glomerular (mesmo em casos de síndrome nefrótica, em que a taxa de excreção de proteínas pode chegar a centenas de vezes o valor normal). Assim, a pressão oncótica nesse espaço, π_{EB}, é desprezível, e podemos considerar que $\Delta\pi = \pi c_G - \pi_{EB} = \pi c_G$.

Os quatro determinantes da ultrafiltração glomerular

O processo que ocorre em um filtro de água doméstico é simples e facilmente compreensível. A dinâmica da ultrafiltração glomerular é bem mais complexa, devido à presença de proteínas no plasma: como a parede glomerular é praticamente impermeável a essas proteínas, a ocorrência de (ultra)filtração faz com que C_A aumente continuamente à medida que o sangue percorre o vaso. Em consequência, π_{CG} (e, portanto, $\Delta\pi$) também se eleva, chegando quase a igualar ΔP ao final do capilar (distância 1 na Figura 1). Observe-se que ΔP permanece inalterado ao longo do capilar. Veremos mais adiante por quê.

Como a saída de fluido é governada pela diferença entre ΔP e $\Delta\pi$, a qual varia ao longo do capilar glomerular, a magnitude do processo de filtração é proporcional ao valor médio dessa diferença, que é matematicamente igual à área compreendida entre as curvas que representam ΔP e $\Delta\pi$ em função da distância (Figura 1). Essa diferença média entre ΔP e $\Delta\pi$, representada por essa área cinzenta, é definida como pressão efetiva de ultrafiltração (P_{EUF}).

Tendo em vista o que foi discutido até aqui, temos que a taxa de filtração em cada glomérulo é determinada pela P_{EUF}, que força o fluido a deixar o capilar, e pelo Kf, que mede a facilidade com que esse fluxo através da parede pode ocorrer. Podemos assim escrever: FPN = $P_{EUF} \cdot K_f$.

A velocidade com que π_{CG} (ou seja, $\Delta\pi$) sobe ao longo do capilar glomerular (ou seja, a inclinação média da curva que representa $\Delta\pi$ na Figura 1) é fortemente influenciada pelo fluxo inicial de plasma no glomérulo (ou seja,

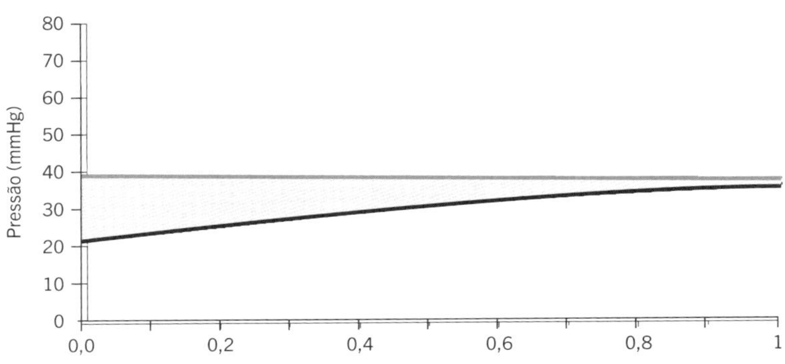

FIGURA 1 Representação gráfica esquemática da variação da diferença de pressão hidráulica (ΔP, linha cinza) e da pressão oncótica (π_{CG}, linha preta) em função da distância (normalizada para um máximo de 1) em relação à origem do capilar.

o fluxo na arteríola aferente). Esse fluxo é designado pela sigla Q_A, na qual Q representa fluxo, enquanto A, mais uma vez, denota "aferente". Quanto mais alto for Q_A, mais lenta será a elevação de $\Delta\pi$ com a distância. Para entender a razão desse efeito, é útil considerar o caso extremo: se Q_A se aproximar de um valor infinito (no mundo real, se chegar a um valor muitas vezes superior ao normal), a quantidade filtrada, que é limitada pelo K_f glomerular, se tornará relativamente desprezível, e, portanto, $\Delta\pi$ não subirá ao longo do capilar. Assim, a P_{EUF}, correspondente à área acinzentada na Figura 1, terá um valor máximo. Inversamente, se Q_A for muito baixo, $\Delta\pi$ subirá rapidamente, e a P_{EUF} terá um valor baixo. Assim, Q_A também é um parâmetro básico na dinâmica da ultrafiltração glomerular.

Os quatro parâmetros fundamentais que acabamos de descrever, ΔP, K_f, C_A e Q_A, são denominados *determinantes da ultrafiltração glomerular*.

Os quatro determinantes da filtração glomerular são:

- ΔP: diferença entre as pressões hidráulicas no interior do capilar e no espaço de Bowman;
- K_f: coeficiente de UF glomerular;
- C_A: concentração plasmática de proteínas;
- Q_A: fluxo plasmático.

Resposta da taxa de filtração glomerular a variações seletivas dos determinantes da ultrafiltração

A influência de cada um dos determinantes da ultrafiltração glomerular fica evidente quando examinamos o que ocorre com a FPN e, portanto, com a TFG, quando se varia cada um deles seletivamente.

Efeito da variação seletiva do ΔP

Previsivelmente, uma elevação seletiva do ΔP leva a um aumento progressivo da diferença entre ΔP e πc_G (Figura 2). Desse modo, ocorre um aumento da área compreendida entre as duas curvas, ou seja, da P_{EUF}, levando assim a um aumento da FPN. A filtração glomerular é, portanto, um processo fortemente influenciado pelo ΔP. A Figura 2 mostra ainda que a curva correspondente à π_{CG} também se desloca para cima, porque as proteínas plasmáticas se tornam mais concentradas devido ao aumento da ultrafiltração em cada segmento do

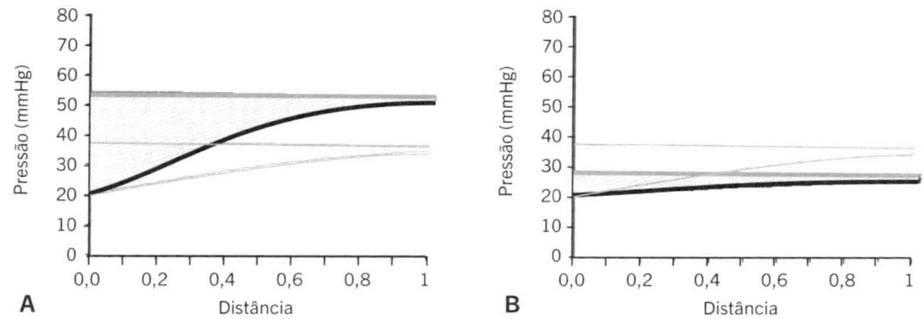

FIGURA 2 Representação gráfica esquemática da influência de uma elevação (A) e de uma queda (B) da diferença de pressão hidráulica através da parede glomerular (ΔP) sobre os perfis de variação do próprio ΔP e da pressão oncótica intraglomerular (π_{CG}), e sobre a pressão efetiva de ultrafiltração (PEUF), representada pela área cinzenta. Os perfis de ΔP e π_{CG} em condições normais são dados pelas linhas pontilhadas, para efeito de comparação.

capilar. Se ΔP baixar (seletivamente) ao invés de subir, ocorrerão alterações inversas (Figura 2), mas aqui há um limite: com ΔP abaixo da pressão oncótica sistêmica, seria de esperar a movimentação invertida de fluido, ou seja, do espaço de Bowman para o capilar glomerular. A pressão negativa, no entanto, causaria um imediato colapso do espaço urinário e das paredes flexíveis do túbulo proximal, estancando de imediato esse fluxo reverso.

Efeito da variação seletiva do QA

Em consonância com o que foi discutido anteriormente, a curva que descreve a variação da π_{CG} com a distância ao longo do capilar glomerular é fortemente influenciada pelo Q_A: quanto mais alto este último, tanto mais desviada para baixo e para a direita estará essa curva e, consequentemente, tanto maior será a P_{EUF} (Figura 3). O inverso ocorrerá se houver uma redução igualmente seletiva do Q_A: a curva da Δ_{CG} se deslocará à esquerda, diminuindo assim a P_{EUF}.

Deve-se notar que ΔP e Q_A frequentemente variam simultaneamente. Nesses casos, os respectivos efeitos podem somar-se ou, inversamente, anular-se, conforme examinaremos adiante.

Efeito da variação seletiva do Kf

É intuitivo que a FPN caia quando diminui seletivamente o K_f em relação ao normal. No entanto, essa queda é atenuada pelo deslocamento à direita da curva de π_{CG} em função da distância (Figura 4). Conforme o K_f reduz, essa curva desloca-se cada vez mais à direita, uma vez que a filtração cai ao longo do capilar e, por

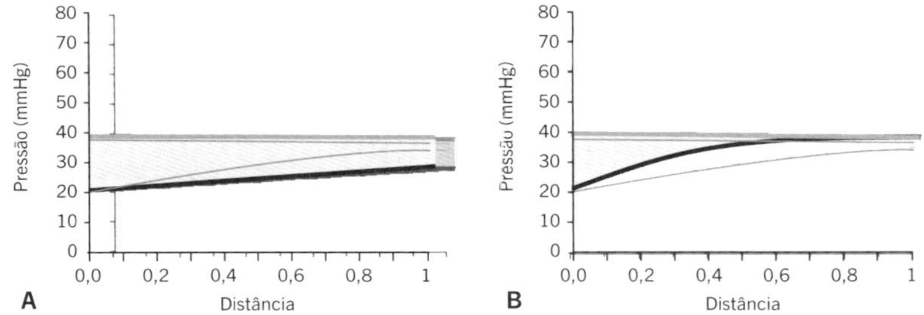

FIGURA 3 Representação gráfica esquemática da influência de uma elevação (A) e de uma queda (B) do fluxo plasmático glomerular inicial (QA) sobre os perfis de variação do ΔP, sobre a pressão oncótica intraglomerular (π_{CG}) e sobre a pressão efetiva de ultrafiltração (PEUF), representada pela área cinzenta. Os perfis de ΔP e π_{CG} em condições normais são dados pelas linhas pontilhadas, para efeito de comparação.

essa razão, ocorre menor concentração das proteínas plasmáticas nesse percurso, resultando em um aumento da P_{EUF}. Apesar disso, a FPN, que como vimos, é o produto da P_{EUF} pelo K_f, reduz. No limite, se o K_f cair a zero, a FPN também se anula: o capilar se torna um simples conduto de paredes impermeáveis.

Na situação inversa, ou seja, quando o K_f aumenta seletivamente em relação ao normal (Figura 4), seria de esperar, também intuitivamente, uma elevação correspondente da FPN. Contrariando a intuição, isso não ocorre. Com o K_f

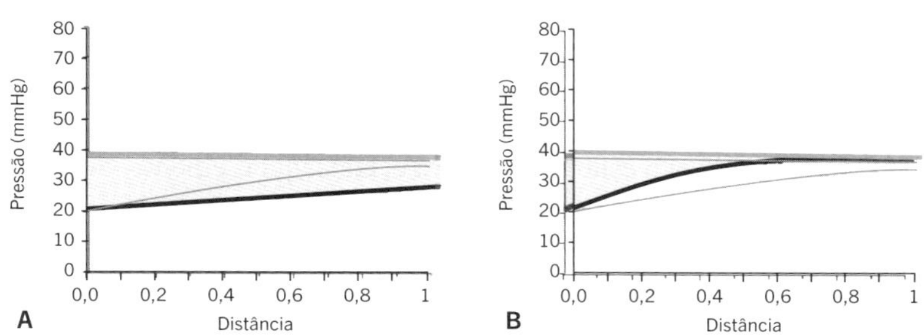

FIGURA 4 Representação gráfica esquemática da influência de uma redução (A) e de um aumento (B) do coeficiente de ultrafiltração glomerular (Kf) sobre os perfis de variação da diferença de pressão hidráulica através da parede glomerular, ΔP (linha cinza), e da pressão oncótica intraglomerular, π_{CG} (linha preta) e sobre a pressão efetiva de ultrafiltração (PEUF) (proporcional à área cinzenta). Os perfis de ΔP e π_{CG} em condições normais são dados pelas linhas pontilhadas, para efeito de comparação. A FPN cai na situação representada em A (devido à queda do Kf) e permanece aproximadamente constante na condição exemplificada em B (porque a redução da PEUF contrabalança o efeito do aumento do K_f).

aumentado, a ultrafiltração glomerular é facilitada, resultando em maior concentração das proteínas plasmáticas desde o início do capilar. Assim, a curva que representa π_{CG} é deslocada para a esquerda, o que reduz a P_{EUF} e impede que o aumento do K_f resulte em uma elevação da FPN. Em outras palavras, é possível reduzir a FPN diminuindo o K_f. E isso realmente pode ocorrer em algumas situações, por exemplo, em situações de hipovolemia, mas para incrementar significativamente a FPN é inútil aumentar o K_f: é necessário elevar ΔP e/ou Q_A modificando as resistências arteriolares, especialmente R_A (ver adiante).

Efeito da variação seletiva da C_A

Como seria de esperar, uma diminuição seletiva da C_A aumenta a P_{EUF} e, portanto, a FPN, uma vez que a π_{CG} restringe a saída de fluido do capilar. No entanto, o perfil de variação da π_{CG} se altera, com a concavidade da curva voltada para cima, e não para a direita, como no caso da elevação de ΔP (Figura 5). Isso ocorre porque a π_{CG} não é uma função linear simples da C_A: varia com seu quadrado e, portanto, eleva-se mais rapidamente à medida que a C_A aumenta.

Há algumas situações clínicas em que ocorre uma queda da C_A, por exemplo, na hipoalbuminemia associada à síndrome nefrótica. No entanto, condições que levam a um aumento da C_A, o qual tenderia a reduzir a TFG, são extremamente raras e desprovidas de relevância clínica. De todo modo, levariam a um aumento do volume intravascular, que obscureceria qualquer efeito da elevação da π_{CG}.

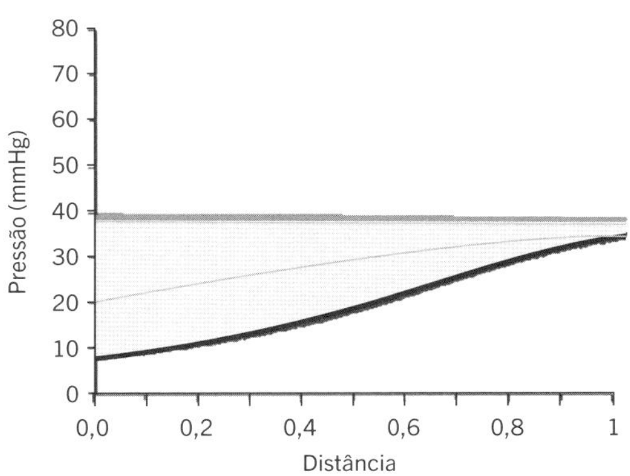

FIGURA 5 Representação gráfica esquemática da influência de uma redução da concentração plasmática de proteínas (C_A) sobre o perfil de variação da diferença de pressão hidráulica através da parede glomerular, ΔP (linha cinza), sobre a pressão oncótica intraglomerular, π_{CG} (linha preta), e sobre a pressão efetiva de ultrafiltração, P_{EUF} (proporcional à área cinzenta). Os perfis de ΔP e π em condições normais são dados pelas linhas pontilhadas, para efeito de comparação.

Embora em princípio os quatro determinantes da ultrafiltração glomerular possam ser modificados, na prática apenas ΔP e Q_A podem variar de maneira controlada. Na seção seguinte, veremos como os rins promovem essas alterações para variar e regular a TFG.

PERFIL PRESSÓRICO DA MICROCIRCULAÇÃO GLOMERULAR

Para entender como a TFG pode ser alterada, precisamos rever brevemente a anatomia da microcirculação glomerular e seu perfil pressórico. O tufo glomerular pode ser descrito como um conjunto de capilares dispostos em paralelo, inseridos entre dois resistores, correspondentes às arteríolas aferente (R_A) e eferente (R_E) (Figura 6). Em virtude desse arranjo peculiar, a pressão hidráulica na microcirculação glomerular segue um perfil característico, conforme esquematizado na Figura 7.

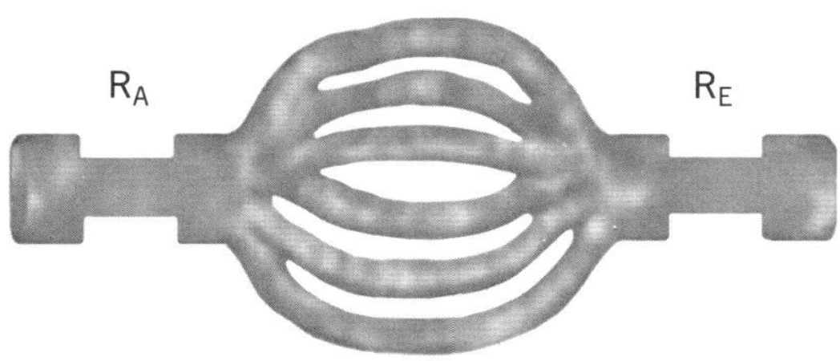

FIGURA 6 Representação esquemática do tufo glomerular e das resistências aferente e eferente.

R_A: resistência aferente; R_E: resistência eferente.

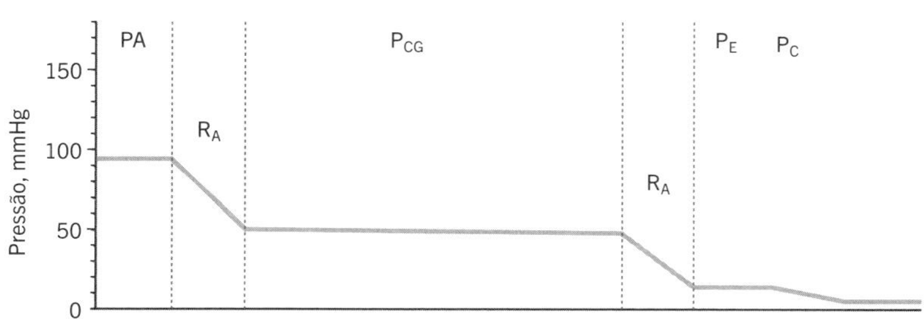

FIGURA 7 Perfil da variação da pressão hidráulica na microcirculação cortical.

PA: pressão arterial; P_C: pressão nos capilares pós-glomerulares; P_{CG}: pressão capilar glomerular; P_E: pressão na arteríola eferente; R_A: resistência aferente.

A pressão que se apresenta à arteríola aferente é praticamente idêntica à pressão arterial (PA). Ao longo da arteríola ocorre uma queda acentuada da pressão hidráulica, como é de esperar, tendo em vista que se trata de um resistor, cuja resistência, como vimos, é R_A. Ao longo dos capilares glomerulares, a pressão hidráulica, ou seja, a P_{CG}, varia muito pouco. Após o final dos capilares glomerulares, que se reúnem e voltam a constituir um único vaso, verifica-se uma segunda queda abrupta da pressão hidráulica, agora ao longo da arteríola eferente, cuja resistência é a R_E. Assim, a pressão hidráulica cai a níveis muito próximos aos dos vasos pós-glomerulares (capilares peritubulares e *vasa recta*), não muito acima da pressão da veia renal.

A P_{CG}, correspondente ao platô situado entre as duas arteríolas, é determinada por dois fatores básicos:

1. A PA.
2. A relação entre R_A e R_E.

Matematicamente, é fácil demonstrar que a P_{CG} pode ser aproximada pela equação:

$$P_{CG} = P_A \times R_E/(R_A + R_E) \qquad \text{(Equação 1)}$$

É evidente que uma elevação da PA, com R_A e R_E constantes, leva a uma elevação proporcional da P_{CG}. Por outro lado, se a PA se mantiver inalterada e R_A diminuir, com R_E constante, o termo $R_E/(R_A+R_E)$ se aproximará de 1 e, portanto, a P_{CG} se elevará. No limite, se R_A for igual a zero, ou seja, se o capilar glomerular for colocado em contato direto com a circulação sistêmica, a Equação 1 se reduzirá a PA = P_{CG}. Embora na prática essa seja evidentemente uma situação impossível, ela serve para ilustrar o forte efeito da arteríola aferente sobre a P_{GC}. Se, inversamente, a arteríola aferente se contraísse de modo a impedir totalmente o fluxo sanguíneo (outra situação meramente hipotética), R_A se tornaria infinita. Com isso, o termo $R_E/(R_A+R_E)$ se anularia e a P_{CG} cairia a zero (na verdade, a níveis muito baixos, próximos aos dos capilares peritubulares e apenas ligeiramente superiores aos da pressão da veia cava).

Como a arteríola aferente está situada em um circuito hidráulico, a variação de R_A afeta também o fluxo sanguíneo glomerular inicial e, portanto, Q_A: um aumento de R_A diminui Q_A, enquanto uma redução tem efeito inverso.

Variações de R_E também influenciam a P_{CG}, mas, como a arteríola eferente está posicionada após o tufo glomerular, seu efeito, também descrito pela Equação 1, é inverso ao da R_A: uma elevação de R_E resulta em um aumento do termo $R_E/(R_A+R_E)$. No limite, se R_E for infinito, esse valor será igual a 1 e, portanto, a P_{CG} igualará a PA. Seria como se a constrição da arteríola eferente fosse tão intensa a ponto de ocluir completamente o seu lume, colocando assim os capilares glomerulares em contato direto com o sistema arterial. Inversamente, uma diminuição de R_E faz o termo $R_E/(R_A+R_E)$ tender rapidamente a valores pouco acima da pressão da veia cava.

Como no caso da R_A, a arteríola eferente está inserida em um circuito hidráulico. Assim, o efeito de variações de R_E sobre Q_A é semelhante ao de variações da R_A: um aumento de R_E reduz Q_A, enquanto uma diminuição de R_A tem efeito inverso.

Efeito da variação das resistências aferente e eferente sobre a dinâmica glomerular

A ação hemodinâmica das resistências pré e pós-glomerulares faz com que elas influenciem profundamente a TFG. No entanto, seus efeitos são bem distintos. Um aumento de R_A, como vimos, leva a uma diminuição simultânea do Q_A e da P_{CG}. Em consequência, a P_{EUF} sofre uma redução acentuada, levando a uma queda proporcional da FPN. Uma diminuição da R_A tem efeito contrário. Portanto, a FPN é uma função inversa da R_A, conforme mostrado na Figura 8A. Essa consistência (um aumento de R_A invariavelmente diminui a FPN e vice-versa) confere à arteríola aferente um papel fundamental na regulação da TFG (ver adiante).

O efeito da R_E sobre a FPN (Figura 8B), é mais complexo, em virtude das ações conflitantes da R_E sobre Q_A e ΔP. Se o valor de R_E for suficientemente baixo, a P_{CG} e, consequentemente, o ΔP e a FPN caem a níveis próximos de zero.

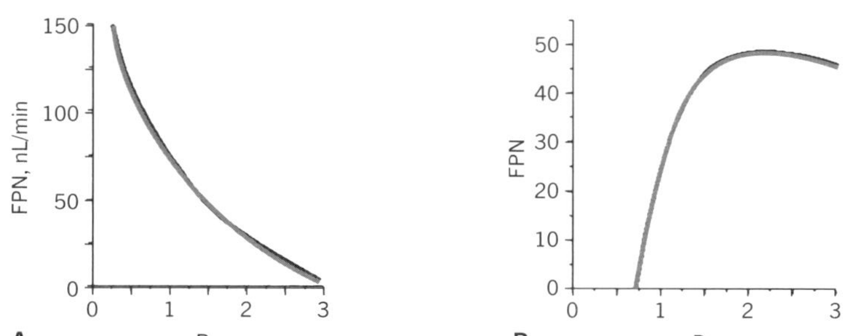

FIGURA 8 Efeito da variação das resistências aferente (R_A, A) e eferente (R_E, B), sobre a taxa de ultrafiltração glomerular por néfron (FPN).

À medida que a R_E aumenta e se distancia do zero, o ΔP se eleva e a FPN cresce rapidamente, atingindo um valor máximo quando R_E chega à faixa fisiológica.

Constrições adicionais da arteríola eferente não promovem aumento correspondente da FPN; na verdade, grandes aumentos da R_E poderiam até mesmo resultar em queda da FPN. A razão para esse aparente paradoxo é o fato de que, como vimos, um aumento da R_E exerce efeitos opostos sobre o Q_A e a P_{CG}, os quais acabam por compensar-se mutuamente: valores crescentes de R_E causam elevação de ΔP, o que tende a elevar a FPN, mas esse efeito é anulado por uma redução do Q_A, fazendo com que o valor da FPN se mantenha aproximadamente constante. Portanto, diferentemente da aferente, a arteríola eferente não serve como um elemento regulador da FPN. Seu papel é o de garantir que a P_{CG} se mantenha mais elevada do que em capilares comuns, promovendo assim altas taxas de ultrafiltração. Se a R_E cair a valores muito baixos, os capilares glomerulares perdem essa característica, tornando-se indistinguíveis dos capilares comuns.

Autorregulação da taxa de filtração glomerular

Como vimos, a ultrafiltração glomerular é o passo inicial no processo de formação de urina. Um evento de tamanha importância fisiológica precisa ser mantido estável mesmo que a PA sistêmica varie amplamente, ou seja, é necessário um sistema de *autorregulação* da TFG. O comportamento de tal sistema é ilustrado esquematicamente na Figura 9.

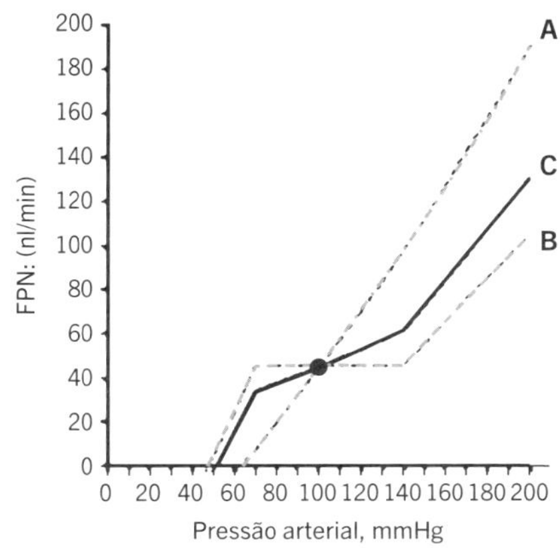

FIGURA 9 Autorregulação da TFG em face de variações da pressão arterial (PA). Curva A: ausência de autorregulação; curva B: autorregulação perfeita; curva C: autorregulação parcial.

FPN: filtração por néfron; TFG: taxa de filtração glomerular.

Se não houvesse autorregulação, uma variação da PA causaria uma variação linear da TFG, como mostra a curva A. No extremo oposto, com uma autorregulação perfeita, a variação da TFG seria representada pela curva B: na região que poderíamos designar *faixa de autorregulação*, a TFG permaneceria rigorosamente constante. Fora desse intervalo, a TFG variaria linearmente com a PA, como na curva A.

Na vida real, a função que representa a autorregulação da TFG aproxima-se da curva C: na faixa de autorregulação, a TFG não se mantém constante, como na curva B (autorregulação perfeita), mas varia muito menos do que em um sistema não regulado, representado na curva A (autorregulação perfeita).

Os mecanismos de autorregulação da TFG ainda não foram totalmente elucidados. Algumas evidências experimentais indicam que o processo envolve predominantemente variações da R_A. Essa dependência é ilustrada por meio de um modelo matemático simples, como indicado na Figura 10. Essa figura mostra como a hemodinâmica glomerular é afetada quando a PA sobe de 100 para

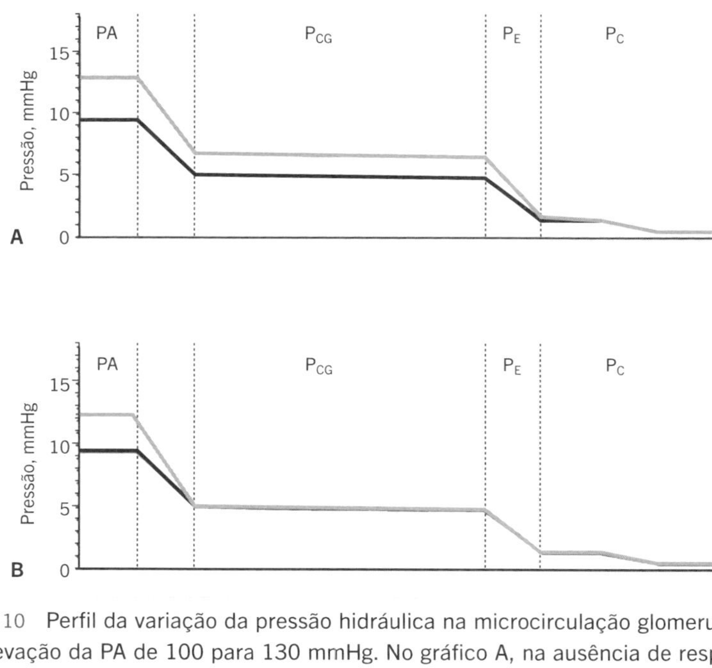

FIGURA 10 Perfil da variação da pressão hidráulica na microcirculação glomerular após uma elevação da PA de 100 para 130 mmHg. No gráfico A, na ausência de resposta arteriolar. No gráfico B, após aumento de 30% na resistência da arteríola aferente. A linha cinza representa a condição normal.

PA: pressão arterial; P_C: pressão nos capilares pós-glomerulares; P_{CG}: pressão capilar glomerular; P_E: pressão na arteríola eferente.

130 mmHg. Na ausência de resposta adaptativa (Figura 10A), há uma elevação simultânea da P_{CG} que, como vimos, se faz acompanhar de aumento do Q_A (e, claro, do ΔP) e, portanto, da P_{EUF} e da FPN. A elevação da P_{CG} é inteiramente revertida com um aumento isolado da R_A (Figura 10B), que também traz de volta ao normal os demais parâmetros e a própria FPN (e a TFG). Essa simulação ilustra o papel crucial da R_A para o processo de autorregulação da TFG, compatível com sua localização estratégica e seu efeito sobre a FPN, que como vimos é acentuado e consistente. No entanto, não é possível excluir a possibilidade de que a R_E participe do processo modulando a ação da R_A.

Conforme observado anteriormente, a autorregulação acontece em uma faixa limitada de pressões, que se estende de 70 a 140 mmHg (Figura 9). Abaixo de 70 mmHg, a TFG cai acentuadamente com a PA, o que pode resultar em um quadro de injúria renal aguda (IRA). De outro lado, níveis acima de 140 mmHg tendem a aumentar a TFG em proporção à elevação pressórica. No entanto, esse efeito é ofuscado pelas dramáticas consequências da hipertensão descontrolada, não apenas nos rins, mas também nos vasos sistêmicos e, especialmente, na circulação cerebral.

Os mecanismos pelos quais a R_A responde a alterações da PA não foram ainda determinados. Existem atualmente três teorias principais, que não são mutuamente excludentes:

1. A *teoria miogênica* propõe que a musculatura lisa das arteríolas aferentes, como a de qualquer arteríola, responde a um aumento da pressão sanguínea com uma contração (miogênica) que faz aumentar sua resistência, de modo a minimizar o aumento do fluxo sanguíneo renal, bem como a P_{CG}.
2. Segundo a *teoria metabólica*, um aumento da TFG acarreta a produção de certos metabólitos (oriundos de oxidações necessárias à obtenção de energia para o transporte tubular de solutos), que tendem a promover constrição da arteríola aferente. Algumas evidências experimentais sugerem que um desses metabólitos é a *adenosina*, gerada durante o metabolismo de purinas.
3. De acordo com a teoria da realimentação (*feedback*) *tubuloglomerular*, a mácula densa, estrategicamente localizada entre a porção espessa ascendente da alça de Henle e o túbulo contorcido distal, é capaz de detectar variações da quantidade de NaCl no fluido tubular, que por sua vez refletiriam alterações da carga filtrada de sódio e, portanto, da respectiva FPN. Em resposta, a mácula densa geraria um sinal químico que chegaria rapidamente à vizinha arteríola aferente, que, conforme o caso, se dilata ou contrai de modo a manter constante a FPN. O composto (ou compostos) que a mácula densa utilizaria para transmitir esse hipotético sinal à arteríola aferente não foi ainda determinado. Um dos candidatos propostos é a já mencionada adenosina.

Alterações da ultrafiltração glomerular em algumas situações patológicas

Hipertensão arterial

Algumas evidências experimentais indicam que, submetida a pressões elevadas, a microcirculação glomerular reage conforme descrito na seção anterior: a arteríola aferente se contrai, aumentando a R_A de tal forma a trazer P_{CG}, o ΔP o Q_A, e, consequentemente, a FPN e a TFG a níveis próximos ao normal. Se a hipertensão persistir, a contração sustentada da arteríola aferente chega a um máximo e a faixa de autorregulação desloca-se progressivamente à direita, com seu limite inferior de autorregulação passando de 70 para, por exemplo, 110 mmHg. Essa adaptação pode acarretar problemas sérios se a hipertensão for tratada de modo intempestivo, na bem-intencionada tentativa de normalizar a PA rapidamente: tal abordagem pode trazer a PA abaixo da faixa anômala de autorregulação, provocando uma queda acentuada da TFG e até mesmo um quadro de IRA.

Doença renal crônica avançada

A doença renal crônica (DRC) causa uma redução progressiva do número de néfrons. Em tal contexto, os néfrons remanescentes tornam-se hipertróficos e aumentam sua FPN, que pode chegar ao dobro ou até ao triplo do normal nas etapas mais avançadas da DRC. Essa resposta compensatória atenua a queda da TFG total, permitindo que o indivíduo sobreviva durante muitos anos, frequentemente sem sintomas claros da doença. Como vimos, tal aumento da FPN só é possível com uma redução da R_A e, consequentemente, um aumento do Q_A, da P_{CG} e da P_{EUF}. Evidências obtidas em modelos experimentais de DRC, por exemplo, a remoção cirúrgica da maior parte da massa renal, indicam que a participação da R_E nesse processo é menor: uma discreta vasodilatação, que contribui para o aumento do Q_A, mas não da P_{CG}.

Embora o aumento da FPN na DRC seja uma resposta adaptativa importante para que os rins continuem a preservar a homeostase, a manutenção da P_{CG} (e do ΔP) em níveis altos (hipertensão glomerular) é considerada um fator de agressão às paredes glomerulares, que acelera a progressão da doença. Por essa razão, o tratamento com depressores do sistema renina-angiotensina, que dilatam a R_E e baixam a P_{CG}, é largamente utilizado para retardar o avanço da DRC. Outra classe de medicamentos utilizada para retardar a progressão da DRC é a das gliflozinas, que podem causar um aumento da R_A e, consequentemente, uma redução do Q_A, da P_{CG} e da P_{EUF}. Previsivelmente, a administração desses medicamentos tende a diminuir a TFG, em especial nas primeiras semanas. Embora na maioria dos casos esse efeito não obrigue à interrupção do tratamento, e seja amplamente compensado por sua ação protetora, em alguns desses pacientes a queda da TFG pode ser acentuada, podendo até mesmo provocar uma IRA. Na maior parte dos casos esse quadro é revertido com a redução da dose ou suspensão do tratamento.

Diabetes *mellitus*

Nas fases iniciais da doença, a TFG apresenta-se em níveis 30 a 40% superiores em relação ao normal em pouco menos da metade dos indivíduos com diabetes. Conforme já discutido com relação à DRC essa alteração só é possível se houver dilatação da arteríola aferente, possibilitando um aumento do Q_A, da P_{CG} e da P_{EUF}. Essas anomalias, semelhantes às observadas na DRC avançada, foram demonstradas em vários estudos experimentais. Como na DRC, a hipertensão glomerular é apontada como um importante fator na patogênese da nefropatia associada ao diabetes *mellitus*. As razões para a persistente dilatação aferente observada nesses pacientes ainda não foram esclarecidas. É provável que essa dilatação resulte da presença, em indivíduos com diabetes, de quantidades aumentadas, na circulação e nos próprios rins, de compostos com ação vasodilatadora, tais como hormônio de crescimento, glucagon, peptídeo natriurético, óxido nítrico, prostaglandinas vasodilatadoras e a própria glicose em concentrações elevadas.

Estenose da artéria renal

O estreitamento de uma artéria renal (ou de ambas) ou de um de seus ramos pode causar elevação da PA sistêmica (na verdade é uma das causas mais frequentes de hipertensão secundária). Apesar dos níveis pressóricos elevados, a pressão de perfusão renal, ou seja, aquela que o rim afetado "percebe", está normal ou baixa em virtude do estreitamento. Entram em ação nesses casos os mecanismos de autorregulação da TFG, discutidos anteriormente. No entanto, a capacidade da arteríola aferente de se dilatar não é infinita. Se ela chegar ao máximo, a autorregulação atinge um limite. Nesse caso, um agravamento adicional do estreitamento (com queda adicional da pressão de perfusão renal) leva inevitavelmente a uma redução da TFG.

Se não levar em conta esses aspectos fisiopatológicos, a intervenção médica pode causar problemas sérios a pacientes com estenose de artéria(s) renal(is). É necessário cuidado, por exemplo, com o uso de supressores do sistema renina--angiotensina, comum no tratamento desses pacientes. Esses compostos promovem dilatação da arteríola eferente, e, se a dilatação da arteríola aferente já for máxima, a P_{CG} inevitavelmente cairá, podendo haver redução drástica da TFG. Em casos de estenose bilateral ou em rim único, pode-se chegar até mesmo a um quadro de IRA. O mesmo pode ocorrer em caso de diminuição intempestiva da PA, que pode fazer com que a pressão de perfusão renal, já baixa devido à estenose arterial, caia abaixo da faixa de autorregulação.

Glomerulonefrites

As evidências disponíveis são escassas e baseadas em modelos experimentais. Os dados obtidos indicam que o K_f glomerular está acentuadamente diminuído nesse contexto, provavelmente devido a uma redução da superfície de filtração, resultante da oclusão de capilares por proliferação de células do próprio glomérulo e/ou infiltração por células inflamatórias. É possível também que a própria permeabilidade à água esteja reduzida pelo processo inflamatório. Como vimos anteriormente, quando o K_f diminui há uma tendência à redução da TFG, mesmo que a P_{EUF} esteja elevada.

Síndrome nefrótica

A síndrome nefrótica decorre de uma perda urinária maciça de proteínas. Em consequência, cai a C_A (e, portanto, a pressão oncótica do plasma), o que, na ausência de alterações de outros determinantes, resulta em elevação da P_{EUF} e da FPN (Figura 5), já que, como sabemos, a força oncótica limita a saída de fluido do capilar. Essa hiperfiltração ocorre realmente em uma parte dos pacientes nefróticos, especialmente crianças. Se, no entanto, houver uma diminuição concomitante do K_f glomerular em decorrência da própria glomerulopatia, a TFG pode estar normal ou até reduzida nesses pacientes, mesmo que a P_{EUF} esteja elevada.

A muitos pode parecer paradoxal que o K_f, que mede a condutância hidráulica da parede glomerular, esteja diminuído, quando a permeabilidade da mesmíssima parede a proteínas, cuja molécula é muito maior, está aumentada. A contradição é apenas aparente: em condições normais, a parede glomerular oferece uma infinidade de caminhos à passagem de água e pequenos solutos, inclusive proteínas de baixo peso molecular, mas pouquíssimas vias para a passagem de macromoléculas como a albumina. Quando a parede glomerular é afetada por alguma doença e a barreira à passagem de moléculas maiores enfraquece, a permeabilidade a proteínas cresce dezenas ou centenas de vezes, mas o aumento do K_f é insignificante, porque as novas vias pouco acrescentam às já disponíveis à passagem de água. Se a superfície total disponível para filtração estiver substancialmente reduzida pela doença (p. ex., em 50%), o K_f diminuirá, juntamente com a TFG, mas a permeabilidade a proteínas ainda assim continuará muito alta comparada ao normal.

Choque hemorrágico

Quando ocorre uma perda rápida do volume sanguíneo, a hemodinâmica renal pode ser afetada de duas maneiras:

1. Queda da PA abaixo da faixa de autorregulação.

2. Vasoconstrição intensa, que predomina sobre a resposta autorregulatória (que seria uma vasodilatação), como parte da resposta geral do organismo em defesa da volemia arterial efetiva (e da perfusão do miocárdio e do sistema nervoso central). Essa vasoconstrição promove uma drástica redução do Q_A, a qual, associada à queda da P_{CG}, reduz a P_{EUF} e a TFG a níveis muito baixos e pode levar a um quadro de IRA.

Sepse

Em situações de sepse, a TFG pode cair a níveis muito baixos. Os mecanismos que levam a essa anomalia são complexos, envolvendo alterações hemodinâmicas, formação de microtrombos e infiltração inflamatória, entre outros. Como no caso do choque hemorrágico, o Q_A e a P_{CG} podem cair devido à queda da PA (por vasodilatação periférica) associada à vasoconstrição das arteríolas glomerulares. Em uma parcela substancial desses pacientes, no entanto, o fluxo sanguíneo renal está normal ou até aumentado. Essa associação entre hiperperfusão e hipofiltração renais pode ser explicada por uma dilatação das arteríolas eferentes, que, como vimos, promove simultaneamente uma queda da P_{CG} e um aumento do $Q_{A.}$ Uma explicação alternativa seria a abertura de microvasos paralelos ao glomérulo, que funcionariam como "atalhos", desviando o plasma dos locais onde poderia ocorrer a filtração. No entanto, as bases anatômicas para tal anomalia não foram inequivocamente estabelecidas.

Obstrução urinária

Há inúmeras situações clínicas em que as vias urinárias são ocluídas por cálculos (bilaterais ou em rim único) ou devido à compressão extrínseca por tumores ou outros processos patológicos. Nesses casos, a pressão hidráulica na via urinária sobe devido à contínua chegada de fluido. Essa elevação transmite-se retrogradamente ao sistema pielocalicinal, aos túbulos e, por fim, ao espaço de Bowman. O sistema se estabiliza quando a pressão no espaço de Bowman (P_{EB}), que como vimos se opõe à ultrafiltração, aumenta o suficiente para impedi-la. Nesse momento, temos $P_{CG} - P_{EB} = \pi_{CG}$. Como $P_{CG} - P_{EB} = \Delta P$, podemos escrever que $\Delta P = \pi_{CG}$, ou seja, as forças de Starling são idênticas. Nessas condições, a filtração cessa, e, se a oclusão for bilateral (ou em rim único), teremos um quadro de IRA obstrutiva, também denominada pós-renal, que requer a desobstrução urgente das vias urinárias. Se o bloqueio persistir, há uma tendência à inflamação crônica e fibrose que leva à destruição renal. Esse desfecho é mais comum quando a obstrução é unilateral, porque o rim contralateral consegue manter a homeostase a ponto de o quadro passar despercebido.

DETERMINAÇÃO DA TAXA DE FILTRAÇÃO GLOMERULAR NA PRÁTICA CLÍNICA[1]

A principal utilidade clínica da TFG é nos dar informação sobre o conjunto das funções dos rins, em especial sobre sua função excretória. As diversas funções dos rins, como o controle de eletrólitos, do conteúdo corporal de água, da PA, do equilíbrio ácido-básico, e mesmo a produção de hormônios, estão acopladas, embora de maneira não linear, à TFG. À medida que diminui a TFG, ocorre também o declínio das demais funções renais.

Na prática médica a TFG é importante para definir o diagnóstico, classificar a DRC e a IRA, avaliar o prognóstico e acompanhar o tratamento de doenças renais em geral, bem como estimar o risco de complicações. Utiliza-se a TFG para ajustes em terapias nutricionais e na dosagem de diversos medicamentos, como antibióticos e quimioterápicos. É importante observar que, para que a TFG possa ser avaliada, é essencial que o paciente esteja em situação estável, uma vez que todos os cálculos utilizados na prática clínica (e mesmo em pesquisa) baseiam-se na premissa de que a função renal é constante.

Para mensurar a TFG, é necessário utilizar algum composto que seja removido da circulação pelos rins. Tal composto, usualmente denominado *biomarcador*, precisa satisfazer uma condição básica: a parcela que passa pelo filtro glomerular, e apenas essa, é removida da circulação. Em outras palavras, o biomarcador não pode ser processado pelos túbulos, seja por reabsorção ou por secreção. Nessas condições, é possível demonstrar que a taxa de depuração do composto, mais conhecida pela designação em inglês, *clearance*, é igual a TFG. O *clearance* de qualquer substância é determinado pela fórmula $(U \times V)/P$, onde U é a concentração urinária do biomarcador, V é o volume urinário por unidade de tempo e P é a concentração plasmática do biomarcador.

A inulina, um polímero da frutose, é considerado o biomarcador ideal para a determinação da TFG. Esse composto passa livremente pela barreira glomerular e não é processado depois disso (ou seja, não é reabsorvido nem secretado pelos túbulos). Apesar dessas qualidades, o uso da inulina é problemático: como ela não é produzida pelo organismo, há necessidade de administrá-la continuamente por via endovenosa, o que implica o uso

---

[1] Nota do Editor: na Seção 3 deste livro, o Capítulo 9 "Avaliação da taxa de filtração glomerular" apresenta um detalhamento dos recursos utilizados para a mensuração ou estimativa da TFG na prática clínica.

de bombas de infusão. Além disso, o método requer a coleta precisa, cronometrada e supervisionada de urina. Tais requisitos exigem que cada paciente permaneça durante várias horas em uma unidade de saúde, mobilizando recursos humanos e materiais, o que é evidentemente impraticável. Deve-se ainda considerar o custo financeiro envolvido no processo. Por essas razões, o *clearance* de inulina só é utilizado para determinar a TFG em alguns protocolos de pesquisa. Um biomarcador desenvolvido nos anos 1970, o iohexol, tem propriedades (e limitações) semelhantes.

Há vários biomarcadores radioativos, como o iotalamato-I^{125}, o ácido etilenodiaminotetra-acético-Cr^{51} (EDTA-Cr^{51}) e o ácido dietilenotriaminopenta-acético-Tc^{99m} (DTPA-Tc^{99m}). Como a inulina, esses compostos atravessam livremente a barreira glomerular e são inertes em relação aos túbulos. Contudo, trazem os mesmos inconvenientes da inulina, além de ter custo mais alto, de exigir os cuidados especiais inerentes ao uso de material radioativo e de requerer várias coletas de sangue (a determinação de seu *clearance* envolve a medida da velocidade com que sua concentração cai no plasma após uma única injeção). Assim, o uso desses compostos também é restrito a protocolos de pesquisa, além de algumas situações especiais (ver adiante).

Importância da creatinina na avaliação clínica da taxa de filtração glomerular

No dia a dia da prática clínica, o biomarcador universalmente utilizado para avaliar a TFG é a creatinina, uma molécula produzida a partir do metabolismo muscular. São inúmeras as razões que levam a essa ampla preferência:

- A creatinina é produzida endogenamente e de modo constante, o que dispensa injeções ou infusões.
- Atravessa livremente as paredes glomerulares graças a suas reduzidas dimensões (peso molecular 113 Da).
- Não é reabsorvida pelos túbulos renais.
- Sua dosagem no plasma e na urina é simples, barata e amplamente padronizada.

Embora não seja reabsorvida, a creatinina é secretada em pequena quantidade pelos túbulos, o que leva a uma discreta superestimação da TFG. Há alguma incerteza quanto a esse efeito, uma vez que ele pode ser influenciado por determinadas drogas e certas condições clínicas, como a DRC. Essa pequena imprecisão não impede que, em termos práticos, o *clearance de creatinina* (ClCr) seja universalmente aceito como uma medida razoavelmente precisa da TFG.

Idealmente, a TFG deveria ser sempre estimada pelo ClCr, calculado da maneira já descrita, utilizando urina coletada durante 24 horas e normalizado pela superfície corpórea, tendo como referência o valor de 1,73 m^2, correspondente à superfície corporal média da população adulta. No entanto, a coleta de urina durante um dia inteiro envolve uma série de obstáculos:

- Os pacientes frequentemente encontram dificuldade em coletar urina em ambiente de trabalho e, durante dias de folga, seus hábitos alimentares diferem dos que mantêm em dias úteis.
- É comum a perda de urina durante o esvaziamento intestinal.
- Frequentemente o paciente se esquece de fazer a coleta, especialmente se houver noctúria.
- É comum também o erro da coleta inicial (que envolve desprezar o conteúdo vesical) e final (que requer a inclusão desse conteúdo).
- Para a maior parte dos pacientes é problemático levar a urina coletada ao hospital ou unidade de saúde utilizando transporte público. Por essas razões, a TFG é atualmente estimada utilizando apenas a concentração sérica de creatinina (S_{Creat}).

Como a creatinina é produzida endogenamente, a S_{Creat}, que é uma função inversa da TFG, poderia em princípio ser utilizada para estimar quantitativamente a TFG. No entanto, a S_{Creat} sofre influência de vários outros fatores, como a massa muscular (a creatinina é produzida pelos músculos), a idade (uma vez que adultos perdem néfrons ao longo dos anos) e o sexo (a massa muscular é geralmente menor em mulheres). Por essa razão, a boa prática clínica recomenda que a S_{Creat} não seja utilizada de forma isolada: outros parâmetros são atualmente incluídos, em associação com a S_{Creat}, em fórmulas matemáticas desenvolvidas para estimar a TFG.

Uso de fórmulas matemáticas para estimar a taxa de filtração glomerular

A TFG pode ser estimada por meio de equações a partir da dosagem da concentração sérica de creatinina e de parâmetros antropométricos como idade, raça e sexo. Alguns estudos recentes sugerem que a inclusão do parâmetro raça nas fórmulas pode levar a resultados errôneos, o que leva alguns a propor sua exclusão dos cálculos.

Essas equações simplificam muito a estimativa da TFG, uma vez que dispensam a coleta de urina. No Quadro 1 são descritas as fórmulas mais utilizadas atualmente na prática clínica.

QUADRO 1 Principais equações para estimativa da TFG*

MDRD (equação simplificada)
$TFG = 186 \times S_{Creat}^{-1,154} \times idade^{-0,203} \times 0,742$ (se mulher) $\times 1,212$ (se negro)
CKD-EPI
$TFG = 141 \times$ mín $(S_{Creat}/k, 1)^{\alpha} \times$ máx $(S_{Creat}/k, 1)^{-1,209} \times 0,993^{Idade} \times 1,018$ (se mulher) $\times 1,159$ (se negro)
Mulheres, $\alpha = -0,329$, $k = 0,7$; Homens, $\alpha = -0,411$, $k = 0,9$ mín = valor mínimo dentre os dois entre parênteses; máx = valor máximo dentre os dois entre parênteses.
Cockcroft-Gault
$TFG = [(140 - idade) \times peso]/S_{Creat} \times 72$ (x 0,85 para mulheres)
Schwartz
$TFG = 0,55 \times estatura/S_{Creat}$

*Calculadoras automatizadas estão disponíveis em diversos *sites* e aplicativos para determinação da TFG utilizando essas equações.
TFG: taxa de filtração glomerular.

Existem algumas situações que limitam o uso dessas equações:

- Instabilidade da função renal, como em quadros de IRA.
- Sobrecarga hídrica, que causa queda da S_{Creat} por diluição.
- Extremos de idade e de peso corporal.
- Redução da massa muscular (caquexia, amputações).
- Particularidades ligadas à raça.

Nesses casos, a medida direta do ClCr pode ser a única opção disponível (exceto em casos de grande instabilidade clínica).

Para a maior parte dos adultos as equações que apresentam uma boa acurácia em relação à TFG medido por meio de biomarcadores são a CKD-EPI e a MDRD. A equação de Cockcroft-Gault pode ser usada para estimativas menos precisas da TFG, por exemplo, para ajustes de dose de medicamentos de acordo com faixas da TFG, ou quando se deseja levar em conta o peso do paciente. Há também fórmulas específicas para obesos, como a de Salazar-Corcoran. Outras equações foram desenvolvidas para populações específicas como crianças (equações de Schwartz, Counahan-Barratt) e até mesmo para pacientes adultos com função renal instável, como a equação de Jelliffe, que considera o volume de distribuição, a produção diária de creatinina e duas dosagens distintas de creatinina sérica em um intervalo de 24 horas.

Algumas das equações atualmente disponíveis utilizam a concentração sérica de cistatina C, uma proteína de baixo peso molecular produzida por todas as células do organismo, que chegou a ser considerada, em fins do século passado e no início deste, como um biomarcador perfeito para a determinação da TFG. A cistatina C é produzida de forma constante, atravessa facilmente as paredes glomerulares e é inteiramente degradada nos túbulos, sem qualquer secreção para o fluido tubular. Assim, sua concentração sérica refletiria fielmente a TFG. No entanto, não foi possível até hoje padronizar seu uso, além do que sua dosagem é consideravelmente mais cara do que a da creatinina. Por enquanto, a cistatina C é utilizada basicamente para tentar tornar mais precisa a estimativa da TFG efetuada por meio de equações.

Situações clínicas e laboratoriais que afetam a medida da TFG

Existem diversas situações clínicas que interferem na medida direta da TFG, ou em sua estimativa por meio de equações. O principal fator é relativo à precisão da dosagem de creatinina. É recomendado que o método utilizado em cada laboratório seja cuidadosamente calibrado por meio de padrões internacionais. Outro fator que afeta a precisão da dosagem de creatinina é a presença no plasma de compostos que interferem no método analítico, como cefalosporinas, corpos cetônicos, bilirrubinas, N-acetilcisteína e dipirona. A cimetidina, o probenecid, a trimetroprima, e a amilorida inibem a secreção tubular de creatinina, elevando falsamente a S_{Creat}. No entanto, esse mesmo efeito pode ser útil quando se pretende remover o componente de secreção tubular de creatinina e tornar mais precisa a determinação da TFG.

Outras drogas, como os inibidores da enzima conversora da angiotensina 1 (iECA), os bloqueadores do receptor da angiotensina 2 (BRA) e as gliflozinas afetam a pressão glomerular, causando redução da TFG, em geral tolerável e parcialmente reversível após as primeiras semanas. Esse efeito não impede que tais medicamentos sejam amplamente utilizados para retardar a progressão da DRC e reduzir suas complicações cardiovasculares.

Finalmente, é preciso lembrar que, quando se determina a TFG na prática clínica, o que se mede é a soma das contribuições de cada rim. Apenas quando se utilizam os biomarcadores radioisotópicos mencionados é possível determinar separadamente, medindo a intensidade da radiação que cada rim emite, as respectivas TFG. Esse procedimento pode ser necessário em condições clínicas tais como obstrução renal unilateral, pielonefrite crônica unilateral ou assimétrica, tuberculose e estenose unilateral ou assimétrica de artéria renal.

Deve-se enfatizar ainda que alterações da TFG não são específicas, podendo ocorrer em qualquer doença renal e no próprio processo de envelhecimento, que nem mesmo é considerado uma nefropatia. Para caracterizar e diagnosticar a doença renal subjacente a uma queda da TFG, é fundamental considerar cuidadosamente os dados clínicos, além de lançar mão de outras ferramentas, como testes laboratoriais específicos, exames de imagem e biópsia renal.

CONSIDERAÇÕES FINAIS

A taxa de filtração glomerular (TFG) é o parâmetro que melhor reflete o conjunto das funções dos rins, e por isso sua aferição e interpretação têm importância clínica diagnóstica e terapêutica. Conforme explicado ao longo do capítulo, doenças crônicas e agudas comuns afetam a TFG. Conhecer os determinantes básicos da ultrafiltração glomerular permite desenvolver o raciocínio fisiopatológico necessário ao entendimento das doenças que acometem os seres humanos.

BIBLIOGRAFIA RECOMENDADA

Bostom AG, Kronenberg F, Ritz E. Predictive performance of renal function equations for patients with chronic kidney disease and normal serum creatinine levels. J Am Soc Nephrol. 2002;13:2140-4.

Bouchard J, Macedo E, Soroko S, Chertow GM, Himmelfarb J, Ikizler TA et al. Comparison of methods for estimating glomerular filtration rate in critically ill patients with acute kidney Injury. Nephrol Dial Transplant. 2010;25:102-7.

Counahan R, Chantler C, Ghazali S, Kirkwood B, Rose F, Barratt TM. Estimation of glomerular filtration rate from plasma creatinine concentration in children. Arch Dis Child. 1976;51:875-8.

Fernández-Fernandez B, Sarafidis P, Soler MJ, Ortiz A. EMPA-Kidney: expanding the range of kidney protection by SGLT2 inhibitors. Clin Kidney J. 2023;16:1187-98.

Jelliffe R. Estimation of creatinine clearance in patients with unstable renal function, without a urine specimen. Am J Nephrol. 2002;22:320-4.

Kirsztajn GM. Evaluation of renal function. J Bras Nefrol. 2009;31(Supl 1):14-20.

Levey AS, Bosch JP, Lewis JB, Greene T, Rogers N, Roth D. A more accurate method to estimate glomerular filtration rate from serum creatinine: a new prediction equation. Modification of Diet in Renal Disease Study Group. Ann Intern Med. 1999;130:461-70.

Levey AS, Stevens LA, Schmid CH, Zhang YL, Castro 3rd AF, Feldman HI et al. for the CKD-EPI (Chronic Kidney Disease Epidemiology Collaboration): a new equation to estimate glomerular filtration rate. Ann Intern Med. 2009;150:604-12.

Oliveira RB, Kirsztajn GM, Alcântara FFP. Kidney disease and calibration of creatinine determination: where are we in Brazil? J Bras Nefrol. 2015;37:431-2.

Pecoits-Filho R. Diagnóstico de doença renal crônica: avaliação da função renal. J Bras Nefrol. 2004;26(Suppl 1):4-5.

Preuss HG. Organic cationic drugs and renal creatinine secretion. Ren Physiol. 1983;6:103.

Rebouças NA. Fisiologia renal. In: Cruz J, Praxedes JN, Cruz HMM (eds.). Nefrologia. 2.ed. Sarvier; 2006. p.31-8.

Schwartz GJ, Feld LG, Langford DJ. A simple estimate of glomerular filtration rate in full-term infants during the first year of life. J Pediatr. 1984;104:849-54.

Sociedade Brasileira de Nefrologia (SBN). Calculadora CKD-EPI. Disponível em: https://sbn.org.br/calculadoras/Calculadora_CKD-EPI/mobile/; acessado em: 26 de janeiro de 2024.

Zatz R. Filtração glomerular: dinâmica, regulação e avaliação clínica. In: Zatz R (ed.). Bases fisiológicas da nefrologia. São Paulo: Atheneu; 2012. p.1-24.

4

Manejo tubular do ultrafiltrado

Lúcio Requião Moura
Tainá Veras de Sandes Freitas
Dulce Elena Casarini

PONTOS-CHAVE

- O manejo tubular do ultrafiltrado (UF) envolve mecanismos de reabsorção e secreção ao longo dos diversos segmentos tubulares. Esses segmentos são anatômica e fisiologicamente distintos uns dos outros, de tal maneira que um segmento faz manipulações específicas ao longo de seu trajeto, entregando o UF ao próximo segmento, que fará outras manipulações específicas, e assim por diante, até a completa formação da urina.
- Para o adequado funcionamento tubular, dois princípios são fundamentais: a polaridade da célula epitelial, ou seja, transportadores iônicos presentes no polo apical diferentes daqueles do polo basolateral; as junções estreitas entre as células, que, a depender de suas características, permitem a passagem de íons e/ou água. Os movimentos de íons e água podem ocorrer através da célula, pela via intracelular, ou entre as células, pela via paracelular.
- O túbulo proximal é responsável por reabsorver 60 a 70% do UF, e os principais movimentos que ocorrem nesse segmento são: reabsorção de sódio, glicose, fósforo, aminoácidos e outros solutos orgânicos, pela via intracelular; reabsorção de água, cloro e potássio, pela via paracelular; reabsorção de bicarbonato, com ação da anidrase carbônica.
- A alça de Henle é dividida em três ramos e é responsável pela reabsorção de 25 a 30% do UF. No primeiro, o ramo fino descendente, há apenas reabsorção de água. No segundo, o ramo fino ascendente, há reabsorção de sódio e cloro, sem reabsorção de água. No ramo espesso, há intensa reabsorção de sódio, pela via intracelular, e de potássio, cálcio e magnésio, pela via paracelular.
- No túbulo contorcido distal há reabsorção de sódio e cloro, bem como de cálcio, pela via intracelular.
- Nos ductos coletores, há dois tipos predominantes de células: as principais e as intercaladas. As células principais são sensíveis à ação da aldosterona, com efetiva reabsorção de sódio e secreção de potássio. Ela também é sensível à ação do hormônio antidiurético, sob a qual há intensa reabsorção de água. Já as células intercaladas são responsáveis pela acidificação da urina.

INTRODUÇÃO

A formação da urina é um dos processos mais complexos e sofisticados da fisiologia humana. Ela envolve manipulação de elevado volume sanguíneo, diversos mecanismos de controle, alto consumo energético, além da integridade de todos os compartimentos renais, resultando em controle hídrico, do pH e da osmolalidade. Essa não é a única função dos rins; diversas outras funções renais estão direta ou indiretamente associadas a ela.

Toda a complexidade da formação da urina pode ser resumida em três vetores: a filtração glomerular, a reabsorção e a secreção, estes dois últimos ocorrendo nas estruturas tubulares que constituem o néfron, unidade básica do rim. Os princípios que regem a filtração glomerular já foram abordados em capítulo prévio, e as ferramentas disponíveis para sua avaliação na prática clínica serão abordadas em capítulo à frente. Para se ter uma ideia desses processos fisiológicos, um homem adulto de tamanho médio recebe, por dia, cerca de 1.800 L de sangue nas estruturas glomerulares e através da filtração glomerular produz 180 L de ultrafiltrado (UF), que ganham o espaço urinário em direção às estruturas tubulares, onde 179 L são reabsorvidos, ou seja, 99% dos UF.

A partir das ações dos dois vetores que ocorrem nas estruturas tubulares, reabsorção e secreção, todo o UF é manipulado de modo que 1,8 L de urina é gerado por dia, o que corresponde a apenas 1% do volume filtrado. A forma como os túbulos manipulam o UF para a formação da urina será apresentada a seguir, primeiro descrevendo o trajeto da urina ao longo de todos os segmentos tubulares. Na sequência serão resumidos, em destaque, pontos relativos à fisiologia dos principais íons, da água e do controle acidobásico.

OS SEGMENTOS TUBULARES

O manejo do UF nas estruturas tubulares é realizado de forma segmentar e sequencial, como se os diferentes segmentos fossem estações de trabalho, com estruturas e funções diferentes umas das outras. Na Figura 1 está apresentada uma estrutura semelhante ao néfron, que já foi discutida com detalhes em capítulo anterior, com destaque para os segmentos tubulares: túbulo contorcido proximal, túbulo proximal, alça de Henle e seus segmentos fino descendente, fino ascendente e espesso ascendente, o túbulo contorcido distal, o túbulo conector e os ductos coletores cortical, medular externo e medular interno.

O segmento tubular proximal recebe o UF do espaço urinário, ao longo de seu trajeto faz as manipulações específicas de seu segmento, com modificações no volume e nas concentrações, e o entrega para a alça de Henle, que fará outras manipulações específicas através de seus três diferentes subsegmentos, até entregá-lo

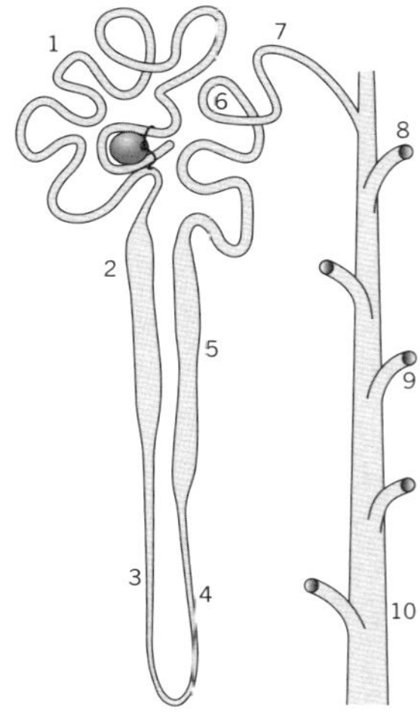

FIGURA 1 Estrutura do néfron.

1: túbulo contorcido proximal; 2: túbulo proximal S2; 3: alça de Henle fina descendente; 4: alça de Henle fina ascendente; 5: alça de Henle espessa; 6: túbulo contorcido distal; 7: túbulo conector; 8: ducto coletor cortical; 9: ducto coletor medular externo; 10: ducto coletor medular interno.

modificado para os túbulos distais, e assim por diante. Dessa forma, é fundamental que as estruturas tubulares renais sejam conhecidas de maneira segmentada e que as principais funções de cada segmento sejam facilmente reconhecidas.

Os túbulos são formados por células epiteliais, dispostas umas ao lado das outras e conectadas entre si por estruturas modificadas de citoesqueleto, que formam junções firmes, mantendo uma célula unida à outra (Figura 2A). Essa disposição forma um círculo, com o centro acelular por onde flui o UF, como se ele estivesse passando pelo espaço oco de um cano. As células epiteliais passam a ter então dois polos, um que está em contato com o UF, o polo apical, e o outro que está em contato com as células ao lado e com o interstício, chamado de basolateral (Figura 2B). As células epiteliais tubulares estão circundadas externamente por uma membrana basal, a membrana basal tubular. Cada segmento tubular é diferenciado do outro não apenas por sua distância do glomérulo como também pelas especificidades das células epiteliais que o compõem, garantindo funções diferenciadas umas das outras.

Túbulo contorcido proximal

O primeiro desses segmentos, que emerge logo após o glomérulo, é o túbulo proximal, que tem dois subsegmentos: o segmento contorcido proximal,

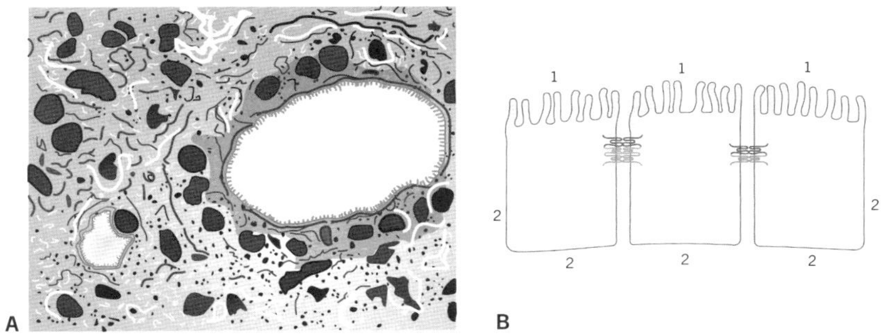

FIGURA 2 Estrutura da célula epitelial tubular.

1: polo apical, com a borda em escova em contato com o fluido tubular; 2: polo basolateral, em contato com o interstício ou com a parede de outra célula. As linhas vermelhas, verdes e azuis entre as células representam as proteínas que compõem as junções estreitas. (ver imagem colorida no caderno de cor)

completamente situado no córtex renal, e o segmento reto, mais curto, também conhecido como S3, que penetra na medula externa. As células epiteliais que compõem o túbulo proximal (Figura 3A) apresentam uma extensa área de borda em escova no polo apical, o que maximiza o transporte de solutos realizado pela via intracelular. Deve-se ressaltar que mais de 60% do UF é reabsorvido já no túbulo proximal, o que justifica a presença dessa extensa área de contato. O citoplasma das células proximais é abundante em mitocôndrias, garantindo a produção energética necessária para o transporte ativo, especialmente realizado pela Na/K-ATPase no polo basolateral.

Há uma moderada diversidade de transportadores de íons e solutos orgânicos no polo apical da membrana, destacando-se na primeira metade do segmento tubular os trocadores de sódio com hidrogênio (NHE3) e os co-

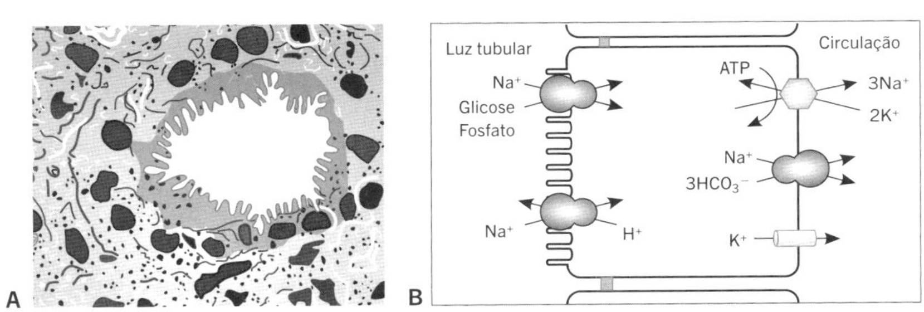

FIGURA 3 A: representação da célula tubular proximal, demonstrando grande área de superfície da borda em escova e citoplasma rico em mitocôndrias; B: representação esquemática dos principais transportadores da célula tubular proximal.

transportadores de sódio com glicose (SGLT1 e 2), sódio com aminoácido e sódio com outros solutos, como o fósforo (Figura 3B). Na segunda metade, predomina o contransportador de sódio com cloro. Na Tabela 1 estão resumidos os principais transportadores das membranas apical e basolateral de todos os segmentos tubulares.

Alça de Henle

O segmento subsequente é a alça de Henle, que, como o próprio nome diz, está disposta em formato de alça, descendo pela medula interna em profundidades variadas, fazendo uma volta em U e retornando em paralelo para as porções mais externas. Ela é subdividida em três subsegmentos: o ramo fino descendente, o ramo fino ascendente e o ramo espesso ascendente.

No ramo fino descendente, as células epiteliais não apresentam borda em escova, tendo em vista que esse é um segmento com baixo transporte iônico (Figura 4A). Por mergulharem nas regiões mais profundas da medula, a tensão de oxigênio é baixa, e essas células têm quantidade escassa de mitocôndrias em seus citoplasmas, consequentemente com baixa atividade energética. O ramo descendente é altamente permeável à água por causa da presença dos canais constitucionais de água aquaporinas 1. Após a volta da alça, o ramo ascendente passa a ser impermeável à água, mas ele é rico em transportadores de sódio e cloro no polo apical, o que permite a reabsorção desses íons.

O ramo espesso, por outro lado, emerge da medular para a cortical, onde há progressivo aumento da tensão de oxigênio, o que permite alta atividade energética. Assim, as células epiteliais desse segmento têm citoplasma rico em mitocôndrias, garantindo produção energética para a Na/K-ATPase basolateral (Figura 4B). À semelhança do túbulo proximal, há uma borda em escova extensa, o que permite a absorção de cerca de 20% do UF. No polo apical há menos diversidade em transportadores, com predomínio do cotransportador NaK2Cl[1] e do canal de potássio ROMK (Figura 4C). Esse segmento tubular também é impermeável à água.

É importante salientar que na porção mais externa do ramo espesso, em seu retorno ao córtex, as células epiteliais são altamente especializadas e têm íntima proximidade com o glomérulo, especificamente na região entre as arteríolas aferentes e eferentes. Essa região é conhecida como mácula densa.

---

[1] Nota do Editor: o cotransportador de sódio, potássio e 2 cloros na alça de Henle, aqui referido como NaK2Cl, é designado como NKCC2 em outros capítulos. Trata-se do mesmo transportador.

TABELA 1 Principais características dos segmentos tubulares renais

Segmento tubular	Volume de UF absorvido	Permeabilidade à água	Borda em escova	Presença de ATP no citoplasma	Transportadores apicais	Transportadores basolaterais
Túbulo proximal	60%-70%	Permeável	Extensa	Abundante	SGLT1 e 2 Na com P Na com AA Na/H (NHE3)	Na/K ATPase Na com $3HCO_3$ Canal de K
AH descendente fina	25%-30%	Permeável	Ausente	Pobre	Aquaporina 1	
AH ascendente fina		Impermeável	Ausente	Pobre	Canal de Cl Canal de Na	
AH espessa		Impermeável	Extensa	Abundante	NaK2Cl Canal de K (ROMK)	Na/K ATPase
Túbulo contorcido distal	5-8%	Impermeável	Presente	Abundante	NaCl Canal de Ca	Na/K ATPase
Ducto coletor – célula principal	2-3%	Permeável	Presente	Presente	Canal de Na+ (ENaC) Canal de K+ (ROMK) Aquaporina 2	Na+/K+ ATPase Aquaporinas 3 e 4
Ducto coletor – célula intercalada		Permeável	Presente	Presente	H+ ATPase K+/H+	Na+/K+ ATPase HCO_3-/Cl- Canal de K+

AH: alça de Henle; ENaC: canal seletivo de sódio; NHE3: trocador de sódio com hidrogênio; ROMK: canais de potássio; SGLT1: cotransportadores de sódio com glicose; UF: ultrafiltrado.

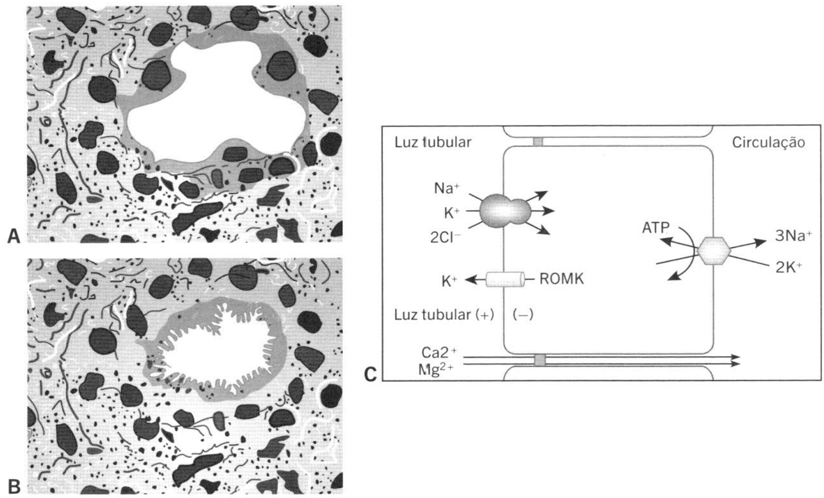

FIGURA 4 A: representação da célula dos segmentos finos da alça de Henle, com borda em escova reduzida e baixa frequência de mitocôndrias no citoplasma; B: representação da célula do segmento espesso da alça de Henle, demonstrando riqueza de borda em escova e elevada frequência de mitocôndrias no citoplasma; C: representação esquemática dos principais transportadores da célula epitelial tubular do ramo espesso da alça de Henle.

ROMK: canais de potássio.

Túbulo contorcido distal

A partir da mácula densa até o sistema coletor de urina estão as porções tubulares finais, denominadas túbulo distal. No primeiro segmento, logo após a mácula densa, o túbulo volta a ter aspecto contorcido e é diferenciado em túbulo contorcido distal. Todo o segmento contorcido distal é superficial, portanto de localização cortical, e, apesar de sua função fisiológica fundamental, especialmente no controle de volume, é o segmento tubular mais curto, medindo cerca de 5 mm em humanos.

As células epiteliais do túbulo distal têm características semelhantes ao ramo espesso da alça de Henle, mantendo a impermeabilidade à água. Também são células com citoplasma rico em mitocôndrias, mas com borda em escova menos extensa (Figura 5A) e com menor diversidade de transportadores no polo apical, o cotransportador NaCl e os canais de cálcio (Figura 5B).

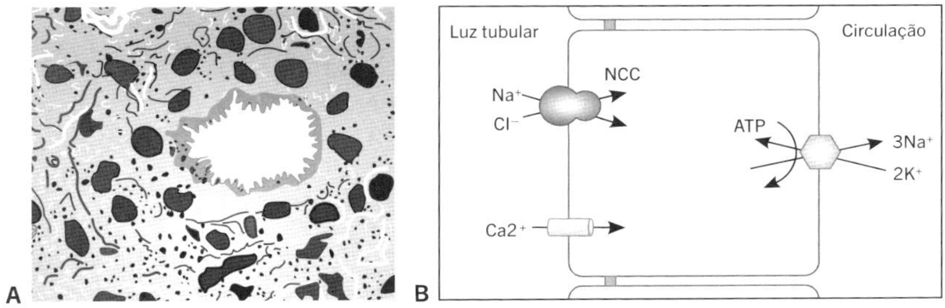

FIGURA 5 A: representação da célula do túbulo, demonstrando presença de borda em escova e mitocôndrias no citoplasma; B: representação esquemática dos principais transportadores da célula epitelial tubular do túbulo distal.

Ductos coletores

Há dois tipos celulares nos ductos coletores: a célula principal e a célula intercalada. Na célula principal (Figura 6A), há predomínio de canais de sódio (ENaC), que permitem a entrada do íon na célula, e canais de potássio (ROMK), que permitem sua secreção. Além disso, sob ação do hormônio antidiurético (ADH), essas células expressam aquaporinas do tipo 2, responsáveis por absorção de água. Já na célula intercalada (Figura 6B), há predomínio de uma bomba de próton que secreta hidrogênio através de transporte ativo (H ATPase), portanto com consumo direto de ATP, além de um trocador de K/H, que secreta hidrogênio e reabsorve potássio, sem consumo direto de energia.

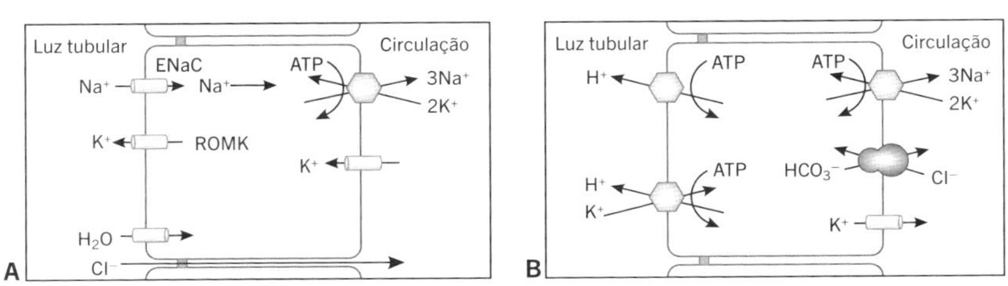

FIGURA 6 Representação esquemática dos principais transportadores nos ductos coletores. A: célula principal; B: célula intercalada do tipo A.

ENaC: canal seletivo de sódio; ROMK: canais de potássio.

FUNDAMENTOS PARA O TRANSPORTE TUBULAR

Para o adequado funcionamento dos mecanismos de reabsorção tubular, é importante que dois fundamentos estejam preservados: a polaridade da célula tubular e as junções estreitas. A polaridade garante, por exemplo, que a entrada de sódio se dê pela membrana apical, através dos transportadores, e a saída ocorra do outro lado pela Na/K-ATPase. Não está claro o que define a polaridade, mas as junções estreitas são importantes para não haver migração dos transportadores de um polo para o outro (Figura 2B). Além disso, de acordo com o tipo de proteínas que garantem a integridade e a funcionalidade dessas junções, há fluxo de íons e água através da via paracelular. Nos diversos segmentos tubulares, a reabsorção de íons e água pode ocorrer através da célula epitelial, trânsito designado de via intracelular, mas também pelos espaços entre as células, a via paracelular.

A seguir serão descritos os principais manejos fisiológicos do UF ao longo dos túbulos, começando pelo túbulo proximal. Apesar de todos os mecanismos acontecerem simultaneamente e em átimos de segundo, para melhor compreensão, os eventos serão didaticamente apresentados em sequência, e as etapas serão numeradas nas figuras e indicadas no texto.

MANEJO DO ULTRAFILTRADO NO TÚBULO PROXIMAL

Como mencionado anteriormente, a célula do túbulo proximal tem um citoplasma abundante em mitocôndrias, com grande produção de energia. Esse aporte energético garante elevada atividade da Na/K-ATPase, que retira da célula 3 íons sódio (em direção ao interstício) e coloca para dentro (do interstício para a célula) 2 íons potássio. A ação desse transportador cria um gradiente eletroquímico favorável à entrada de sódio na célula (Figura 7, e1). Por qual motivo? Primeiro porque a retirada de três cargas positivas, em troca de duas, deixa o UF mais positivo do que o meio intracelular, facilitando a entrada de cargas positivas na célula. Segundo porque a retirada de 3 íons sódio de dentro da célula reduz sua concentração em relação ao UF, facilitando o movimento do UF para a célula.

O sódio, entretanto, não atravessa livremente a barreira lipídica da membrana plasmática, havendo necessidade de transportadores na membrana celular que permitam sua passagem, aproveitando o gradiente eletroquímico. No túbulo proximal, os principais transportadores são:

- Os cotransportadores de sódio com outro soluto, que pode ser a glicose (SGLT1 ou 2), o fosfato, ou aminoácidos (Figura 7, e2).

- O trocador de sódio com hidrogênio (NHE3), através do qual o sódio entra na célula, e o hidrogênio sai (Figura 7, e3).
- O canal seletivo de sódio (ENaC, Figura 7, e4).

Uma vez dentro da célula epitelial, o trânsito do sódio em direção ao interstício se dá principalmente pela Na/K-ATPase.

A remoção de sódio do UF reduz a osmolalidade tubular, promovendo o trânsito de água por difusão através das junções estreitas (Figura 7, e5), de forma que, ao final do túbulo proximal, a osmolalidade do UF é semelhante à do plasma.

A reabsorção de potássio no túbulo proximal é proporcional à de sódio e água, e ocorre de forma passiva, sem gasto direto de energia. Um mecanismo parece ser predominante: o arrastamento ocasionado pelo movimento de água através das junções estreitas (do inglês *solvent drag*). Em outras palavras, o movimento de água que ocorre da luz tubular em direção ao interstício, favorecido pela diferença de osmolalidade, arrasta as moléculas de potássio na mesma direção (Figura 7, e6).

Por fim, outro fenômeno fundamental que ocorre nesse segmento tubular é a reabsorção de bicarbonato, com quatro elementos fundamentais para sua ocorrência. O primeiro deles é a Na/K-ATPase no polo basolateral, gerando gradiente eletroquímico para a reabsorção de sódio. O segundo é o trocador de Na/H no polo apical (NHE3), que coloca um sódio para dentro da célula (em favor do gradiente eletroquímico), em troca de um hidrogênio, para a luz tubular.

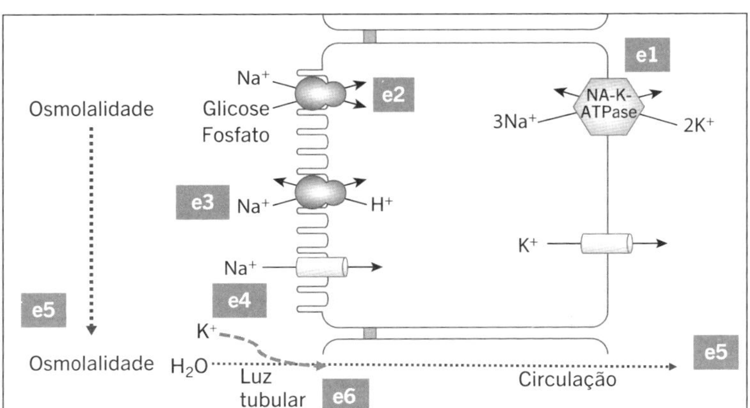

FIGURA 7 Absorção de sódio, água e potássio no túbulo proximal. Didaticamente, os mecanismos fisiológicos foram divididos em etapas, sinalizadas pela letra "e", seguida de um número. A descrição encontra-se no texto.

A saída de hidrogênio também ocorre pela bomba de prótons (H ATPase), com consumo direto de energia metabólica. O terceiro é a enzima anidrase carbônica, que participa da cadeia de dissociação do ácido carbônico. Sob sua ação, o ácido carbônico gerado através da ligação do hidrogênio com o bicarbonato ($H^+ + HCO_3^- \rightarrow H_2CO_3$) dissocia-se em CO_2 e H_2O (Equação 1). E, por fim, o cotransportador $Na3HCO_3$ no polo basolateral, que retira o bicarbonato do interior da célula em direção ao interstício.

$$CO_2 + H_2O \xleftrightarrow{AC} H_2CO_3 \longleftrightarrow H^+ \ HCO_3^- \qquad \text{(Equação 1)}$$

Na Figura 8 estão apresentadas as etapas desse sofisticado mecanismo de reabsorção, começando pela geração de CO_2 e H_2O no interior da célula, como produto da respiração celular (Figura 8, e1). O aumento da concentração de CO_2 e H_2O leva à geração de ácido carbônico (H_2CO_3), que se dissocia em H^+ e HCO_3^- sob ação da anidrase carbônica (Figura 8, e2). O HCO_3^- é transportado para o interstício via $Na3HCO_3$ (Figura 8, e3) e o H^+ para a luz tubular, via NHE3 (Figura 8, e4). Na luz tubular, o H^+ liga-se ao HCO_3^-, gerando H_2CO_3, que, sob ação da anidrase carbônica, dissocia-se em CO_2 e H_2O (Figura 8, e5). Por ser um gás de alta difusão, o CO_2 atravessa a membrana apical e, já no citoplasma da célula, pode iniciar um novo ciclo, ao encontrar uma molécula de H_2O.

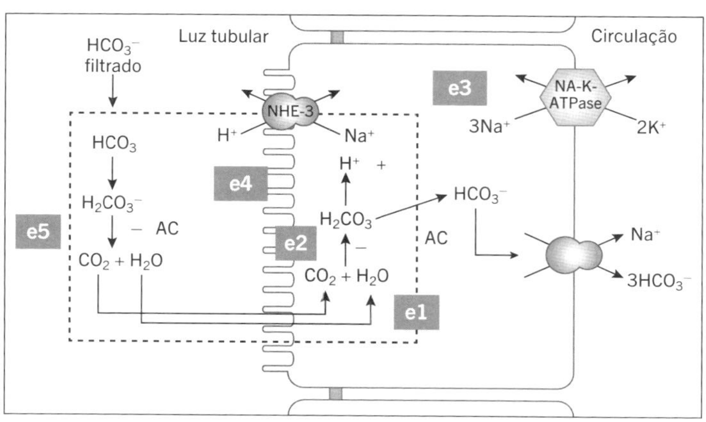

FIGURA 8 Reabsorção de bicarbonato no túbulo proximal. Didaticamente, os mecanismos fisiológicos foram divididos em etapas, sinalizadas pela letra "e", seguida de um número. A descrição encontra-se no texto.

AC: anidrase carbônica.

MANEJO DO ULTRAFILTRADO NA ALÇA DE HENLE

Os ramos finos descendente e ascendente da alça de Henle estão na porção medular do néfron, com reduzido aporte de oxigênio, assim, as células desses segmentos são pobres em mitocôndrias e em Na/K-ATPase, havendo pouco movimento de eletrólitos. Por outro lado, a porção descendente é rica em canais de água aquaporinas do tipo 1 no polo apical da membrana, permitindo intensa reabsorção da água, favorecida pela alta tonicidade da medula renal. Após a volta da alça, no ramo fino ascendente, há redução abrupta da expressão das aquaporinas, portanto esse segmento passa a ser impermeável à água, mas há expressão de canais iônicos, com absorção de sódio e cloro.

O ramo espesso está localizado na cortical, com alto fluxo sanguíneo e alta oferta de oxigênio, com células epiteliais diferenciadas, permitindo manuseio mais sofisticado de eletrólitos. Cerca de 30% da carga filtrada de sódio é reabsorvida nesse segmento, sob ação fundamental do cotransportador NaK2Cl. Esse segmento tubular também é impermeável à água.

À semelhança do que ocorre no túbulo proximal, a riqueza de mitocôndrias no citoplasma da célula e a maior tensão de oxigênio nesse segmento garantem aporte energético para atividade da Na/K-ATPase, gerando gradiente eletroquímico que favorece a entrada de sódio na célula (Figura 9, e1). Como consequência, o cotransportador NaK2Cl transfere, a cada ação, uma molécula de sódio, outra de potássio e duas de cloro do UF para a célula (Figura 9, e2). O sódio é retirado da célula em direção ao interstício pela Na/K-ATPase basolateral (Figura 9, e3), o cloro faz o mesmo movimento através de um canal específico na membrana basolateral (Figura 9, e4) e o potássio retorna ao fluido tubular através do canal ROMK (Figura 9, e5). O retorno do potássio para o UF aumenta a positividade do fluido tubular, impulsionando a reabsorção de cargas positivas (potássio, cálcio e magnésio) através das junções estreitas (Figura 9, e6).

MANEJO DO ULTRAFILTRADO NO TÚBULO CONTORCIDO DISTAL

Nesse segmento, há o cotransportador de NaCl no polo apical, sendo esse o mecanismo responsável pela reabsorção de sódio, favorecido pelo gradiente eletroquímico gerado pela Na/K-ATPase no polo basolateral (Figura 5B). Esse cotransportador tem sua atividade influenciada pela quantidade de cloro no fluido tubular, portanto, quanto mais fluido é ofertado a esse segmento, maior é sua capacidade de reabsorver cloreto de sódio. O túbulo contorcido distal é responsável pela reabsorção de 5 a 8% do sódio filtrado.

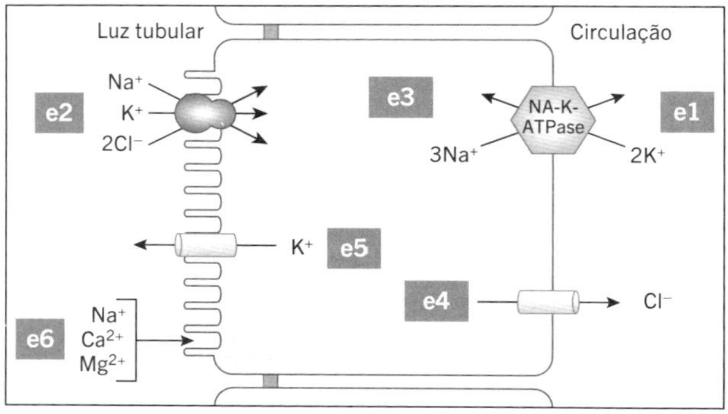

FIGURA 9 Reabsorção de sódio, potássio, magnésio, cálcio e cloro na alça de Henle. Didaticamente, os mecanismos fisiológicos foram divididos em etapas, sinalizadas pela letra "e", seguida de um número. A descrição encontra-se no texto.

Outro manejo do UF nesse segmento é a reabsorção de cálcio, que ocorre por dois mecanismos: uma proteína ligadora de cálcio dependente de vitamina D3 e um canal de cálcio, que tem sua função influenciada pelo paratormônio (Figura 5B). Em ambos, o fluxo de cálcio se dá do UF para o interior da célula, aproveitando-se de um gradiente eletroquímico favorável, ou seja, o meio intracelular mais negativo do que o fluido tubular e com baixa concentração do íon. O transporte de cálcio da célula para a circulação ocorre através de um cotransportador de cálcio com sódio no polo basolateral, bem como por uma Ca ATPase.

MANEJO DO ULTRAFILTRADO NO DUCTO COLETOR

Nos ductos coletores, o manejo do UF ocorre de forma diferente por suas células predominantes, a célula principal e a intercalada.

Célula principal

Essa célula tem três ações principais: reabsorção de sódio, através do canal ENaC; secreção de potássio, através do canal ROMK; e reabsorção de água, através de canais de água. Além disso, há dois mecanismos reguladores fundamentais: a aldosterona, que amplifica tanto a reabsorção de sódio quanto a secreção de potássio; e a ação do hormônio antidiurético (ADH), que aumenta a reabsorção de água.

Manejo do sódio pela célula principal

O ENaC, um canal com alta seletividade para o sódio, permite a entrada do íon através da membrana apical da célula principal. Sua formação e estabilidade são dependentes da ligação da aldosterona com seu receptor (MR), que é um receptor intracelular (Figura 10, e1). Portanto, sob a ação da aldosterona, há um aumento substancial da densidade de ENaC na membrana celular, com abundante reabsorção de sódio (Figura 10, e2). Esse movimento de sódio sem o cloro é eletrogênico, criando um gradiente negativo no lúmen tubular que favorece a reabsorção do cloro através das junções estreitas paracelulares (Figura 10, e3).

Apesar da alta efetividade para a reabsorção de sódio nesse segmento, ele corresponde apenas a 2 a 3% do sódio filtrado, tendo em vista que a maior parte já foi manipulada nos segmentos anteriores. Entretanto, por ser o último segmento de manejo de sódio, ele tem função fundamental no ajuste fino em sua excreção, na regulação do volume corporal total e da pressão arterial.

Outro regulador da atividade desse segmento é o peptídeo natriurético atrial (PNA). O PNA é produzido pelas células do miocárdio do átrio e, em ca-

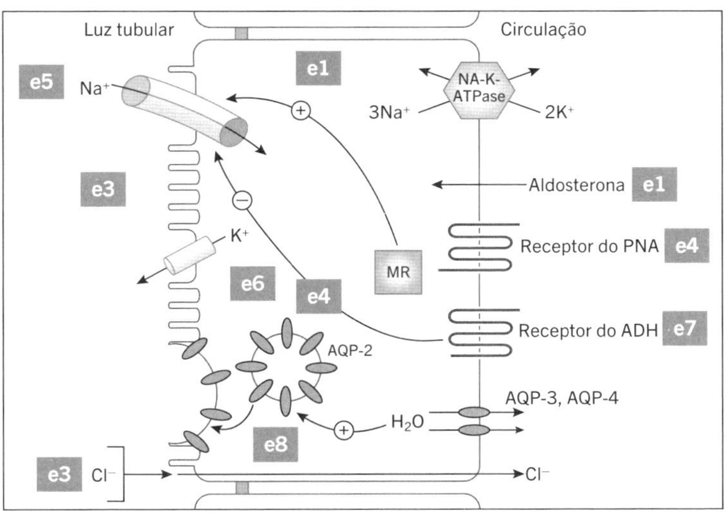

FIGURA 10 Reabsorção de sódio, cloro e água, e secreção de potássio pela célula principal no ducto coletor. Didaticamente, os mecanismos fisiológicos foram divididos em etapas, sinalizadas pela letra "e", seguida de um número. A descrição encontra-se no texto.

ADH: hormônio antidiurético; AQP: aquaporina; MR: receptor da mineralocorticoide; PNA: peptídeo natriurético atrial.

sos de insuficiência cardíaca, também pelo ventrículo. Sua secreção é regulada pela pressão de enchimento cardíaco, ou seja, é uma resposta ao aumento da volemia no leito venoso. Ele reduz a atividade dos ENaC, principalmente nas células que estão na região medular, reduzindo a reabsorção de sódio e promovendo natriurese (Figura 10, e4).

Manejo do potássio pela célula principal

A secreção de potássio é umas das funções fundamentais realizada pela célula principal do ducto coletor. Dois fatores são cruciais para essa função: a própria entrada de sódio na célula, através do ENaC, e a presença do canal de potássio ROMK no polo apical, que permite a saída de potássio da célula, em direção ao UF. A entrada de sódio pelo ENaC é eletrogênica (Figura 10, e5), porque não é acompanhada de uma carga negativa, o que favorece a retirada de cargas positivas de dentro da célula. Como há um canal com alta afinidade por potássio, a entrada de sódio pelo ENaC é acompanhada pela saída de potássio pelo ROMK (Figura 10, e6). Dessa forma, sob ação da aldosterona, há não somente reabsorção de sódio, como uma robusta secreção de potássio.

Manejo da água pela célula principal

Por fim, a célula principal é imprescindível para a reabsorção de água no ducto coletor. Esse mecanismo é primariamente mediado pelo hormônio antidiurético (ADH), que estimula os canais de água aquaporina tipo 2 no polo apical. Esse hormônio liga-se ao seu receptor V2, presente no polo basolateral da célula principal (Figura 10, e7), o que leva a uma rápida translocação de aquaporina 2 do citoplasma para a membrana apical (Figura 10, e8). Como consequência, uma porteira é aberta para o fluxo de água do UF para a célula tubular. A passagem de água da célula para o interstício ocorre através de canais de água aquaporinas tipo 3 e 4, naturalmente presentes no polo basolateral.

A capacidade que o rim tem de produzir uma urina mais concentrada, em estados de intensa reabsorção de água, ou de uma urina mais diluída, em estados de excreção de água, depende da presença de segmentos tubulares que são extremamente permeáveis à água, entremeando outros impermeáveis. Entretanto, o ducto coletor e sua regulação pelo ADH têm papel crucial. Em respostas fisiológicas de secreção de ADH, a urina pode ser concentrada a níveis próximos de 1.200 mOsm/kg. Por outro lado, em respostas fisiológicas em que há redução da secreção do hormônio, a urina pode ser diluída a níveis próximos de 50 mOsm/kg.

Célula intercalada

Há dois tipos diferentes de células intercaladas, A e B. A célula do tipo B participa do manejo de bicarbonato e cloro, mas aqui serão descritos os mecanismos fisiológicos da célula do tipo A, responsável pela acidificação da urina.

A principal característica funcional da célula intercalada tipo A é sua capacidade de secretar íons hidrogênio para a luz tubular, através da bomba de próton (H ATPase). Do ponto de vista morfológico, ela apresenta abundância de mitocôndrias no polo apical, justamente pela necessidade de gerar ATP para a ação da bomba de próton, bem como do trocador de hidrogênio por potássio, o H/K-ATPase (NHE3), que secreta hidrogênio em troca da reabsorção de potássio.

O modelo de secreção de hidrogênio pela célula intercalada do tipo A envolve não apenas a H ATPase e a H/K-ATPase, mas também a anidrase carbônica. Então, de forma resumida, na presença de anidrase carbônica, CO_2 e H_2O produzidos a partir da respiração celular geram ácido carbônico (H_2CO_3), que se dissocia em H^+ e HCO_3^- (Figura 11, e1). O H^+ é então secretado para a luz tubular (tanto pela H ATPase quanto pela H/K-ATPase), onde precisa ser tamponado para sua excreção (Figura 11, e2). Esse tamponamento é realizado por tampões urinários, especialmente na forma de cloreto de amônio (Figura 11, e3) e ácido fosfórico (Figura 11, e4). Ao se ligar com o hidrogênio, a amônia (NH_3) é convertida em amônio ($NH_3 + H^+ \rightarrow NH_4^+$) e eliminada sob a forma de cloreto de amônia (NH_4Cl). Por outro lado, ao se ligar no fosfato hidrogenado (HPO_4^-), o hidrogênio é convertido em ácido fosfórico ($H^+ + HPO_4^- \rightarrow H_2PO_4$).

A secreção de hidrogênio ao longo dos segmentos tubulares reduz de forma gradual o pH urinário, mas esse segmento consegue acidificar a urina de forma exponencial. Assim, o pH do UF, que no início de sua formação é semelhante ao do plasma, ou seja, 7,40, reduz para 6,70 ao final do túbulo proximal, e cai para valores incríveis de 5 a 5,5 ao final do ducto coletor.

É importante notar que a secreção ativa de cada íon hidrogênio nesse segmento tubular, desde que ele seja tamponado para sua eficiente excreção, deixa um bicarbonato disponível para ser transferido para a corrente sanguínea (Figura 11, e5). A geração de um novo bicarbonato na célula intercalada do tipo A é fundamental para o equilíbrio ácido-básico, como será demonstrado em capítulo específico.

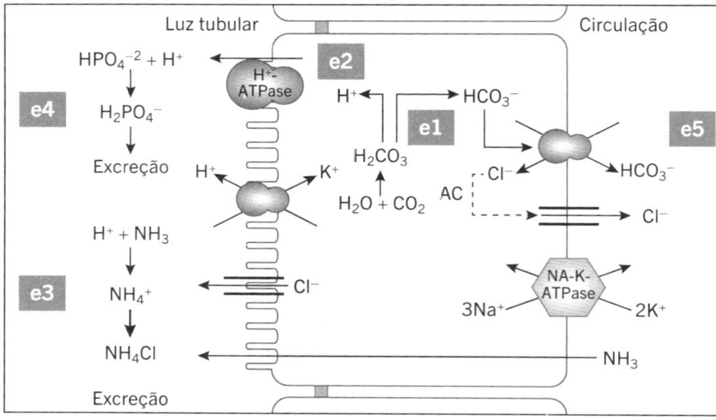

FIGURA 11 Regeneração de bicarbonato e acidificação urinária pela célula intercalada do tipo A no ducto coletor. Didaticamente, os mecanismos fisiológicos foram divididos em etapas, sinalizadas pela letra "e", seguida de um número. A descrição encontra-se no texto.
AC: anidrase carbônica.

MANEJO TUBULAR DO ULTRAFILTRADO FOCADO NOS PRINCIPAIS ELEMENTOS

A seguir, os conceitos apresentados acima serão integrados, mas apresentados com foco em cada um dos principais elementos manipulados pelos túbulos renais para a formação da urina: o sódio, o potássio, a água e o controle acidobásico.

Manejo de sódio

Como o sódio é o íon determinante do volume extracelular, a manutenção do volume desse compartimento corporal, bem como da pressão arterial e da perfusão orgânica, dependem do controle corporal do sódio. Apesar de a ingestão de sódio ser variável em condições fisiológicas, o rim é capaz de excretar todo o sódio ingerido. Se considerarmos que o volume de UF produzido por um adulto é de 180 L em 24 horas, e que a concentração sérica do sódio é de 140 mEq/L, cerca de 25.000 mEq, ou seja, 1.500 g, são filtrados por dia. Mesmo que amplamente variável, uma média de 140 mEq de sódio é excretadas na urina em condições fisiológicas (5 a 8 g), portanto 99% daquilo que é filtrado é reabsorvido. Esse processo ocorre com ampla utilização de energia para a ação da Na/K-ATPase no polo basolateral das células tubulares e por diversos mecanismos de manejo de sódio no polo apical.

Já no túbulo proximal, 60 a 70% do sódio filtrado é reabsorvido. Em termos de quantidade, o trocador de sódio por hidrogênio (NHE3) é aquele que tem maior impacto nesse primeiro segmento. Apesar da menor quantidade, a reabsorção via cotransporte de sódio com glicose, fosfato, aminoácidos e outros solutos orgânicos é igualmente importante, sobretudo por conta das implicações fisiológicas que tem no outro elemento envolvido na reabsorção.

No túbulo proximal, a reabsorção de sódio é dependente da taxa de filtração glomerular (TGF), com influências da hemodinâmica glomerular, mas outros dois fatores influenciam seu metabolismo de forma independente da dinâmica glomerular: angiotensina II e noradrenalina. A angiotensina II causa vasoconstrição da arteríola eferente, o que gera aumento da pressão hidrostática dentro do capilar glomerular, com consequente aumento da TGF, gerando mais UF. Como há aumento de UF, a pressão oncótica no final do capilar glomerular aumenta, e esse aumento é transmitido para o capilar peritubular. A diferença entre a pressão oncótica do capilar peritubular e do interstício, onde está a célula tubular, favorece o retorno de sódio e água para a circulação. Além disso, há uma ação direta da angiotensina II, aumentando a atividade do trocador de sódio por hidrogênio (NHE3), o que favorece a reabsorção de sódio.

Além de agir na hemodinâmica glomerular, com vasoconstricção tanto da arteríola aferente quanto da arteríola eferente, a noradrenalina aumenta a reabsorção de sódio no túbulo proximal. De forma direta, sua ação nos *receptores* alfa-1-adrenérgicos aumenta a atividade da NHE3 na membrana apical e da Na3HCO na membrana basolateral. Adicionalmente, de forma indireta, a ativação dos receptores beta-1-adrenérgicos causa liberação de renina e consequente aumento de angiotensina II.

Na ramo fino descendente da alça de Henle não há reabsorção de sódio, o que volta a ocorrer no segmento ascendente fino. Toda a alça de Henle é responsável por 25 a 30% do sódio filtrado, majoritariamente pela ação da NaK2Cl no polo apical da célula tubular do ramo espesso. O cotransportador NaK2Cl é sensível aos diuréticos de alça, como a furosemida, que, ao bloquearem sua ação, leva a potente natriurese.

Seis a 10% do sódio filtrado é reabsorvido no túbulo distal, predominantemente por ação do cotransporte de sódio com cloro. Esse cotransportador é sensível ao uso dos diuréticos tiazídicos, que, ao bloquearem sua ação, também ocasionam potente natriurese.

Nas porções finais do túbulo distal e do ducto coletor há reabsorção de sódio através dos canais ENaC, que são sensíveis à ação do diurético amiloride. A expressão de ENaC nos ductos coletores é responsável pela reabsorção do restante de sódio a ser manipulado no UF. Vale lembrar que esse mecanismo é regulado pela aldosterona, portanto a espironolactona, um bloqueador da ligação da aldosterona com seu receptor, reduz a densidade de ENaC, ocasionando natriurese e retenção de potássio. Diferente dos diuréticos de alça e dos tiazídicos, tanto a amiloride quanto a espironolactona são diuréticos poupadores de potássio.

Manejo de potássio

O potássio é livremente filtrado pelo glomérulo e cerca de 90% é reabsorvido entre o túbulo proximal e a alça de Henle. No túbulo proximal, sua reabsorção é proporcional à de sódio e água, ocorrendo pela via paracelular através das junções estreitas, puxado pelo movimento da água (Figura 7, e6).

Já no ramo espesso da alça de Henle, sua reabsorção envolve três importantes atores: no polo basolateral, a Na/K-ATPase; no polo apical, a NaK2Cl; e o canal de potássio ROMK. Ao retirar três íons sódio da célula, em troca de dois íons potássio, a Na/K-ATPase cria um gradiente eletroquímico que favorece a entrada de sódio na célula tubular. A entrada de sódio ocorre com potássio e cloro, através do contransportador NaK2Cl, numa ação eletroneutra, ou seja, movimentando duas cargas positivas (um sódio e um potássio) e duas cargas negativas (dois cloros). O potássio internalizado por esse movimento recircula para o fluido tubular através do ROMK, tornando o fluido tubular mais positivo, o que impele o movimento de cargas positivas pela via paracelular. Dessa forma, o potássio é reabsorvido junto com outras cargas positivas, como o magnésio e o cálcio, através das junções estreitas das células desse segmento, pela via paracelular (Figura 9).

Já nas porções finais dos túbulos, especialmente no ducto coletor, o principal movimento de potássio é sua secreção através de canais de potássio (dos quais o ROMK é o mais importante), movimento integrado com a absorção de sódio (pelo ENaC) e regulado pela aldosterona.

Manejo de água

No túbulo proximal, a água flui do espaço intratubular para o interstício através da via paracelular, aproveitando-se da redução da osmolalidade que ocorre como consequência da reabsorção de sódio (Figura 7, e5). Já ao final do túbulo proximal, mais de 60% do volume de água é reabsorvido. No ramo fino descendente da alça de Henle, as células são altamente permeáveis à água graças à presença de canais de água constitucional aquaporina tipo 1. Esse segmento tubular mergulha na medula renal, que tem elevada tonicidade, o que favorece a saída de água da luz tubular. Além disso, a anatomia dos capilares peritubulares, dispostos em paralelo com a alça tubular, mas com fluxo em sentido contrário, permite que a água passe do interstício para o intravascular, completando o processo de reabsorção. As demais porções da alça de Henle (a fina ascendente e a espessa) são impermeáveis à água.

Mecanismo de contracorrente

Diante de diversos fatores, o rim pode diluir ou concentrar a urina de forma bastante ampla, com o objetivo de manter a osmolalidade plasmática constante. Um dos mecanismos envolvidos na elevada habilidade de concentrar a urina é conhecido como contracorrente, que envolve a alça de Henle, o ducto coletor e o suprimento sanguíneo desses segmentos. O mecanismo de contracorrente, por definição, implica um sistema de trocas, por difusão de água e eletrólitos.

Do ponto de vista didático, assume-se que esse mecanismo se inicie no ramo espesso da alça de Henle, onde há remoção de sódio e cloro do UF para o interstício (Figura 12, e1). Como consequência, a osmolalidade do fluido

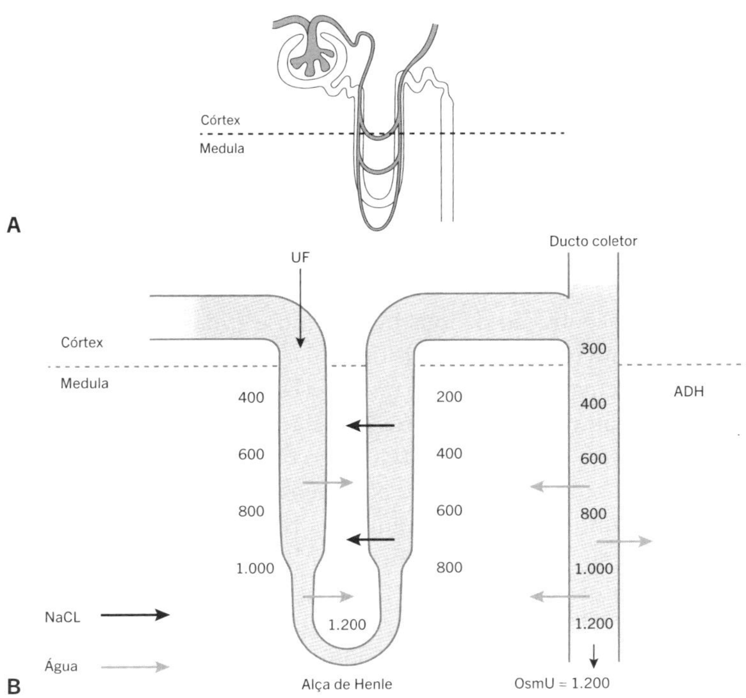

FIGURA 12 Mecanismo de contracorrente e absorção de água na alça de Henle e no ducto coletor. A: anatomia da alça de Henle, dos capilares peritubulares e do ducto coletor, com sua disposição em paralelo; B: mecanismo de contracorrente.

ADH: hormônio antidiurético; OsmU: osmolalidade urinária; UF: ultrafiltrado.

tubular cai a 300 mOsm/kg e o interstício torna-se hiperosmolar, resultando em difusão de água no ramo fino descendente do outro lado (Figura 12, e2). Há uma tendência de redução da osmolalidade do interstício, por causa da remoção de água, que é sempre compensada pela constante remoção de sódio e cloro no ramo espesso.

Ao entrar no ducto coletor, a urina começa a ficar mais concentrada, graças à ação do hormônio antidiurético (ADH). A configuração dos segmentos tubulares resulta em um ducto coletor descendente dentro da medula, que é hiperosmolar, em paralelo com a alça de Henle, de um lado permeável à água e de outro lado permeável apenas a eletrólitos. Como resultado, o aumento do gradiente osmolar observado no interstício, que vai de 300 mOsm/L no córtex para 1.200 mOsm/L na parte mais interna da medula, é transmitido para dentro do ducto coletor, que recebe o UF com 300 mOsm/L no córtex (Figura 12, e3) e entrega com 1.200 mOsm/L nas porções internas na medula (Figura 12, e4). Deve-se ressaltar que a concentração urinária no ducto coletor é dependente da ação do hormônio antidiurético (ADH). Em resumo, portanto, o mecanismo de contracorrente pode ser definido como um sistema multiplicador, onde a concentração aumenta de 300 a 1.200 mOsm/L.

Metabolismo acidobásico

O controle do pH é fundamental para atividades vitais de proteínas e enzinas, portanto, para a integridade celular, e em última instância para a manutenção da vida. Como será discutido mais detalhadamente em capítulo específico, o pH reflete a concentração de íons hidrogênio e é mantido fisiologicamente em uma faixa muito estreita que varia de 7,35 a 7,45.

Diferentes sistemas chamados de tampões estão disponíveis como linha de defesa para a manutenção dessa faixa estreita de pH, mas entre eles o mais importante envolve o gás carbônico (CO_2) e o bicarbonato (HCO_3^-), como demonstrado na Equação 1. Isso ocorre não apenas por sua fácil disponibilidade sanguínea, mas também por suas regulações realizadas pelo pulmão (CO_2) e pelo rim (HCO_3^-) de formas independentes. Além desses componentes, a dieta humana rica em proteína animal leva a produção de ácidos orgânicos, notadamente o fosfórico (H_2PO_4) e o sulfúrico (H_2SO_4), que são em última instância excretados pela urina, no processo de acidificação urinária.

Reabsorção de bicarbonato

Há dois processos centrais no manejo do bicarbonato pelos túbulos renais: a reabsorção e a regeneração. O primeiro ocorre majoritariamente no túbulo proximal, com cerca de 10% da reabsorção ocorrendo na alça de Henle, através de mecanismo semelhantes ao que ocorre no túbulo proximal. Como consequência, a concentração de bicarbonato no UF nas porções terminais do túbulo é mínima.

A reabsorção de bicarbonato depende da ação da anidrase carbônica e do contratransporte Na/H (NHE3). Em resumo, ao colocar sódio para o interior da célula tubular, em favor do gradiente eletroquímico, o NHE3 secreta um íon hidrogênio (Figura 8, e4) que está disponível na célula a partir do metabolismo ácido carbônico, na presença de anidrase carbônica (Figura 8, e1 e e2). No fluido tubular, o hidrogênio liga-se ao bicarbonato filtrado formando ácido carbônico, que, na presença de anidrase carbônica, dissocia-se em CO_2 e H_2O (Figura 8, e5). A H_2O é reabsorvida pela via paracelular e o CO_2 difunde-se livremente pela membrana plasmática. Dentro da célula, o CO_2 e a H_2O iniciam um novo ciclo de dissociação do ácido carbônico, disponibilizando hidrogênio, para ser novamente secretado, enquanto o bicarbonato é removido da célula em direção ao interstício através do cotransporte com sódio.

Regeneração de bicarbonato e acidificação urinária

O outro processo é a regeneração de bicarbonato nas porções finais do túbulo, mais especificamente nas células intercaladas do tipo A. Em outras palavras, a regeneração de bicarbonato significa a produção de um novo bicarbonato, acompanhado de acidificação da urina. Nesse processo, para cada bicarbonato gerado pela célula tubular que é transmitido para a corrente sanguínea, um íon hidrogênio é secretado para a urina e tamponado pelos tampões urinários. A capacidade que o rim tem de regenerar um bicarbonato (1 mEq/kg de peso corporal) é semelhante à carga de ácido de uma dieta humana rica em proteína animal (1 mEq/kg de peso), o que significa que o bicarbonato é gerado para tamponar a carga ácida ingerida, até que o rim consiga eliminar essa carga ácida, através da acidificação da urina.

A dissociação de ácido carbônico (gerado a partir de CO_2 e H_2O) na presença da anidrase carbônica disponibiliza H^+ de HCO_3^-. O H^+ é secretado pela bomba de próton H ATPase e prontamente tamponado na urina, o que impede seu retorno à célula. Assim, uma molécula de HCO_3^- que não existia fica disponível para a circulação, saindo da célula tubular em troca de cloro. Lembrando que há dois sistemas tampões urinários fundamentais: a amônia (NH_3), que, ao tamponar um hidrogênio, é convertida em amônio (NH_4^+) e excretada sob a forma de cloreto de amônio (NH_4Cl), e os ácidos tituláveis, como o fosfato hidrogenado (HPO_4^{-2}), excretado sob a forma de ácido fosfórico (H_3PO_4).

CONSIDERAÇÕES FINAIS

Neste capítulo, ficou demostrado que o manejo tubular do UF envolve mecanismos de reabsorção e secreção ao longo dos segmentos tubulares. É importante salientar que o adequado funcionamento tubular depende de alguns princípios fisiológicos, especialmente a polaridade da célula epitelial e da integridade das junções estreitas entre as células, resultando em movimentos de íons e água que podem ocorrer pela via intracelular ou pela via paracelular. Os diversos segmentos tubulares manejam o UF de formas diferentes, sendo o túbulo principal responsável por reabsorver 60 a 70% de todo o seu volume, além de realizar a reabsorção de bicarbonato, com ação da anidrase carbônica. Já na alça de Henle ocorre 25 a 30% da reabsorção, com mecanismos diversos em seus três diferentes seguimentos. No túbulo contorcido distal há reabsorção de sódio e cloro, bem como de cálcio, pela via intracelular. E, por fim, nos ductos coletores, há três tipos predominantes de funções fisiológicas: reabsorção de sódio e secreção de potássio, sob influência da aldosterona, e intensa reabsorção de água, sob ação do hormônio antidiurético, ambos pela célula principal, e a acidificação da urina, pela célula intercalada. Dessa forma, os túbulos renais completam um dos processos fisiológicos mais complexos e sofisticados que existem na fisiologia humana, que é a formação da urina.

BIBLIOGRAFIA RECOMENDADA

Eaton DC, Eaton JPP. Fisiologia renal de Vander [Voeux PL, trad.; Barros E, revisão técnica]. 8.ed. Porto Alegre: AMGH; 2016.

Guyton & Hall. Tratado de fisiologia médica. 14.ed. Rio de Janeiro: Guanabara Koogan; 2023.

Moura LRR, Alves MAR, Santos DR, Pecoits Filho R. Tratado de nefrologia. Rio de Janeiro: Atheneu; 2018.

Zeidel ML, Hoenig MP. CJASN's renal physiology for the clinician. Clin J Am Soc Nephrol. 2014; 9:1271-2242.

Rennke HG, Denker BM. Renal pathophysiology: the essentials. 5.ed. Philadelphia: Wolters Kluwer, 2020.

Zatz R. Bases fisiológicas da nefrologia. Fisiopatologia renal. 2.ed. São Paulo: Atheneu; 2012.

5

Os sistemas reguladores renais

Camila Eleutério Rodrigues
Lúcia da Conceição Andrade
Claudia Maria de Barros Helou

PONTOS-CHAVE

- Para que haja uma autorregulação renal, diversos mecanismos endócrinos e parácrinos são ativados ou inibidos, entre eles o sistema nervoso autônomo, o sistema renina-angiotensina, o das prostaglandinas e o do óxido nítrico.
- As ações do sistema nervoso simpático nos sistemas cardiovascular e renal incluem aumento do tônus vasomotor, aumento do débito cardíaco e retenção do sódio e da água.
- O sistema renina-angiotensina-aldosterona responde prontamente à diminuição da pressão arterial (PA) sistêmica ou à contração do volume extracelular.
- O endotélio desempenha importante papel na regulação do tônus vascular, atuando como sensor das alterações hemodinâmicas e sintetizando moléculas que agem diretamente na musculatura vascular, como a endotelina e o óxido nítrico.

INTRODUÇÃO

Os rins desempenham importante papel regulador no organismo, especialmente o da homeostase hidroeletrolítica, ou seja, eles são os órgãos que regulam a volemia e a pressão arterial (PA) sistêmica. Assim, os rins atuam para que ocorra o aumento ou a inibição da reabsorção da água e do sódio conforme as necessidades do organismo. Essa função reguladora pode ser executada e/ou modulada por intermédio de uma substância circulante (regulação endócrina) e/ou liberada localmente (regulação parácrina).

A regulação endócrina é efetuada por meio da ação de um peptídeo que é produzido por uma glândula (hormônio) e é liberado à circulação a fim de realizar um efeito de estímulo ou de inibição da função de um órgão-alvo após sua ligação com um receptor específico expresso nesse órgão.

A regulação parácrina é realizada pela interação entre uma substância (agonista) que é gerada e/ou liberada num local onde se encontra seu receptor, e assim se deflagra a ação do estímulo ou da inibição localmente.

No caso renal, os agonistas são liberados e/ou gerados tanto pelo endotélio quanto pelo epitélio e/ou pelo interstício.

Para que os rins possam exercer suas atividades, eles precisam de várias substâncias e sistemas que os regulem, que serão descritos a seguir.

SISTEMA NERVOSO AUTÔNOMO

Os rins são órgãos densamente inervados, tendo o sistema nervoso simpático grande relevância neles. A inervação simpática é formada por neurônios pré e pós-ganglionares. Os neurônios pré-ganglionares originam-se na medula espinal torácica e lombar, e realizam a sinapse com os gânglios:

- Paravertebrais.
- Celíaco.
- Mesentérico superior.
- Aórtico renal.

Os neurônios pós-ganglionares distribuem-se do córtex à medula interna renal através das artérias e veias e de suas ramificações, sendo evidentes ao redor da musculatura lisa das arteríolas aferentes e eferentes glomerulares. Além desses locais, a inervação simpática também se difunde no aparelho justaglomerular e nos túbulos renais, incluindo o ducto coletor.

As ações do sistema nervoso simpático nos sistemas cardiovascular e renal incluem:

- Aumento do tônus vasomotor.
- Aumento do débito cardíaco.
- Retenção do sódio e da água.

A estimulação simpática promove a liberação da noradrenalina e da dopamina nas terminações nervosas presentes no córtex renal, mas se o estímulo for intenso esses neurotransmissores também são liberados na medula renal. Entretanto, a hiperativação simpática pode resultar na ativação dos processos pró-inflamatórios da disfunção endotelial, da hipertrofia e da proliferação das células musculares lisas vasculares. Essas alterações teciduais no sistema vascular propiciam o enrijecimento das grandes artérias, ocasionando a gênese do desenvolvimento e manutenção da hipertensão arterial sistêmica.

Há também a interação mediada pelo simpático junto aos núcleos pré-motores do tronco cerebral e do hipotálamo, como o bulbo ventrolateral rostral e o núcleo paraventricular do hipotálamo. A atividade desses núcleos é transmitida para a coluna intermédio-lateral da medula espinal, de onde os nervos simpáticos periféricos conduzem os sinais a órgãos como as artérias, o coração e os rins. O núcleo paraventricular e o bulbo ventrolateral rostral podem também ser ativados por outros agonistas, por exemplo, a angiotensina II (Ang II), causando aumento da atividade simpática (Figura 1).

Em situações patológicas, como ocorre durante a isquemia e o estresse oxidativo, os nervos aferentes renais enviam sinais para o núcleo paraventricular e o núcleo do trato solitário do bulbo. Dessa maneira, temos a secreção hipotalâmica da noradrenalina com a ativação simpática, o que contribui para os mecanismos da progressão da doença renal crônica (DRC).

Quanto aos receptores para a ação do sistema simpático, existem os alfa-1, alfa-2, beta-1 e beta-2-adrenérgicos e os D1 e D2-dopaminérgicos.

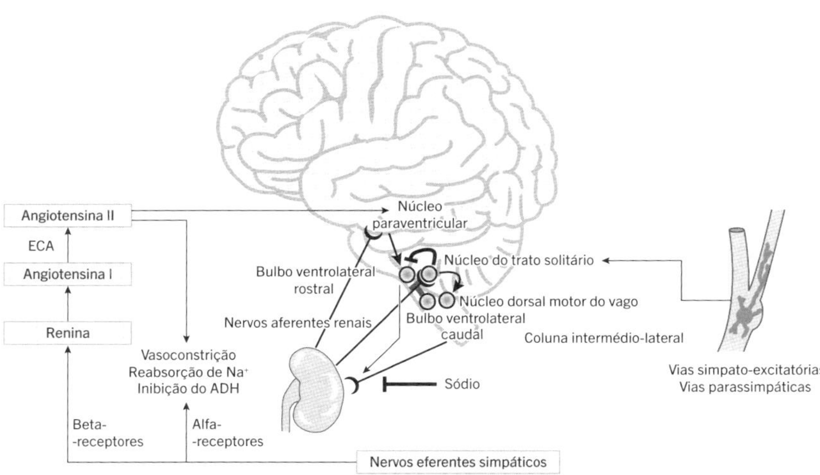

FIGURA 1 Principais mediadores e efeitos da ativação do sistema nervoso autônomo nos rins. Em situações normais, o aumento da pressão arterial ativa o barorreceptor do seio carotídeo, estimulando o núcleo do trato solitário do bulbo. Este inibe a atividade do bulbo ventrolateral rostral (o centro simpático), reduzindo a atividade simpática e levando à redução da pressão arterial.

ADH: hormônio antidiurético; ECA: enzima conversora da angiotensina I em II; Na^+: sódio.

Os receptores alfa-1-adrenérgicos possuem a proteína Gq acoplada à sua estrutura e por isso utilizam o Ca^{2+} como segundo mensageiro via ativação da fosfolipase C. Eles estão localizados principalmente na vasculatura renal e no túbulo proximal, promovendo a vasoconstrição e aumentando a reabsorção do sódio no túbulo proximal. Por sua vez, os receptores alfa-2-adrenérgicos contêm a proteína Gi acoplada à sua estrutura e, por isso, inibem a ação do hormônio antidiurético (ADH) nas células principais do ducto coletor por reduzir a adenosina 3'-5'-monofosfato cíclico (AMPc).

Os receptores beta-1-adrenérgicos estão presentes nas células justaglomerulares, induzindo a secreção da renina. Eles também estão expressos no túbulo distal e no ducto coletor, e modulam a secreção do potássio. Os receptores beta-2-adrenérgicos, por sua vez, estão presentes nos túbulos proximal, distal e ducto coletor e modulam a reabsorção do cálcio, do magnésio, do sódio e do cloro.

Os receptores dopaminérgicos D1 e D2 também se distribuem pela vasculatura e túbulos renais, porém com efeitos opostos aos adrenérgicos, ocasionando principalmente a vasodilatação, a inibição da reabsorção do sódio e da liberação da noradrenalina.

A contrarregulação da atividade simpática ocorre por mecanorreceptores e quimiorreceptores através das fibras nervosas renais aferentes. A maioria das fibras aferentes renais se origina no ureter proximal, ao redor dos grandes vasos, e na adventícia e na camada muscular lisa da pelve renal. A distribuição circunferencial dos nervos os torna sensíveis ao estiramento na pelve renal. A ativação por estiramento origina um reflexo renorrenal inibitório, com redução da atividade eferente simpática e consequente redução da reabsorção do sódio, maior natriurese e diurese. O aumento da atividade em nervos renais eferentes eleva a atividade nervosa aferente, reduzindo a atividade eferente e fechando o ciclo para o controle da hiperatividade simpática. O aumento da ingestão do sódio também reduz a atividade nervosa simpática renal, com menor retenção do sódio para evitar o maior aumento na pressão arterial. Na DRC, entretanto, esses mecanismos de controle também podem estar atenuados. Além disso, os nervos aferentes renais são quimiossensíveis. Assim, as toxinas urêmicas e metabólitos gerados por isquemia podem induzir a ativação nervosa eferente em situações da disfunção renal.

A inervação parassimpática renal não é tão evidente quanto a simpática. A acetilcolina produzida por vias parassimpáticas tem ação nos rins, mas não há evidência da inervação renal direta por neurônios colinérgicos.

A ativação parassimpática tem ação anti-inflamatória. As citocinas pró-inflamatórias podem ser detectadas pela via aferente do nervo vago, e os sinais são transmitidos ao núcleo do trato solitário no bulbo cerebral, que estimula o núcleo dorsal motor do vago e a via parassimpática eferente, com estimulação do baço e do nervo esplênico. Os linfócitos T CD4 presentes no baço são estimulados, havendo a liberação da acetilcolina (Ach) por essas células. A Ach se liga aos receptores alfa-7-nicotínicos presentes nos macrófagos, o que induz a redução da resposta inflamatória. Essa via é conhecida como a via colinérgica anti-inflamatória e tem sido explorada como potencial via terapêutica nas situações da injúria renal aguda (IRA) e na progressão da DRC.

SISTEMA RENINA-ANGIOTENSINA-ALDOSTERONA

Outro importante sistema regulador renal é o sistema renina-angiotensina-aldosterona (SRAA), que prontamente entra em ação se a PA sistêmica diminuir ou o volume extracelular (VEC) contrair. Isso é feito através dos sensores sistêmicos e intrarrenais, que prontamente enviam mensagens a uma estrutura muito peculiar localizada entre as duas arteríolas glomerulares e o túbulo contorcido distal, o aparelho justaglomerular (Figura 2). Essa estrutura é formada:

- Pelas células granulares que estão presentes nas arteríolas aferentes e eferentes.
- Pela mácula densa, estrutura formada por células oriundas do túbulo distal e que estão em contato com o polo vascular glomerular.
- Pelas células mesangiais extraglomerulares.

A principal função do aparelho justaglomerular é sintetizar e liberar um importante peptídeo, a renina, assim que os sensores detectarem a necessidade da restauração da PA e/ou da conservação hidroeletrolítica no organismo. Assim que a renina é liberada, inicia-se a reação em cascata: a clivagem da proteína denominada angiotensinogênio, que é sintetizada pelo fígado, o que gera o decapeptídeo, a angiotensina I (Ang I), que por sua vez perde os dois últimos aminoácidos pela ação da enzima conversora (ECA) e se transforma na Ang II.

A Ang II é o principal agonista do SRAA, e sua ação é feita por meio da interação com dois receptores específicos: o AT1 e o AT2. A ativação do receptor AT1 resulta numa potente ação vasoconstrictora e moduladora do transporte tubular renal do sódio. A ação vasoconstritora ocorre diretamente na musculatura lisa dos vasos, o que inclui as arteríolas glomerulares. Dessa maneira, a PA sistêmica se eleva e há concomitante resposta glomerulotubular para a retenção tubular do sódio filtrado. Além desses efeitos diretos, a Ang II estimula:

- A liberação do hormônio antidiurético (ADH) da neuro-hipófise, que irá reter a água através da estimulação do receptor V2 expresso nas células principais do ducto coletor.
- A interação com o sistema nervoso simpático, facilitando a liberação da noradrenalina nas terminações nervosas.

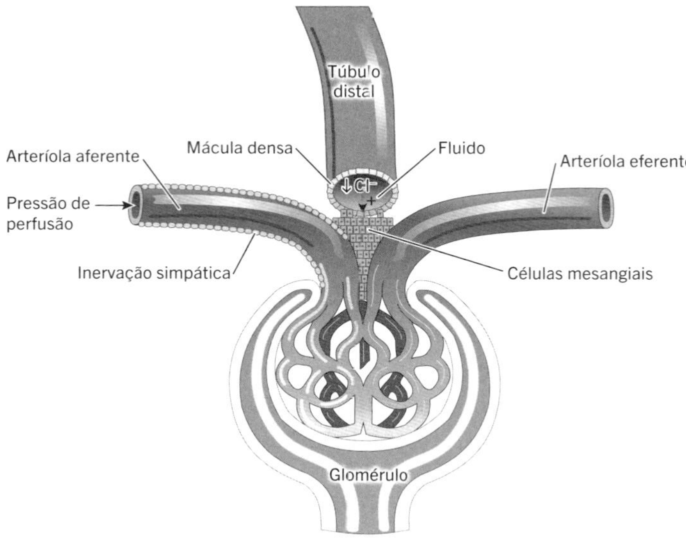

FIGURA 2 Ilustração do glomérulo, polo vascular e células da mácula densa. O aparelho justaglomerular é formado anatomicamente pela proximidade das células ciliadas da mácula densa (células justaglomerulares), arteríola aferente, arteríola eferente e células mesangiais e é responsável pela produção de renina em situações de hipotensão arterial ou contração do volume extracelular (quando há redução no conteúdo de cloro intratubular). A estimulação simpática também é capaz de induzir a secreção de renina pelas células justaglomerulares.

Quanto à ação da Ang II na homeostase do sódio, esta poderá ser por:

- Ativar a síntese da aldosterona na região cortical das adrenais, que por sua vez estimula a reabsorção do sódio através dos canais específicos (ENaC) presentes nas células principais do ducto coletor.
- Modular a ação do transportador Na^+-H^+ (NHE3) que está expresso na membrana luminal do túbulo contorcido proximal. Essa ação é bifásica porque a Ang II, ao ativar o receptor AT1 com baixa concentração (1 pM), estimula o NHE3 e em alta concentração (1 mcM) inibe.
- Modular a via WNK-SPAK, que estimula o transportador Na^+-Cl^- (NCC) expresso na luz do túbulo contorcido distal.

A ativação do receptor AT1 pela Ang II também causa lesão tecidual e fibrose porque aciona as vias inflamatórias como a do NF-$_{kappa}$B, que libera as citocinas, as quimiocinas, as moléculas de adesão e as espécies reativas do oxigênio.

Quanto à interação da Ang II com o receptor AT2, observa-se a vasodilatação e a reação anti-inflamatória. Entretanto, outros peptídeos também originários da clivagem da Ang I são mais eficazes nessas ações ao interagirem com o receptor AT2, como é o caso da Ang 1-9 e da Ang A (Figura 3).

É importante salientar que o SRAA também pode causar vasodilatação e natriurese, sendo o principal representante dessa ação a Ang 1-7, que atua via receptor específico, o MAS. A ativação do receptor MAS também proporciona a inibição dos efeitos inflamatórios e da fibrose desencadeada pela interação da Ang II com o receptor AT1. A maior parte da produção da Ang 1-7 deriva da Ang II, que perde o último aminoácido através da ação da ECA2, que é uma metaloprotease com estrutura semelhante à ECA. Existe também outro peptídeo que atua de maneira similar à Ang 1-7, a alamandina. Esse agonista difere da Ang 1-7 por ter alanina em vez do aspartato em sua cadeia de 7 aminoácidos. A ECA2 também é responsável pelo surgimento da Ang 1-9 porque quebra a ligação do último aminoácido da cadeia da Ang I (Figura 3).

E, por último, a molécula da Ang II pode apresentar a descarboxilação do aspartato, originando a Ang A (Figura 3). Esse agonista interage com o receptor AT1, mas os efeitos não são tão intensos quanto os produzidos pela Ang II.

Saliente-se que a ação do SRAA é efetuada tanto pelo sistema circulante quanto pelo intrarrenal.

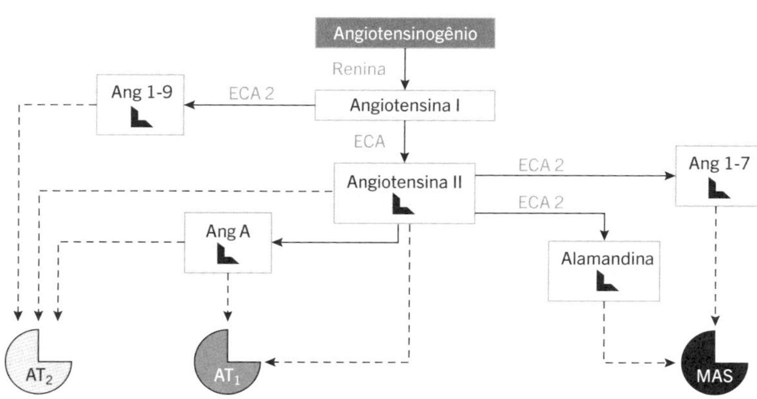

FIGURA 3 Vias de produção e ação dos principais peptídeos originados a partir do angiotensinogênio e que compõem o sistema renina-angiotensina-aldosterona. A ação da ECA2 leva à produção de Ang 1-7, Ang 1-9 e alamandina, peptídeos vasodilatadores e de ação anti-inflamatória, ações opostas às da Ang II, produzida pela ação da ECA.

Ang: angiotensina; AT: receptor da angiotensina II; ECA: enzima conversora da angiotensina; MAS: receptor MAS.

Circulante

O SRAA circulante é também conhecido como o da regulação endócrina, no qual a síntese da Ang II ocorre em cascata através da ação integrada entre o rim, o fígado e o endotélio pulmonar. Os sensores sistêmicos e locais renais enviam mensagens ao aparelho justaglomerular para a produção e liberação da renina. A seguir ocorre a reação em cascata: a renina cliva o angiotensinogênio que é produzido pelo fígado e libera a Ang I, que, ao passar pelo pulmão, é convertida em Ang II pela ECA presente no endotélio desse órgão. A Ang II fará suas ações incluindo o estímulo para a síntese e a liberação da aldosterona pelo córtex das suprarrenais.

Intrarrenal

O SRAA intrarrenal é o da regulação parácrina, no qual a reação em cascata é feita localmente. Assim, todos os peptídeos do SRAA são sintetizados e liberados localmente.

No caso do angiotensinogênio, as evidências surgiram ao se constatar a presença desse peptídeo na luz do túbulo contorcido proximal e no interstício. Esse agonista dificilmente consegue passar pela barreira do capilar glomerular por possuir tamanho molecular grande. Os estudos também demonstraram a presença da ECA na borda em escova do túbulo contorcido proximal e no endotélio da vasculatura renal.

Há também indícios da síntese intrarrenal da aldosterona e dos peptídeos que atuam de maneira contrária ao efeito da Ang II, como a Ang 1-7 e a Ang 1-9.

Atualmente a ativação intrarrenal do SRAA é considerada de suma importância em relação ao sistema circulante porque a relação ECA/ECA2 tecidual precisa estar em equilíbrio. No caso do desequilíbrio da relação ECA/ECA2 tecidual, desencadeiam-se os fatores que favorecerão à progressão da DRC e da hipertensão arterial sistêmica.

SISTEMA CALICREÍNA-CININAS

O sistema calicreína-cininas é outro importante sistema regulador da hemodinâmica do organismo cujas ações são opostas às deflagradas pelas catecolaminas, pela Ang II e pela aldosterona. O sistema calicreína-cininas também é regulado por sistema endócrino e parácrino. As maiores concentrações dos peptídeos do sistema calicreína-cininas são encontradas no tecido renal, no cardíaco e no aórtico. A bradicinina é a principal representante das cininas que se originam pela hidrólise do cininogênio devido à ação da calecreína. As cininas utilizam receptores específicos acoplados à proteína G para realizar suas funções: o B1 e o B2 (Figura 4). Outra importante participação do sistema calicreína-cininas no organismo é para a regulação dos processos inflamatórios e da coagulação.

Ao contrário dos agonistas vasoconstritores, as cininas têm efeito efêmero porque são rapidamente degradadas pelas cininases. A ECA é a principal representante das cininases que interage ao mesmo tempo com o SRAA, produzindo a Ang II. Além da ECA, temos também a neutral endopeptidase 24.11 (NEP-24-11), conhecida como neprilisina, que degrada uma variedade de peptídeos bioativos como a bradicinina e os peptídeos natriuréticos (Figura 5). Um importante avanço terapêutico que surgiu recentemente para o tratamento da insuficiência cardíaca com fração de ejeção reduzida é o medicamento sacubitril associado à valsartana. O sacubitril impede que a neprilisina degrade a bradicinina e o BNP ao mesmo tempo que a valsartana inibe a ação da Ang II via receptor AT1. Assim, o paciente passa a ter o benefício da vasodilatação

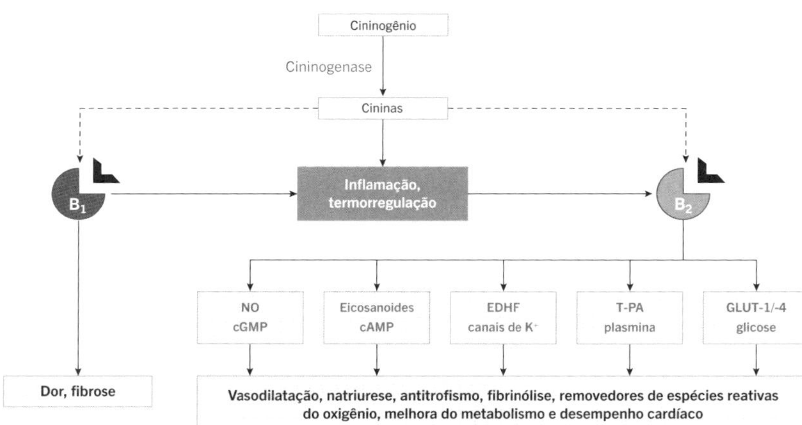

FIGURA 4 Vias de ação das cininas, cujas ações acontecem pela ativação dos receptores B1 e B2, acoplados à proteína G. A ativação dos receptores B2 leva à liberação de substâncias relacionadas a diversos outros sistemas reguladores, como o óxido nítrico, os eicosanoides, o fator hiperpolarizante derivado do endotélio e outros, que por ação de seus mediadores (como cGMP, cAMP e outros) levam a vasodilatação, natriurese, redução de espécies reativas de oxigênio, entre outras ações.

cAMP: monofostato cíclico de adenosina; cGMP: monofostato cíclico de guanosina; EDHF: fator hiperpolarizante derivado do endotélio; GLUT: transportador de glicose; K^+: potássio; NO: óxido nítrico; T-PA: ativador do plasminogênio tecidual.

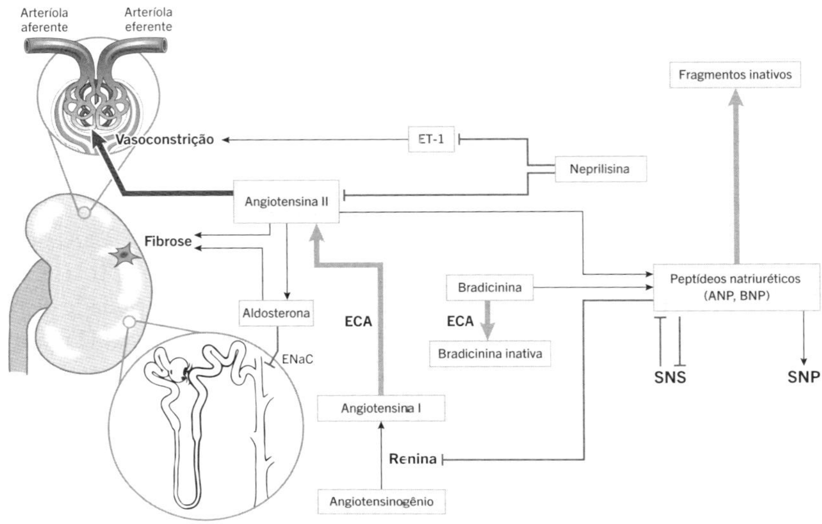

FIGURA 5 Interação dos peptídeos natriuréticos com outras moléculas que têm ação nos rins. ANP: peptídeo natriurético atrial; BNP: peptídeo natriurético tipo B; ECA: enzima conversora de angiotensina; ENaC: canal de sódio do ducto coletor; ET-1: endotelina 1; SNP: sistema nervoso parassimpático, SNS: sistema nervoso simpático.

associada à natriurese porque ocorre a inibição da degradação da bradicinina e do BNP em conjunto com o bloqueio dos efeitos vasoconstritores e inflamatórios desencadeados pela Ang II.

Como ilustra a Figura 4, a ativação do receptor B1 desencadeia os processos inflamatórios da dor e provavelmente também da fibrose. Porém, a maior parte dos efeitos desencadeados pelas cininas é mediante a ativação do receptor B2, que aciona diversos mediadores, como o óxido nítrico, os eicosanoides, o fator hiperpolarizante derivado do endotélio, o ativador do plasminogênio tecidual e os transportadores da glicose. A ativação do receptor B2 presente no endotélio vascular pode também induzir à liberação da substância P, o que pode ocasionar o angioedema em algumas pessoas. O inibidor do receptor B2 é o icatibant, fármaco utilizado para o tratamento do angioedema hereditário. Há evidências de que o receptor B2 interage com a ECA e os receptores AT2 e B1, formando heterodímeros. Entretanto, não se sabe ainda qual seria o papel fisiológico e fisiopatológico desses compostos formados.

A atuação do sistema calicreína-cininas para a regulação do sistema cardiovascular ficou bem clara ao se verificar os benefícios obtidos no uso dos inibidores da ECA. Nessa situação, a produção da Ang II e da aldosterona fica abolida concomitantemente à elevação das cininas e dos mediadores, que se superpõem em cascata, favorecendo a vasodilatação, a natriurese, a remoção das espécies reativas do oxigênio e a fibrinólise do tecido renal e cardiovascular.

Outra ação reguladora importante do sistema calicreína-cininas é o da termorregulação. Há evidências de que a ativação do receptor B1 possa contribuir para a hipertermia por meio da interação com o nervo vago via ciclo-oxigenase (COX-2) e o óxido nítrico. Ademais, os receptores B2 também participam na eficiência da termorregulação corpórea.

AGONISTAS QUE ATUAM NA REGULAÇÃO PARÁCRINA

Como visto anteriormente, a regulação parácrina tem sido apontada como importante sistema regulador, tendo o endotélio relevante função nesse processo, como também os metabólitos do ácido araquidônico e o sistema purinérgico.

Agonistas liberados ou sintetizados pelo endotélio

O endotélio desempenha importante papel na regulação do tônus vascular porque atua como sensor das alterações hemodinâmicas e também sintetiza moléculas que, ao serem liberadas, agem diretamente na musculatura vascular para contrair ou relaxar. Assim, o tônus vascular é regulado pelo equilíbrio na liberação desses agonistas, que serão descritos a seguir.

Endotelina

Há três tipos de endotelina no organismo humano (endotelina-1, 2 e 3, ou ET-1, ET-2 e ET-3), e elas são capazes de ativar dois tipos de receptores específicos: o A (ET_AR) e o B (ET_BR).

O ET_AR é ativado preferencialmente pelas endotelinas do tipo 1 e 2 e está presente principalmente nos músculos lisos vasculares. A ativação do ET_AR induz predominantemente a vasoconstrição, especialmente das arteríolas eferentes, aumentando a pressão intraglomerular e a filtração glomerular. Além desse efeito, o SRAA é acionado, desencadeando a contração e a proliferação das células mesangiais presentes no glomérulo. A ativação do ET_AR contribui para a progressão de DRC, porque induz a migração celular, a produção de citocinas, o acúmulo da matriz extracelular, a fibrose e o achatamento dos podócitos, ocasionando a proteinúria.

O ET_BR é ativado pelos três tipos de endotelina com afinidade equivalente, e sua localização é principalmente no endotélio vascular. A ativação do ET_BR induz predominantemente a vasodilatação, especialmente através da liberação do óxido nítrico e da prostaciclina. Além disso, a ativação do ET_BR remove a ET-1 do espaço extracelular, numa espécie de *feedback* negativo. A presença do ET_AR na artéria renal humana é bem maior que a do ET_BR, por isso a liberação da ET-1 induz a vasoconstrição renal.

Os rins são uma fonte importante da ET-1, que tem ação autócrina e parácrina nesse órgão (Figura 6). Praticamente todas as células dos rins produzem a ET-1 e expressam os receptores ET_AR e ET_BR. A produção da ET-1 pode ser estimulada por fatores como a Ang II, e também pela presença da proteinúria. A ET-1 e a Ang II são moléculas que interagem entre si. O bloqueio dos receptores ET_AR ou AT_1 reduz os efeitos fisiopatológicos um do outro.

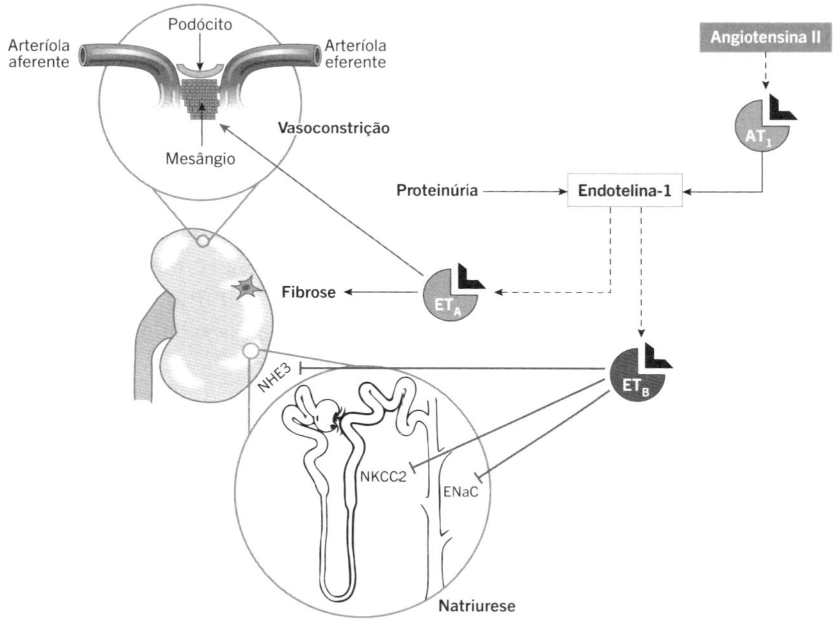

FIGURA 6 Ação da endotelina na vasculatura e nos túbulos renais.

ET_A: receptor da endotelina tipo A; ET_B: receptor da endotelina tipo B; NHE3: trocador iônico sódio-hidrogénio tipo 3; NKCC2: cotransportador sódio-potássio-cloro.

A ET-1 regula principalmente o tônus vascular, mas também atua no equilíbrio ácido-base e na excreção renal dos eletrólitos, em particular o sódio e o cloro. As células dos túbulos renais são grandes produtoras da ET-1, principalmente as células do ducto coletor da medula interna. Os túbulos expressam principalmente o receptor ET_BR, e a ativação desse receptor inibe a reabsorção do sódio via:

- Trocador Na^+/H^+ (NHE3) expresso no túbulo proximal.
- Cotransportador Na^+,K^+-2Cl^- (NKCC2) expresso no segmento espesso ascendente da alça de Henle.
- Canal de sódio expresso na célula principal do ducto coletor (ENaC).

Quanto ao receptor ET_AR, este também está presente nos túbulos renais e modula a regulação hídrica. As drogas bloqueadoras do ET_AR podem causar a retenção hídrica por conta desse efeito.

Muitas doenças renais cursam com a ativação das endotelinas, como a nefropatia da IgA, por exemplo, em que a proliferação mesangial e o achatamento dos podócitos estão associados à ativação do ET_AR, contribuindo para a progressão da DRC. O bloqueio do receptor ET_AR, principalmente em associação com os inibidores do SRAA, impede a hiperfiltração glomerular e a proteinúria nos indivíduos com DRC. Os antagonistas do ET_AR, como o atrasentan, além de atuar no mecanismo hemodinâmico intrarrenal e reduzir a hiperfiltração, têm o potencial de inibir as vias pró-inflamatórias e pró-fibróticas estimuladas pela ET-1. O duplo bloqueio de ET_AR e do receptor AT1, obtido com a droga sparsentan, reduz ainda mais a proteinúria que o bloqueio isolado do receptor AT1. Essas novas drogas foram recentemente introduzidas no tratamento das glomerulopatias com proteinúria, como a nefropatia da IgA e a glomeruloesclerose segmentar e focal (GESF).

Óxido nítrico

O óxido nítrico (NO) **é** produzido a partir do aminoácido L-arginina decorrente da ação das óxido nítrico sintases (NOS). Há dois tipos de NOS: a neuronal (nNOS) e a endotelial (eNOS), e duas isoformas: a NOS induzível e a constitutiva. A NOS induzível age principalmente na resposta imunológica e pode permanecer ativa por um período prolongado, e a NOS constitutiva é encontrada nos neurônios, no endotélio, nas células mesangiais, na mácula densa e nas células tubulares. Quando o NO é liberado pelas células endoteliais, ele se difunde para as células da musculatura lisa do vaso e estimula a formação do monofosfato cíclico de guanosina (cGMP), que por sua vez irá inibir o influxo e a liberação do cálcio no interior da célula muscular. Assim, o NO reduz a quantidade do cálcio livre do intracelular que seria utilizado para a contração e, portanto, promove o relaxamento da musculatura vascular.

O NO é um dos principais moduladores da função renal, regulando a perfusão desse órgão, o *feedback* tubuloglomerular, inibindo a reabsorção tubular do sódio, modulando a atividade nervosa simpática, além de ser um mediador do mecanismo intitulado natriurese pressórica. A inibição do NO causa a hipertensão do capilar glomerular, aumentando a resistência da arteríola aferente e eferente e diminuindo o coeficiente de filtração (K_f). Várias situações clínicas podem promover a diminuição da produção do NO, como se observa no diabetes *mellitus* e na DRC.

Fator hiperpolarizante derivado do endotélio

O fator hiperpolarizante derivado do endotélio (EDHF) tem como ação suscitar o relaxamento da musculatura das arteríolas. Esse mecanismo existe apenas na microcirculação e é realizado por meio da sinalização elétrica concomitante à participação de mediadores químicos, como os íons K^+. O fenômeno elétrico da hiperpolarização decorre da saída do K^+ para o extracelular através da abertura dos canais de K^+ operados por Ca^{2+}. Entre a célula endotelial e a muscular lisa da arteríola existe um espaço, então o efluxo do K^+ deflagra a hiperpolarização da célula muscular, promovendo seu relaxamento.

Apesar das intensas investigações, a estrutura molecular do EDHF ainda não foi identificada. Vários autores acreditam que o principal papel do EDHF seja o de atenuar o efeito vasoconstritor deflagrado por agonistas que utilizam a elevação do Ca^{2+} intracelular como segundo mensageiro.

Metabólitos do ácido araquidônico ou eicosanoides

Os eicosanoides são metabólitos lipídicos derivados dos ácidos graxos poli-insaturados com 20 carbonos (eicosa = 20), sendo os derivados do ácido araquidônico os mais abundantes.

O metabolismo do ácido araquidônico nos rins pode acontecer por três vias:

1. A via da lipoxigenase (LOX), que produz os ácidos hidroxieicosatetraenoicos, os ácidos hidroxiperoxieicosatetraenoicos e os leucotrienos.
2. A via das ciclo-oxigenases (COX), que produz as prostaglandinas e o tromboxano.
3. A via das mono-oxigenases do citocromo (CYP) p450, que produz os ácidos epoxieicosatrienoicos (epóxidos) e os ácidos hidroxieicosatetraenoicos (Figura 7).

Os eicosanoides são produzidos em todos os compartimentos renais, incluindo os vasos sanguíneos, os túbulos, o interstício e as células sanguíneas. Além da produção intrarrenal, os eicosanoides produzidos sistemicamente também podem ter ação renal.

A produção do ácido araquidônico pode ser estimulada pela vasopressina, pela bradicinina e pela Ang II e pode ser inibida pelas espécies reativas do oxigênio e pelos corticosteroides.

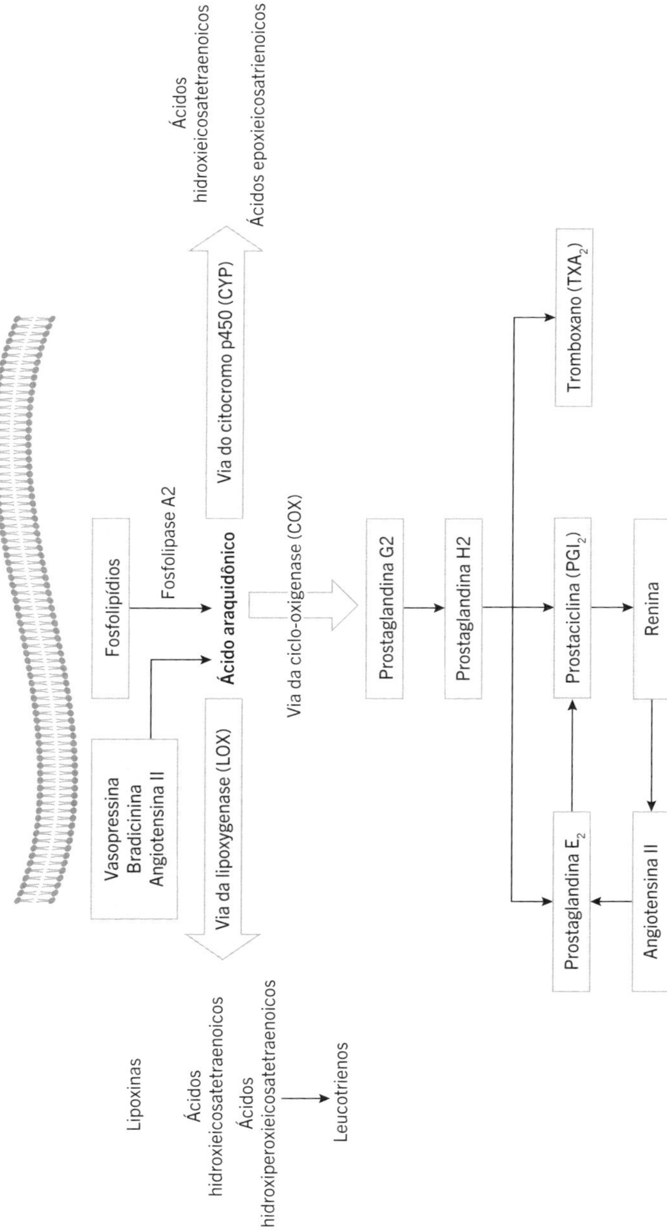

FIGURA 7 As principais vias de metabolização do ácido araquidônico.

Os eicosanoides são principalmente conhecidos como mediadores inflamatórios, mas têm também outras funções. Eles regulam a homeostase da pressão arterial e participam da manutenção do ambiente extracelular através da regulação da Na^{+},K^{+}-ATPase[1] presente em todas as células tubulares e de outros transportadores iônicos. Podemos citar como exemplos:

- Os ácidos hidroxieicosatetraenoicos, que regulam o cotransportador NKCC2 expresso no segmento espesso ascendente da alça de Henle.
- Os ácidos epoxieicosatrienoicos, metabólitos do CYP450, que modulam a atividade do canal ENaC no néfron distal.

As prostaglandinas podem ter papel na regulação do fluxo sanguíneo renal, da filtração glomerular e na função tubular, ocasionando a natriurese e o aumento do volume urinário porque inibem o efeito da vasopressina e de certos transportadores iônicos. Além disso, elas também interferem na liberação da eritropoietina. Como existem diversas prostaglandinas, suas ações renais podem ser distintas. O tromboxano (TXA2) age como vasoconstritor e geralmente é produzido em baixas quantidades nas situações fisiológicas, enquanto a prostaciclina (PGI2) e a prostaglandina E2 (PGE2) são vasodilatadoras. Tanto a PGI2 quanto a PGE2 induzem a natriurese, mas a PGE2 tem maior ação quanto à excreção do sódio urinário. Ambas também estão envolvidas na produção da eritropoietina pelos rins nas situações de hipóxia/isquemia.

A isquemia renal é um estímulo potente para a síntese das prostaglandinas vasodilatadoras para a manutenção do fluxo sanguíneo renal e do ritmo de filtração glomerular nas situações de estresse. Entretanto, os estímulos vasoconstritores, como os exercidos pela noradrenalina, pela Ang II e pela vasopressina, também ocasionam aumento da produção das prostaglandinas vasodilatadoras. Importante destacar que o uso dos anti-inflamatórios não hormonais inibe as ciclo-oxigenases, causando a redução do fluxo sanguíneo renal, da filtração glomerular, especialmente nas situações da lesão renal preexistente, e das comorbidades como a cirrose hepática e a insuficiência cardíaca. Além disso, os inibidores das ciclo-oxigenases ocasionam a redução da natriurese e da excreção de água, ocasionando o acúmulo hidrossalino (formação de edema) em algumas situações, como o observado nos indivíduos com insuficiência cardíaca.

[1] Nota do Editor: neste capítulo, a notação Na+,K+-ATPase aparece com uma vírgula separando o Na do K, e isso corresponde à bomba de sódio e potássio ATPase, que em outros capítulos recebe a designação de Na/K-ATPase. Trata-se do mesmo transportador.

Os ácidos hidroxieicosatetraenoicos produzidos pela CYP450 aumentam a resistência vascular renal, enquanto os epóxidos do CYP450 são considerados fatores hiperpolarizantes derivados do endotélio e em geral ocasionam a vasodilatação. Os epóxidos também promovem a inibição da Na^+,K^+-ATPase e são considerados mediadores da resposta adaptativa à hipóxia no segmento ascendente espesso da alça de Henle. Eles também são considerados agentes anti-inflamatórios, pró-fibrinolíticos e protetores contra a progressão da lesão renal associada ao diabetes e à hipertensão arterial sistêmica. Os epóxidos também inibem a reabsorção da água induzida pela vasopressina.

Os ácidos hidroxieicosatetraenoicos e o leucotrieno A4 produzidos pela via da lipoxigenase têm ação inflamatória, promovem o crescimento das células da musculatura lisa vascular e a vasoconstrição renal com redução do fluxo sanguíneo renal e do ritmo de filtração glomerular. Até mesmo a resposta hemodinâmica renal à Ang II depende parcialmente da presença do ácido 12(S) hidroxieicosatetraenoico. Os leucotrienos aumentam a permeabilidade capilar peritubular e estão associados à proteinúria e à nefrite intersticial. As lipoxinas, ao contrário, antagonizam as ações dos ácidos hidroxieicosatetraenoicos e dos leucotrienos. Os análogos da lipoxina A4 têm sido testados como potencial terapia nas situações da injúria renal aguda.

Por terem papel importante na regulação da hemodinâmica renal, os eicosanoides podem também ter papel na patogênese das doenças renais caso suas vias estejam alteradas. O ácido hidroxioctadecenoico parece ter papel protetor contra o desenvolvimento do rim do diabetes e da progressão da DRC. O ácido di-hidroxidocosapentaenoico associa-se negativamente com a doença cardiovascular, enquanto o tromboxano A2 promove a produção da matriz mesangial e está correlacionado à lesão glomerular progressiva. As maiores quantidades do ácido araquidônico já foram associadas à presença da hipertensão arterial sistêmica, do diabetes, da doença cardiovascular e da progressão da DRC. Por fim, a peroxidação dos metabólitos do ácido araquidônico em isoprostanos acontece em situações do estresse oxidativo, por isso os isoprostanos são considerados bons biomarcadores e mediadores de doença nessa situação.

Sistema purinérgico

O sistema purinérgico é composto por nucleotídeos (moléculas que contêm a pentose ligada ao fosfato e a uma base nitrogenada) e nucleosídeos (moléculas que contêm a pentose ligada a uma base nitrogenada) de adenina (base nitrogenada) e de adenosina (base nitrogenada ligada à ribose) que agem através de receptores específicos.

Os receptores purinérgicos são classificados como P1 e P2. A adenosina liga-se ao P1 e os nucleotídeos purina/pirimidina (ATP, ADP, UTP e UDP) ligam-se ao P2. Os receptores P2 são subdivididos em P2Y e P2X, sendo que o P2Y se acopla à proteína G e é ativado pelo ATP, ADP, UTP e UDP, e o P2X **é** ativado por ATP através de canais iônicos. Os receptores P2 estão expressos em todos os segmentos do néfron, na vasculatura e na microvasculatura, e, portanto, são importantes na manutenção da contração das arteríolas e da autorregulação renal, além de terem participação no transporte tubular.

O sistema purinérgico é atuante nas lesões celulares porque há liberação local do ATP e pode também participar da função imunológica, modulando a síntese e a liberação de várias citocinas como a IL1-b e a IL-18. Esse sistema é parácrino e pode ter uma função tanto pró como anti-inflamatória, tendo relação com necrose e apoptose. Sabe-se que na injúria renal há aumento na concentração do ATP extracelular e portanto ativação dos receptores P2 ocasionando as alterações glomerulares, tubulares e vasculares. Esses receptores regulam também a atividade proliferativa e a fibrose.

PEPTÍDEOS NATRIURÉTICOS: ANP E BNP

Os peptídeos natriuréticos são agonistas sintetizados no sistema cardiovascular em resposta ao aumento da volemia ou da pressão arterial sistêmica. Eles inibem a secreção da aldosterona, o que resulta no aumento da excreção do sódio na urina, e também reduzem a liberação da ET-1, ocasionando a vasodilatação, com consequente redução da pressão arterial sistêmica e da volemia (Figura 5). Além disso, os peptídeos natriuréticos inibem a ativação do sistema nervoso simpático, contribuindo ainda mais para a redução do estresse no sistema cardiovascular. As consequências renais da ação dos peptídeos natriuréticos são:

- Natriurese, porque inibem a reabsorção do sódio tanto no túbulo proximal quanto no distal.
- Aumento do fluxo sanguíneo renal.
- Aumento da taxa da filtração glomerular.

Os principais peptídeos natriuréticos conhecidos são:

- O atrial (ANP).
- O tipo B (BNP).
- O tipo C (CNP).

O ANP é produzido pelos átrios quando há distensão atrial, e é normalmente secretado mesmo em condições fisiológicas. Já o BNP e o CNP são produzidos apenas em situações em que há o estresse no sistema cardiovascular, por isso são marcadores de doença. O BNP é produzido pelos ventrículos cardíacos quando há sobrecarga volêmica e distensão ventricular, e o CNP é secretado pelo endotélio vascular em situações de inflamação e liberação de citocinas.

O ANP e o BNP se ligam ao receptor do tipo A que utiliza o monofosfato cíclico de guanosina (cGMP), como segundo mensageiro. Há evidências de que os peptídeos natriuréticos podem, por vias metabólicas dependentes de cGMP, ativar os mecanismos celulares que regulam o crescimento e a proliferação celular, os processos inflamatórios e a fibrose induzidos pela Ang II e ET-1. Além disso, o ANP e o BNP podem promover lipólise e aumentar a sensibilidade à insulina.

Como visto anteriormente, a neprilisina é uma enzima que inativa os peptídeos natriuréticos circulantes e as cininas (Figura 5). A única droga atualmente conhecida que inibe a neprilisina é o sacubitril, que é comercializado apenas em combinação com o valsartan (bloqueador do receptor AT1 da Ang II). Como o bloqueio isolado da neprilisina induz o aumento dos peptídeos vasoconstritores (Ang II e ET-1), isso não resultaria em benefício no tratamento das doenças cardíacas ou renais. Então, o bloqueio concomitante do AT1 feito pela valsartana e sacubitril se tornou uma alternativa mais atrativa. Outra vantagem do sacubitril/valsartan é causar um menor aumento das bradicininas do que os inibidores da enzima de conversão (iECA), reduzindo o efeito adverso do angioedema.

CONSIDERAÇÕES FINAIS

Por último, será exposto rapidamente o mecanismo da autorregulação renal. Esse recurso intrínseco do rim permite manter o fluxo plasmático renal e a filtração glomerular mesmo em situações em que há variações da pressão arterial média. Independentemente das variações da pressão arterial média, a pressão da perfusão renal pode ser mantida constante. Diversos mecanismos endócrinos e parácrinos já aqui descritos são ativados ou inibidos para que se mantenha a autorregulação, entre eles o sistema nervoso autônomo, o sistema renina-angiotensina, as prostaglandinas e o óxido nítrico.

Todos os órgãos apresentam sua autorregulação, sendo muito eficiente a do rim e a do cérebro. A manutenção da filtração glomerular é consequência da autorregulação do fluxo plasmático renal e da pressão do capilar glomerular. Nas situações de doença, como no diabetes, pode haver a perda da autorregulação, pois há comprometimento da resposta vasomotora da arteríola aferente, ocasionando um estado de hiperfiltração. Na DRC e na injúria renal aguda há também comprometimento da autorregulação, o que torna o rim muito mais vulnerável às variações da pressão arterial média.

Para que ocorra a manutenção da autorregulação renal, o rim utiliza um mecanismo conhecido como *feedback* tubuloglomerular. Como visto no tópico referente ao SRAA, a mácula densa se encontra no final do segmento espesso ascendente da alça de Henle junto com o polo vascular glomerular, constituindo o aparelho justaglomerular, que exerce papel relevante nesse mecanismo (Figura 2). A mácula densa detecta qualquer estímulo físico-químico no fluido tubular (volume e composição) e transmite sinais às arteríolas glomerulares para alterarem seu estado de contração, e assim se consegue a manutenção do fluxo plasmático e da filtração glomerular. Quando há aumento do volume intratubular, a mácula densa detecta essa variação do volume do fluido e ativa os mecanismos que aumentam a resistência pré-glomerular, o que reduz o fluxo plasmático renal, a pressão glomerular e a filtração glomerular. Da mesma maneira, havendo diminuição do volume do fluido tubular que chega à mácula densa, desencadeiam-se os mecanismos para a vasodilatação da arteríola aferente.

Desse modo, a Ang II tem um papel de suma importância para o bom desempenho do *feedback* tubuloglomerular. Em situações nas quais há menor atividade da Ang II (expansão volêmica, sobrecarga de sal), o *feedback* tubuloglomerular é menos responsivo. Entretanto, nas situações em que há alta atividade da Ang II (hipotensão, desidratação, hipovolemia), há um aumento da sensibilidade do *feedback* tubuloglomerular.

BIBLIOGRAFIA RECOMENDADA

Carlstöm M. Nitric oxide signaling in kidney regulation and cardiometabolic health. Nature reviews – Nephrology. 2021;17:575-90.

Garland CJ, Dora KA. Endothelium-dependent hyperpolarization: the evolution of myoendothelial microdomains. J Cardiovasc Pharmacol. 2021;78(6):S3-S12.

Helou CMB. Distúrbios do sódio e regulação do volume extracelular. In: Yu L, Marques DB, Costa MC, Burdman EA. Nefrologia intensiva. Rio de Janeiro: Guanabara Koogan; 2016. p.85-94.

Marceau F, Bachelard B, Bouthillier J, Fortin J, Morissette G, Bawolak MT et al. Bradykinin receptors: agonists, antagonists, expression, signaling, and adaptation to sustained stimulation. International Immunopathology. 2020;106305.

Navar LG, Maddox DA, Munger KA. The renal circulations and glomerular filtration. In: Brenner BM (ed.). Brenner and Rector's the kidney. 11.ed. v.1. Philadelphia: Elsevier; 2020. p.135-69.

Nishiyama A, Kobori H. Independent regulation of renin-angiotensin-aldosterone system in the kidney. Clin Exp Nephrol. 2018;22(6):1231-9.

Sata Y, Head GA, Denton K, May CN, Schlaich MP. Role of the sympathetic nervous system and its modulation in renal hypertension. Frontiers in Medicine. 2018;5:1-10.

Surapaneni AL, Schlosser P, Rhee EP, Cheng S, Jain M, Alotaiabi M et al. Eicosanoids and related metabolites associated with end stage kidney disease in a community-based cohort. Kidney360. 2023;Dec 4.

Volpe M. Natriuretic peptides and cardio-renal disease. Int J Cardiol. 2014;176(3):630-9.

Seção II

Propedêutica e principais síndromes renais

6

Propedêutica

Hélady Sanders-Pinheiro
Wander Barros do Carmo
José Bruno de Almeida

PONTOS-CHAVE

- Como em outras áreas da medicina, a propedêutica nefrológica, constituída de história clínica e exame físico, é a principal ferramenta para a formulação de hipóteses diagnósticas em doenças renais e posterior conduta.
- Na história clínica há manifestações específicas das doenças renais, como alterações da micção, cor e volume da urina, dor renal, edema renal e sintomas da síndrome urêmica. Além disso, uma série de achados clínicos decorrentes do envolvimento de outros sistemas pode estar presente associada a doenças renais. No exame físico os sinais específicos de síndrome urêmica, da dor de origem renal e do sistema cardiovascular são ferramentas essenciais para raciocínio clínico das patologias renais.
- Como os indivíduos com doenças renais apresentam diversidade de patologias de outros sistemas, conhecer a propedêutica renal possibilita ao médico não nefrologista a avaliação inicial apropriada.

INTRODUÇÃO

A propedêutica ou semiologia médica é o capítulo da medicina que utiliza um conjunto de dados subjetivos e objetivos obtidos do paciente para realizar o diagnóstico das doenças. É essencial que haja uma ótima relação médico/paciente para que esses dados sejam obtidos de forma eficaz. A nefrologia, assim como as outras especialidades médicas, utiliza a história clínica (sintomas), o exame físico (sinais) e os exames complementares (laboratório, imagens e patologia renal) como pilares para o raciocínio clínico e a conclusão diagnóstica. Existe uma metodologia para chegar a um diagnóstico clínico de forma eficiente, com boa relação custo/benefício e baixo risco para o paciente.

A competência mais importante na prática da medicina clínica é o raciocínio clínico. Para isso, existe uma metodologia de ensino, que inclui primordialmente os componentes da propedêutica médica: história clínica, exame físico e exames complementares, também chamados de aquisição de dados, os quais, comparados com roteiros de doenças, resultado de conhecimento adquirido, do contexto clínico e da experiência do avaliador, fazem o estudante de medicina e/ou profissional médico levantarem hipóteses e posteriormente chegarem ao diagnóstico da doença. A propedêutica médica é um instrumento essencial para a prática da medicina e que se aprimora e se consolida ao longo do ensino de graduação, na residência médica e durante toda a carreira profissional do médico.

Embora existam sinais e sintomas mais específicos sobre o comprometimento do aparelho urinário, os quais serão descritos aqui, as doenças renais podem induzir sinais e sintomas sistêmicos, bem como doenças sistêmicas podem induzir sinais e sintomas urinários. Por essa razão, a propedêutica nefrológica é a propedêutica integrada com todos os outros sistemas do corpo acrescida dos sinais e sintomas mais específicos do aparelho urinário.

A propedêutica é essencial no diagnóstico das doenças renais, principalmente porque algumas enfermidades que acometem os rins podem evoluir de forma assintomática, como a doença renal crônica, principalmente em suas fases iniciais, mas que devem ser diagnosticadas nessa fase para tratamento e redução de danos.

Para o diagnóstico das doenças renais, a propedêutica nefrológica fornece os dados para agrupá-los em síndromes clínicas, o que facilita o raciocínio clínico. É relativamente frequente pacientes serem referidos para os ambulatórios de nefrologia já com alguns exames complementares. Deve-se sempre obter primeiro

História clínica e exame físico são essenciais na construção do raciocínio diagnóstico e podem seguir a seguinte sequência:

- história da doença atual
- história médica
- história cirúrgica
- história familiar
- medicações (atuais e anteriores)
- história de alergias
- história social
- exame físico

a história clínica e fazer o exame físico, os quais serão realizados nesta sequência: história da doença atual, história médica (antecedentes clínicos), história cirúrgica (cirurgias realizadas), história familiar (doenças em parentes), medicações (atuais e anteriores), história de alergias, história social (hábitos de vida), exame físico e, por fim, avaliação dos exames complementares trazidos pelo paciente.

Dois temas de inovação na propedêutica médica merecem ser comentados: *point-of-care ultrasonografy* (Pocus) e inteligência artificial (IA). A Pocus é a utilização da ultrassonografia à beira do leito executada pelo médico em diversas especialidades para complementar os achados da história clínica e do exame físico. Para isso, há a necessidade de ensinar essa competência aos alunos de medicina durante a graduação. No caso da nefrologia é importante o treinamento em Pocus para avaliação do coração, pulmões, rins/bexiga e grandes vasos, já que as disfunções renais induzem alterações sistêmicas. A IA é uma grande novidade e ainda não tem seu papel amplamente definido na propedêutica médica. Entretanto, já está sendo utilizada nos diagnósticos por imagens (radiologia e patologia). Há diversas iniciativas na área de pesquisa clínica para definir seu papel no diagnóstico das doenças. É sempre bom lembrar que o diagnóstico das doenças passa por uma propedêutica médica bem realizada para alimentar um banco de dados no qual a IA poderia facilitar a interpretação e o diagnóstico final.

Por fim, a segurança do paciente é muito importante. Aqui se vê a importância da medicina baseada em evidências. A tecnologia no diagnóstico clínico tem trazido grandes avanços. Entretanto, por ser dispendiosa e com potencial risco à saúde (radiação, alergias etc.) cabe ao médico utilizá-la com parcimônia e sempre com base em evidências.

O objetivo deste capítulo é descrever de forma clara e pertinente os sintomas e sinais das doenças que acometem os rins de forma primária ou secundária, os quais serão componentes das síndromes nefrológicas.

HISTÓRIA CLÍNICA

Na nefrologia, parte dos pacientes com lesão renal não apresenta queixas relacionadas diretamente ao sistema urinário. Tal fato torna a investigação diagnóstica muitas vezes laboriosa e ao mesmo tempo estimulante. Portanto, reconhecer que manifestações gerais, como astenia, náuseas, vômitos, anorexia, anemia e irritabilidade neuromuscular, possam fazer parte de síndromes renais é essencial na suspeita de patologias do sistema urinário. Por outro lado, patologias relacionadas a outros sistemas, como alterações da coluna vertebral gerando lombalgia, a poliúria no estado hiperglicêmico e a hematúria por distúrbios de coagulação, podem ser exemplos clássicos de queixas equivocadamente atribuídas a patologias do sistema urinário.

Outro ponto a ser considerado ao construir a história clínica é a diferença existente entre os conceitos de sexo e gênero. Enquanto o sexo refere-se à classificação biológica dos seres vivos, em feminino ou masculino, o gênero retrata a autorrepresentação de um indivíduo moldada por associações sociais e culturais com o sexo biológico. Tanto o sexo como o gênero trazem impacto sobre a anatomia e a fisiologia do trato urinário, podendo impactar nas manifestações clínicas e consequentemente nas queixas apresentadas pelos pacientes, devendo assim ser consideradas.

Compreender o conceito dos sinais e sintomas relacionados ao aparelho urinário é fundamental na construção da história e do raciocínio clínico. A seguir serão descritas de forma estruturada as principais manifestações clínicas relacionadas às doenças renais.

Os principais sintomas de doenças do aparelho urinário envolvem:

- alterações urinárias quanto à micção, volume e características da urina
- dor renal, cólica nefrética, dor vesical, estrangúria e dor perineal
- edema, em geral generalizado, ou anasarca

Alterações urinárias: quanto a micção, volume e características da urina

Micção

- Disúria: micção associada a dor, queimor ou desconforto no trato urinário baixo. Associada às infecções do trato urinário baixo (cistites), trauma do trato urinário, presença de corpo estranho (cálculo urinário em ureter distal ou uretra).
- Urgência: necessidade de micção súbita e imediata.
- Polaciúria: frequência urinária aumentada sem relação com aumento do volume urinário. Associada a condições que expressam irritação vesical (p. ex., cistites).
- Hesitação: descrita pelo paciente como um atraso no aparecimento do jato urinário após o início do ato miccional. Comumente associado a uma necessidade de esforço para a micção.
- Nictúria: também chamada de noctúria. Representa a necessidade de esvaziar a bexiga por mais de uma vez à noite. Associada a processos obstrutivos crônicos do trato urinário (hiperplasia benigna da próstata) ou à absorção noturna de edemas de membros inferiores (insuficiência cardíaca).

- Retenção urinária: representa a incapacidade de esvaziamento da bexiga. Pode apresentar-se na forma aguda ou crônica. Na forma aguda o paciente descreve que a micção estava presente e subitamente apresenta a bexiga distendida, tensa e dolorosa, sem a capacidade de esvaziá-la. Na forma crônica a distensão é progressiva, podendo a dor vesical estar ausente, associando-se à presença de hesitação, polaciúria e gotejamento urinário. A retenção urinária apresenta-se comumente associada a estados de obstrução uretral ou no colo vesical.
- Incontinência urinária: caracterizada pela eliminação involuntária da urina, sendo normal em crianças de até 1 ano e meio de idade. Pode estar associada a bexiga neurogênica e a quadros de cistites.

Volume

O volume urinário pode apresentar uma grande variação (volume habitual: 600 a 2000 mL/dia), dependente principalmente da ingestão hídrica, condições climáticas e estado de saúde do indivíduo. Como orientação clínica saudável, sugerimos aos pacientes a ingestão hídrica suficiente para a produção de aproximadamente 30 mL/kg de urina ao dia.

Como alterações do volume urinário, pode-se destacar:

- Oligúria: caracterizada por um volume urinário diário inferior a 400 mL ou menor que 20 mL/hora, que representa um volume inferior ao necessário para a excreção de solutos. Comumente associada a condições clínicas que levam a redução na perfusão renal (desidratação, hemorragia, insuficiência cardíaca) ou por lesão renal (necrose tubular aguda e glomerulonefrites).
- Anúria: caracterizada por volume urinário inferior a 100 mL/24 horas. Associada a condições de obstrução do trato urinário ou das artérias renais bilateralmente, certas condições que cursam com injúria renal aguda por dano parenquimatoso e fases avançadas da doença renal crônica).
- Poliúria: caracterizada pelo volume urinário maior que 2.500 mL/24 horas. Associada a alta ingestão hídrica, a condições de distúrbio da concentração urinária (diabetes insipidus) ou diurese osmótica (diabetes *mellitus* descompensado).

Características da urina

- Urina avermelhada: possui um diagnóstico diferencial amplo (Quadro 1):
  - Hematúria: presença de hemácias na urina. Pode ser microscópica, quando detectada apenas ao exame de urina, ou macroscópica, quando visível a olho nu. Encontra-se associada a múltiplas patologias que podem acometer o trato urinário alto (glomerulonefrites, neoplasias) ou baixo (cálculo urinário, neoplasias, infecção do trato urinário). Al-

gumas condições apresentadas em conjunto com a hematúria podem "sugerir" a localização, como o momento do surgimento da hematúria durante a micção: hematúria total (durante toda a micção) ocorre em lesões renais, ureterais ou na bexiga acima do colo vesical; hematúria inicial ou terminal ocorre em lesões entre a uretra e o colo vesical. Condições clínicas associadas a hematúria (hipertensão arterial, proteinúria, perda de função) podem sugerir doenças glomerulares, enquanto hematúria macroscópica, com formação de coágulos, em pacientes acima de 40 anos, com história de tabagismo importante ou de exposição a produtos cancerígenos, pode sugerir neoplasia de bexiga.

- Hemoglobinúria: presença de hemoglobina livre na urina, associada a episódios de hemólise intravascular (malária, anemias hemolíticas, transfusão incompatível).
- Mioglobinúria: presença de mioglobina na urina, associada a destruição muscular maciça (rabdomiólise) por trauma (soterramento), queimaduras ou atividade física intensa (maratonas, crises convulsivas).
- Porfirinúria: associada a eliminação de porfirinas ou seus precursores, condicionando a coloração vermelho-vinhosa da urina algumas horas após a micção, notadamente após exposição da urina ao ar e à luz.
- Colúria: ocorre devido a presença de bilirrubina direta na urina, secundário a processos colestáticos. A urina adquire cor escurecida, comumente associada a icterícia e acolia fecal.

QUADRO 1 Diagnóstico diferencial das principais causas de urina avermelhada/amarronzada

Variável	Hematúria	Hemoglobinúria	Mioglobinúria	Porfirinúria	Bilirrubinúria
Cor da urina	Vermelho vivo	Vermelho roseado	Vermelho claro	Vinhosa após exposição à luz solar	Colúria
Teste Hb na fita reagente	Positivo	Positivo	Positivo	Negativo	Negativo
Achados à microscopia da urina	Hemácias	Sem hemácias	Sem hemácias	Sem hemácias	Sem hemácias
Cor do plasma (após centrifugação do sangue)	Normal	Rosa	Normal	Normal	Ictérico

Hb: hemoglobina.
Fonte: adaptação de Ingelfinger (2021).

- Espuma na urina: rotineiramente associada a proteinúria, porém pode estar relacionada a diversas outras situações, como: pigmentos biliares, ejaculação retrógrada, medicações (fenazopiridina), inespecífica/inexplicada.

Dor no sistema urinário

Dor renal

Dor localizada em região lombar, entre a 12ª costela e a crista ilíaca, descrita como de sensação profunda, em peso, de intensidade variável, fixa e persistente, podendo irradiar-se para o flanco. Tem como origem a distensão da cápsula renal, já que o parênquima renal é insensível. Pode estar presente na pielonefrite aguda, obstrução urinária (em pelve renal), glomerulonefrite aguda, nefrite intersticial, tumores renais. Responsável por queixas frequentes nos consultórios, pois se confunde com sintomas de origem musculoesquelética. Diante desse fato, o médico deve estar atento ao diagnóstico diferencial, com as patologias da coluna vertebral, uma vez que a dor renal se associa a hipersensibilidade renal ao exame físico. Além disso, considerando as principais etiologias, a dor de origem renal geralmente é unilateral e não tem relação com atividade laboral, postura ou movimento.

Cólica nefrética

Dor associada a obstrução do trato urinário (p. ex., litíase urinária), com dilatação súbita da pelve renal ou ureter, que se acompanha de espasmos da musculatura lisa ureteral, resultando em dor. Apresenta-se inicialmente como desconforto leve na região lombar ou no flanco, irradiando-se imprecisamente para o quadrante inferior do abdome do mesmo lado. Evoluiu rapidamente para dor lancinante, de grande intensidade, acompanhada de mal-estar geral, inquietude, sudorese, náuseas e vômitos. O local da dor varia de acordo com o local da obstrução:

- Obstrução alta (junção ureteropélvica): apresenta-se com localização lombar e flanco e irradia-se para quadrante superior do abdome e mesmo para região inguinal homolateral.
- Obstrução ureteral: localização em flanco e irradia-se para região inguinal homolateral e órgãos genitais externos (grande lábio ou testículos).
- Obstrução distal (região ureterovesical): ocasiona sintomas de irritação vesical, como disúria, urgência e frequência urinária, também podendo apresentar desconforto em região testicular nos homens ou em região de grande lábio nas mulheres.

Dor vesical

Dor percebida na região suprapúbica (originária da irritação do corpo da bexiga). Pode irradiar-se para a uretra e meato externo, quando ocorre a irritação da região do trígono ou colo vesical.

Estrangúria

Associada a inflamação intensa da bexiga, descrita como a emissão lenta e dolorosa de urina.

Dor perineal

Associada normalmente a infecção prostática, apresentando-se como dor perineal intensa, referida no sacro ou no reto. Pode estar associada a estrangúria.

Edema

O edema é a expressão do aumento do volume do líquido intersticial. Nesse contexto, a avaliação clínica sobre o estado do volume plasmático (intravascular) será importante para a caracterização do mecanismo fisiopatológico do edema (baixo enchimento ou *underfill*; alto enchimento ou *overfill*) e sua abordagem.

Pode ser caracterizado como anasarca quando maciço e generalizado (ascite, edema periorbitário e de membros inferiores). É a manifestação clínica de múltiplas patologias, como insuficiência cardíaca, cirrose e doenças vasculares e linfáticas. No contexto da nefrologia ocorre nas síndromes nefrítica e nefrótica, na injúria renal aguda e na doença renal crônica. Na síndrome nefrítica o edema típico é moderado (membros inferiores e periorbital) associado a hematúria, proteinúria moderada e hipertensão arterial. Na síndrome nefrótica é associado a proteinúria maciça (> 3,5 g/dia), pode apresentar-se mais localizado (somente nos membros inferiores) ou generalizado (anasarca). Na doença renal crônica o edema é variável, podendo manifestar-se apenas com edema periorbitário matinal.

Febre no contexto do sistema urinário

Assim como em qualquer contexto clínico, a febre confere um sinal de alerta e deve ser contextualizada dentro do raciocínio clínico. Nas infecções agudas do trato urinário, a febre é elevada e comumente associada a calafrios, correspondendo principalmente a pielonefrite e a prostatite. As neoplasias do trato urinário também deverão ser consideradas na vigência de febre baixa sem uma causa definida, associada a dor lombar, hematúria e emagrecimento.

Sinais e sintomas urêmicos

Consistem em sinais e sintomas que ocorrem devido à presença de insuficiência renal, seja aguda (injúria renal aguda) ou crônica (doença renal crônica).

Suas manifestações serão dependentes da velocidade de instalação da disfunção renal e da suscetibilidade individual, podendo surgir poucos ou nenhum sintoma mesmo em fases avançadas da doença renal crônica. Em contrapartida, na injúria renal aguda, em que a deterioração da função renal é acelerada, a presença é precoce e os sintomas comuns.

As manifestações são variadas, alcançando uma ampla variedade de órgãos e sistemas (Quadro 2). Os sinais/sintomas referentes ao trato gastrintestinal, como hálito urêmico, náuseas, vômitos matinais, anorexia, soluços e sangramento digestivo, são os sintomas mais comumente detectados. Em seguida estão os sintomas cardiovasculares (hipertensão e edema) e os hematológicos (anemia). Vale destacar que as apresentações das anormalidades descritas a seguir variam de indivíduo para indivíduo e, portanto, o conjunto de achados clínicos pode variar muito, não sendo necessária a presença de achados específicos para a suspeita

QUADRO 2 Anormalidades clínicas e laboratoriais encontradas em quadros de uremia

Hidroeletrolíticas:	**Neuromusculares:**	**Cardiovasculares/pulmonares:**
• Hiper/hipovolemia	• Fadiga	• Hipertensão arterial
• Hiper/hiponatremia	• Distúrbios do sono	• Edema
• Hiper/hipopotassemia	• Cefaleia	• Insuficiência cardíaca
• Acidose metabólica	• Letargia	• Pericardite
• Hiperfosfatemia	• *Flapping*	• Miocardiopatia
• Hiper/hipocalcemia	• Irritabilidade muscular	• Aterosclerose acelerada
Distúrbios gastrintestinais:	• Neuropatia periférica	• Arritmias
• Anorexia	• Síndrome das pernas inquietas	• Calcificação vascular
• Náuseas e vômitos	• Mioclonias	• Edema pulmonar
• Soluços	• Convulsões	• Taquipneia
• Hálito urêmico	• Coma	• Pulmão urêmico
• Gastroenterite	• Cãibras musculares	**Endocrinometabólicas:**
• Úlcera péptica	• Miopatia	• Distúrbio mineral/ósseo
• Hemorragia digestiva	**Hematológicas:**	• Hiperuricemia
Dermatológicas:	• Anemia	• Dislipidemia
• Palidez	• Diátese hemorrágica	• Desnutrição proteico-calórica
• Prurido	• Linfocitopenia	• Déficit de crescimento
• Equimoses	• Leucopenia	• Infertilidade
	• Hipocomplementemia	• Amenorreia
	• Esplenomegalia	

clínica. Para uma abordagem mais detalhada da fisiopatologia, manifestações clínicas e laboratoriais, sugere-se a consulta aos capítulos específicos de injúria renal aguda (Capítulo 15) e doença renal crônica (Capítulo 14).

EXAME FÍSICO

Há grande diversidade das doenças nefrológicas e, portanto, ampla diversidade dos achados no exame físico. Por essa razão, como frisado anteriormente em relação à recomendação de história detalhada, o exame físico de pacientes com queixas compatíveis com doença renal deve ser minucioso, pois os achados podem apontar para envolvimentos de outros sistemas. Entretanto, há achados que são específicos e serão abordados a seguir.

Os principais achados ao exame físico em pacientes com doenças relacionadas aos rins e ao sistema urinário são:

- fácies renal
- níveis de pressão arterial elevados
- hálito urêmico
- asterixe
- alterações de fundo de olho
- sinais de hipersensibilidade renal
- edema
- alterações do volume renal à palpação

Ectoscopia – fácies típicas

É descrita como um conjunto de características gerais da impressão do estado do indivíduo. Em algumas situações, na ectoscopia encontra-se um conjunto de características que está presente em situações particulares, e seu achado suscita esses diagnósticos específicos. Esses conjuntos são chamados de fácies típicas. Em nefrologia pode-se encontrar pacientes com fácies renal, fácies nefrótica e fáceis leonina.

A fácies renal se caracteriza pela palidez cutânea importante, por isso eventualmente denominada palidez terrosa, e pelo edema palpebral discreto. Embora seja característica da doença renal crônica, é incomum e, portanto, de baixo valor preditivo negativo. A palidez é manifestação clínica da anemia e edema palpebral da hipervolemia, associada ou não a proteinúria. Na fácies nefrótica o principal achado é o edema de toda a face, principalmente da região periorbitária e ao acordar, e que pode reduzir com o passar do dia, quando o indivíduo habitualmente fica em posição ortostática. Ocorre devido a proteinúria maciça como parte da síndrome nefrótica, e consequente redução da pressão coloido-osmótica. A região periorbitária é a mais acometida, por ser uma das regiões de mais baixa pressão coloido-osmótica. O volume se acumula durante à noite, na posição deitada, e tende a reduzir durante o dia devido à ação da gravidade. Também não é comum, e é mais encontrada em crianças.

Pacientes com a fáceis leonina da doença renal crônica apresentam protuberância dos ossos da face, principalmente do osso temporal e maxilas. Ocorre como manifestação do hiperparatireoidismo grave, que é uma complicação óssea da doença renal crônica, em geral em pacientes em terapia dialítica. Tem se tornado cada vez mais rara, devido à melhora da qualidade da terapia dialítica e dos recursos para tratamento.

Pressão arterial

Os pacientes com patologias renais podem apresentar níveis elevados de pressão arterial, ≥ 140/90 mmHg. A medida da pressão arterial é obrigatória como parte do exame físico, pois é um sinal vital. Para uma medida ideal da pressão arterial devem ser seguidas algumas recomendações, sintetizadas no Quadro 3.

QUADRO 3 Recomendações para medida apropriada da pressão arterial

Aparelho	Esfigmomanômetro apropriado, calibrado a cada 12 meses ou, preferencialmente, automático de braço.
Técnica	Auscultatória (manual) ou oscilatória (automatizada).
Local de medida	Ideal, braço (artéria braquial). Evitar em braço com fístula arteriovenosa.
Tamanho do manguito do esfigmomanômetro	Largura: 37-50% da circunferência do braço (em adultos 12-14 cm); comprimento: 75-100% da circunferência do braço (cobrir quase toda a circunferência do braço). Manguito padrão 12 × 23 cm, apropriado para circunferências até 28 cm.
Posição do braço	Manguito ajustado ao braço sem roupa, palma da mão pronada. Deitado: braço em repouso no leito. Sentado e em pé: braço apoiado em nível acima do pulso.
Condições ambientais	Local calmo e confortável. Repouso por 5 minutos. Se sentado, pernas descruzadas apoiadas no chão, dorso recostado na cadeira. Bexiga vazia. Não ter ingerido café, feito exercícios, fumado, comido ou bebido nos últimos 30-60 minutos.

Realizar a medida com o paciente deitado e sentado e, se idoso, com diagnóstico de diabetes ou em uso de medicação anti-hipertensiva, medir também em pé.

Hálito urêmico

Nos capilares alveolares, a ureia em concentrações elevadas gera amônia, que, por ser volátil, difunde-se para o espaço alveolar. O odor do ar expirado por esses indivíduos, por ter concentrações elevadas de amônia, assemelha-se ao odor da urina, explicando o chamado hálito urêmico. Ele pode ser perceptível durante a fala, mas se torna mais evidente durante as respirações profundas, por exemplo, no exame respiratório. É um achado sugestivo de insuficiência renal.

Neve urêmica

Indivíduos com insuficiência renal e níveis séricos muito elevados de ureia (em geral acima de 400 mg/dL) e, portanto, também elevados no suor, podem apresentar na superfície cutânea cristais de ureia após evaporação da água do suor. Esses diminutos cristais brancos podem ser visíveis sobre a pele, justificando o termo "neve urêmica". Pode ser mais facilmente palpável, como a presença de pequenos grãos na superfície da pele. Na atualidade é raríssimo, provavelmente devido à maior disponibilidade de acesso à assistência à saúde.

Asterixe

Do termo em inglês "flapping", são movimentos involuntários, complexos, de adução e abdução, anterior e posterior das mãos e excepcionalmente dos pés. Impossível de ser reproduzido voluntariamente, assemelha-se ao bater de asas de pássaros. Pode ser espontâneo ou desencadeado por hiperextensão das articulações, por exemplo, dos punhos. É uma manifestação neurológica da síndrome urêmica, mas também da insuficiência hepática.

Fundoscopia

O exame do fundo do olho permite a visualização do II par craniano, o nervo óptico, da retina e dos vasos retinianos. É uma oportunidade valiosíssima de visualização direta e consequentemente das complicações crônicas dos vasos. Assim, é útil para rapidamente identificar a cronicidade da doença do paciente já na primeira avaliação. Da mesma forma, os achados como edema da papila óptica, que é sinal de hipertensão intracraniana, ou exsudatos algodonosos ou hemorragias retinianas, são achados agudos, guiando para as doenças agudas ou a agudização de doenças crônicas.

É realizada com o oftalmoscópio, que permite a iluminação do fundo do olho e que possui um sistema de lentes que viabiliza sua visualização. Pode ser feita com ou sem dilatação pupilar com drogas. O Quadro 4 apresenta recomendações de como realizá-la.

Um debate recente foi estabelecido sobre a pertinência ou não de se utilizar o oftalmoscópio direto, dadas suas limitações (em comparação com

QUADRO 4 Orientações para realização de fundoscopia

Preparo	Instila-se colírio midriático, quando não houver contraindicações. A iluminação do ambiente deve ser reduzida.
Posicionamento do observador	Paciente e observador estão opostos um ao outro, com as cabeças aproximadamente no mesmo nível. O observador e o paciente devem estar sem óculos, mas lentes de contato não precisam ser removidas. Excepcionalmente, quando as alterações de refração são acentuadas (do examinador ou paciente), o exame pode ser feito com óculos.
Oftalmoscópio	Acende-se a luz do oftalmoscópio e ajusta-se sua lente para dioptria 0 (não converge nem diverge os raios luminosos). Mantém-se o dedo indicador no disco que controla as lentes, para ajustes de foco durante o exame. Para examinar o olho direito, utilizar mão direita e olho direito; para o esquerdo, utilizar mão e olho esquerdos – isso permite maior aproximação do paciente e maior mobilidade durante o exame. Segurar o oftalmoscópio firme, sob a face medial da parte óssea da órbita com ângulo de 20 graus do plano vertical.
Visualização	O paciente deve olhar para a frente (não para a luz do oftalmoscópio). Pode-se pedir que ele olhe em um ponto fixo na parede, por cima de seu ombro, ou pedir que ele olhe para sua orelha direita (no exame do olho direito) ou esquerda (no exame do olho esquerdo). A uma distância aproximada de 45 cm, em um ângulo de 150 graus lateralmente à linha da visão, iluminar a pupila com o feixe luminoso. Isso determinará o reflexo vermelho da pupila (brilho alaranjado). Mantenha o feixe no reflexo vermelho e desloque o aparelho até se aproximar bem da pupila. Colocando o polegar da outra mão sobre a sobrancelha do paciente, aumenta-se a orientação proprioceptiva e facilita-se a aproximação. Olha-se através da pupila o fundo de olho.
Estruturas	A primeira a ser visualizada é a papila óptica. Dela saem os vasos retinianos, que devem ter seus trajetos seguidos.

outras técnicas) e a facilidade e disponibilidades crescentes da obtenção de imagens de alta resolução do fundo de olho. Para obtenção das imagens são necessários o conhecimento de como visualizar o fundo de olho e o equipamento de registro das imagens, que pode ser um tablet ou smartphone com aplicativos apropriados. As imagens podem ser lidas remotamente. É necessário mais tempo de uso dessa inovação para melhor avaliação de sua utilidade e incorporação na prática clínica. Ramsamy et al. publicaram recentemente uma descrição prática e mais detalhada da técnica do exame e imagens úteis de referência (ver na Bibliografia recomendada no fim do capítulo).

Hipersensibilidade renal

A cápsula renal é inervada, e sua distensão causa dor renal característica e é responsável pelo sinal de hipersensibilidade renal ao exame físico. No exame físico, a cápsula renal é passível de ser distendida pela palpação e/ou percussão do ângulo costovertebral formado pela borda inferior da 12ª costela e musculatura paravertebral ipsilateral que correspondem aos processos espinhosos laterais (Figura 1). Dor desencadeada pela digitopressão ou percussão dessa região indica distensão da cápsula renal por edema ou obstrução.

A percussão deve ser realizada com paciente sentado no leito com pernas estendidas ou sentado em cadeira com exposição do dorso para exame. Realiza-se inicialmente a palpação e localização do ângulo costovertebral e em seguida a percussão da área com a borda ulnar da mão fechada (punhopercussão). Recomenda-se iniciar a percussão em um ponto acima ou abaixo da área do ângulo costovertebral para que fique claro que a dor é oriunda especificamente da área onde está o rim. Quando a dor à percussão associa-se à hiperextensão do tronco, denomina-se sinal de Giordano.

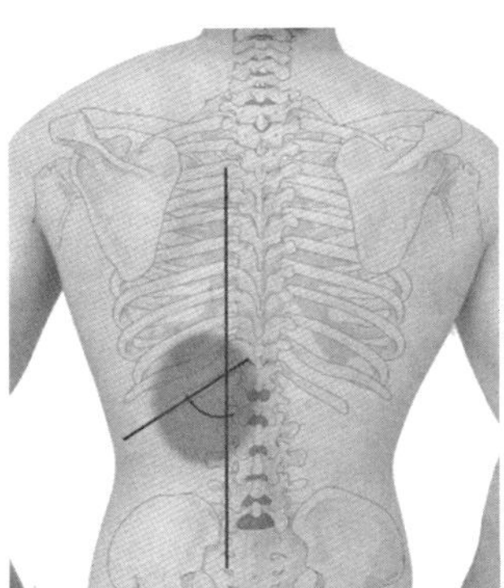

FIGURA 1 Localização anatômica do ângulo costo-vertebral.

A dor renal tem como principais causas a infecção renal (pielonefrite), em que ocorre a distensão da cápsula renal pela inflamação, e a cólica nefrética, em que a distensão é causada pela obstrução do fluxo urinário.

Edema e hipervolemia

O edema da doença renal é secundário a dois mecanismos: retenção de sódio e perda proteica. Localiza-se preferencialmente nas áreas de declive, em membros inferiores em quem deambula ou no dorso em pacientes acamados. Pode ser localizado ou estender-se por mais de um segmento corporal, como membros inferiores e abdome, classificado como anasarca. É depressível ou mole, apresentando, portanto, sinal do cacifo. É frio e em geral indolor, exceto nos casos de edema de grande intensidade de desenvolvimento em período curto de tempo em que ocorre a rápida distensão da pele, causando dor. A intensidade classificada de forma semiquantitativa (em cruzes em relação ao máximo de 4 cruzes) varia de leve, mais comum, como edema maleolar ou palpebral, até edemas muito intensos em que há transudação de água pela pele, molhando as roupas, por exemplo, em casos de síndrome nefrótica.

Os edemas provocados por proteinúria e consequente hipoalbuminemia podem se manifestar também com derrames cavitários, como ascite e derrame pleural. Nos edemas por retenção hidrossalina, por sua vez, podem ser observados sinais de hipervolemia, com hipertensão venosa central e turgência jugular, edema pulmonar com surgimento de taquidispneia, crepitações à ausculta respiratória ou a quadro de edema agudo de pulmão.

Palpação renal

Por serem retroperitoneais, os rins são de difícil acesso ao exame. A palpação é realizada com a introdução de uma das mãos posteriormente no gradil costal do lado a ser examinado, com o objetivo de promover discreto levantamento para a frente. Com a outra mão paralela à musculatura do reto abdominal, procurar "encontrar" o polo inferior do rim na inspiração profunda. Raramente são palpáveis. A técnica é útil para identificar rins de grande volume, como ocorre na doença policística, presença de hidronefrose ou tumores renais (Figura 2).

CONSIDERAÇÕES FINAIS

As doenças dos rins (nefropatias) são hoje muito prevalentes e são em sua maioria secundárias ao diabetes *mellitus* e à hipertensão arterial sistêmica, as quais têm características epidêmicas. Muitas delas são assintomáticas durante

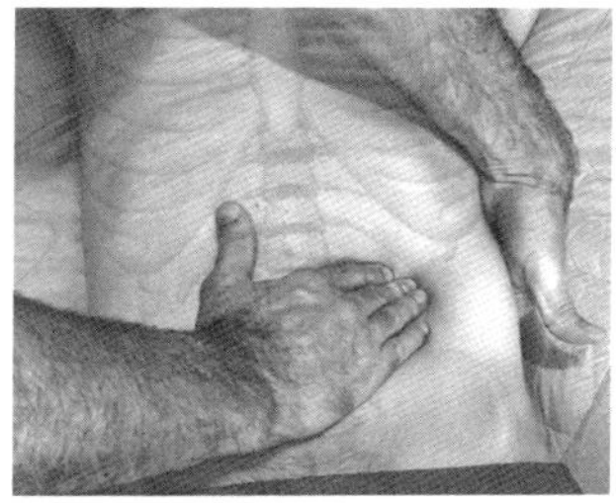

FIGURA 2 Técnica propedêutica para palpação renal.

a maior parte de sua evolução, o que torna importante diagnosticá-las o mais cedo possível com o fim de evitar uma progressão acelerada.

As principais doenças renais são infecções do trato urinário, cólica nefrética, injúria renal aguda, glomerulopatias e doença renal crônica. A importância da suspeição clínica se dá pelo fato de que muitos achados da história clínica e do exame físico são inespecíficos. Para auxiliar no diagnóstico clínico das doenças renais, discorreu-se aqui, de forma objetiva, sobre os principais sinais, sintomas e achados clínicos relacionados às doenças do sistema urinário.

Ao mesmo tempo, enfatizou-se que a doença renal crônica em seu estado avançado induz sinais e sintomas em outros sistemas corporais (neurológico, cardiovascular, gastrintestinal, respiratório, oftalmológico e cutâneo). Portanto, conhecer toda a propedêutica médica é essencial para uma boa propedêutica nefrológica.

Aprender os achados da propedêutica nefrológica, aqui restrita à história clínica e ao exame físico, é uma habilidade que servirá para toda a vida profissional e que deve ser acrescida dos dados epidemiológicos e da história natural das doenças renais, os quais dão o suporte para o raciocínio clínico, as hipóteses diagnósticas mais prováveis, a utilização racional de outros métodos complementares (tecnologia) e a redução de potenciais danos decorrentes de uma propedêutica mais invasiva.

A propedêutica renal permite, além da formulação de hipóteses diagnósticas específicas, a avaliação inicial de indivíduos com diagnóstico prévio de doenças renais que se apresentem com alguma intercorrência clínica comum em ambientes de urgência, capacitando o médico generalista a seu atendimento.

BIBLIOGRAFIA RECOMENDADA

Abelson B, Sun D, Que L, Nebel RA, Baker D, Popiel P et al. Sex differences in lower urinary tract biology and physiology. Biol Sex Differ. 2018;9(1):45-57.

Bargman JM, Skorecki KL. Doença renal crônica In: Jamesom JL, Fauci AS, Kasper DL, Hauster SL, Longo DL, Loscalzo J. Medicina interna de Harrison. 20.ed. Rio de Janeiro: McGraw Hill; 2019.

Bickley LS, Szilagyi PG. The abdomen. In:Hoffman RM. Bates' guide to physical examination and history taking. Other titles: Guide to physical examination and history taking. 12.ed. Philadelphia: Wolters Kluwer; 2017. p.449-507.

Feitosa ADM, Barroso WKS, Mion Junior D, Nobre F, Mota-Gomes MA, Jardim PCBV et al. Brazilian Guidelines for In-office and Out-of-office Blood Pressure Measurement – 2023. Arq Bras Cardiol. 2024;121(4):e20240113.

Ingelfinger JR. Hematuria in adults. N Engl J Med. 2021;385(2):153-63. Erratum in: N Engl J Med. 2021;385(6):576.

Johnson JR, Russo TA. Acute pyelonephritis in adults. N Engl J Med. 2018 Jan 4;378(1):48-59.

Queremel Milani DA, Jialal I. Urinalysis. [Updated 2023 May 1]. In: StatPearls [Internet]. Treasure Island (FL): StatPearls Publishing; 2023 Jan-. Disponível em: https://www.ncbi.nlm.nih.gov/books/NBK557685/; acessado em 1 de outubro de 2023.

Ramsamy G, Arunakirinathan M, Coombes A. The essentials of fundoscopy. Br J Hosp Med (Lond). 2017 Feb 2;78(2):C28-C32.

Veloso VS, Veloso MP. Sistema urinário: exame clínico. In: Porto CC. Semiologia médica. 8.ed. Rio de Janeiro: Guanabara Koogan; 2019. p.1124-32.

7

Principais síndromes renais

Artur Quintiliano Bezerra da Silva
René Scalet dos Santos Neto
Gianna Mastroianni Kirsztajn

PONTOS-CHAVE

- O diagnóstico sindrômico é passo fundamental na abordagem de um indivíduo com dano renal, direcionando o tratamento inicial e a investigação etiológica.
- As principais síndromes renais são: injúria renal aguda (IRA), doença renal crônica (DRC), síndromes glomerulares (síndrome nefrótica, síndrome nefrítica e glomerulonefrite rapidamente progressiva), alterações urinárias de significado indeterminado, infecção urinária, nefrolitíase, hematúria e síndromes tubulares.

INTRODUÇÃO

O estudo das síndromes renais é fundamental na medicina, dada a importância crítica dos rins na manutenção da homeostase do corpo humano. O diagnóstico sindrômico é passo primordial para a abordagem terapêutica inicial e para o avanço da investigação etiológica do dano renal. Há diversas síndromes relacionadas à disfunção dos rins. Dentre elas, pode-se citar: injúria renal aguda (IRA), doença renal crônica (DRC), síndromes glomerulares (síndrome nefrótica, síndrome nefrítica e glomerulonefrite rapidamente progressiva), alterações urinárias de significado indeterminado, infecção urinária, nefrolitíase, hematúria e síndromes tubulares. Neste capítulo serão abordadas as primeiras quatro síndromes listadas.

INJÚRIA RENAL AGUDA

Definição

A IRA é definida por um aumento rápido na creatinina sérica, uma diminuição no volume urinário, ou ambos, resultando na retenção de ureia e outros produtos de resíduos nitrogenados, alteração no volume extracelular e na desregulação dos eletrólitos. Disfunção ou dano renal podem perpetuar-se ao longo do tempo, fazendo com que a IRA evolua em um *continuum* para insuficiência renal aguda e crônica. Biomarcadores de lesão ou estresse renal são novas ferramentas para a avaliação de risco e possivelmente poderiam orientar as terapias apropriadas. A IRA não é uma única doença, mas um espectro de várias síndromes tão diversas quanto sepse, síndrome cardiorrenal e obstrução do trato urinário.

> Duas síndromes clínicas estão relacionadas com alterações da função renal: a IRA e a DRC.
>
> A IRA é caracterizada pela redução abrupta do volume urinário e/ou aumento rápido da creatinina sérica. Ao ser identificada, deve-se classificá-la em estágios, de acordo com a classificação KDIGO. Ela é uma síndrome clínica de alteração de função renal frequente em pacientes internados, principalmente nas UTI.
>
> Uma apresentação mais detalhada da IRA pode ser encontrada no Capítulo 15.

A abordagem a um paciente com IRA depende do contexto clínico e pode variar de acordo com a disponibilidade de recursos. Embora a eficácia de vários tratamentos amplamente aplicados ainda seja controversa, a evidência de várias intervenções, especialmente quando usadas em conjunto, aumentou ao longo da última década.

O termo "injúria" substituiu em grande parte a terminologia "insuficiência". Apesar de esses termos serem frequentemente utilizados para descrição de condições relacionadas à disfunção renal, eles têm diferenças sutis em seu significado e uso.

- **Injúria renal aguda:** é um termo mais amplo que descreve uma súbita diminuição na função renal. Ela enfatiza o aspecto da lesão ou danos aos rins e pode ser detectada por meio de alterações nos marcadores de função renal, como aumento nos níveis de creatinina sérica ou diminuição no volume urinário. IRA é usado para descrever a fase inicial de uma disfunção renal e pode progredir para insuficiência renal.

- **Insuficiência renal aguda:** é uma forma mais grave de disfunção renal que ocorre como resultado da injúria renal. Ela reflete um maior prejuízo na função renal. A insuficiência renal aguda é uma condição mais avançada, que requer tratamento imediato, como diálise.

Critérios diagnósticos

Várias definições de consenso de IRA foram desenvolvidas para fornecer uma terminologia uniforme dessa entidade. Essas definições são baseadas predominantemente na creatinina sérica e no volume urinário, sendo utilizadas principalmente para identificar pacientes com IRA em estudos epidemiológicos e de desfechos. A definição e o sistema de estadiamento do *Kidney Disease: Improving Global Outcomes* (KDIGO) são os mais recentes e preferidos. Outros critérios incluem os critérios RIFLE (Risco, Lesão, Falha, Perda de função renal e Doença renal em estágio terminal), sendo uma modificação subsequente proposta pela Acute Kidney Injury Network (AKIN), além de outros critérios.

Os critérios de IRA do KDIGO são divididos em três estágios, refletindo a gravidade da lesão. A seguir será apresentado um resumo desses critérios.

Critérios de creatinina sérica

- Estágio 1: aumento da creatinina sérica ≥ 0,3 mg/dL dentro de 48 horas; ou aumento de 1,5 a 1,9 vez em relação ao valor basal conhecido ou presumido nos últimos 7 dias.
- Estágio 2: aumento de 2 a 2,9 vezes em relação ao valor basal.
- Estágio 3: aumento de 3 vezes ou mais em relação ao valor basal; ou aumento da creatinina sérica para ≥ 4 mg/dL com um aumento agudo de pelo menos 0,5 mg/dL; ou início de terapia de substituição renal.

Critérios de produção urinária

- Estágio 1: diurese < 0,5 mL/kg/hora por 6 a 12 horas.
- Estágio 2: diurese < 0,5 mL/kg/hora por ≥ 12 horas.
- Estágio 3: diurese < 0,3 mL/kg/hora por ≥ 24 horas, ou anúria por ≥ 12 horas.

A IRA é considerada um importante indicador de morbidade e mortalidade em pacientes hospitalizados e requer uma abordagem imediata para identificar a causa e iniciar o tratamento apropriado. É importante notar que os critérios do KDIGO são usados globalmente e são fundamentais para padronizar a definição e o estágio da IRA.

Pelos critérios de KDIGO, antes de diagnosticar e classificar a IRA, deve-se avaliar e otimizar o estado volêmico do paciente e excluir a obstrução do trato urinário. Isso se baseia nos critérios da AKIN, nos quais a definição da KDIGO se baseia. O AKIN afirma que esses critérios devem ser usados no contexto da apresentação clínica e após ressuscitação volêmica adequada, quando aplicável.

Epidemiologia

Com base no uso dos critérios anteriormente descritos, a incidência de IRA taxada está ao redor de 2% em hospitais comunitários, enquanto em instituições de maior porte essas taxas podem atingir mais de 10 a 20% dos pacientes internados em enfermarias, podendo chegar a 50% dos pacientes internados em unidades de terapia intensiva (UTI).

Apresentação clínica

A apresentação clínica mais comum de IRA muitas vezes passa despercebida em seus estágios iniciais, tornando o diagnóstico um desafio para os profissionais de saúde. Os pacientes frequentemente não apresentam sintomas específicos relacionados aos rins, o que dificulta a identificação precoce da condição. No entanto, algumas pistas clínicas importantes podem ser observadas, como alterações na frequência/volume urinário e na cor da urina e elevações significativas nos níveis de creatinina sérica. É essencial que os médicos estejam atentos a essas alterações, especialmente em pacientes com fatores de risco, como insuficiência cardíaca, diabetes, hipertensão arterial (HAS) ou uso de medicamentos nefrotóxicos.

Conforme a IRA progride, os pacientes podem desenvolver sintomas mais evidentes, como edema, aumento da pressão arterial e sinais de sobrecarga de fluidos. A presença de uremia é uma característica importante da IRA avançada. Em situações mais graves, a IRA pode evoluir para insuficiência renal, exigindo intervenção médica imediata, como diálise.

Portanto, a identificação precoce da IRA, mesmo na ausência de sintomas específicos, desempenha um papel crítico na gestão eficaz dessa condição clínica complexa.

Evolução do agravo

Em torno de 2/3 dos casos de IRA resolvem-se em até 7 dias. Quando um caso não se resolve ou ocorre uma recidiva com subsequente falta de resolução, esperam-se resultados clínicos substancialmente piores. Pacientes com IRA KDIGO Estágio 2-3 que se recuperam em até 7 dias e permanecem vivos e livres de disfunção renal na alta hospitalar têm uma sobrevida de mais de 90% em 1 ano. Em contraste, pacientes que não se recuperam têm uma mortalidade hospitalar de 47% e, entre aqueles que recebem alta hospitalar, a sobrevida em 1 ano é de apenas 77%.

Recidivas podem refletir lesões adicionais ou exposições recorrentes, que infelizmente são comuns. Elas também podem decorrer de compensação renal através da hiperfiltração. A hiperfiltração pode resultar em uma aparente recuperação da IRA, mas que pode levar a deterioração subsequente. Infelizmente, a maioria dos pacientes não recebe acompanhamento nefrológico após a IRA.

Manejo clínico

Uma vez que a IRA esteja avançada e estabelecida, o foco da assistência deve permanecer na aplicação das mesmas intervenções usadas para prevenir seu desenvolvimento. No entanto, um foco adicional deve ser direcionado para a prevenção e o rápido tratamento das complicações. Esse manejo pode variar em complexidade, desde restrição de líquidos até a iniciação da terapia renal substitutiva (TRS). A perspectiva de evolução do paciente (p. ex., tendência à melhora da sepse) deve ser levada em consideração na intensidade do manejo indicado.

Terapia renal substitutiva

Em alguns pacientes, a IRA é grave o suficiente para requerer TRS (terapia renal substitutiva – diálise). Não existe um conjunto único de critérios para justificar tal intervenção. No entanto, a equipe assistente deve considerar fatores como os níveis de potássio (hipercalemia refratária), *status* volêmico (hipervolemia refratária), equilíbrio ácido-base (acidose metabólica refratária), níveis de creatinina e ureia (uremia), volume urinário/balanço hídrico, a evolução do paciente e a presença de outras complicações.

A IRA como fator de risco para a DRC

Na última década, vários estudos têm demonstrado uma forte ligação epidemiológica entre a IRA e o subsequente desenvolvimento da DRC. O risco adicional de doença renal em estágio terminal após a IRA foi estimado em 0,4 caso/100 pessoas-ano, e o risco adicional de DRC após a IRA foi estimado em 10 casos/100 pessoas-ano.

DOENÇA RENAL CRÔNICA

Definição

A DRC surge como consequência de doenças heterogêneas que alteram a função e a estrutura do rim de forma irreversível, ao longo de meses ou anos. A definição atual de DRC é baseada na taxa de filtração glomerular (TFG) inferior a 60 mL/min por 1,73 m^2, ou marcadores de dano renal, ou ambos, com duração de pelo menos 3 meses, independentemente da causa subjacente. Quando a TFG é inferior a 15 mL/min por 1,73 m^2, é considerado doença renal crônica avançada, momento em que a função renal já não consegue manter uma homeostase mínima e sustentável. Dessa forma, as opções para pacientes nesse estágio de DRC são TRS (diálise ou transplante renal) ou cuidados paliativos.

Epidemiologia

A incidência e a prevalência da DRC avançada variam globalmente. Mais de 80% dos pacientes em tratamento para DRC avançada residem em países com uma grande população idosa. Variações mundiais na incidência e prevalência da DRC são menos claras porque os dados vêm principalmente de estudos de coorte, que rastreiam populações heterogêneas, estimam a TFG usando fórmulas variadas e medem proteinúria usando métodos variáveis. Apesar dessas limitações, a prevalência de DRC é consistentemente relatada em torno de 11% em países de alta renda, incluindo os EUA e a Austrália

A incidência, a prevalência e a progressão da DRC também variam dentro dos países por etnia e classe social. Pessoas no quartil socioeconômico mais

> A DRC também é uma síndrome clínica relacionada com a alteração da função renal, mas que se apresenta de forma lenta e progressiva. Nesses casos, há indícios de alterações na TFG ou da integridade do parênquima renal persistente por mais de 3 meses.
>
> Uma abordagem detalhada da DRC está apresentada no Capítulo 14.

baixo têm um risco 60% maior de DRC progressiva do que aquelas no quartil mais alto. Pessoas negras e asiáticas no Reino Unido, hispânicos nos EUA e povos indígenas na Austrália, Nova Zelândia e Canadá têm maior risco de desenvolver DRC e de progressão da doença. Embora o *status* socioeconômico desempenhe um papel específico na incidência e prevalência de DRC, ele não explica totalmente o risco aumentado para minorias raciais ou étnicas.

As causas da DRC variam globalmente, mas em geral diabetes e HAS são as principais causas em todos os países de alta e média renda, e muitos países de baixa renda. Diabetes representa 30 a 50% dos casos, embora esse número deva aumentar em 69% em países de alta renda e 20% em países de baixa e média renda até 2030. Mais de um quarto da população adulta tinha HAS estimada em 2000, embora essa proporção deva aumentar aproximadamente 60% até 2025.

Fisiopatologia e fatores de risco para DRC

A manifestação patológica final comum de muitas doenças renais crônicas é a fibrose renal, que representa a cicatrização malsucedida do tecido renal após lesão crônica e sustentada, e é caracterizada por glomerulosclerose, atrofia tubular e fibrose intersticial. À medida que a DRC progride, várias toxinas urêmicas se acumulam no corpo, levando a efeitos bioquímicos e fisiológicos complexos e ocasionando inflamação, disfunção imunológica, doença vascular, disfunção plaquetária e aumento do risco de sangramento, disbiose intestinal e progressão da DRC.

Rastreio

Ao avaliar um paciente com DRC conhecida ou suspeita, os médicos devem investigar sobre sintomas adicionais que possam sugerir uma causa sistêmica ou obstrução urinária. Além disso, os pacientes devem ser avaliados quanto a fatores de risco para doença renal, incluindo exposição prévia a possíveis nefrotoxinas (p. ex., anti-inflamatórios não esteroides - Aine, contraste iodado, aminoglicosídeos), histórico de nefrolitíase ou infecções urinárias recorrentes, presença de comorbidades (HAS, diabetes, doença autoimune, infecções crônicas), histórico familiar de doença renal e, se disponível, outros fatores de risco genéticos conhecidos, como traço falciforme.

Segundo as Diretrizes da Linha de Cuidado da DRC em adultos do Ministério da Saúde, em pacientes com diabetes *mellitus* e HAS, recomenda-se realizar anualmente exame de creatinina sérica para cálculo da TFG estimada. Para avaliação da albuminúria, recomenda-se a relação albuminúria/creatinúria (RAC) ou relação proteinúria/creatininúria (RPC) em pacientes com diabetes e sumário de urina (EAS) para pacientes hipertensos, sendo anualmente em ambas as situações.

Apresentação clínica

Muitas pessoas são assintomáticas em relação à DRC, e são diagnosticadas após exames de rastreio ou quando ficam doentes com DRC avançada. A DRC é tipicamente identificada por meio de rastreio de rotina com perfil de bioquímica sérica e estudos urinários ou como um achado incidental.

Em fase inicial, os pacientes podem apresentar sintomas como hematúria macroscópica, "urina espumosa" (um sinal de albuminúria), noctúria, dor no flanco ou diminuição do débito urinário. Em casos de DRC avançada, os pacientes podem relatar fadiga, falta de apetite, náusea, vômito, gosto metálico, perda de peso não intencional, prurido, alterações no estado mental, dispneia ou edema periférico.

Progressão, complicações, gerenciamento e prognóstico da DRC

Monitorar pessoas com DRC pode ajudar a identificar aqueles com maior tendência à progressão e que podem precisar de TRS no futuro. Além disso, há reconhecimento crescente da interação entre DRC, outras morbidades e mortalidade por todas as causas, havendo aumento exponencial do risco de morte à medida que ocorre piora da função renal.

Entre as principais complicações da DRC estão:

- Anemia: tipicamente normocítica, normocrômica e hipoproliferativa, cuja prevalência aumenta à medida que a TFG diminui. O rim é a principal fonte de eritropoietina, um hormônio glicoproteico que estimula a produção de glóbulos vermelhos na medula óssea e conduz à homeostase da hemoglobina. A anemia na DRC está associada a piores desfechos, incluindo redução da qualidade de vida, aumento da incidência de doença cardiovascular, taxas mais altas de admissão hospitalar, comprometimento cognitivo e mortalidade. Ferro e eritropoietina recombinante e seus derivados sintéticos são amplamente usados para tratar a anemia e demonstraram reduzir a necessidade de transfusão de sangue em pessoas com DRC.
- Mortalidade cardiovascular: é estimada como 57% maior em pessoas com uma TFG inferior a 60 mL/min e 63% maior em pessoas com microalbuminúria, quando comparado com pessoas sem DRC.
- Câncer: estudos de coorte baseados na população indicaram que pessoas com DRC avançada em diálise têm um excesso de risco de câncer de 10 a

80%, enquanto os receptores de transplante renal têm um risco aumentado de 1,9 a 9,9 vezes de câncer, quando comparado com a população geral.
- Hiperparatireoidismo secundário: é uma complicação frequente, especialmente nos estágios mais avançados. Esse distúrbio endócrino é caracterizado pelo aumento compensatório da secreção de paratormônio (PTH) pelas glândulas paratireoides, em resposta à hipocalcemia e à hiperfosfatemia resultantes da redução da função renal. Com o tempo, a hiperplasia paratireoide e a secreção excessiva de PTH podem levar a alterações ósseas significativas, conhecidas como osteodistrofia renal, e a calcificações vasculares.
- Qualidade de vida: refere-se a medidas de resultado relatadas pelo paciente sobre como a doença e o tratamento afetam seu bem-estar subjetivo do paciente. Entender os resultados de qualidade de vida relacionada à saúde é especialmente importante na DRC, pois essa medida pode ser um preditor independente de progressão da doença, bem como mortalidade cardiovascular e por todas as causas.
- Terapia de substituição renal e transplante renal: a maioria das pessoas que atingem DRC avançada são tratadas com diálise. A sobrevida em 5 anos de pessoas em diálise é entre 13 e 60% menor do que pessoas na população geral de idades semelhantes. Entre pacientes transplantados, há uma evidente redução na mortalidade, de eventos cardiovasculares e melhora na qualidade de vida, em relação aos pacientes em diálise.

Manejo

Controle da pressão arterial, manejo do diabetes e dislipidemias, cessação do tabagismo, promoção de hábitos alimentares adequados e saudáveis, prática de atividade física regular e controle das complicações.

SÍNDROME NEFRÓTICA

Definição

A síndrome nefrótica é uma condição renal caracterizada pela disfunção da barreira de filtração glomerular, levando a proteinúria em níveis elevados ou nefrótica (superior a 3,5 g/dia em adultos e acima de 50 mg/kg/dia em crianças), hipoalbuminemia resultante da perda urinária de albumina (níveis séricos de albumina inferiores a 3,5 g/dL) e edema (inclusive edema generalizado e derrames cavitários) devido à diminuição da pressão coloidosmótica intravascular. Além disso, a síndrome nefrótica pode levar a hiperlipidemia

As síndromes glomerulares são identificadas em pacientes que estão em investigação de edema, hipertensão de início recente, alterações de função renal ou de alterações em exames de urina.

Essas síndromes são classificadas em:

- Síndrome nefrótica
- Síndrome nefrítica
- Glomerulonefrite rapidamente progressiva
- Alterações urinárias assintomáticas

Maiores detalhes sobre as síndromes glomerulares podem ser encontrados no Capítulo 17.

devido ao aumento na síntese hepática de lipoproteínas, resultado do aumento da produção de proteínas pelo fígado, em uma tentativa de reestabelecer a pressão coloidosmótica.

A síndrome nefrótica é uma manifestação clínica de patologias glomerulares primárias ou secundárias. Dentre as doenças sistêmicas que podem se manifestar como síndrome nefrótica, destacam-se o diabetes *mellitus*, a nefrite lúpica e a amiloidose. Dentre as doenças primárias do rim, as principais são a glomeruloesclerose segmentar focal (GESF), a doença de lesões mínimas (LM) e a glomerulopatia membranosa (GNM).

Epidemiologia

Nos EUA, as causas mais comuns da síndrome nefrótica são a nefropatia diabética, a GESF e a GNM. A LM é a causa mais comum da síndrome nefrótica em crianças (> 90% dos casos em crianças com mais de 1 ano de idade). Em adultos, a LM é a causa em 10 a 15% dos casos de síndrome nefrótica, com uma representação maior em pacientes mais idosos.

Manejo da síndrome nefrótica

Uma vez que o diagnóstico de síndrome nefrótica tenha sido estabelecido, deve-se iniciar o tratamento inespecífico, ou seja, o manejo dos sinais e sintomas que resultam da síndrome nefrótica, independentemente de sua etiologia, bem como a prevenção e/ou tratamento das complicações.

Dieta

Todos os pacientes com síndrome nefrótica devem seguir uma dieta com baixo teor de sódio, sendo recomendado menos de 2.400 mg de sódio/dia em pacientes sem HAS e abaixo de 1.500 mg/dia em pacientes com HAS.

As diretrizes do KDIGO sugerem que a restrição de proteínas inferior a 0,8 g/kg dia não oferece nenhuma vantagem com o objetivo de reduzir a progressão da DRC com base no maior estudo realizado sobre o tema até o momento.

Hipertensão arterial sistêmica

Muitos pacientes com síndrome nefrótica têm HAS. A retenção de sal e água, a ativação do sistema renina-angiotensina-aldosterona (SRAA) e a progressão dos danos renais elevam a pressão arterial. As diretrizes do KDIGO recomendam que o seguinte para pacientes com proteinúria:

- Tanto em adultos com diagnóstico de diabetes quanto naqueles sem diabetes, mas com DRC e excreção de albumina na urina superior a 300 mg/24h, o tratamento é direcionado ao uso de medicamentos para reduzir a pressão arterial, a fim de manter uma pressão arterial sistólica consistentemente inferior a 130 mmHg e diastólica inferior a 80 mm Hg.
- O controle pressórico e da proteinúria deve ser realizado com agentes inibidores do SRAA de primeira linha, como inibidores da enzima conversora de angiotensina, bloqueadores do receptor de angiotensina ou antagonistas do receptor de mineralocorticoides.

Edema

O achado físico de edema é clássico na síndrome nefrótica, e níveis mais elevados de proteinúria estão associados a um edema mais significativo, embora em algumas situações não exista uma relação causal direta. O tratamento da causa subjacente da proteinúria pode levar à eliminação curativa do edema.

Pacientes com síndrome nefrótica frequentemente estão hipervolêmicos, notadamente aqueles com componente nefrítico associado ou com perda de função renal, e precisarão de diuréticos para promover a perda de sal e água. Os diuréticos de alça são os indutores mais eficazes de diurese em pacientes com TFG reduzida. Esses medicamentos são secretados na luz do túbulo e frequentemente se ligam à albumina, tendo sua eficácia reduzida em comparação com pacientes com quadros não nefróticos. Geralmente são necessárias doses mais altas do diurético para alcançar a mesma diurese em pacientes com síndrome nefrótica. Pacientes com função renal normal e normo/hipovolemia devem começar com a dose mais baixa do diurético, pois a resposta interpessoal é altamente variável, e há risco de IRA pré-renal. Nesses casos, o controle do peso e o balanço hídrico diário são cruciais para o ajuste da dose do diurético. Com a função renal diminuída (TFG < 60 mL/min), geralmente é recomendado começar com o dobro da dose habitual em relação a um paciente com TFG normal.

Em estados edematosos, a absorção oral de diuréticos é errática, sendo muitas vezes necessária a infusão intravenosa de diuréticos de alça, com dose ajustada até que a resposta desejada seja observada. Se um paciente tem exposição crônica a diuréticos de alça ou doses intravenosas elevadas não está alcançando a diurese, a adição de um diurético tiazídico deve ser considerada. Esse processo é descrito como bloqueio sequencial do néfron, que inativa receptores e canais no néfron para promover a diurese máxima. Deve-se monitorar distúrbios hidroeletrolíticos, especialmente hipocalemia, hipomagnesemia e alcalose metabólica. A ultrafiltração é uma opção para pacientes que têm sobrecarga volumétrica refratária ao uso de diuréticos.

Dislipidemia

A elevação dos níveis de lipídios pode ser encontrada em conjunção com todos os níveis de proteinúria. Atualmente é recomendado iniciar estatinas para reduzir os riscos cardiovasculares e os níveis de lipídios. Também há evidências adicionais de que as estatinas podem ter um impacto na redução da proteinúria. Recomenda-se que a posologia das estatinas seja estabelecida com base na resposta terapêutica e na minimização dos efeitos colaterais associados a dosagens elevadas.

Inibidores do cotransportador de sódio-glicose-2 (iSGLT2)

Ensaios clínicos randomizados demonstraram que os iSGLT-2 reduzem a proteinúria e retardam a progressão da doença renal em pacientes com albuminúria.

Os inibidores da SGLT2 estão associados com melhores desfechos renais independentemente do estado de DM, sugerindo que os efeitos protetores em pacientes sem diabetes podem ser parcialmente mediados por mecanismos além da inibição do *feedback* tubuloglomerular, como a redução da carga tubular, aumento da autofagia e efeitos anti-inflamatórios ou antifibróticos.

Os resultados positivos expostos fazem com que os inibidores do SGLT2 devam ser considerados como um componente do *conservative care* para aqueles com proteinúria por glomerulonefrite, mas essas terapias não devem ser usadas em substituição à imunossupressão quando clinicamente indicadas.

Complicações

Uma das complicações mais preocupantes da síndrome nefrótica é um estado de hipercoagulabilidade. A incidência relatada de trombose venosa profunda em pacientes com síndrome nefrótica é de 15% e a de embolia pulmonar é de 10 a 30%. Isso se deve ao desequilíbrio da perda glomerular de anticoagulantes (antitrombina III) combinado com aumento da síntese de substâncias pró-coagulantes pelo fígado, maior ativação plaquetária, diminuição da atividade fibrinolítica e ativação localizada da coagulação na vasculatura renal. Glomerulopatias com alto risco associado de trombose incluem GNM, LM e GESF, pois essas frequentemente têm níveis mais elevados de proteinúria. A maioria dos eventos trombóticos ocorre nos primeiros 6 meses após o diagnóstico.

Considera-se que a hipoalbuminemia tem uma associação forte com o risco de tromboembolismo. As Diretrizes de Prática Clínica KDIGO para Glomerulopatias sugerem que anticoagulação deve ser considerada se algum desses elementos estiver presente juntamente com albumina sérica entre 2 e 2,5 g/dL, como riscos adicionais para trombose: proteinúria > 10 g/dia; índice de massa corporal (IMC) > 35 kg/m^2, história familiar de tromboembolismo, predisposição genética documentada, insuficiência cardíaca congestiva classe funcional III ou IV (NYHA) ou imobilização prolongada.

Os regimes atuais de anticoagulação incluem o uso de heparina de baixo peso molecular, varfarina e anticoagulantes orais de ação direta. Atualmente os anticoagulantes orais de ação direta não são aprovados para essa estratégia preventiva pelo *Food and Drugs Administration* (FDA) dos EUA. Pacientes com alto risco de sangramento não devem receber anticoagulantes, mas devem ser informados sobre os riscos dessa estratégia e sinais/sintomas relacionados a tromboses, que devem ser monitorados. Idealmente, a anticoagulação deve ser iniciada após a realização da biópsia renal, evitando complicações relacionadas a esse procedimento.

A IRA é uma complicação possível em caso de síndrome nefrótica, especificamente agravada naqueles com proteinúria e hipoalbuminemia graves, mesmo naqueles sem uso de diuréticos, bloqueadores do SRAA, inibidores da SGLT2 ou inibidores da calcineurina, que são causas de IRA pré-renal nesses pacientes. O mecanismo exato é pouco compreendido, mas acredita-se que seja resultado de um estado multifatorial de hipovolemia, edema intersticial, lesão tubular isquêmica e infiltração de gotículas de proteína nos túbulos e interstício.

Também ocorre aumento de infecções, especialmente do trato respiratório, peritonite, trato urinário e infecções relacionadas a bactérias encapsuladas. Um fator que contribui para essa prevalência aumentada de infecção é a hipogamaglobulinemia causada pela perda de proteínas pela urina.

A disfunção tubular proximal pode ocorrer com a deposição de proteínas, resultando em achados como glicosúria, fosfatúria, bicarbonatúria e, por vezes, um quadro semelhante ao da doença de Fanconi.

Prognóstico

O prognóstico da síndrome nefrótica é altamente dependente da doença de base ou glomerulopatia subjacente causadora dessa síndrome, da histologia da doença, de fatores próprios do paciente e da aderência ao tratamento.

A GNM primária, por exemplo, geralmente tem um prognóstico favorável. O prognóstico para essa doença segue aproximadamente uma "regra dos terços": cerca de um terço dos pacientes têm um curso benigno com alta taxa de remissão; um terço apresenta evidência contínua de proteinúria ou edema, mas mantém a função renal normal; e um pouco menos de um terço dos pacientes progride para doença renal terminal dentro de 10 anos. Já os adultos com GESF primária tendem a ter um prognóstico mais desfavorável, e o grau de proteinúria é um fator prognóstico significativo. Embora cerca de metade dos pacientes com proteinúria em nível nefrótico progrida para DRC avançada ao longo de 5 a 10 anos, os pacientes com proteinúria muito intensa (10 a 14 g por dia) desenvolverão DRC avançada em média dentro de 2 a 3 anos.

SÍNDROME NEFRÍTICA

Definição

A síndrome nefrítica é uma condição renal caracterizada pela inflamação aguda dos glomérulos, levando a comprometimento da superfície de filtração e consequente redução da TFG. Como consequência da queda da filtração glomerular, ocorre oligúria, aumento da creatinina e retenção de sal e água, com hipervolemia e hipertensão arterial. O edema, habitualmente de menor proporção do que o observado em pacientes em síndrome nefrótica, é decorrente predominantemente do extravasamento de fluidos pelos capilares vasculares como consequência do aumento da pressão hidrostática intravascular. A excreção urinária de proteínas é variável e raramente atinge níveis nefróticos. Os exames laboratoriais demonstram caracteristicamente a presença de hematúria e leucocitúria.

Assim como na síndrome nefrótica, a síndrome nefrítica é uma manifestação clínica de patologias glomerulares primárias ou secundárias. Dentre as doenças sistêmicas que podem se manifestar como síndrome nefrítica, destacam-se as glomerulopatias pós-infecciosas, o lúpus eritematoso sistêmico e as vasculites. Dentre as doenças primárias do rim, as principais são a nefropatia por IgA e a GN membranoproliferativa primária.

Etiologia e histopatologia

O protótipo da síndrome nefrítica é a GN pós-estreptocócica, e, quando essa é a hipótese diagnóstica principal, em geral não se realiza biópsia renal para confirmação do diagnóstico. O padrão usual é de uma GN proliferativa difusa com depósitos de complexos imunes.

Quando a apresentação da doença não é tão típica, pode-se lançar mão da biópsia, para fazer o devido diagnóstico diferencial e, por vezes, até flagrar formas mais graves, que passaram da apresentação sindrômica de síndrome nefrítica para glomerulonefrite rapidamente progressiva (GNRP) e apresentam crescentes na histologia.

História clínica, exame físico e exames complementares

A apresentação clínica é variável, mas por definição a síndrome nefrítica é a associação de hematúria, declínio da filtração glomerular, oligúria, HAS e edema.

Ao exame físico, o paciente pode apresentar palidez. Os sinais de sobrecarga de líquidos podem estar presentes, incluindo edema com cacifo e crepitações à ausculta pulmonar. No exame cardiovascular, pode ser auscultado um novo sopro cardíaco em pacientes com endocardite infecciosa. Púrpura palpável e articulações dolorosas e inchadas estão presentes em pacientes com doenças sistêmicas, como vasculite, púrpura de Henoch-Schönlein e lúpus eritematoso sistêmico.

A análise de urina é o primeiro teste a ser realizado na avaliação da síndrome nefrítica. A passagem das hemácias pela barreira glomerular lesada resulta em hematúria com dismorfismo, como a presença de acantócitos na urina. Apesar de pouco frequente, a presença de cilindros hemáticos também indica uma origem glomerular. Os pacientes podem apresentar também leucocitúria, de caráter estéril, além de cilindros celulares.

Deve-se sempre fazer ultrassonografia de rins e vias urinárias, na avaliação inicial, como em qualquer glomerulopatia.

A investigação de doença subjacente associada será variável, conforme a apresentação clínica e principais suspeitas diagnósticas, sendo sugeridos os seguintes exames para auxiliar no diagnóstico etiológico: dosagens de complemento, antiestreptolisina O, anticorpos antinucleares, anticorpos anti-dsDNA. anticorpos antimembrana basal glomerular e anticorpos anticitoplasma de neutrófilos (Anca).

A biópsia renal não é feita de forma rotineira em síndrome nefrítica; ela só está indicada em certas situações, sempre considerando o contexto e peculiaridades do caso. Estes são aspectos que levam a considerar a realização de biópsia renal, mas nem todos eles são indicações absolutas: quadro pouco típico inclusive sem evidência de infecção prévia, disfunção renal progressiva (sobretudo se rapidamente progressiva), coexistência de proteinúria de nível nefrótica, hipocomplementemia por mais de 8 semanas, ausência de hipocomplementemia na apresentação, presença de doença sistêmica, persistência de hematúria ou proteinúria, entre outras.

Manejo da síndrome nefrítica

O tratamento dos sintomas, incluindo sobrecarga de volume, HAS, edema, infecção e hiperlipidemia, pode ser iniciado assim que o diagnóstico é feito pelo médico assistente, deixando decisões sobre a pertinência de iniciar-se imunossupressão ou não para o nefrologista.

O tratamento de suporte, que deve ser iniciado imediatamente, juntamente com a realização de exames complementares, já foi descrito no tópico anterior (síndrome nefrótica). Ressalta-se que, diferentemente do paciente com síndrome nefrótica pura, o paciente com síndrome nefrítica é hipervolêmico e o uso de diuréticos pode ser realizado com menor risco de IRA pré-renal.

Corticosteroides e outros imunossupressores não devem ser usados quando há suspeita de doença autolimitada. Seu uso é controverso em algumas condições, incluindo endocardite estafilocócica, pois pode, por exemplo, agravar a sepse e resultar em maior mortalidade. Podem ser utilizados quando identificadas doenças subjacentes que respondem a esses medicamentos e que se apresentaram como síndrome nefrítica (como lúpus eritematoso sistêmico, por exemplo) ou que passam a ter uma evolução rapidamente progressiva. Ainda assim, sua administração deve ser feita de forma individualizada e respeitando a coexistência de quadros infecciosos.

Prognóstico

O prognóstico da síndrome nefrítica depende da causa subjacente e da idade dos pacientes quando da apresentação da doença, entre outros fatores. Habitualmente, crianças com GN pós-estreptocócica apresentam curso agudo autolimitado, com bom prognóstico; mas esse mesmo tipo de GN pode ter um prognóstico menos favorável em adultos, por exemplo.

Glomerulonefrite rapidamente progressiva

A glomerulonefrite rapidamente progressiva (GNRP) é uma síndrome caracterizada por declínio rápido da função renal (declínio de mais de 50% da TFG), em até 3 meses, apresentando-se geralmente como síndrome nefrítica (hematúria, proteinúria, oligúria, edema, hipertensão).

Pode ser classificada em três tipos, de acordo com os achados da imunofluorescência: presença de depósitos lineares (glomerulonefrite por anticorpos antimembrana basal glomerular), presença de depósitos granulares de imunocomplexos (glomerulonefrite pós-infecciosa, nefropatia por IgA, nefrite lúpica, nefropatia idiopática) e ausência de depósitos significativos / pauci-imune (poliangeíte microscópica, granulomatose de Wegener). O principal achado histológico é a formação de crescentes (celulares, fibróticas, fibrocelulares), usualmente envolvendo mais de 50% dos glomérulos.

Trata-se de uma entidade relativamente rara, mas de prognóstico reservado, e por isso deve ser suspeitada em todos os casos em que há perda rápida da função renal sem uma etiologia bem determinada (p. ex., obstrução do trato urinário). O tratamento deve ser instituído o mais precocemente possível, sendo geralmente indicada TRS de urgência, biópsia renal assim que possível e introdução de imunossupressores. Com dados da biópsia renal, é possível refinar o diagnóstico, tratamento e prognóstico.

Alterações urinárias de significado indeterminado

A urinálise é uma ferramenta diagnóstica informativa e não invasiva que está prontamente acessível ao clínico tanto em ambientes ambulatoriais quanto hospitalares. Em conjunto com a história clínica, exame físico e testes laboratoriais, a urinálise desempenha um papel central na avaliação de doenças renais agudas e crônicas. Além disso, achados anormais em uma urinálise de rotina, mesmo em um paciente assintomático, podem ser a primeira evidência de doença renal subjacente. Já as alterações urinárias de significado indeterminado representam um espectro de achados laboratoriais encontrados em análises de urina que não possuem uma interpretação clínica clara e imediata. Esses achados podem incluir variações na coloração, odor, presença de elementos anormais como células epiteliais, cristais ou cilindros. A prevalência dessas alterações é variável, especialmente dependente da amostra populacional estudada.

Diversos fatores podem estar na origem das alterações urinárias de significado indeterminado. Alterações na dieta, hidratação e medicamentos são comuns causas fisiológicas. A dieta tem um impacto significativo na composição da urina. Por exemplo, a ingestão elevada de alimentos ricos em proteínas pode aumentar a acidificação da urina e levar à formação de cristais de ácido úrico. Alimentos como beterraba e cenoura podem alterar a coloração da urina, tornando-a rosada ou alaranjada, respectivamente. Já o consumo excessivo de sal pode aumentar a concentração de sódio e cálcio na urina, predispondo à formação de cálculos renais. O estado de hidratação do indivíduo influencia diretamente a concentração urinária. Desidratação leva a uma urina mais concentrada e escura, podendo também aumentar a concentração de solutos como cálcio, ácido úrico e oxalato, facilitando a formação de cálculos. Por outro lado, uma hidratação excessiva pode diluir substâncias na urina, potencialmente mascarando a presença de elementos anormais em análises laboratoriais. E diversos medicamentos podem alterar as características da urina. Por exemplo, diuréticos alteram o volume e a concentração de eletrólitos na urina, enquanto medicamentos como a ciprofloxacina podem causar cristalúria. Além disso, medicamentos que afetam o metabolismo renal, como anti-inflamatórios não esteroides, podem alterar a função renal e, consequentemente, a composição da urina.

Do ponto de vista patológico, essas alterações podem ser indicativas de condições como infecções urinárias, litíase renal, ou mesmo doenças sistêmicas mais graves. A identificação da causa subjacente é fundamental, pois condições como DRC, presente em aproximadamente 10% da população global, podem manifestar-se inicialmente através desses achados.

A abordagem inicial deve incluir a repetição do exame para excluir variações transitórias e erros de coleta. Esse passo é essencial, visto que até 30% das análises podem apresentar resultados falso-positivos devido a técnicas de coleta inadequadas. Posteriormente, a correlação com o quadro clínico do paciente e a realização de exames complementares, como funções renal, *status* volêmico e atividade física prévia, são cruciais para um diagnóstico preciso.

Em casos em que as alterações persistem, é aconselhável uma avaliação mais aprofundada. Isso pode incluir exames de imagem, como ultrassonografias ou tomografias, e, em alguns casos, a consulta com um nefrologista ou urologista. Essa abordagem é particularmente importante em pacientes com fatores de risco para doenças renais ou urológicas, como HAS, diabetes ou histórico familiar de doença renal.

Os médicos devem manter uma abordagem equilibrada, evitando tanto o alarmismo desnecessário quanto a negligência de potenciais condições graves. É fundamental educar os pacientes sobre a importância de um acompanhamento adequado, especialmente em casos com fatores de risco associados. Pacientes devem ser orientados sobre a relevância dos achados, sendo tranquilizados em casos benignos, mas também alertados sobre a necessidade de investigação adicional em situações suspeitas. A comunicação clara sobre possíveis mudanças no estilo de vida, como ajustes na dieta e hidratação, é essencial.

Ressalta-se a importância do diagnóstico precoce e do manejo adequado dessas alterações urinárias, para prevenir complicações e garantir uma melhor qualidade de vida.

CONSIDERAÇÕES FINAIS

A suspeita diagnóstica e o diagnóstico precoce das síndromes nefrótica e nefrítica revestem-se de importância crítica na prática clínica, considerando sua influência direta no prognóstico e na resposta ao tratamento, visando minimizar a progressão para DRC avançada.

É importante ressaltar que o prognóstico dessas síndromes é variável e depende da causa subjacente, da resposta ao tratamento e do estágio da doença no momento do diagnóstico.

BIBLIOGRAFIA RECOMENDADA

Barros RT, Alves MAVFR, Dantas M, Kirsztajn GM, Sens, YAS. Glomerulopatias: patogenia, clínica e tratamento. 3.ed. São Paulo: Sarvier; 2012.

Kellum JA, Lameire N, Aspelin P, Barsoum RS, Burdmann EA, Goldstein SL, et al. Kidney Disease: Improving Global Outcomes (KDIGO) Acute Kidney Injury Work Group. KDIGO clinical practice guideline for acute kidney injury. Kidney Int Suppl. 2012;2:1-138.

Kidney Disease: Improving Global Outcomes (KDIGO) Glomerular Diseases Work Group. KDIGO 2021. Clinical practice guideline for the management of glomerular diseases. Kidney Int. 2021 Oct;100(4S):S1-S27.

Kidney Disease: Improving Global Outcomes (KDIGO). Clinical practice guideline for the evaluation and management of CKD. Am J Kidney Dis. 2014 May;63(5):713-35.

Loscalzo J, Fauci A, Kasper D, Hauser S, Longo D et al. Tratado de medicina interna de Harrison. 21.ed. São Paulo: ArtMed; 2023.

Ministério da Saúde. Diretrizes clínicas para o cuidado ao paciente com doença renal crônica no Sistema Único de Saúde. Brasília; 2014

Moura LRR, Alves MAVFR, Santos DR, Pecoits-Filho R. Tratado de nefrologia. São Paulo: Atheneu; 2017.

8

Insonação para propedêutica renal

Marcus Gomes Bastos
Pedro Túlio Rocha
Renata de Souza Mendes

PONTOS-CHAVE

- A ultrassonografia tem ganhado cada vez mais espaço na prática clínica nefrológica, indo além do seu propósito diagnóstico.
- Sua praticidade e portabilidade, com a possibilidade de uso em diversos ambientes (enfermaria, UTI, consultório e unidades de diálise), além de dispensar uso de contraste ou radiação, faz com que seja uma ferramenta importante na prática diária do nefrologista.
- Sua utilização como quinto pilar do exame físico para avaliação da função cardíaca e volemia, alterações pulmonares e na propedêutica do exame do abdome acrescenta maior sensibilidade à avaliação clínica do paciente.

INTRODUÇÃO

A ultrassonografia sempre teve um papel importante na propedêutica nefrológica desde os seus primórdios, na década de 1950. Em relação a características da fisiologia, a anatomia do sistema apresenta vantagens importantes aos exames radiológicos, ao dispensar o uso de contraste iodado, que é potencialmente nefrotóxico, além de visualizar adequadamente todos os componentes do sistema urinário pelas características de seu tecido com alto conteúdo de líquido e não aerada.

Recentemente, com a miniaturização e o aprimoramento da tecnologia, os aparelhos de ultrassonografia estão cada vez mais disponíveis para o uso diário à beira-leito, e têm diversas aplicações na prática clínica diária em nefrologia.

Neste capítulo, algumas destas aplicações serão apresentadas: a insonação cardíaca, a insonação pulmonar, a avaliação da volemia e o uso da ultrassonografia em procedimentos invasivos

INSONAÇÃO CARDÍACA

A insonação focada do coração transtorácica permite avaliar os pacientes de forma rápida, precisa e não invasiva, permitindo responder a perguntas específicas ou restringir a lista de diagnósticos diferenciais. É importante realçar que a insonação cardíaca focada é qualitativa, deve ser utilizada para confirmar diagnóstico e não substitui a ecocardiografia compreensiva realizada pelo ecocardiografista.

A insonação focada do coração (Infoco) é particularmente importante por apresentar maior sensibilidade e especificidade na identificação de patologias cardíacas, principais causas de óbito em todo o espectro da doença renal crônica. Este capítulo abordará como utilizar a Infoco no diagnóstico de duas complicações cardíacas em pacientes renais: disfunção sistólica do ventrículo esquerdo e derrame pericárdico / tamponamento cardíaco.

Aspectos técnicos

Posicionamento do paciente

A melhor posição para a realização da Infoco é em decúbito lateral esquerdo, para aproximar o coração da caixa torácica, e com o braço esquerdo sob a cabeça, para aumentar o espaço intercostal. Eventualmente, particularmente em pacientes nas unidades de terapia intensiva (UTI), a Infoco terá de ser realizada em decúbito dorsal, o que pode diminuir a qualidade da imagem obtida.

Transdutor

O melhor transdutor para a insonação do coração é o setorial (1-5 MHz), por apresentar menor superfície, emitir ondas sonoras com grande comprimento de onda (permite maior penetração do som) e em formato de "fatia de pizza", características que diminuem a interferência dos ossos (costelas e esterno) e do ar (no pulmão) na obtenção da imagem (Figura 1).

Ajustes do aparelho

Uma vez posicionado o paciente e escolhida a sonda, deve-se selecionar, no ultrassom, o *preset* coração. No *preset* cardíaco, o indicador de imagem do ultrassom é exibido no lado direito da tela do equipamento.

FIGURA 1 Transdutor (sonda) setorial (1-5 MHz).
Fonte: acervo Dr. Marcus Bastos.

No processo de obtenção da imagem, podem ser necessários os ajustes de ganho de imagem, profundidade e foco (nas máquinas que o disponibilizam). Eventualmente, haverá necessidade de acionar o *Time Gain Compensation*, que permite ajustar o ganho de imagem mais proximal ou mais distal na área de insonação do ultrassom.

Anatomia ultrassonográfica do coração

O coração apresenta posicionamento oblíquo, com o ventrículo direito mais anterior e o esquerdo mais posterior.

As principais janelas cardíacas para a realização da Infoco são: paraesternal eixo longo (PEEL), paraesternal eixo curto (PEEC), apical e subcostal, esta última de particular importância nas urgências, por exemplo, no protocolo E-FAST.

Janela paraesternal eixo longo (PEEL)

Nesta janela, a sonda setorial é posicionada lateralmente à margem esquerda do esterno, com o marcador voltado para o ombro direito do paciente, ao nível terceiro ou quarto espaço intercostal (Figura 2). Uma vez identificado o coração, movimentos sutis da sonda (deslizamento, inclinação, báscula e rotação) permitem otimizar a imagem obtida. Nessa janela, o ventrículo esquerdo (VE) é visualizado posterior ao ventrículo direito (VD) e ao septo interventricular (SIV). A janela PEEL é importante na avaliação qualitativa da função sistólica do VE, derrame pericárdico/tamponamento cardíaco e anormalidades de movimento de parede cardíaca.

Janela paraesternal eixo curto (PEEC)

A partir da janela PEEL, ao realizar a rotação horária da sonda com indicador voltado para o ombro esquerdo do paciente obtém-se a janela PEEC (Figura 3). Nela, identifica-se a via de saída do VD (mais anterior), SIV e VE. Dependendo da inclinação da sonda, é possível identificar a valva aórtica, a valva

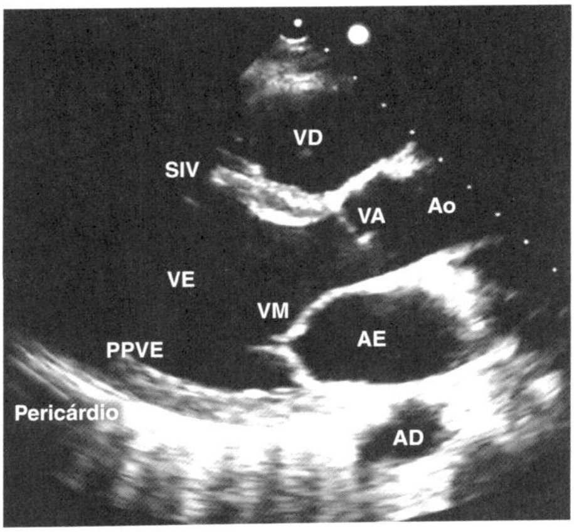

FIGURA 2 Janela paraesternal eixo longo (PEEL).

AD: aorta descendente; AE: átrio esquerdo; Ao: aorta ascendente; PPVE: parede posterior do VE; SIV: septo interventricular; VA: valva aórtica; VD: ventrículo direito; VE: ventrículo esquerdo; VM: valva mitral.

Fonte: acervo Dr. Marcus Bastos.

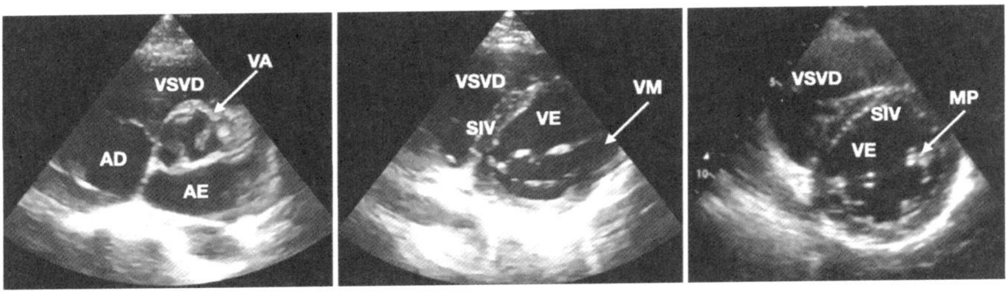

FIGURA 3 Janela paraesternal eixo curto (PEEC).

AD: átrio direito; AE: átrio esquerdo; MP: músculo papilar; SIV: septo interventricular; VA: valva aórtica; VE: ventrículo esquerdo; VM: valva mitral; VSVD: via de saída do ventrículo direito.

Fonte: acervo Dr. Marcus Bastos.

mitral e o músculo papilar. De forma semelhante à janela PEEL, na janela PEEC é possível avaliar qualitativamente a função sistólica do ventrículo esquerdo, derrame pericárdico e anormalidades de movimento de parede cardíaca.

Janela apical

Na janela apical, é possível a obtenção de duas insonações de acordo com a inclinação da sonda. A janela apical 4 câmaras é a mais completa para avaliar diferentes anormalidades morfofuncionais cardíacas e a mais difícil de obter (Figura 4). Nela, a insonação cardíaca é realizada a partir do ápice cardíaco, posicionando-se a sonda ao nível do *ictus* cardíaco. A imagem é obtida com o ápice cardíaco mais proximal e a base mais distal, ou seja, a imagem cardíaca é visualizada de "cabeça para baixo", com o VE, a valva mitral e o átrio esquerdo identificados à direita da imagem, o VD, valva tricúspide e átrio direito à esquerda. Já a janela apical 5 câmaras é obtida partir da janela 4 câmaras, procedendo-se a inclinação posterior da ponta da sonda em direção à cabeça do paciente, cerca de 5 a 10 graus (Figura 5). É particularmente indicada para o cálculo do débito cardíaco.

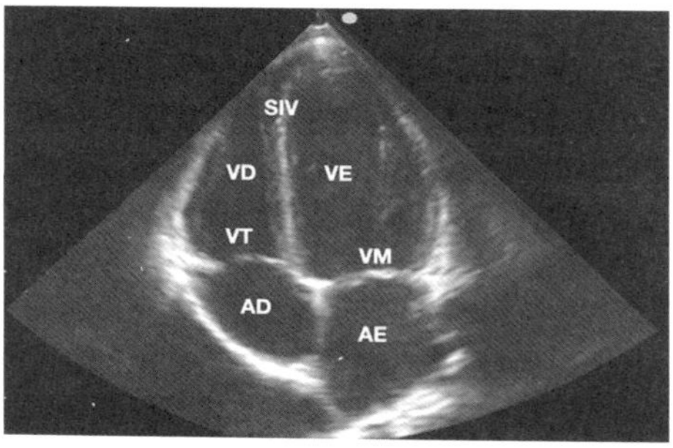

FIGURA 4 Janela apical 4 câmaras.

AD: átrio direito; AE: átrio esquerdo; SIV: septo interventricular; VD: ventrículo direito; VE: ventrículo esquerdo; VM: valva mitral; VT: valva tricúspide.

Fonte: acervo Dr. Marcus Bastos.

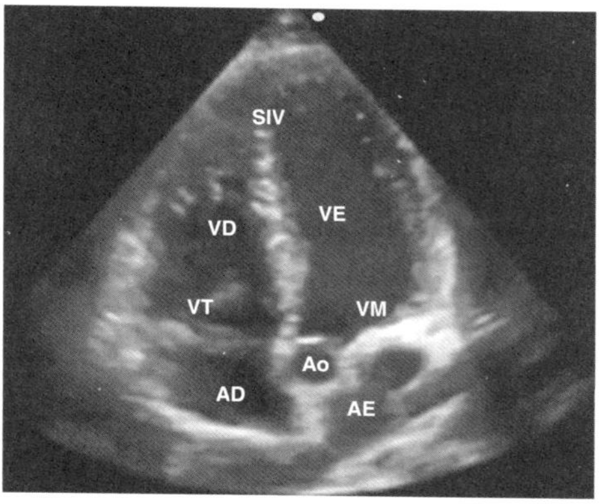

FIGURA 5 Janela apical 5 câmaras.

AD: átrio direito; AE: átrio esquerdo; Ao: aorta e valva aórtica; SIV: septo interventricular; VD: ventrículo direito; VE: ventrículo esquerdo; VM: valva mitral; VT: valva tricúspide.

Fonte: acervo Dr. Marcus Bastos.

Janela subcostal

Esta janela é a utilizada nas urgências médicas, particularmente no protocolo E-FAST (*Extended Fast Assessment of Sonography in Trauma*). A insonação é a partir da região subcostal com a sonda setorial (cardíaca) ou a convexa (que também emite ondas sonoras com grande comprimento), utilizando o lobo esquerdo do fígado como janela acústica (Figura 6). Na imagem obtida, o ventrículo direito é identificado imediatamente posterior ao fígado. Quando suspeitado, o derrame ou hemopericárdio é identificado como imagem anecoica posterior ao fígado e entre os folhetos pericárdicos.

Veia cava inferior

A insonação da veia cava inferior (VCI) é uma das aplicações mais frequentes da ultrassonografia à beira-leito (*point of care ultrasound* - Pocus). É utilizada como medida indireta da pressão venosa central (PVC), sendo útil, por exemplo, na avaliação da tolerância à fluidoterapia, tromboembolismo pulmonar, tamponamento cardíaco, entre outras condições clínicas.

A insonação da VCI é realizada no paciente em decúbito dorsal, posicionando-se a sonda de ultrassom (setorial ou convexa) imediatamente abaixo do apêndice xifoide, ligeiramente inclinada para a direita da linha média abdominal; a veia é identificada posterior ao fígado, o qual é utilizado como janela acústica. O *preset* do ultrassom pode ser o cardíaco, quando se utiliza a sonda setorial, ou o abdomi-

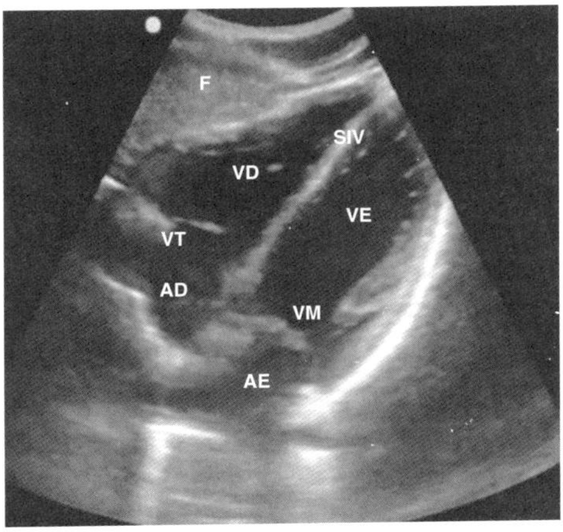

FIGURA 6 Janela subcostal.

AD: átrio direito; AE: átrio esquerdo; F: fígado; SIV: septo interventricular; VD: ventrículo direito; VE: ventrículo esquerdo; VM: valva mitral; VT: valva tricúspide.

Fonte: acervo Dr. Marcus Bastos.

nal, com o transdutor convexo. Se a condição clínica permitir, solicitar ao paciente dobrar os joelhos para relaxar a musculatura abdominal e, assim, facilitar a obtenção da imagem da veia. A VCI pode ser insonada em plano transversal (Figura 7 A), com o marcador voltado para a direita do paciente, ou em plano sagital (Figura 7B), com o marcador da sonda voltado para a cabeça. A partir de pequenos ajustes de movimento da sonda, no plano transversal é possível visualizar a VCI recebendo a veia hepática (VH), e no plano sagital a VCI, a VH e o átrio direito.

Uma vez visualizada, o diâmetro da VC pode ser avaliado em imagem obtida em plano transversal (mais adequado) ou sagital, na inspiração e na expiração. Normalmente, em pacientes com respiração espontânea, o diâmetro da VCI diminui na inspiração (com diminuição da pressão intratorácica) e aumenta na expiração (com o aumento da pressão intratorácica). Nos pacientes ventilados, a pressão positiva do ventilador determina efeito oposto na VCI, ou seja, o diâmetro aumenta na inspiração e diminui na expiração.

De maneira objetiva, diâmetro da VCI $\geq$ 2 cm e que varia < 50% com a inspiração em pacientes com respiração espontânea sugere PVC $\geq$ 15 mmHg. Por outro lado, diâmetro da VCI < 1 a 1,5 cm e que diminui > 50% com a inspiração sugere PVC < 10 mmHg.

Avaliação qualitativa da função sistólica do ventrículo esquerdo

A insuficiência cardíaca com disfunção sistólica do VE (fração de ejeção menor que 50 a 55%), quando descompensada, comumente se expressa clini-

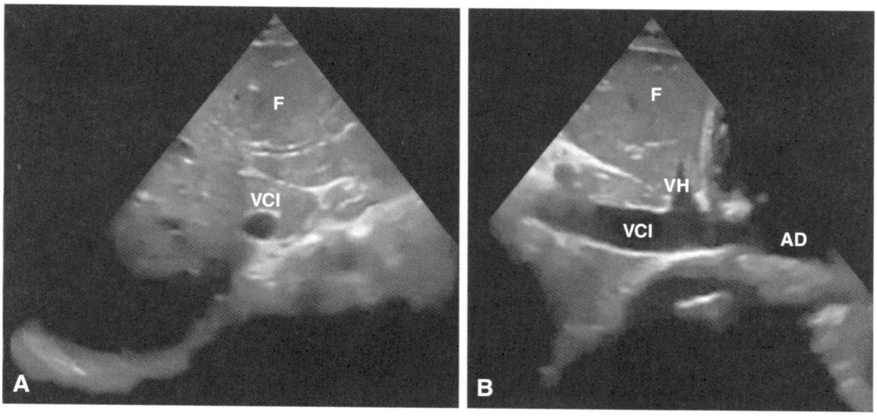

FIGURA 7 Veia cava inferior (VCI). A: imagem obtida em plano transverso. B: imagem obtida em plano sagital.

AD: átrio direito; F: fígado; VH: veia hepática.

Fonte: acervo Dr. Marcus Bastos.

camente por dispneia de esforço, ortopneia, dispneia paroxística noturna, intolerância ao exercício, ritmo cardíaco irregular e edema de membros inferiores. O aumento da pressão diastólica final no VE, ao se propagar retrogradamente para o AE e a árvore vascular pulmonar, favorece o extravasamento de líquido para o espaço extravascular com consequente edema pulmonar agudo.

A avaliação qualitativa da função sistólica do VE, realizada na janela cardíaca PEEL, é baseada em três parâmetros: espessamento do miocárdio, encurtamento endocárdico e o movimento do folheto anterior da valva mitral:

- Normalmente, todo músculo saudável espessa quando contrai, e, no caso do miocárdio, o grau de espessamento é de aproximadamente 40%.
- O encurtamento endocárdico é avaliado pela diminuição do diâmetro do VE na sístole relativamente à diástole.
- O terceiro parâmetro é o movimento do folheto anterior da valva mitral em direção ao SIV, denominado separação septal do ponto E ou E Point Septal Separation (EPSS) em inglês. Na diástole, a abertura ampla do folheto anterior da valva mitral em direção ao SIV na diástole indica uma função sistólica do VE normal, ou seja, fração de ejeção nos limites da normalidade. É importante ressaltar que a utilização do movimento da valva mitral na avaliação da função sistólica do VE tem limitações na vigência de algumas condições clínicas, por exemplo, insuficiência aórtica grave, estenose mitral, hipertrofia grave do SIV e valva mitral artificial.

Assim, o encurtamento endocárdico diminuído na sístole, o espessamento miocárdico mínimo na sístole e a limitação do movimento do folheto anterior da valva mitral na diástole, indicam comprometimento importante da função sistólica do VE.

Avaliação do derrame pericárdico e do tamponamento cardíaco

O derrame pericárdico é o acúmulo anormal de líquido no espaço entre o pericárdio parietal e o visceral. Pode afetar até 19 a 35% dos pacientes com doença renal crônica dialítica. Quando a pressão no espaço pericárdico aumenta, tornando-se maior que no VD, ocorre o tamponamento cardíaco. Hemodinamicamente, ocorre queda do débito cardíaco do VD e consequentemente diminuição da pré-carga do VE, queda do débito cardíaco/pressão arterial, levando ao choque do tipo obstrutivo. Um ponto importante a destacar é que a ocorrência do tamponamento cardíaco está mais relacionada à rapidez do acúmulo de líquido no espaço pericárdico do que ao volume acumulado.

O derrame pericárdico pode ser diagnosticado nas quatro janelas cardíacas apresentadas, embora as PEEL e subcostal são as mais utilizadas. Na janela PEEL, a aorta descendente é o referencial anatômico que permite diferenciar o derrame pericárdico do derrame pleural. Ambos os derrames são identificados como imagem anecoica, o pericárdico anterior à aorta e o pleural posterior.

Um achado que eventualmente pode dificultar o diagnóstico do derrame pericárdico é a gordura pericárdica. À insonação, esta se apresenta mais ecogênica e se movimenta com o batimento cardíaco, diferentemente do derrame pericárdico

O tamponamento cardíaco ocorre quando a pressão no espaço pericárdico excede a pressão no AD e VD. À insonação, é identificado pelo colapso sistólico do AD (primeiro a ocorrer), colapso diastólico do VD e VCI com diâmetro > 2 cm, que varia menos que 50% com a inspiração.

INSONAÇÃO PULMONAR

A ultrassonografia do tórax era pouco ou nada utilizada na prática clínica por muitos anos, pois nessa região do corpo se encontra o predomínio de duas estruturas que interferem de forma significativa na condução da onda sonora do ultrassom: o ar e a caixa torácica. Dessa forma, quando o pulmão está aerado não se visualiza a forma anatômica pulmonar como se faz no abdome ou no coração por exemplo. Com o passar do tempo e a interpretação dos artefatos técnicos gerados na ultrassonografia do pulmão, esta se tornou de grande utilidade na prática clínica para diagnósticos diferenciais na dispneia, avaliação da insuficiência respiratória e tolerância ao fluido, situações estas muito prevalentes na nefrologia.

À medida que as ondas de ultrassom percorrem tecidos com características distintas, ocorre a reflexão da energia, que retorna ao transdutor na forma de eco para a formação da imagem. A grande diferença de impedância entre o ar e a pleura leva à reflexão de 99,95% da onda ao passar da intersecção da pleura para o ar, resultando no artefato técnico chamado de reverberação. O artefato de reverberação ocorre na interface reflexiva entre a pleura e o pulmão aerado, perpendicular ao transdutor. A onda de ultrassom é refletida, retorna à sonda e reencontra a interface em dobro do tempo inicial, formando uma segunda imagem. Na realidade, esta segunda imagem é uma reflexão da própria pleura, criando "camadas" equidistantes que são ecos da pleura em um pulmão subjacente aerado. Esses artefatos de reverberação são conhecidos como Linhas A (Figura 8).

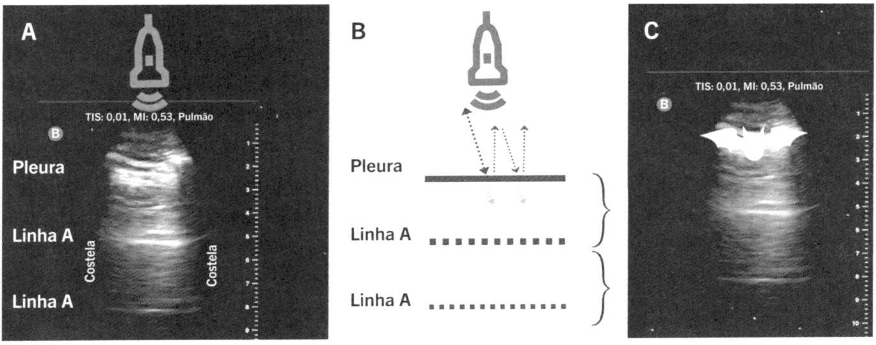

FIGURA 8 Linhas A e pleura.

A: pleura e as linhas A, demonstrando um pulmão aerado. B: mecanismo de formação das imagens do artefato linhas A. C: sinal do morcego.

Fonte: acervo Dra. Renata de Souza Mendes.

Transdutores utilizados na insonação pulmonar

Na análise pulmonar, pode-se utilizar todos os tipos de transdutores (linear, convexa, setorial ou *microchip*), dependendo da estrutura e profundidade que se deseja avaliar com maior definição. No caso da análise da pleura e de seu deslizamento, o uso do transdutor de alta frequência, o linear, oferece maior resolução das estruturas mais superficiais, tornando-se a melhor opção para analisar a presença de pneumotórax e consolidações subpleurais. Para a análise das bases pulmonares, pesquisa de consolidações, atelectasias e derrame pleural, pode-se utilizar a sonda convexa ou a setorial, uma vez que são sondas de baixa frequência com maior penetração no parênquima pulmonar. Já na tecnologia *microchip*, basta informar ao aplicativo que a insonação será pulmonar, e ele ajustará a profundidade (Figura 9).

Técnica de insonação pulmonar

A insonação do tórax pode ser realizada com o paciente sentado ou na posição supina. O transdutor é colocado longitudinalmente entre as costelas, no espaço intercostal, com o marcador do transdutor na posição cefálica. Deve ser feita uma varredura do paciente nas posições anterior, lateral (entre a linha axilar anterior e média) e posterior (entre as linhas axilar média e posterior) bilateralmente. A varredura deve ser conduzida do ápice para a base. A quantidade de setores avaliados varia na literatura, sendo que, na grande maioria das situações clínicas, uma varredura satisfatória envolve quatro quadrantes em cada hemitórax (Figura 10).

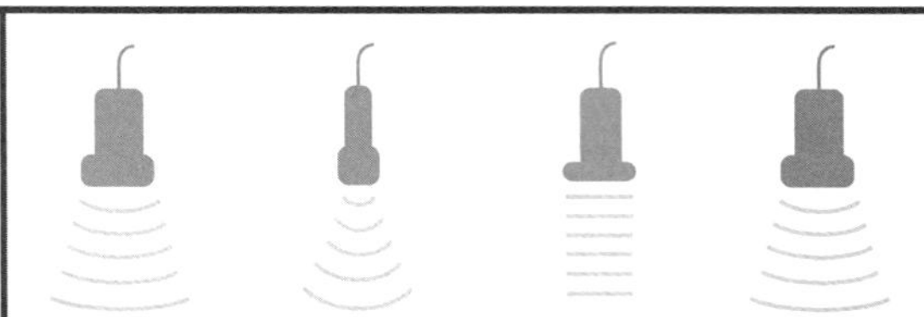

	Convexa	Setorial	Linear	Microchip
Frequência (MHz)	2-5	1,5-4	5-12	Todas
Penetração	Boa	Boa	Ruim	Todas
Uso no US pulmonar	DP Consolidação Atelectasia Base	DP Consolidação Atelectasia Base	Pleura Consolidação subpleural	Todos

FIGURA 9 Relação dos transdutores, características e melhor escolha em cada avaliação pulmonar.

DP: derrame pleural; US: ultrassom.

Fonte: acervo Dra. Renata de Souza Mendes.

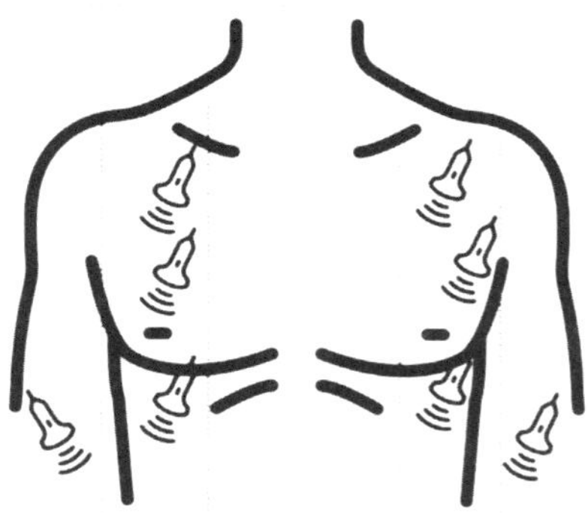

FIGURA 10 Topografia da insonação do Pocus pulmonar.

Pocus: *point of care ultrasound*.

Fonte: acervo Dra. Renata de Souza Mendes.

O pulmão aerado

No pulmão aerado se visualiza no ultrassom pulmonar: padrão A difuso, sinal da cortina nas bases e imagem em espelho do fígado à direita e baço à esquerda. A seguir serão descritos esses sinais ultrassonográficos do pulmão aerado.

Linhas A

Conforme descrito na introdução, o pulmão aerado abaixo da pleura se apresentará no ultrassom pulmonar com o padrão A, caracterizado pela reflexão quase total da onda sonora na interface pleural com o pulmão. No entanto, a presença de um padrão A difuso não é necessariamente indicativa de um pulmão normal, uma vez que esse padrão também pode ser observado em outras condições, como no caso de pneumotórax, asma exacerbada, enfisema pulmonar e tromboembolismo pulmonar (TEP), pois em todas essas situações há ar abaixo da pleura refletindo a onda do ultrassom.

Logo, diante de um Pocus com padrão A difuso, outras análises devem ser feitas para conclusão de um pulmão normal. Um padrão A difuso associado a um deslizamento pleural normal exclui a possibilidade de pneumotórax. O deslizamento pleural é o movimento de deslizamento entre a pleura visceral e parietal quando estão justapostas, sendo que, durante o exame de ultrassom, essas duas estruturas são indissociáveis. A presença de pneumotórax causa uma separação entre as duas pleuras, resultando na ausência do deslizamento pulmonar detectado no ultrassom.

Para descartar condições como asma exacerbada ou enfisema, que também cursam com linhas A, informações da história clínica e a ausculta pulmonar são úteis para o diagnóstico diferencial. No caso do diagnóstico diferencial com o TEP, novamente a história clínica auxilia, bem como a insonação dos vasos dos membros inferiores (femorais e poplíteas) para avaliar sua compressibilidade, caso compressíveis com o transdutor, e ausência de material hiperecoico (branco) dentro do vaso, exclui trombose nesses segmentos que são os mais afetados com TEP.

Sinal da cortina e imagem em espelho do fígado à direita ou baço à esquerda

O pulmão aerado nas bases pulmonares é definido por meio do ultrassom ao se observar a imagem em espelho do fígado à direita e do baço à esquerda. Isso ocorre devido à reflexão das ondas do ultrassom na superfície do diafragma, o que resulta na projeção da imagem do fígado ou baço na região torácica. Esse sinal indica que as bases pulmonares estão adequadamente aeradas promovendo o artefato de reverberação com a imagem da víscera abdominal no tórax.

Além disso, o parênquima pulmonar, com seu padrão A, tem a capacidade de "apagar" a imagem espelhada do fígado ou baço de forma dinâmica. Isso também é considerado um sinal de pulmão aerado nas bases pulmonares quando visto durante o exame de ultrassom e é chamado sinal da cortina.

Sinal do morcego

Para a identificação indireta do parênquima pulmonar por meio dos artefatos da ultrassonografia, um dos pontos de referência são as costelas e os artefatos que elas geram. Entre as costelas, a linha hiperecoica (branca) representa a margem pleural. A imagem longitudinal da costela superior, da linha pleural e da costela inferior assemelha-se à imagem de um morcego voando com asas. Esse ponto de referência é conhecido como o "sinal do morcego" (Figura 8).

Sinal de deslizamento pleural

O sinal de deslizamento pleural representa o movimento que pode ser visualizado abaixo da linha pleural. Esse movimento representa o deslizamento da pleura visceral e parietal justapostas. Toda vez que há ar interpondo as pleuras visceral e parietal, não se visualiza esse deslizamento, ficando a pleura estática. Situações como pneumotórax, pleurodese e não ventilação do segmento pulmonar insonado podem se apresentar dessa forma. O modo M do ultrassom também pode ser utilizado para auxiliar na identificação de ar interpondo as duas pleuras. O padrão habitual das pleuras justapostas no modo M é considerado "sinal da praia" com a analogia do padrão dos tecidos superficiais sem movimentação paralela e acima da pleura considerado semelhante a "onda do mar" e abaixo da linha pleural a "areia da praia". O conjunto desses achados é o "sinal da praia" (Figura 11).

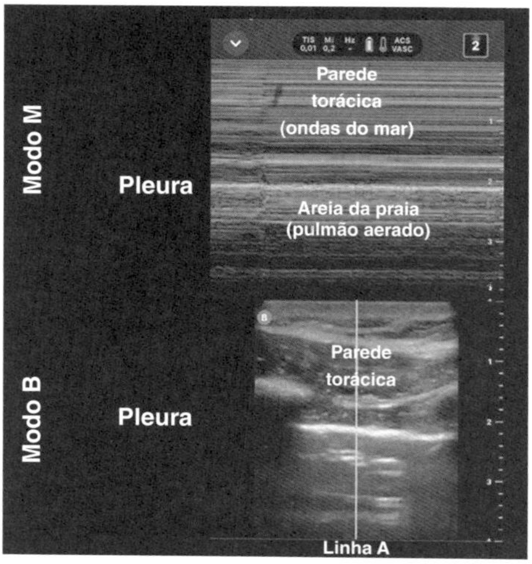

FIGURA 11 Pleura normal no modo M – sinal da praia.

Fonte: acervo Dra. Renata de Souza Mendes.

Síndromes intersticiais pulmonares – linhas B

As síndromes intersticiais englobam um conjunto de situações clínicas que partilham a característica do preenchimento do septo interalveolar, incluindo condições como edema pulmonar, síndrome da angústia respiratória aguda, pneumonia, patologias intersticiais inflamatórias e fibrose pulmonar. Todas essas condições compartilham a característica da apresentação das linhas B no ultrassom. As linhas B são linhas verticais que se originam na pleura, movendo-se a partir dela e apagando as linhas A (Figura 12). A origem exata das linhas B não é conhecida, mas acredita-se que sejam artefatos de reverberação no tecido edemaciado pulmonar, localizado entre os alvéolos.

A quantidade de linhas B por espaço intercostal está diretamente relacionada ao grau de preenchimento do septo interalveolar. Além da quantificação das linhas B, é de suma importância descrever a topografia e a simetria/assimetria da distribuição das linhas B, bem como avaliar a coexistência de patologias pleurais, para fins de diagnóstico diferencial no exame de ultrassonografia pulmonar com as linhas B. Por exemplo, uma apresentação localizada, com alterações pleurais concomitantes, sugere a presença de um processo inflamatório, como pneumonia, em conjunto com a história clínica e o exame físico do paciente. Por outro lado, uma distribuição bilateral com predomínio na base e simetria é sugestiva de edema pulmonar. Entretanto, é importante observar que a distribuição difusa das linhas B também pode estar presente em condições inflamatórias graves, como na síndrome do des-

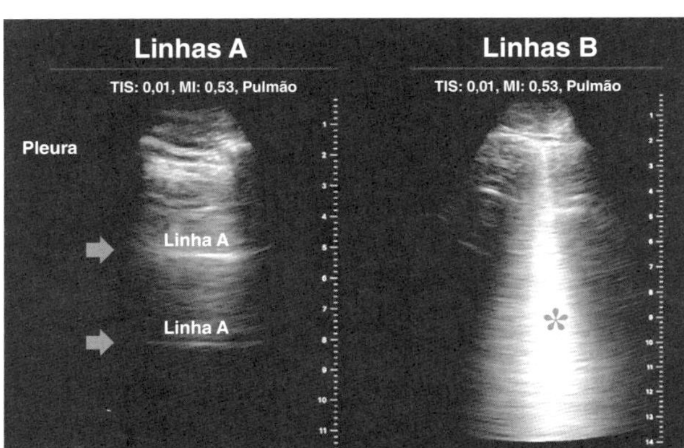

FIGURA 12 Padrão A e padrão B do Pocus pulmonar.

Pocus: *point of care ultrasound.*

Fonte: acervo Dra. Renata de Souza Mendes.

conforto respiratório agudo (SDRA), na fibrose pulmonar e em outras condições similares. Portanto, a insonação pulmonar, juntamente com a história clínica, exame físico e exames laboratoriais, além da insonação de outros segmentos, é fundamental para um diagnóstico definitivo e para orientar a tomada de decisões clínicas.

Importante ressaltar, que a presença de até três linhas B em cada espaço analisado pode ser fisiológica.

Pneumotórax

A presença do pneumotórax se caracteriza pela presença de ar entre as pleuras visceral e parietal. Como visto anteriormente, o ar é um condutor ruim para o som, levando ao artefato de reverberação. Dessa forma, também se identifica o padrão A na presença do pneumotórax, entretanto outros sinais estarão presentes concomitantemente: ausência do deslizamento pleural, sinal da estratosfera ou código de barra ao modo M (não mais o sinal da praia) e a presença do ponto pulmonar.

Ausência do deslizamento pleural

A ausência do deslizamento pleural não é específica de pneumotórax, uma vez que qualquer alteração da ventilação do pulmão ou do deslizamento das pleuras visceral e parietal é capaz de impossibilitar essa visualização, por exemplo, intubação seletiva, atelectasia maciça, ventilação com frequência respiratória alta, fibrose, pleurodese, paralisia do nervo frênico entre outros. Porém, o deslizamento pleural tem alta sensibilidade (100%); logo, quando presente, exclui pneumotórax.

Sinal da estratosfera ou código de barra no modo M

No modo M, a presença do sinal da praia é modificada pelo sinal da estratosfera ou código de barras, já que no pneumotórax não há a movimentação típica do parênquima pulmonar, mostrando um padrão monótono chamado de sinal da estratosfera ou código de barra (Figura 13).

Ponto pulmonar

A presença do ponto pulmonar é a identificação exata do ponto de descolamento das pleuras visceral e parietal. Nessa posição, é possível visualizar a intercessão da pleura deslizando na área onde as pleuras estão justapostas e a pleura paralisada onde há ar interpondo as pleuras. A presença do ponto pulmonar, junto com a ausência de deslizamento pleural, tem 100% de especificidade.

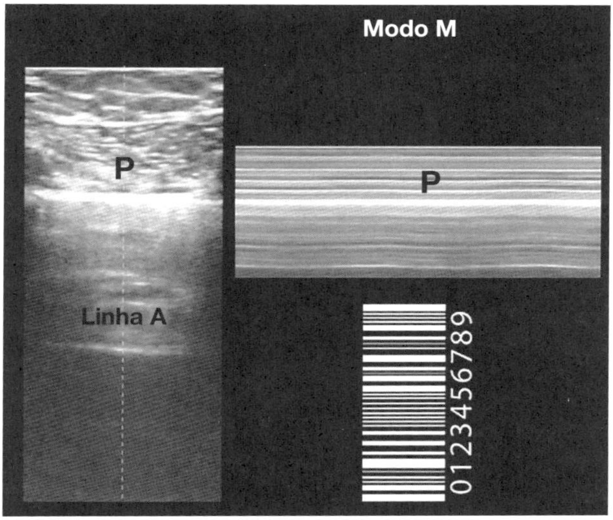

FIGURA 13 Pneumotórax – sinal do código de barras ou estratosfera em modo M.
Fonte: acervo Dra. Renata de Souza Mendes.

Consolidação e atelectasia

A consolidação alveolar refere-se ao preenchimento alveolar por exsudato, transudato, sangue ou fibrina. As áreas de consolidação, por perderem o ar em seu interior, passam a conduzir melhor a onda de ultrassom, exibindo uma aparência semelhante à do fígado ou baço, perdendo a aparência do pulmão aerado, ou seja, somem as linhas A (Figura 14). A visualização do broncograma dentro da área de consolidação pode ser vista como imagens puntiformes ou lineares hiperecogênicas. Os broncogramas podem estar preenchidos de ar ou fluido. Quando preenchidos com ar, têm a aparência de pontos nos galhos do parênquima pulmonar devido à alta interface refletiva entre ar e tecido. Eles podem ser dinâmicos, "movendo-se" com a respiração, ou fixos em alguma posição. Os broncogramas estáticos são mais comuns nas atelectasias, enquanto os broncogramas dinâmicos são indicativos de pneumonia.

Derrame pleural

O derrame pleural é frequentemente visualizado na porção basal lateral e posterior como uma imagem hipo ou anecoica, com o pulmão colapsado em seu interior. As características do derrame pleural só podem ser definidas por

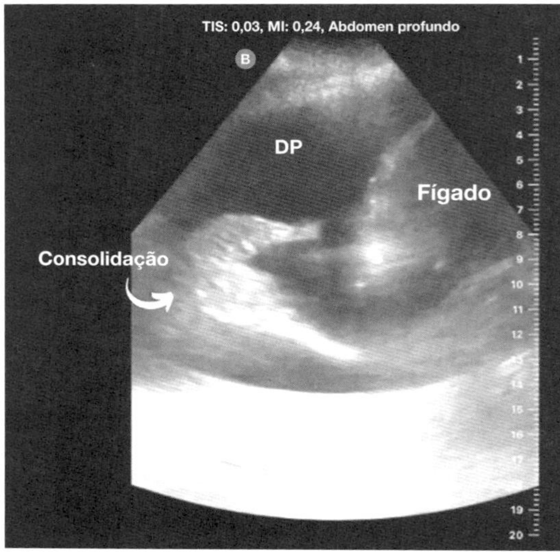

FIGURA 14 Derrame pleural (DP) e atelectasia/consolidação.
Fonte: acervo Dra. Renata de Souza Mendes.

meio da toracocentese e sua análise, com base nos critérios de Light, quanto a serem exsudatos ou transudatos. Entretanto, algumas características do ultrassom podem sugerir um ou outro. O transudato é sempre anecoico (preto). A presença de septações dentro do DP, uma aparência giratória, o efeito de bicamada ou um aumento da ecogenicidade são muito sugestivos de exsudato, empiema ou hemotórax (Figura 14).

Um sinal importante para identificação do derrame pleural na base pulmonar é o "sinal da vértebra torácica", que é a visualização das vertebras torácicas quando se perde a aeração da base pulmonar permitindo a passagem da onda do ultrassom nessa região. No pulmão aerado não é possível a visualização das vértebras torácicas nessa topografia devido ao artefato da reverberação.

É possível realizar uma estimativa do volume do derrame pleural medindo a distância da pleura parietal e visceral em mm na base pulmonar no final da expiração (mm) e multiplicar por 20 com paciente na posição supina. Esse valor dá uma estimativa do volume do DP em mL.

$$\text{Volume do derrame pleural (mL)} = \text{Distância pleura parietal e visceral (mm)} \times 20$$

INSONAÇÃO ABDOMINAL

Rins normais

Os rins estão localizados no retroperitôneo, ao lado da coluna vertebral. O rim direito fica em posição um pouco mais inferior, devido ao fígado, enquanto o rim esquerdo fica logo abaixo do baço. O rim esquerdo é mais superior e posterior em relação ao rim direito.

A insonação inicia-se na linha axilar anterior e médio-axilar, começando no nono espaço intercostal para o rim direito, e é realizada uma varredura inferior para visualização de todo o rim. O fígado é utilizado como janela acústica. Após a insonação longitudinal, o transdutor é girado 90 graus, e a varredura no eixo transversal do órgão é realizada. Para melhor visualização, pode-se solicitar ao paciente que fique em decúbito lateral.

A insonação do rim esquerdo é feita de forma similar, exceto por começar de forma mais cefálica (sétimo e oitavo espaços intercostais) (Figura 15).

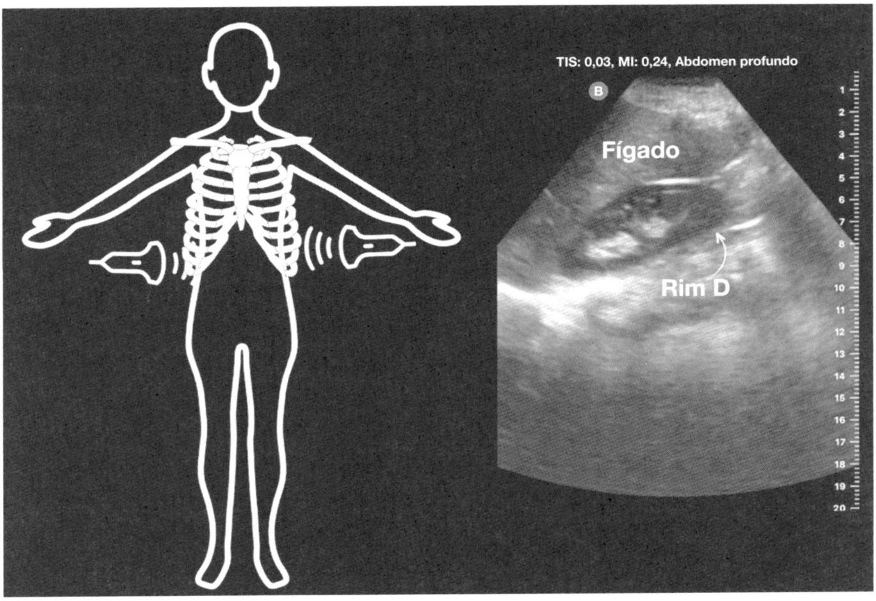

FIGURA 15 Topografia da insonação na ultrassonografia renal e aspecto usual do rim direito.

Fonte: acervo Dra. Renata de Souza Mendes.

O rim normal é visualizado com duas camadas:

1. Uma camada mais externa, menos ecogênica que o fígado e o baço, chamada de parênquima renal, que consiste no córtex e nas pirâmides da medula e deve ter mais de 1 cm de espessura. O córtex tem cerca de 5 a 7 mm e forma a camada externa do parênquima renal. A medula é composta das pirâmides medulares, que geralmente são um pouco mais hipoecogênicas que o córtex adjacente e não devem ser confundidas com hidronefrose.
2. Uma porção interna e hiperecogênica, chamada de seio renal. Este é coberto por tecido gorduroso, tecido conjuntivo e vasos. Ele contém a pelve renal, que normalmente está colapsada, e os cálices. Os ureteres e o sistema coletor normalmente não são visualizados no ultrassom. O tamanho longitudinal normal é de 9 a 12 cm.

Transdutores utilizados

Os transdutores de baixa frequência setoriais ou curvos (3 a 5 MHz) são os mais frequentemente utilizados. Entretanto, para indivíduos magros, crianças ou transplantados, pode ser necessário o transdutor linear de alta frequência (5 a 7 MHz).

Obstrução da via urinária

A obstrução da via urinária leva à hidronefrose, que é caracterizada por uma área proeminente anecoica (preta) no seio renal. Isso resulta da dilatação da pelve renal e dos cálices secundários à obstrução urinária. A obstrução pode ocorrer ao longo de todo o trajeto da via urinária por cálculos, hiperplasia prostática, tumores pélvicos, estenose de uretra e outros. Sua gravidade é dividida em (Figura 16):

- Hidronefrose grau I: dilatação da pelve renal sem dilatação dos cálices. Sem sinais de atrofia do tecido renal.
- Hidronefrose grau II: dilatação da pelve renal e cálices. Sem sinais de atrofia do tecido renal.
- Hidronefrose grau III: dilatação moderada da pelve renal e cálices. Embotamento dos fórnices e achatamento das papilas renais. Leve afinamento do tecido renal.
- Hidronefrose grau IV: grande dilatação da pelve renal e cálices, que parecem inchados. As fronteiras entre a pelve renal e os cálices estão ausentes. Sinais significativos de atrofia renal (parênquima fino).

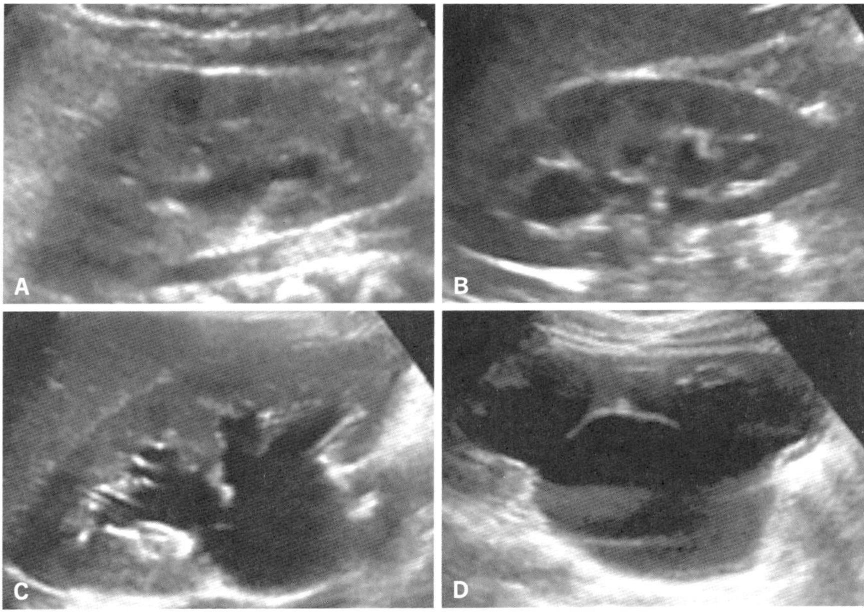

FIGURA 16 Dilatação da pelve renal e graus de hidronefrose. A: grau I. B: grau II. C: grau III. D: grau IV.

Fonte: acervo Dr. Pedro Túlio Rocha.

Doença renal crônica

Algumas características no Pocus ajudam no diagnóstico diferencial da injúria renal aguda da doença renal crônica. Na doença renal crônica, pode-se encontrar rins de tamanho reduzido (5 a 8 cm), com aumento da ecogenicidade quando comparados à ecogenicidade hepática (perda da dissociação corticomedular) (Figura 17).

Bexiga

Muitas causas de injúria renal aguda obstrutivas baixas (hiperplasia prostática, obstrução de cateter vesical, estenose de uretra etc.) podem ser diagnosticadas com a avaliação da bexiga.

A bexiga pode ser examinada apenas quando está distendida. O paciente fica em decúbito dorsal, com o transdutor posicionado 1 cm acima da sínfise púbica e angulado lateral, inferior e superior. Inicia-se pelo eixo transverso. A bexiga normal localiza-se na linha média e aparece simétrica e lisa, sem irregu-

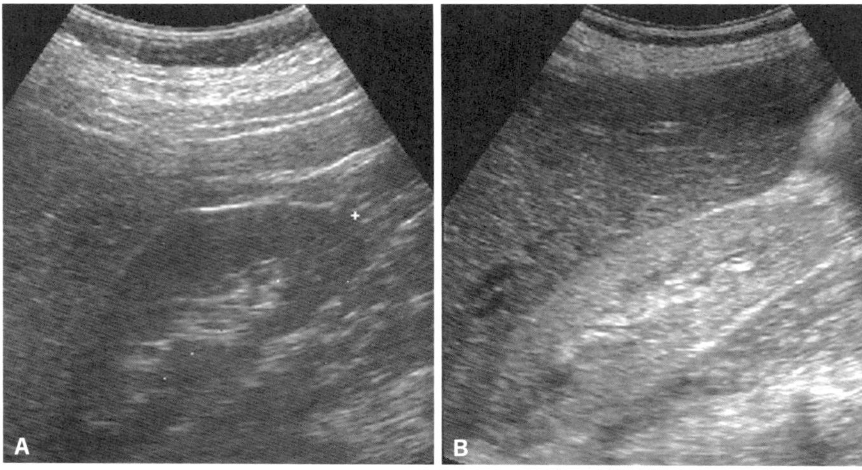

FIGURA 17 Ecogenicidade do parênquima renal. A: aspecto usual. B: hiperecogenicidade.
Fonte: figura cedida pelo Dr. Nordeval Cavalcante Araujo.

laridades na superfície interna. No exame longitudinal, a bexiga está orientada em direção ao umbigo e vai diminuindo gradativamente no sentido anterior.

A medição do volume da bexiga é feita com as medições em ambos os eixos, transversal e longitudinal, com a seguinte fórmula:

$$\text{Volume bexiga (mL)} = 0{,}52 \times \text{comprimento} \times \text{largura} \times \text{altura (cm)}$$

Esse cálculo do volume da bexiga quando realizado pós-micção permite o diagnóstico de retenção urinária ou do esvaziamento incompleto, sendo fundamental na avaliação do paciente com piora da função renal (Figura 18).

CONSIDERAÇÕES FINAIS

Em conclusão, a utilização da ultrassonografia na propedêutica da nefrologia é uma ferramenta extremamente valiosa e eficaz. Essa técnica permite uma avaliação detalhada não só dos rins e do sistema urinário, mas também de sistemas correlatos, no qual alterações refletem consequências e causas das principais síndromes associadas à doença renal. Além disso, a ultrassonografia é um método não invasivo, seguro e de baixo custo, o que a torna acessível e amplamente utilizada na prática clínica. Assim, a ultrassonografia representa uma importante aliada na propedêutica da nefrologia, servindo como quinto pilar do exame físico e contribuindo para uma abordagem mais precisa, rápida e adequada dos pacientes.

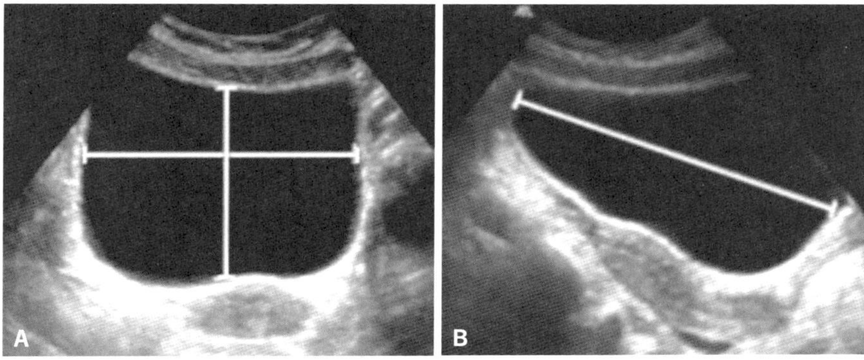

FIGURA 18 Bexiga e medidas de volume vesical. A: eixo transverso com medida da largura e altura. B: eixo longitudinal com medida do comprimento.

Fonte: acervo Dr. Pedro Túlio Rocha.

BIBLIOGRAFIA RECOMENDADA

Araújo NC, Rebelo MAP, Rioja LS et al. Sonographically determined kidney measurements are better able to predict histological changes and a low CKD-EPI eGFR when weighted towards cortical echogenicity. BMC Nephrol. 2020;21(123).

Azarbal A, LeWinter M. Pericardial effusion. Cardiol Clin. 2017;35(4):515-24.

Balik M, Plasil P, Waldauf P, Pazout J, Fric M, Otahal M, et al. Ultrasound estimation of volume of pleural fluid in mechanically ventilated patients. Intensive Care Med. 2006;32(2):318.

Klassen SL et al. Using point-of-care ultrasound in heart failure diagnosis and management in rural and resource-limited Settings. Case (Phila). 2022 Aug 15;6(6):259-62.

Moore CL, Rose GA, Tayal VS, Sullivan DM, Arrowood JA, Kline JA. Determination of left ventricular function by emergency physician echocardiography of hypotensive patients. Acad Emerg Med. 2002;9:186-93.

Romero-Gonzalez G, Manrique J, Slon-Roblero MF, Husain-Syed F, De la Espriella R, Ferrari F et al. Pocus in nephrology: a new tool to improve our diagnostic skills. Clin Kidney J. 2023;16(2):218-29.

Rutsky EA, Rostand SG. Pericarditis in end-stage renal disease: clinical manifestations and management. Semin Dial. 1989; 2:25-30.

Soni NJ, Arntfield R, Kori P. Point of care ultrasound. 2.ed. Heart. 2020;105-33. Elsevier (digital version).

Seção III

Principais recursos diagnósticos

9

Avaliação da taxa de filtração glomerular

Jocemir Lugon
Jorge Paulo Strogoff de Matos

PONTOS-CHAVE

- A taxa de filtração glomerular pode ser medida ou estimada com base no nível sérico de marcadores endógenos, com ajustes para variáveis que influenciam em sua concentração independentemente da filtração glomerular.
- A creatinina sérica tem sido amplamente utilizada como um biomarcador endógeno para avaliação da função renal há quase um século.
- Utilizando biomarcadores como a creatinina ou, mais recentemente, a cistatina C é possível estimar a taxa de filtração glomerular por meio de equações que levam em consideração também a idade e o sexo.

INTRODUÇÃO

A taxa de filtração glomerular (TFG) é definida como a capacidade dos rins de eliminar uma substância do sangue e é expressa como o volume de sangue que é completamente depurado em uma unidade de tempo, podendo ser medida (com a depuração de marcadores exógenos ou endógenos) ou estimada por meio do nível sérico de marcadores endógenos, com ajustes para variáveis que influenciam em sua concentração independentemente da filtração glomerular. Tanto nos indivíduos normais quanto nos pacientes com doença renal, a TFG está relacionada ao número de néfrons funcionantes, sendo há décadas considerada a melhor medida da função renal e a referência para o diagnóstico e estadiamento da doença renal crônica.

CARACTERÍSTICAS DO MARCADOR IDEAL DA TFG

Há muitas décadas se entende que as características essenciais para que uma substância seja usada como marcador ideal da filtração glomerular é a de que esta seja inerte, não se ligando às proteínas, livremente filtrada pelos glomérulos, não seja reabsorvida nem secretada pelos túbulos renais e que não tenha metabolização extrarrenal. Se o marcador utilizado for uma substância endógena, sua produção deve ser constante. Nesses casos, sua taxa de depuração plasmática será equivalente à excreção urinária. No entanto, ainda não foi identificada uma substância endógena que atenda plenamente a todos esses requisitos de um marcador perfeito, sendo necessário recorrer a marcadores exógenos para uma medida mais exata da TFG.

TÉCNICAS PARA A MEDIDA DA TFG

A medida da TFG empregando qualquer marcador exógeno pode ser feita de duas maneiras. Pode-se medir a depuração urinária do marcador durante um período determinado pela fórmula a seguir:

$$U \times V / P$$

em que:
U é a concentração do marcador na urina;
V é o volume urinário no período;
P é a concentração do marcador no plasma.

Essa técnica de medida da depuração urinária exige a infusão venosa constante do marcador, a coleta de várias amostras de sangue durante o procedimento e a coleta seriada de urina para evitar o uso de cateter vesical e minimizar falhas relacionadas ao volume urinário residual na bexiga com a micção espontânea. Pela complexidade da técnica e desconforto para o paciente, a medida da TFG pela depuração urinária tem sido pouco usada.

A medida da TFG através do decaimento plasmático do marcador tem sido mais empregada devido à sua simplicidade e por ser mais confortável para o paciente. Resumidamente, essa técnica consiste na administração endovenosa *in bolus* de uma dose do marcador e a coleta de amostras plasmáticas seriadas tardias, após o equilíbrio de concentração do marcador em seu volume de distribuição. Geralmente são 3 ou 4 pontos de coleta de amostras de sangue, mas há variações da técnica, podendo ser de 2 a 5 pontos, dependendo da experiência do serviço. Por regressão pelo quadrado mínimo, a partir da concentração plasmática em vários pontos tardios da curva de decaimento se estima qual seria a concentração teórica do marcador no momento zero caso estivesse perfeitamente diluído em todo o seu volume de distribuição.

Uma segunda dose do marcador, idêntica à administrada no paciente, é diluída num volume de água predeterminado e usada como referência para estimar o volume de distribuição do marcador no paciente, que, idealmente, deve ficar próximo ao volume extracelular. Assim, multiplicando o volume de distribuição do marcador por sua taxa média de decaimento plasmático por minuto, obtém-se a taxa de depuração em mL/minuto. Depois, faz-se o ajuste do valor pela área de superfície corporal, obtendo a TFG expressa em mL/min/1,73 m^2. Adicionalmente, pequenos ajustes específicos são feitos para cada marcador utilizado para que a medida da TFG seja equivalente à obtida com a inulina que serve de referência para os demais. Tais ajustes se devem a discretas diferenças no volume de distribuição e na depuração extrarrenal entre os marcadores e não serão discutidos aqui.

INULINA COMO REFERÊNCIA DA TFG

A inulina, um polímero da frutose com peso molecular (PM) de aproximadamente 5.200 daltons, foi estabelecida há décadas como marcador padrão ouro para a medida da TFG por preencher todos os critérios para um marcador ideal da filtração glomerular. No entanto, a inulina destinada ao uso em humanos tem baixa disponibilidade no mercado, elevado custo e está associada ao risco de reações de hipersensibilidade. Além disso, sua infusão endovenosa deve ser contínua e ainda há dificuldades relacionadas à realização do exame, como a padronização do método de sua análise laboratorial, que é complexa e trabalhosa. Por essas razões, a inulina não é utilizada na prática clínica e nem mesmo na grande maioria dos estudos clínicos atuais, tendo sido substituída por outros marcadores exógenos que têm propriedades similares, porém com maior facilidade de uso e dosagem. Todos os marcadores exógenos posteriores foram validados usando a inulina como referência. Embora seja utilizada como referência para a estimativa da TFG por equações, a medida da depuração de marcadores exógenos também está sujeita a erros, podendo não representar fidedignamente a real TFG.

OUTROS MARCADORES EXÓGENOS DA TFG

Como alternativas à depuração de inulina, considera-se que a função renal pode ser medida também de forma bastante precisa utilizando outros marcadores exógenos como o iodo^{125}-iotalamato, o cromo^{51}-ácido etileno-diamino-tetra-acético (Cr^{51}-EDTA), o tecnécio^{99m}-ácido dietil-enotriamino-penta-acético (Tc^{99m}-DTPA) e o iohexol. Apesar de sua acurácia, esses métodos são geralmente empregados apenas em estudos clínicos e não sendo utilizados rotineiramente na prática clínica por serem dispendiosos, trabalhosos, consumirem tempo e não estarem amplamente disponíveis. Uma das poucas exceções para o uso clínico da medida da TFG seria no uso de medicamentos com faixa terapêutica muito estreita e de eliminação predominantemente renal, como alguns quimioterápicos.

A escolha do marcador depende da disponibilidade e experiência dos pesquisadores. O iohexol, um meio de contraste radiológico, tem a vantagem e a facilidade de não ter radioatividade. Porém, exige recursos e o domínio de sua dosagem pela técnica de HPLC. Já para os radionuclídeos, seu uso estará necessariamente vinculado a um serviço credenciado de medicina nuclear que disponha de um contador gama apropriado, e todo o processo estará sujeito às rígidas normas de segurança do Instituto de Pesquisas Energéticas e Nucleares (IPEN). Dentre os marcadores exógenos com radionuclídeos, o Cr^{51}-EDTA é o mais viável e o mais utilizado em pesquisa clínica no Brasil e na Europa. O Cr^{51}-EDTA é um isótopo com meia-vida longa (28 dias), característica que facilita seu uso, e com custo aceitável em relação aos outros marcadores. A determinação da TFG por Cr^{51}-EDTA apresenta grau elevado de correlação com a de inulina. A medida da TFG pelo Cr^{51}- EDTA é segura, com mínimos efeitos adversos. A exposição à radiação durante a realização de uma medida da TFG é de menos de 0,01 mSv, sendo, portanto, menor do que a dose de radiação recebida por uma radiografia simples de tórax que é de 0,02 mSv. O limite anual de dose efetiva de radiação recomendado é de 1 mSv, ou seja, mais de 100 vezes superior à dose efetiva recebida numa avaliação da TFG com Cr^{51}- EDTA.

O I^{125}-iotalamato, largamente utilizado em pesquisas nos EUA, não se encontra disponível no Brasil. Já o Tc^{99m}-DTPA exige uma logística bastante complexa de produção, utilização e contagem, em face da instabilidade do produto e sua meia-vida de apenas 6 horas. É importante não confundir a medida da TFG com Tc^{99m}-DTPA que é feita através das técnicas de depuração urinária ou decaimento plasmático com a estimativa da TFG com Tc^{99m}-DTPA durante exames de cintilografia renal. Esses exames de imagem são úteis para avaliar a contribuição de cada rim para a função renal, mas não têm acurácia aceitável para serem considerados como referência para a medida da TFG.

BIOMARCADORES DA FUNÇÃO RENAL

Ainda não foi identificada uma substância endógena que preencha todas as características de marcador ideal da TFG como a inulina, isto é, que não se ligue às proteínas, seja livremente filtrada pelos glomérulos, sem ser secretada ou reabsorvida pelos túbulos renais, com mínima eliminação extrarrenal. Alguns dos marcadores endógenos, úteis para a avaliação da função renal, são descritos a seguir, com suas vantagens e limitações.

Ureia

A ureia, com PM de 60 daltons, gerada a partir no metabolismo das proteínas, tem uma longa história como marcador endógeno da função renal, porém apresenta uma série de limitações. Sua concentração sérica é fortemente influenciada por hábitos nutricionais, hormônios, inflamação e condições médicas específicas, como insuficiência hepática ou sangramento gastrintestinal. Assim, sendo seus níveis séricos fortemente modificados por variáveis independentes da TFG, a ureia, isoladamente, não é considerada adequada para estimar a TFG.

Características de um marcador ideal para medir a filtração glomerular:

- ser inerte, não se ligando às proteínas
- ser livremente filtrado pelos glomérulos
- não ser reabsorvido nem secretado pelos túbulos renais
- não sofrer influência de metabolização extrarrenal

Apesar de contemplar apenas parcialmente as características de um marcador ideal da TFG, a creatinina é o biomarcador mais utilizado na prática clínica para estimar a TFG.

Creatinina

A creatinina, PM 113 daltons, por ser livremente filtrada no glomérulo e ter uma excreção extrarrenal insignificante, há quase um século tem sido amplamente utilizada como um biomarcador endógeno para avaliação da função renal, apesar de contemplar apenas parcialmente as características de um marcador ideal da TFG. A creatinina apresenta variações na secreção pelo túbulo proximal que pode representar até 50% da eliminação renal total à medida que a TFG vai se deteriorando. Além disso, por ser gerada a partir do metabolismo da creatina, seus níveis séricos guardam correlação com a massa muscular esquelética, independentemente do nível da função renal. Por sua vez, a massa muscular é usualmente maior nos homens do que nas mulheres e tende a se reduzir à medida que as pessoas vão envelhecendo.

Durante décadas, a creatinina foi o único biomarcador endógeno disponível na prática clínica. Embora não seja particularmente um marcador sensível da TFG, suas variações são razoavelmente específicas para alterações na função renal e sua dosagem é de baixo custo e fácil de execução.

Do ponto de vista da análise laboratorial, havia algumas limitações do emprego da creatinina que foram relativamente bem superadas. Primeiramente, os diferentes métodos utilizados para medir a concentração de creatinina sérica na prática, nomeadamente os métodos colorimétricos de Jaffé e enzimático, têm uma precisão analítica diferente. O método de Jaffé tende a superestimar os valores da creatinina devido à interferência de cromógenos, mas isso é compensado por fatores de correção. Em segundo lugar, apesar do uso do mesmo método, havia diferenças interlaboratoriais nos resultados da creatinina devido à falta de uma referência padronizada entre os vários fabricantes de equipamentos e reagentes. Tais limitações foram superadas com a implementação universal de calibração rastreável por espectrometria de massa de diluição isotópica (IDMS, do inglês, *isotope dilution mass spectrometry*).

Em geral, a concentração sérica da creatinina medida após a padronização por IDMS tende a ter valores um pouco abaixo daqueles obtidos utilizando metodologias anteriores. Essa padronização da dosagem trouxe diversas vantagens, tanto em termos de estudos epidemiológicos e clínicos como para sua aplicação na prática clínica. Por exemplo, após a padronização da dosagem por IDMS, um paciente pode seguir com o acompanhamento de sua função renal mesmo utilizando diferentes laboratórios para a dosagem da creatinina, ainda que se mude de cidade ou de país.

Cistatina C

Mais recentemente, a cistatina C sérica tem sido considerada uma alternativa à creatinina na estimativa da TFG, especialmente a partir da padronização internacional de sua dosagem em 2010.

A cistatina C é uma proteína com PM de 13.260 daltons, produzida a uma taxa constante por todas as células nucleadas. Seu baixo peso molecular, em relação à permeabilidade da barreira glomerular, e a carga positiva em pH fisiológico permitem que ela seja livremente filtrada no glomérulo sem retorno à circulação. Tais características viabilizaram a cistatina C sérica como um biomarcador clinicamente útil para estimativa da TFG. Apesar de ser filtrada livremente pelos glomérulos, a cistatina C é quase totalmente reabsorvida e degradada pelas células epiteliais do túbulo proximal, e apenas uma fração é eliminada na urina. Assim, a depuração urinária de cistatina C não é útil para a avaliação da filtração glomerular. De fato, a presença de cistatina C em concentração aumentada na urina pode ser indicativo de disfunção tubular. A cistatina C também é eliminada por vias extrarrenais, aumentando sua depuração por essas vias quando a TFG diminui.

À semelhança do que ocorre com a creatinina, o nível sérico da cistatina C é inversamente proporcional à TFG. Mas, em contraste com a da creatinina, as concentrações séricas de cistatina C são bem menos influenciadas pela idade, sexo e massa muscular. Além disso, a redução da TFG estimada pela cistatina C parece ter valor preditivo maior para desfechos cardiovasculares e para morte do que com a creatinina.

A cistatina C também tem suas limitações. Sabe-se, por exemplo, que indivíduos em algumas situações clínicas, como no hipertireoidismo, durante o tratamento com corticoides e nos indivíduos com maior proporção de massa gorda, os níveis séricos da cistatina C tendem a ficar mais elevados, assim como na inflamação e na vigência de elevada carga viral no HIV. Além disso, a dosagem da cistatina C ainda tem um custo bem mais elevado do que o da creatinina.

ESTIMATIVA DA TFG A PARTIR DA CREATININA SÉRICA

Uma vez que o uso da creatinina sérica isoladamente como uma medida para a função renal é muito impreciso devido às variáveis extrarrenais que influenciam em seus níveis séricos, a avaliação da função renal através da depuração de creatinina com urina de 24 horas foi incorporada à prática clínica há décadas. A depuração de creatinina não reflete com precisão a TFG, tendo uma tendência a superestimá-la, devido à secreção tubular desse marcador, principalmente nos estágios mais avançados da DRC. Além disso, pelas dificuldades da coleta da urina de 24 horas e pela imprecisão do método, esse tem sido cada vez menos utilizado.

Para contornar as limitações da avaliação da função renal pela depuração urinária da creatinina, várias equações para a estimar a TFG, baseada na creatinina sérica, foram desenvolvidas. Tais equações estimam a TFG a partir de níveis séricos da creatinina, com ajuste para variáveis sociodemográficas que são determinantes extrarrenais para suas concentrações. Isso se deve ao fato de que o nível sérico da creatinina é dependente não somente da TFG, mas também da massa muscular do indivíduo, que é mais baixa nas mulheres e nos mais idosos. Adicionalmente, dados extraídos do estudo *National Health and*

Nutrition Examination Survey III mostraram que a creatinina é mais elevada em negros do que em brancos na população norte-americana.

Antes de descrever as principais equações para a estimativa da TFG a partir de biomarcadores endógenos, faz-se necessária uma discussão acerca das limitações no que concerne ao desempenho dessas equações.

O desempenho de uma equação é usualmente avaliado por dois parâmetros, o viés e a acurácia, na comparação entre a TFG estimada e a medida simultaneamente com emprego de marcadores exógenos, como referência (inulina, I^{125}-iotalamato, Cr^{51}-EDTA, iohexol ou Tc^{99m}-DTPA). O viés se refere à diferença média entre os valores da TFG estimada e medida. Uma equação, para ser considerada adequada, deve ter um viés próximo a zero, ou seja, as médias ou medianas das TFG estimada e medida devem ser semelhantes em sua validação. Em todas as equações que serão discutidas adiante, o viés foi mínimo no conjunto da população estudada e mesmo em subgrupos dentro dessa população. Porém, quando aplicada a outras populações, principalmente de outras etnias, frequentemente o viés foi maior. Isso ocorreu, por exemplo, quando se usaram em populações asiáticas as equações baseadas na creatinina sérica que foram desenvolvidas e validadas em populações ocidentais. Equações inicialmente desenvolvidas e validadas em populações ocidentais têm sido adaptadas para melhorar o desempenho em diversos países asiáticos.

O outro parâmetro para avaliar o desempenho de uma equação para estimativa da TFG é a acurácia. Embora, no conjunto, as diferenças entre as médias ou medianas das TFG estimada e medida sejam geralmente mínimas (viés próximo a zero), quando se olha o desempenho individual da equação pelo grau de concordância entre as TFG estimada e medida, as diferenças costumam ser significativas. Convencionalmente, é considerada aceitável uma diferença de até 30%, para mais ou para menos, entre a TFG estimada e aquela medida. Mas não raramente essa diferença entre TFG estimada e a medida pode ser ainda maior. Na maioria dos estudos de validação, tem sido considerado adequado o desempenho de uma equação se em pelo menos 80% das avaliações a diferença entre TFG estimada e medida for de até 30% (denominada acurácia P30 de 80%). Por exemplo, para um paciente que tenha a TFG estimada em 60 mL/min/1,73 m^2 por uma equação com P30 de 80%, é provável que sua TFG real, caso fosse medida, esteja entre 42 e 78 mL/min/1,73 m^2 e, mesmo assim, com uma probabilidade de 20%, de que essa diferença seja ainda maior.

Algumas das mais relevantes equações destinadas a avaliar a função renal foram desenvolvidas ao longo das últimas cinco décadas e serão discutidas detalhadamente a seguir. Primeiramente serão descritas as equações com estimativa da TFG baseada na creatinina sérica, e nos tópicos seguintes serão apresentadas as equações baseadas na cistatina C ou na combinação desta com a creatinina.

Equação de Cockcroft-Gault

A equação de Cockcroft-Gault, proposta em 1976, foi a primeira a ter larga aceitação. Na verdade, essa equação estima a depuração da creatinina e não a TFG, já que teve como referência a medida da depuração da creatinina na urina de 24 horas. Ela foi desenvolvida a partir de uma amostra limitada de 249 pacientes hospitalizados, todos caucasianos, e destes somente 4% eram mulheres. Para a estimativa da depuração de creatinina, foi usada a mesma creatinina sérica do dia da coleta da urina de 24 horas. Pela equação de Cockcroft-Gault, *clearance* de creatinina (mL/min) = (peso corporal x 72) / (idade x creatinina sérica). Se for mulher, multiplicar o valor por 0,85. Diante da quase totalidade de homens na população estudada, esse ajuste por sexo baseou-se na observação de que os valores da creatinina nas mulheres eram em média cerca de 15% mais baixos do que nos homens na população geral.

Além de não estimar a TFG e de ter sido desenvolvida a partir de uma pequena amostra não representativa da população, a questão se se deve ou não ajustar o valor estimado da depuração da creatinina pela área da superfície corporal é outra limitação da equação de Cockcroft-Gault. O peso corporal, que é uma das variáveis da equação, também é uma fonte potencial de imprecisão em indivíduos com índice de massa corporal (IMC) nos extremos. Vários autores corrigem o valor da estimativa da depuração de creatinina pela superfície corporal, embora esse ajuste não tenha sido descrito na equação original.

Uma das principais vantagens dessa equação, que provavelmente a tornou tão popular, foi sua simplicidade matemática, sendo facilmente aplicada à beira do leito. Hoje essa vantagem é menos relevante, já que aplicativos instalados em *smartphones* com equações matemáticas bem mais elaboradas estão amplamente disponíveis. Assim, a equação de Cockcroft-Gault foi superada pelas novas equações e não parece haver qualquer justificativa para que ainda seja usada.

Equação MDRD

Uma grande oportunidade para o desenvolvimento de uma equação para estimativa da TFG surgiu a partir dos dados do estudo MDRD (*Modification of diet in renal disease*). Esse foi um grande ensaio clínico multicêntrico concebido para avaliar os efeitos da restrição proteica e a dieta com cetoanálogos sobre a progressão da DRC, no qual todos os participantes tinham a TFG medida com I^{125}-iothalamato e dosagem de creatinina sérica realizada no mesmo dia. Assim, em 1999, a equação MDRD abreviada baseada em 4 variáveis (idade, sexo, creatinina sérica e etnia) foi desenvolvida a partir dos dados de 1.628 pacientes com DRC nos EUA participantes daquele estudo. Nessa população havia

651 mulheres e 195 afro-americanos e a média da TFG foi de 40 mL/min/1,73 m^2. Naquela equação, um ajuste racial era aplicado aos afro-americanos, multiplicando a TFG estimada por 1,212. Esse ajuste se justificava pelo maior nível sérico de creatinina para a mesma TFG medida nesse subgrupo étnico. Como a população estudada era exclusivamente de pacientes com DRC e TFG abaixo de 60 mL/min/1,73 m^2, a equação MDRD não foi validada para estimativa da TFG acima desses valores e, nesses casos, era recomendado apenas informar que a TFG estimada era acima 60 mL/min/1,73 m^2, sem fornecer o valor específico.

Equação CKD-EPI

Em 2009, os mesmos pesquisadores que criaram a equação MDRD, com a colaboração de outros grupos, desenvolveram uma nova equação, a CKD-EPI (*Chronic Kidney Disease Epidemiology Collaboration*). A equação CKD-EPI derivou-se da aglutinação dos dados de 10 estudos e com validação externa em outros 16, abrangendo indivíduos com TFG normal e com maior diversidade racial e étnica nos quais a TFG fora medida por técnica padrão ouro. Essa equação é mais representativa da população geral, pois foi desenvolvida englobando tanto pacientes com DRC quanto 694 indivíduos sem doença renal. Assim, a equação CKD-EPI tem menos viés do que a equação MDRD e é mais acurada na estimativa da TFG acima de 60 mL/min/1,73 m^2. A exemplo da equação MDRD, as correlações mais fortes entre a medida direta da TFG e os valores estimados a partir da creatinina sérica foram alcançados após ajuste para idade, sexo e raça (preto ou não preto). Porém, o ajuste racial era aplicado aos afro-americanos, multiplicando a TFG estimada por 1,159. Ou seja, o ajuste por raça nas equações para estimativa da TFG faz com que a TFG estimada nos negros, comparada aos indivíduos de outras etnias, com os mesmos valores de creatinina, fique cerca de 21% mais alta quando se aplica a equação MDRD e aumente em quase 16% com o uso da equação CKD-EPI 2009.

Até recentemente, a equação CKD-EPI 2009 foi considerada o método preferido para estimativa da TFG a partir da creatinina sérica (KDIGO 2012). Porém, a incorporação do ajuste pelo fator racial na equação vinha sendo motivo de controvérsias. Nos EUA, o emprego desse ajuste era visto como algo que reforçava a iniquidade racial, inclusive prejudicando a elegibilidade dos afro-americanos ao transplante renal preemptivo, já que, para o mesmo valor de creatinina sérica, tinham TFG estimada mais alta do que indivíduos de outras raças/etnias em lista de espera. Já para as populações de outros países, esse ajuste por raça era controverso por ter sido validado apenas na população dos EUA e havia evidências de que tal ajuste poderia não ser apropriado em indivíduos da África subsaariana ou em afrodescendentes de outros países que não dos EUA, inclusive no Brasil.

A equação CKD-EPI 2021 é considerada como o método preferível para estimativas de TFG.

Para a estimativa da TFG através da CKD-EPI são necessárias apenas três variáveis:

- o nível sérico de creatinina
- a idade do paciente
- o sexo do paciente

Diferente da equação de 2009, a equação de 2021 não utiliza mais o ajuste pela raça do paciente.

Assim, para contornar a questão do ajuste pela raça, mais recentemente, os pesquisadores que criaram a equação CKD-EPI 2009 desenvolveram uma nova equação, a CKD-EPI 2021, que prescinde do ajuste por raça, sem comprometer significativamente o desempenho da equação. Essa nova equação não trouxe ganhos em termos de desempenho em relação àquela de 2009 e seu ganho foi especificamente a eliminação do ajuste por fator racial. Atualmente, a equação CKD-EPI 2021 é considerada pela *National Kidney Foundation* e pela *American Society of Nephrology* o método preferível para estimativa da TFG, sendo amplamente empregada na prática clínica de nefrologistas e mesmo da comunidade médica em geral.

As equações CKD-EPI 2021, baseadas na creatinina sérica, como ajustes conforme a faixa de creatinina (≤ 0,7 ou > 0,7 mg/dL nas mulheres e ≤ 0,9 ou > 0,9 mg/Dl nos homens), o sexo e a idade em anos, são apresentadas na Tabela 1.

TABELA 1 Equações CKD-EPI 2021, baseadas na creatinina sérica, para estimativa da TFG em mL/min/1,73 m^2

Sexo	Creatinina (mg/dL)	Equação
Feminino	≤ 0,7	$143 \times (Cr/0,7)^{-0,241} \times 0,9938^{idade}$
	> 0,7	$143 \times (Cr/0,7)^{-1,2} \times 0,9938^{idade}$
Masculino	≤ 0,9	$142 \times (Cr/0,9)^{-0,302} \times 0,9938^{idade}$
	> 0,9	$142 \times (Cr/0,9)^{-1,2} \times 0,9938^{idade}$

Cr: creatinina em mg/dL; TFG: taxa de filtração glomerular.

OUTRAS EQUAÇÕES

As equações CKD-EPI foram desenvolvidas e validadas na população dos EUA. Paralelamente, consórcios de grupos de pesquisa europeus desenvolveram equações baseadas nas populações dos países participantes, a LMREV (Lund-Malmö *Revised*) e a EKFC (*European Kidney Function Consortium*). Como a CKD-EPI 2021, essas equações também são baseadas na creatinina sérica com ajuste para sexo e idade. Essas equações mostraram ter um desempenho ligeiramente superior à CKD-EPI 2021. Mas esse melhor desempenho provavelmente se deve ao fato de que essa comparação direta foi feita em grupos de participantes majoritariamente europeus.

Todas as equações citadas descritas até aqui foram desenvolvidas e validadas a partir de dados de estudos envolvendo adultos. A ausência de crianças e a pequena proporção de idosos são limitações dessas equações. Portanto, essas equações não devem ser aplicadas em crianças e há questionamento acerca de seu desempenho nos pacientes mais idosos.

Diante dessas limitações, algumas equações específicas para essas subpopulações foram desenvolvidas. A equação de Schwartz deve ser utilizada para a estimativa da TFG em crianças de 1 a 17 anos e baseia-se na creatinina sérica, com ajuste apenas pela altura. Já a equação BIS (*Berlin initiative study*) foi desenvolvida especificamente para a população idosa, que estava sub-representada nos estudos de validação das equações CKD-EPI. Pela equação BIS, TFG (mL/min/173 m^2) = 3736 x $\text{creatinina}^{-0,87}$ x $\text{idade}^{-0,95}$ x 0,82, se mulher.

Para contornar a limitação das equações para os extremos de faixas etárias, foi proposta uma nova equação, a FAS (*Full Age Spectrum*), que pode ser usada desde a infância até nos muito idosos. A equação FAS também é baseada na creatinina sérica, com ajuste para sexo e idade: TFG (mL/min/1,73 m^2) = 107,3/(creatinina/Q_{Cr}) x $0,988^{(\text{idade} - 40)}$, em que Q_{Cr} é a creatinina normalizada, ou seja, a mediana da creatinina na população saudável, conforme o sexo (Q_{Cr} = 0,7 para mulheres e 0,9 para homens). Esses Q_{cr} foram validados para a população europeia, mas valores específicos podem ser mais adequados para outras populações. Por exemplo, na população afrodescendentes nos EUA, o Q_{Cr} para mulheres e homens são 0,72 e 1,03, respectivamente.

Numa recente revisão sistemática com metanálise, foi encontrado um melhor desempenho com o uso das equações BIS e FAS, em comparação com a equação CKD-EPI 2021, entre os idosos, com acurácia (P30) de 81, 81 e 73%, respectivamente. Apesar do melhor desempenho dessas equações, é pouco provável que seu uso venha a ser adotado na prática clínica para estimativa da TFG nos idosos, substituindo a equação CKD-EPI 2021, por esta ser a recomendada atualmente por entidades como a *National Kidney Foundation* e a *American Society of Nephrology*.

ESTIMATIVA DA TFG A PARTIR DA CISTATINA C SÉRICA

Em 2012, a equação CKD-EPI 2009 foi modificada e validada para se estimar a TFG usando a cistatina C sérica como marcador endógeno. Nessa equação, a estimativa da TFG é baseada na cistatina C com ajuste para sexo e idade, sem correção por fator racial.

Posteriormente, novas equações FAS foram desenvolvidas, substituindo a creatinina sérica pela cistatina C e o Q_{Cr} pelo Q_{CisC}, que é a mediana da cistatina C na população saudável, conforme a faixa etária (Q_{CisC} = 0,82 mg/L se < 70 anos e Q_{CisC} = 0,95 mg/L se < 70 anos). Assim, TFG (mL/min/1,73 m^2) = 107,3 / (cistatina C/Q_{CisC}) x 0,988$^{(idade - 40)}$, se idade > 40 anos. O desempenho da equação FAS baseada na cistatina C mostrou-se discretamente superior à CKD-EPI 2012, sendo mais evidente no subgrupo de participantes com idade acima de 70 anos, com acurácia P30 de 88 e 84%, respectivamente.

Mais recentemente, a equação EKFC, adaptada para cistatina C como marcador endógeno, com ajuste apenas pela idade, apresentou um desempenho superior à CKD-EPI 2012, também baseada na cistatina C, tanto em europeus (acurácia P30 de 86% vs. 81%) como em norte-americanos caucasianos (acurácia P30 de 84% vs. 73%) e em africanos subsaarianos (acurácia P30 de 84% vs. 77%). Nesse mesmo estudo, o desempenho da EKFC também foi superior ao da CKD-EPI 2021 baseada na creatinina e semelhante ao da EKCF baseada na creatinina. Pela equação EKFC baseada na cistatina C, TFG (mL/min/1,73 m^2) = 107,3 x (cistatina C/Q)$^{-1,132}$ × 0,99$^{(idade - 40)}$, se idade > 40 anos, onde Q é a mediana da cistatina C na população saudável, definida como 0,83 mg/L até 50 anos de idade ou 0,83 + 0,005 x (idade – 50) mg/L, se acima de 50 anos.

O uso da cistatina C como biomarcador isolado para estimativa da TFG parece não conferir vantagem significativa sobre a creatinina para justificar a substituição deste último na prática clínica. Atualmente, a cistatina C não é largamente usada na prática clínica diária, à exceção da Suécia. Isso provavelmente se justifica porque, a exemplo da creatinina, variáveis não dependentes da TFG também afetam seus níveis séricos. Apesar de a cistatina C ser pouco influenciada pela massa muscular por ser produzida por todas as células nucleadas, existem grandes variações interindividuais do perfil antropométrico, mesmo em pessoas do mesmo sexo e faixa etária, e tais diferenças não são consideradas nas equações atuais para estimativa da TFG.

Em algumas situações específicas associadas à sarcopenia, como nos tetraplégicos ou logo após um longo período de hospitalização com perda acentuada de massa muscular, a estimativa da TFG baseada somente na cistatina C pode ser justificada.

Outra situação na qual o uso de equações baseadas na cistatina C é sugerida seria como exame confirmatório para diagnóstico de DRC nos indivíduos com TFG estimada entre 45 e 59 mL/min/1,73 m^2 (estágio 3A), mas sem outras evidências de acometimento renal, como a presença de albuminúria. Nesses casos, se a TFG estimada pela cistatina C também estiver abaixo de 60 mL/min/1,73 m^2, o diagnóstico de DRC pode ser estabelecido.

ESTIMATIVA DA TFG A PARTIR DA COMBINAÇÃO CREATININA E CISTATINA C

Sucessivos estudos têm demonstrado a superioridade das equações que combinam creatinina e cistatina C em comparação ao desempenho daquelas baseadas em apenas um desses biomarcadores isoladamente, alcançando maior acurácia e menor viés em todo o espectro da função renal e de faixas etárias. A justificativa para o melhor desempenho com a combinação dos dois marcadores seria que as variáveis que interferem sobre creatinina sérica e cistatina C que não a TFG diferem entre si de modo que o uso combinado dos dois marcadores atenuaria o impacto de um deles isoladamente.

Todas as equações recomendadas atualmente e descritas nos tópicos anteriores para estimativa da TFG baseadas na creatinina e na cistatina C isoladamente também foram validadas para o uso combinado desses dois biomarcadores, apresentando um desempenho consistentemente superior, usualmente com acurácia P30 às vezes superior a 90% e viés próximo a zero.

Um outro biomarcador de função renal através do qual a TFG pode ser estimada é a cistatina C.

Apesar de não ser utilizada de forma ampla na prática clínica diária, o seu uso pode ser justificado em algumas situações:

- sarcopenia
- pacientes com TFG entre 45 e 59, mas sem outras evidências de acometimento renal

Há uma equação CKD-EPI 2021 que estima a TFG através da combinação da creatinina com a cistatina C.

A equação CKD-EPI 2021 baseada na combinação da creatinina e da cistatina C, com ajuste pelo sexo e idade, apresentou um desempenho superior ao da CKD-EPI baseada apenas na creatinina sérica, com uma acurácia P30 acima de 90%, mesmo nos subgrupos raciais, e menor viés. As equações CKD-EPI 2021 baseadas na creatinina e na cistatina C são apresentadas na Tabela 2.

TABELA 2 Equações CKD-EPI 2021 baseadas na creatinina e na cistatina C, para estimativa da TFG em mL/min/1,73 m^2

Sexo	Creatinina (mg/dL)	Cistatina C (mg/L)	Equação
Feminino	≤ 0,7	≤ 0,8	$130 \times (Cr/0,7)^{-,219} \times (Cis/0,8)\text{-}0,323 \times 0,9961^{idade}$
	≤ 0,7	> 0,8	$130 \times (Cr/0,7)^{-0,219} \times (Cis/0,8)\text{-}0,778 \times 0,9961^{idade}$
	> 0,7	≤ 0,8	$130 \times (Cr/0,7)^{-0,544} \times (Cis/0,8)\text{-}0,323 \times 0,9961^{idade}$
	> 0,7	> 0,8	$130 \times (Cr/0,7)^{-0,544} \times (Cis/0,8)\text{-}0,778 \times 0,9961^{idade}$
Masculino	≤ 0,9	≤ 0,8	$135 \times (Cr/0,7)^{-0,144} \times (Cis/0,8)\text{-}0,323 \times 0,9961^{idade}$
	≤ 0,9	> 0,8	$135 \times (Cr/0,7)^{-0,144} \times (Cis/0,8)\text{-}0,778 \times 0,9961^{idade}$
	> 0,9	≤ 0,8	$135 \times (Cr/0,7)^{-0,544} \times (Cis/0,8)\text{-}0,323 \times 0,9961^{idade}$
	> 0,9	> 0,8	$135 \times (Cr/0,7)^{-0,544} \times (Cis/0,8)\text{-}0,778 \times 0,9961^{idade}$

Cis: cistatina C em mg/L; Cr: creatinina em mg/dL; TFG: taxa de filtração glomerular.

A TFG estimada pela equação EKFC usando a combinação da creatinina e da cistatina C (média aritmética da TFG estimada com cada um dos biomarcadores separadamente) também apresentou acurácia superior à equação EKFC baseada em cada um deles isoladamente. Da mesma forma, a equação EKFC com os dois biomarcadores (média aritmética da TFG estimada com cada um deles) também teve maior acurácia P30 do que a CKD-EPI 2021 baseada na combinação da creatinina e da cistatina C em diversas populações. Novamente, esse melhor desempenho parece se dever parcialmente ao fato de que as comparações são feitas predominantemente em populações etnicamente semelhantes àquelas nas quais as equações com melhor desempenho foram validadas.

A TFG estimada pela equação EKFC, baseada na média aritmética da estimativa usando a creatinina e a cistatina C separadamente, também teve um excelente desempenho nas crianças, com acurácia P30 acima de 90% e viés muito próximo a zero (ao contrário do uso isolado de cada biomarcador, onde houve viés significativo, mas em sentidos opostos usando separadamente creatinina e cistatina C).

A equação FAS, também adaptada para a estimativa da TFG a partir do uso combinado da creatinina e da cistatina C, atribuindo-lhes pesos semelhantes na equação, o que seria equivalente à média aritmética da estimativa da TFG com cada um dos biomarcadores separadamente, apresentou um desempenho, com acurácia P30 próximo ou acima de 90%, tanto em adultos como em crianças e idosos.

A equação BIS, específica para indivíduos com idade a partir dos 70 anos, também foi modificada e validada para o uso combinado da cistatina C com a creatinina, sendo essa nova equação conhecida como BIS2. Pela equação BIS2, TFG ($mL/min/1{,}73\ m^2$) = 767 x cistatina $C^{-0{,}61}$ x $creatinina^{-0{,}40}$ x $idade^{-0{,}57}$ x 0,87, se mulher. Numa revisão sistemática, foi encontrada uma acurácia P30 de 90% para a equação BIS2.

Assim, parece nítida a superioridade da estimativa da TFG usando as equações baseadas na creatinina combinada com a cistatina C. Porém, devido ao custo mais elevado e à menor disponibilidade da dosagem da cistatina C, é pouco provável que esse biomarcador venha a se incorporado à rotina médica do dia a dia num futuro próximo.

O uso de equações baseadas na combinação da creatinina e da cistatina C no momento ainda é reservado para situações nas quais se faz necessária a maior acurácia da estimativa da TFG, como no uso de medicamentos com janela terapêutica muito estreita e de eliminação renal, principalmente quimioterápicos.

Em alguns casos, os serviços de oncologia preferem a medida da TFG com emprego de marcadores exógenos.

O *download* de uma planilha Excel, criada por pesquisadores do European Kidney Function Consortium, pode ser feito livremente por meio do *link* abaixo. Nesta planilha estão todas as equações descritas neste capítulo, bastando inserir as variáveis para gerar a TFG estimada.

https://www.chuliege.be/nephrologie-EKFC

CONSIDERAÇÕES FINAIS

Não há um marcador endógeno ideal para a estimativa da TFG. A creatinina apresenta diversas limitações, principalmente devido às condições determinantes de seu nível sérico não dependentes da função renal, como a massa muscular. Apesar dessas limitações, as equações para estimativa baseadas na creatinina sérica são amplamente utilizadas e recomendadas para a prática clínica diária.

A cistatina C é um marcador endógeno que apresenta a vantagem de ter seu nível sérico menos dependente de variáveis extrarrenais, como sexo, idade e raça/etnia. As equações baseadas na combinação da creatinina com a cistatina C têm maior acurácia e menor viés do que aquelas que usam apenas um desses biomarcadores e devem ser empregadas nas situações em que uma estimativa mais precisa da TFG se faz necessária.

BIBLIOGRAFIA RECOMENDADA

Delanaye P, Vidal-Petiot E, Björk J, Ebert N, Eriksen BO, Dubourg L et al. Performance of creatinine-based equations to estimate glomerular filtration rate in white and black populations in Europe, Brazil and Africa. Nephrol Dial Transplant. 2023 Jan 23;38(1):106-18.

Inker LA, Eneanya ND, Coresh J, Tighiouart H, Wang D, Sang Y et al.; Chronic Kidney Disease Epidemiology Collaboration. New creatinine- and cystatin C-based equations to estimate GFR without race. N Engl J Med. 2021 Nov 4;385(19):1737-49.

Inker LA, Schmid CH, Tighiouart H, Eckfeldt JH, Feldman HI, Greene T et al. Estimating glomerular filtration rate from serum creatinine and cystatin C. N Engl J Med. 2012;367:20-9.

KDIGO 2012 clinical practice guideline for the evaluation and management of chronic kidney disease. Kidney International Supplements. 2013;3:5-14.

Lees JS, Mark PB. Cystatin C to predict renal disease and cardiovascular risk. Nephrol Dial Transplant. 2021 Jan 1;36(1):39-41.

Levey AS, Coresh J, Tighiouart H, Greene T, Inker LA. Measured and estimated glomerular filtration rate: current status and future directions. Nat Rev Nephrol. 2020 Jan;16(1):51-64.

Levey AS, Stevens LA, Schmid CH, Zhang YL, Castro AF 3rd, Feldman HI et al.; CKD-EPI (Chronic Kidney Disease Epidemiology Collaboration). A new equation to estimate glomerular filtration rate. Ann Intern Med. 2009 May 5;150(9):604-12.

Levey AS, Titan SM, Powe NR, Coresh J, Inker LA. Kidney disease, race, and GFR estimation. Clin J Am Soc Nephrol. 2020 Aug 7;15(8):1203-12.

Rocha AD, Garcia S, Santos AB, Eduardo JCC, Mesquita CT, Lugon JR et al. No race-ethnicity adjustment in CKD-EPI equations is required for estimating glomerular filtration rate in the Brazilian population. Int J Nephrol. 2020 Jul 18;2020:2141038.

10

Interpretação dos exames de urina

Ana Lydia Cabeça
Daniel Rinaldi dos Santos
Patrícia Ferreira Abreu

PONTOS-CHAVE

- O exame de urina fornece informações valiosas para o diagnóstico e seguimento de diversas situações clínicas, agudas ou crônicas, de patologias envolvendo os rins e as vias urinárias, bem como de doenças sistêmicas.
- O exame rotina de urina, também conhecido como urina tipo 1 ou EAS, compreende a análise física, química e microscópica da urina, com diversas informações relevantes e múltiplos padrões de apresentação em situações clínicas variadas.
- Especial atenção nos exames de urina é a possibilidade de dosagem de proteínas urinárias, tanto a proteína total como a albumina, marcador de lesão glomerular. Outras proteínas, como as de baixo peso molecular e as cadeias leves, também podem ser identificadas em exames específicos.

INTRODUÇÃO

Fundamental na prática médica, o exame de urina oferece informações valiosas para diagnóstico e seguimento de diversas condições clínicas agudas e crônicas, tanto para patologias sistêmicas quanto para afecções dos rins e do trato urinário. A análise mais simples, ou seja, o exame de rastreio, é a urina rotina, também conhecida como urina tipo 1 e urina EAS (elementos anormais e sedimentoscopia). Entretanto, quando necessários, outros testes com a urina estão disponíveis como cultura na suspeita de infecções, pesquisa de células neoplásicas, dosagem de drogas, quantificação de proteínas de cadeias leves, proteínas de baixo peso molecular, entre outros.

A seguir serão descritos aspectos históricos, técnicos e clínicos relevantes para estabelecer a importância dos exames de urina.

HISTÓRIA

O exame de urina percorreu um lento e longo caminho no curso da história até os dias atuais. Desde a Antiguidade há várias referências às características e alterações urinárias como ferramenta de interesse e estudo sobre a natureza das doenças humanas. Achados de inscrições nas paredes de cavernas, no período paleolítico, associam alterações urinárias a certas doenças. Registros de avaliações de urina em tabletes de argila por médicos babilônios e sumérios, por volta de 4.000 anos a.C., descrevem a aparência, o volume e a cor da urina e sua relação com as alterações observadas em diferentes afecções. Textos egípcios datados de 1.900 a.C. relacionam urina vermelha à infecção por *Schistosoma haematobium*. Obras da medicina Ayurveda de povos hindus, datadas de 700 a.C., evidenciam que formigas eram atraídas pela urina de sabor adocicado de algumas pessoas. Na Grécia antiga, a observação criteriosa da urina era usada como meio diagnóstico e prognóstico, sendo atribuída a Hipócrates (460-370 a.C.) em seu tratado *Os prognósticos* a hipótese de que a urina era um filtrado de humores provenientes dos rins. Posteriormente, Galeno de Pérgamo (129-216) traduziu as ideias hipocráticas, inferindo que a urina representava um filtrado do sangue e que os rins e a urina desempenhavam papel crucial para o equilíbrio corporal. No século VII d.C., em Constantinopla, a obra *De Urinis*, de Theophilus Protospatharius, descreveu a produção anatômica da urina e produziu um texto sobre o exame macroscópico da urina e suas alterações, no qual identificou dez tonalidades cromáticas da urina e desenvolveu algumas técnicas do exame de urina. Ao longo dos séculos até a Idade Média poucos foram os avanços no exame de urina como ferramenta diagnóstica. No século XV da era cristã, o médico, alquimista e filósofo suíço conhecido como Paracelso (1493-1541) adicionou vinagre a amostras de urina, observando a formação de um precipitado, dando início ao desenvolvimento das análises químicas da urina.

Em 1827, o médico patologista inglês Richard Bright (1789-1858), considerado o Pai da Nefrologia por descrever as lesões renais da hipertensão arterial, incluiu o exame de urina no exame médico de rotina. Na sequência, em 1837, a partir dos trabalhos de Bright, o francês Pierre Rayer (1793-1867), também patologista, em seu *Tratado sobre doenças renais e alterações da secreção urinária*, vinculou as alterações renais às alterações urinárias, relacionando patologia e o estudo bioquímico da urina. O sedimento urinário teve sua importância destacada pelo médico Golding Bird em artigo publicado em 1844, no qual descreveu a hematúria e a cilindrúria como alterações patológicas, adicionando aos testes químicos do exame de urina a avaliação do sedimento urinário. A partir do século XX surgiram avanços metodológicos, utilizados até hoje, na realização do exame de urina: os métodos enzimáticos para glicose em papel-filtro, a sistematização do exame de sedimento urinário, a técnica de *spot analysis*, além do desenvolvimento de máquinas para identificar e contar partículas na urina, permitindo a microscopia urinária automatizada.

Na década de 1970, surgiram as ciências ômicas, aliando os avanços da tecnologia e computação, por meio do estudo de vários tipos de moléculas como genes (genômica), moléculas de transcrição - os RNA - (transcriptômica), proteínas (proteômica) e metabólitos (metabolômica). Essa abordagem possibilitou ampliar a capacidade do exame de urina para obter informações sobre patologia renal por meio da identificação de biomarcadores urinários na injúria renal aguda e crônica, em glomerulopatias, na doença renal policística, dentre outras. Entretanto, as abordagens ômicas ainda são pouco disponíveis na prática clínica e estão mais restritas à investigação científica.

O exame de urina rotina é conhecido por nomes diferentes a depender do local do país. Pode ser Urina tipo 1, EAS ou Sumário de Urina. Ele consistem em:

- análise física
- análise química
- análise do sedimento urinário

Assim, o exame de urina rotina, nos dias de hoje, consiste em três principais componentes que fornecem informações valiosas sobre patologias sistêmicas, renais e do trato urinário:

1. Análise física: avaliação macroscópica da urina: turbidez, cor, densidade e odor.
2. Análise química: análise de urina com tira reagente: pH, proteína, glicose, urobilinogênio, bilirrubina, corpos cetônicos, esterase leucocitária, nitritos.
3. Análise microscópica do sedimento urinário: células, cilindros, cristais, microrganismos.

EXAME DE URINA DE ROTINA

Coleta para exame rotina de urina

A obtenção de amostra e manuseio laboratorial adequados são fundamentais na preservação das propriedades físico-químico-microscópicas do exame de urina de rotina. Portanto, algumas instruções são importantes para maximizar a utilidade diagnóstica do exame, tais como:

- Evitar exercícios físicos extenuantes nas 72 horas anteriores à coleta para prevenir proteinúria e/ou hematúria o ucilindrúria induzidas pelo exercício; evitar a coleta de urina durante a menstruação devido a contaminação sanguínea e ao diagnóstico errôneo de hematúria.
- Lavar as mãos com água e sabão; realizar higiene adequada do genital externo.
- Descartar o primeiro jato urinário da manhã e coletar a urina do jato intermediário em recipiente limpo e seco fornecido pelo laboratório, para reduzir a contaminação com células e secreções uretrais e/ou vaginais e com a flora microbiana da pele.
- Em pacientes com sonda vesical de demora, obter a amostra diretamente da sonda, e não da bolsa de drenagem, a fim de garantir que a amostra representa urina produzida recentemente e evitar a contaminação por detritos no saco coletor.
- Para outros exames de urina, informações adicionais são fornecidas pelo laboratório a depender do teste solicitado.

Análise física

Aspecto/turbidez

A urina normal tem aspecto claro e transparente. A turvação urinária pode ser observada no contexto de infecção ou por contaminação causada por secreções genitais e na presença de células escamosas epiteliais, leucócitos e eritrócitos. Também a turvação pode ser causada por quilúria ou como resultado de cristais precipitados de uratos amorfos em urinas ácidas ou fosfatos amorfos em urinas alcalinas após refrigeração.

Cor

A coloração da urina normal é amarelo pálido ou amarelo âmbar, o que decorre da presença de urocromo produzido a partir da degradação do grupo heme da hemoglobina. Pode se apresentar mais clara quando a urina está diluída e mais escura quando concentrada, após restrição hídrica, por exemplo. No Quadro 1 são listadas as principais alterações na coloração da urina em várias situações clínicas.

Densidade

A densidade urinária é utilizada como um parâmetro sobre as capacidades de concentração e diluição dos rins, uma vez que os túbulos renais modulam o volume de líquido reabsorvido a partir do filtrado glomerular, sendo determinada tanto pelo número como pelo tamanho de solutos na urina. Portanto, a densidade urinária no indivíduo normal se dá pelo equilíbrio entre a ingestão hídrica e os solutos excretados. Urinas muito diluídas podem dificultar a detecção de proteínas e glicose, por isso a primeira urina da manhã, por ser habitualmente mais concentrada, permite a melhor condição para a determinação da densidade urinária. O intervalo normal da densidade urinária está em torno de 1.018 ± 0.003. A urina isotônica ao plasma normal apresenta densidade de 1.010, conhecida como isostenúria. A diluição urinária máxima determina densidade urinária de 1.003. Várias condições clínicas estão associadas a alterações da densidade urinária (Quadro 2).

QUADRO 1 Alterações da cor da urina e suas causas

Cor da urina	Causas
Laranja	Pigmentos biliares Fenazopiridinas (*pyridium*®), rifampicina, varfarina Cenoura
Rosa/avermelhada/ vermelha	Uratos urinários, hemácias, hemoglobina, mioglobina, porfirinas Síndrome da fralda vermelha em crianças (presença de *Serratia marcescens*, não patogênica) Fenolftaleína, fenotiazina, fenitoína, difenilidantoína, metildopa Beterraba, amora, ruibarbo, corantes alimentares
Marrom/acastanhada	Bilirrubina, metaemoglobina, mioglobina ou porfirinas Antimaláricos como primaquina e quinicrina, vitaminas do complexo B, nitrofurantoína, metronidazol, sulfonamidas ou cáscara, caroteno
Verde	Bilirrubina oxidada, azul de metileno
Azul-esverdeada	Adriamicina, amitriptilina, indometacina
Azul	Azul de metileno
Cinza	Furazolidona, nitrofurantoína
Preta	Melanúria, ácido homogentísico
Branco/turvo	Piúria, quilúria, cristais de fosfato de cálcio e de estruvita Propofol

QUADRO 2 Alterações da densidade urinária

Densidade urinária	Significado	Condição clínica
< 1.010	Diluição urinária	Ingestão excessiva de líquidos, hiperidratação, polidipsia psicogênica, diabetes insípido
> 1.030	Urina altamente concentrada	Desidratação, perdas extrarrenais acentuadas, glicosúria, síndrome da secreção inapropriada do hormônio antidiurético, administração de soluções hiperosmóticas (p. ex., contraste iodado, albumina IV e dextrana)

IV: intravenosa.

Odor

O odor da urina normal é caracterizado pela presença de ácidos voláteis e habitualmente não é referido na urinálise. Pode ser afetado por uma variedade de substâncias ou condições, dentre as quais:

- Cheiro forte: urina concentrada, desidratação, amostra antiga.
- Odor amoniacal: transformação da ureia em amônia com o passar do tempo ou infecção urinária por organismos produtores de urease.
- Odor frutado ou doce: acetona na cetoacidose diabética.
- Fecal: fístula gastrintestinal para a bexiga.
- Odor de rato/mofo: fenilcetonúria.
- Enxofre: aspargos, medicamentos à base de sulfa.

Análise química

A análise química da urina pode ser realizada através de fitas reagentes de imersão, que, por conterem reagentes químicos específicos, oferecem de forma simples e rápida a avaliação de várias substâncias. A leitura é feita de forma direta pelo analista ou por equipamentos para minimizar a interferência de erros. Essa análise avalia os itens a seguir.

pH

Em indivíduos normais o pH urinário varia entre 5,5 e 6,5. Sua análise deve ser realizada em urina fresca através de tiras reagentes ou, preferivelmente, por potenciometria (pHmetro). Auxilia na interpretação dos mecanismos de acidificação urinária, acidose metabólica sistêmica, litíase renal e infecção urinária, principalmente. Situações clínicas como diarreia, desidratação e febre, podem cursar com pH urinário mais ácido. Por outro lado, vômitos, presença

A análise química da urina avalia:

- pH
- nitrito
- estearase leucocitária
- hemepigmentos
- proteínas
- glicose
- corpos cetônicos
- bilirrubina e urobilinogênio

de bactérias produtoras de urease e medicamentos (tiazídicos, acetazolamida) podem ser causas de urina alcalina.

Nitrito

O teste do nitrito é utilizado para triagem de bacteriúria baseado na capacidade de certas bactérias gram-negativas reduzirem o nitrato em nitrito pela ação da enzima nitrato redutase. A urina normal não apresenta nitrito, entretanto, por ser um teste pouco sensível, o resultado negativo não descarta infecção urinária.

Esterase leucocitária

Os leucócitos granulócitos têm enzimas que catalisam a hidrólise dos ésteres, denominadas esterases, liberadas após a degeneração celular. Se presente na urina, formará complexo de cor violeta após o contato com sal de diazônio da fita reagente. Sua pesquisa é utilizada na avaliação inicial de leucocitúria superior a 5 leucócitos/campo e rastreamento de infecção urinária. A utilização em conjunto com o teste de nitrito apresenta sensibilidade entre 70 e 95% e especificidade entre 65 e 85%. Assim, resultados falso-negativos são raros, mas falso-positivos (glicosúria, contaminação vaginal, antibióticos) podem ocorrer. Por essa razão, esse teste não substitui inteiramente a necessidade do exame microscópico do sedimento urinário.

Hemepigmentos

A fita reagente apresenta área que permite o reconhecimento do grupo heme da hemoglobina, seja nas hemácias íntegras, chamado de hematúria, seja na hemoglobina livre, denominado hemoglobinúria. Além da hemoglobina, esse teste também detecta a mioglobina. Resultado falso-negativo é raro, sendo um excelente teste de triagem. Resultado falso-positivo varia de 1 a 35% a depender da série, sendo frequente em pacientes com urina alcalina, sobretudo quando o pH é maior do que 9, contaminação por agentes utilizados na limpeza perineal, sangramento vaginal ou presença de espermatozoides. Exame de fita reagente positivo deve ser confirmado através da análise microscópica do sedimento urinário.

Proteína

A quantidade de proteínas excretada diariamente na urina não ultrapassam 150 mg. Cerca de 50% equivale a uromodulina, 30% a albumina e o restante a proteínas de baixo peso molecular, cadeias leves, imunoglobulinas, entre outras. A pesquisa de proteína na urina através de fitas reagentes é limitada à detecção de albumina, sendo praticamente insensível às outras proteínas. Se essas outras proteínas estiverem presentes na ausência de albumina o teste será falso-negativo. Já um teste falso-positivo pode ocorrer em urina alcalina, presença de hematúria macroscópica, secreção vaginal, piúria. Vale ressaltar que algumas situações podem ocasionar proteinúria transitória, tais como febre, atividade física e desidratação. Os resultados são apresentados como negativo (menos de 10 mg/dL), traços (entre 10 e 20 mg/dL), 1+ (30 mg/dL), 2+ (100 mg/dL), 3+ (300 mg/dL), 4+ (1.000 mg/dL). A presença de fita reagente positiva requer a quantificação da massa de proteína excretada.

Glicose

A pesquisa pelas tiras reagentes é baseada na reação com glicose oxidase, o que lhes confere elevadas sensibilidade e especificidade. Em circunstâncias normais, praticamente toda a glicose filtrada pelos glomérulos é reabsorvida no túbulo contorcido proximal. Assim, um teste reagente reflete a presença de hiperglicemia acima de 180 mg/dL ou disfunção tubular proximal perdedora de glicose.

Corpos cetônicos

Em condições normais os corpos cetônicos, gerados pelo metabolismo da gordura, não são encontrados na urina. A cetonúria ocorre no jejum prolongado, estados febris, frio intenso, e principalmente na cetoacidose diabética. Os três corpos cetônicos presentes são: ácido beta-hidroxibutírico (78%), ácido acetoacético (20%) e acetona (20%). Os corpos cetônicos podem ser pesquisados pelo reativo do nitroprussiato ou nas fitas reagentes, entretanto essa reação não detecta o ácido beta-hidroxibutírico.

Bilirrubina e urobilinogênio

Em condições normais, a bilirrubina conjugada não é detectada na urina; se presente, é secundária ao aumento sérico ocasionado por doença hepática. A bilirrubina não conjugada é insolúvel em água, não sendo possível sua filtração pelo glomérulo, ou seja, sua detecção na urina. Já pequenas quantidades de urobilinogênio, produto final da bilirrubina conjugada, podem estar presentes na urina em condições normais.

Análise microscópica

O exame microscópico do sedimento urinário fornece dados valiosos que complementam os achados clínicos, os exames laboratoriais e resultados da análise física e química da urina. Para preparar uma amostra de urina para análise microscópica, uma amostra fresca de 10 a 15 mL de urina deve ser centrifugada a 1.500 a 2.000 rpm durante 10 minutos, segundo recomendações da Sociedade Brasileira de Patologia Clínica/Medicina Laboratorial. O sobrenadante é então decantado e o sedimento, ressuspenso. Uma gota é colocada sobre a lâmina, lâmina K-cell ou câmara de contagem para análise no microscópio e contagem de células. O sedimento urinário deve ser reportado qualitativamente (tipos de células, cilindros, cristais, organismos) e quantitativamente (número de cilindros por campo de pequeno aumento e/ou células por campo de grande aumento). Pelo menos de 10 até 20 campos microscópicos devem ser observados e uma faixa média reportada. Alta potência usando uma objetiva de 40 vezes (ampliação de 400 vezes) deve então ser usada para caracterizar melhor as estruturas que foram identificadas com menor potência. A luz polarizada pode ser usada para procurar elementos ou cristais carregados de lipídios, conforme justificado pelo contexto clínico. O contraste de fase, se disponível, pode melhorar a definição de estruturas no sedimento urinário (Quadro 3).

QUADRO 3 Análise microscópica do sedimento urinário

Células	Leucócitos, hemácias, células epiteliais
Cilindros	Hialino, granulado, céreo, seroso hemático, leucocitário, gorduroso proteináceo (para proteína)
Cristais	Urato, fosfato de cálcio, oxalato ou carbonato; fosfato triplo; cistina; drogas
Organismos infectantes	Bactérias, leveduras, Trichomonas, nematoides
Diversos	Células em formato de fibra e de girino e células uroteliais atípicas/malignas, espermatozoides, fios mucosos, cabelos e outros contaminantes

Células

Leucócitos

Embora todo o espectro de leucócitos possa ser observado na urina, os neutrófilos e os eosinófilos são os tipos de células de maior interesse prático. Os neutrófilos são de tamanho intermediário em comparação com as hemácias e as células epiteliais tubulares renais e podem ser identificados por seu citoplasma granular característico e núcleos multilobados. Os eosinófilos na urina podem ser detectados aplicando coloração de Wright ou Hansel ao sedimento urinário. Numa série de casos de adultos com nefrite intersticial aguda comprovada por biópsia, apenas 34% dos pacientes apresentavam eosinofilúria. O número de leucócitos normalmente encontrado na urina é variável, sendo considerado patológico quando acima de 5 a 10 por campo, ou 10.000 leucócitos/mL de urina. Estão presentes em várias situações: infecção do trato urinário, glomerulonefrites, nefrites tubulointersticiais, processos inflamatórios pélvicos e outras situações patológicas.

Causas de leucocitúria

- Contaminação da urina pela solução esterilizante.
- Contaminação com leucócitos vaginais.
- Nefrites intersticiais.
- Glomerulonefrites.
- Rejeição a transplante renal.
- Litíase e corpo estranho.
- Tumor uroepitelial.
- Trauma geniturinário.
- Cistites por drogas/irradiação.
- Organismos atípicos como *chlamydia, ureaplasma urealyticum*, tuberculose, vírus, anaeróbios, infecções micóticas, entre outros.

Hemácias

As hemácias ou eritrócitos têm diâmetro que varia entre 4 e 7 mcm, aspecto homogêneo e arredondado (isomórficas), enquanto hemácias dismórficas

> Quando há presença de hemácias no exame de urina, a distinção entre hematúria glomerular ou não glomerular é fundamental na avaliação diagnóstica. Para isso, a pesquisa de dismorfismo eritrocitário é útil para distinguir hematúria glomerular de não glomerular.

têm morfologia muito heterogênea (particularmente de origem glomerular). O valor normal para a presença de hemácias na urina varia de 2 até 5 hemácias/campo ou de 3.000/mL até 12.000/mL, de acordo com o laboratório. A distinção entre causas glomerulares e não glomerulares é o primeiro passo fundamental na avaliação da hematúria de causa desconhecida. Os eritrócitos isomórficos têm aparência semelhante à dos eritrócitos na circulação, ou seja, células pequenas e anucleadas em forma de discos bicôncavos, e podem ser observados em qualquer causa de hematúria. Já as hemácias dismórficas, que apresentam morfologia alterada, são sugestivas de doença glomerular. Não existem critérios uniformes para definir eritrócitos dismórficos e designar certa proporção de eritrócitos como dismórficos como limiar de relevância clínica é discutível; portanto, a utilidade prática de descrever eritrócitos dismórficos no diagnóstico de doença glomerular tem sido questionada. Eritrócitos que possuem saliências na membrana, isto é, acantócitos, têm sensibilidade de 52% e especificidade de 98% para o diagnóstico de glomerulonefrite. A presença concomitante de cilindros e/ou albuminúria em um paciente com hematúria aumenta a probabilidade de que a hematúria observada seja de origem glomerular.

Células epiteliais

São oriundas de qualquer segmento do trato geniturinário; podem aparecer em condições normais, contaminação da amostra ou em algumas patologias. No sedimento urinário, podem ser observados três tipos principais de células epiteliais: células epiteliais escamosas, células epiteliais transicionais e células epiteliais tubulares renais. As células epiteliais escamosas são derivadas da uretra distal ou da genitália externa. São grandes e de formato irregular, com núcleo central pequeno, e sua presença representa contaminação por secreções genitais. Células transicionais originam-se de qualquer lugar da pelve renal até a uretra proximal. A morfologia desse uroepitélio pode ser bastante variada, mas em geral tem formato ovoide ou cuboide, apresentando um núcleo central ou periférico com um ou dois nucléolos e um citoplasma fino. Como o epitélio é composto por várias camadas, essas células têm aspecto variado conforme sua origem e podem estar presentes em diversas condições desde neoplasia, litíase, hidronefrose ou cistite. As células tubulares são 1,5 a 3 vezes maiores que os glóbulos brancos e são ainda distinguidas por um núcleo redondo, grande e localizado centralmente. São encontradas em condições que envolvem diretamente os túbulos renais, como a necrose tubular aguda, a nefrite intersticial aguda, a rejeição aguda de um enxerto renal ou secundária a glomerulopatias. Neste caso o dano tubular se desenvolve secundariamente à inflamação e/ou proteinúria.

Cilindros

Os cilindros são moldes de estruturas cilíndricas formadas no lúmen dos túbulos distais e coletores. Vários fatores favorecem a formação de cilindros, tais como estase urinária, pH baixo e maior concentração urinária. Os cilindros assumirão a forma e o tamanho do túbulo renal em que são formados. Todos os moldes possuem uma matriz composta principalmente por mucoproteína de Tamm-Horsfall (uromodulina). É conhecida desde o século XIX, descritas como cilindros tubulares contendo mucoproteínas, e recebeu esse nome em 1950. É a proteína urinária mais abundante, com excreção diária variando entre 50 e 150 mg, sendo produzida principalmente na alça ascendente de Henle e em 10% pelo túbulo contornado distal. A uromodulina, uma glicoproteína de 100 kDa, agrega grandes polímeros na urina, formando um gel hidrofóbico, ou, no caso extremo, moldes hialinos. É uma proteína insolúvel cujas propriedades pegajosas e aderentes são provavelmente importantes para manter a integridade do ramo ascendente espesso da alça de Henle. Várias são as funções da uromodulina:

- Facilita o tráfego intracelular do cotransportador Na-K-2Cl sensível à furosemida no ramo ascendente da alça de Henle.
- Facilita o trânsito do canal medular externo de potássio (ROMK) para a superfície apical das células tubulares expressas no ramo ascendente.
- Proteção contra infecção urinária.
- Proteção contra a formação de cálculos.
- Regulação da pressão arterial.

Vários tipos de cilindros podem ser observados no exame de urina a depender do tipo de elemento agregado a essa matriz proteica (Quadro 4).

QUADRO 4 Cilindros urinários e condições associadas

Tipo de cilindro	Composição	Condições associadas
Hialino	Proteínas	Síndrome nefrótica
Hemático	Eritrócitos	Glomerulonefrites agudas
Leucocitário	Leucócitos	Pielonefrite, glomerulonefrite, nefrite intersticial aguda
Celular	Células epiteliais e tubulares renais	Nefrite intersticial aguda, necrose tubular aguda
Céreo	Vários tipos de células	Doença renal crônica
Granular	Vários tipos de células	Doença renal crônica
Gorduroso	Lipídios	Síndrome nefrótica
Cilindro tubular PAS negativo	Cadeias leves kappa e lambda	Mieloma múltiplo

PAS: ácido periódico de Schiff.

Cristais

Cristal é um sólido homogêneo composto de átomos, íons ou moléculas que têm uma distância fixa entre as partes constituintes, formando um padrão tridimensional. Uma vez que o rim funciona como um órgão filtrante que recebe 25% do débito cardíaco e concentra íons e moléculas nos túbulos renais no curso da filtração do plasma e da formação da urina, o rim é um local privilegiado para a deposição de cristais. A presença de cristais na urina depende de uma variedade de fatores: o grau de concentração das moléculas constituintes, o pH da urina e a presença de inibidores de cristalização. Muitas formas diferentes podem ser observadas em pacientes normais e naqueles com distúrbios definidos. Estão presentes no sedimento urinário de indivíduos saudáveis: oxalato de cálcio, fosfato de cálcio, fosfato triplo, ácido úrico e de fosfatos e uratos amorfos. Sua excreção aumentada tem significado patológico, como na nefropatia aguda por ácido úrico e na intoxicação por etilenoglicol, com precipitação maciça de cristais de oxalato de cálcio. Podem também ser produto da eliminação de vários medicamentos, como sulfadiazina, sulfametoxazol, methotrexate, indinavir, donunovir, aciclovir, triantereno, ciprofloxacina, levofloxacina, amoxacilina, ácido ascórbico, foscanet. Sua precipitação depende do pH urinário, se ácido ou alcalino.

A natureza intrínseca de algumas moléculas e íons combinada com uma fisiologia do fluido tubular leva à precipitação e deposição do cristal dentro dos lúmens tubulares. A deposição de cristais promove lesão renal por obstrução tubular e citotoxicidades diretas e indiretas. Outras lesões renais se desenvolvem a partir da inflamação desencadeada por esses cristais. Do ponto de vista clínico, as nefropatias cristalinas estão associadas a exames de urina anormais, tubulopatias, injúria renal aguda, doença renal crônica. Exame de sedimento de urina costuma ser útil para alertar os médicos sobre a possibilidade de lesão renal relacionada ao cristal (Quadros 5 e 6).

Organismos infectantes

A urina normal é estéril, mas é um ótimo meio de cultura para organismos infectantes. Assim, se a amostra não for coletada de forma adequada, resultado falso-positivo para infecção urinária poderá ocorrer. Diversos tipos de organismos podem ser identificados no sedimento urinário como bactérias, fungos (leveduras), parasitas. A infecção do trato urinário é uma patologia muito comum, especialmente de causa bacterina. Apesar da presença de urina com odor forte e/ou cor turva e/ou fita reagente, o teste do nitrito e esterase positivos pode auxiliar na suspeita diagnóstica de alguma infecção urinária, mas apenas o exame de cultura de urina poderá identificar o patógeno.

QUADRO 5 Cristais encontrados na urina ácida

Amorfo	Ácido úrico Urato de sódio	Não pode ser distinguido dos fosfatos amorfos, exceto por pH da urina; pode ser cor de laranja por urocromos
Prismas romboides	Ácido úrico	Gota, metabolismo das purinas aumentado, pode ocorrer em enfermidades febris agudas e nefrites crônicas
Rosetas	Ácido úrico	
Bipiramidal	Oxalato de cálcio	Também denominado "em forma de envelope"
Em forma de haltere	Oxalato de cálcio	Se grande quantidade, suspeitar de intoxicação pelo etilenoglicol, doença hepática ou renal crônica, ingestão de grande quantidade de vitamina
Agulhas	Ácido úrico Sulfa Contraste radiográfico	A história clínica fornece confirmação útil. Sulfa pode se assemelhar a feixes de trigo; cristais de urato e contraste são mais grossos
Placas hexagonais	Cistina	A presença de cistina pode ser confirmada com o teste de nitroprussiato

QUADRO 6 Cristais encontrados na urina alcalina

Amorfos	Fosfatos amorfos	Indistinguíveis dos uratos, exceto pelo pH
"Tampa de caixão" (prismas retangulares chanfrados)	Triplo (fosfato amônio magnesiano)	Infecção por germes produtores de uréase
Massas granulares ou halteres	Carbonato de cálcio	Maior que os fosfatos amorfos
Massas castanho-amareladas, com ou sem espículas	Biurato de amônio	São patogênicos se aparecem em urina recém-emitida, como ocorre em doenças hepáticas
Retângulos em forma de platina, em forma de leque, estrelados	Indinavir	O pH mais baixo da urina atingível *in vivo* não é suficiente para diminuir a cristalúria

EXAME DE URINA EM SITUAÇÕES ESPECIAIS

Quantificação de albumina (proteinúria glomerular)

Da totalidade de proteínas diariamente excretadas na urina, 20 a 30 mg correspondem a albumina. Sua excreção acima da normalidade constitui um marcador de presença de glomerulopatia, fator de risco para progressão da DRC e para a ocorrência de doença cardiovascular. Para a confirmação diagnóstica devem ser descartadas situações que elevam agudamente a excreção de albumina como febre, exercício físico, infecção urinária, insuficiência cardíaca. A detecção de albumina pode ser realizada através de coleta de urina de 24 horas, 12 horas noturnas ou amostra isolada de urina. No caso de amostra isolada, o valor da albumina urinária deverá estar corrigido pela creatinina urinária. Assim, resultados normais são expressos desta forma: excreção urinária de albumina até 30 mg em 24 horas ou 30 mg/g de creatinina urinária. Vale ressaltar que valores de albuminúria de até 300 mg não são detectáveis pelos métodos da fita reagente, sendo necessária a solicitação de exame específico (ensaio imunoturbidimétrico).

Pesquisa de proteína de baixo peso molecular (proteinúria tubular)

Normalmente, essas proteínas são livremente filtradas pelo glomérulo e reabsorvidas, em sua quase totalidade, pelas células tubulares renais proximais. Dentre os testes para avaliar integridade do túbulo proximal, destaca-se a dosagem de proteína carreadora do retinol (RBP), beta-2-microglobulina e alfa-1-microglobulina. Essas proteínas não são detectadas em exame de urina de rotina, sendo necessários testes específicos.

Pesquisa de proteína de cadeias leves (proteína de Bence Jones)

As cadeias kappa e lambda livres das imunoglobulinas são normalmente filtradas pelo glomérulo e reabsorvidas pelo túbulo proximal. Esse exame está indicado principalmente na investigação e no seguimento de indivíduos com gamapatias monoclonais, tais como mieloma múltiplo, plasmocitoma e amiloidose. O valor de referência é a pesquisa negativa.

CONSIDERAÇÕES FINAIS

O exame de urina é uma ferramenta não invasiva, acessível e útil tanto para avaliação de pacientes nos atendimentos ambulatoriais quanto na internação hospitalar ou no pronto-socorro. Não há evidências suficientes para apoiar o exame de urina de rotina para triagem universal, entretanto deve fazer parte de qualquer investigação clínica em praticamente todas as especialidades.

BIBLIOGRAFIA RECOMENDADA

Corey Cavanaugh C, Perazella MA. Urine sediment examination in the diagnosis and management of kidney disease: core curriculum 2019. Am J Kidney Dis. 2018 Sep;73(2):258-72.

Haq K, Patel DM. Urinalysis: interpretation and clinical correlations. Medical Clinics of North America. 2023;107(4):659-79.

Moura LRR, Alves MAR, Santos DR, Pecoits Filho R. Tratado de nefrologia. v.1. São Paulo: Atheneu; 2018.

Neufeld PM. A história do exame de urina: Idade antiga. RBAC. 2022;54(1):6-7.

Perazella MA, Herlitz LC. The crystalline nephropathies. Kidney International Reports. 2021 Dec; 6(12):2942-57.

Recomendações da Sociedade Brasileira de Patologia Clínica/Medicina Laboratorial (SBPC/ML): realização de exames em urina. Barueri: Manole; 2017.

Santos DR. Nefrologia no dia a dia. Rio de Janeiro: Rubio; 2022.

Urinalysis in the diagnosis of kidney disease. Literature review current through: Sep 2023. This topic last updated: Apr 20, 2022.

Wald R. Urinalysis in the diagnosis of kidney disease. In: Curhan GC, Lam AQ (eds.). UpToDate. Waltham, Mass.: UpToDate; 2023.

11

Imagem em nefrologia

Lucas Gobetti da Luz
Dirceu Reis da Silva
Stephanie Sander Westphalen

PONTOS-CHAVE

- A ultrassonografia de rins e vias urinárias é indicada como exame inicial na propedêutica armada nefrológica em muitas situações, sendo capaz de avaliar tanto patologias agudas, como obstrução urinária, quanto crônicas, como na investigação inicial de perda de função renal.
- A tomografia computadorizada sem contraste é considerada o padrão ouro na avaliação de litíase urinária. A administração de contraste endovenoso é indicada em diferentes situações, entre as quais estão suspeita de complicações infecciosas e abscessos renais, avaliação anatômica vascular ou de distúrbios de perfusão renal e caracterização de lesões renais focais.
- A cintilografia renal oferece uma estimativa precisa da função de cada rim, destacando sua importância crescente na determinação da abordagem cirúrgica, especialmente com o avanço das tecnologias na prática urológica.
- A ressonância magnética, por sua alta capacidade de diferenciação de tecidos moles, é usualmente superior na caracterização de formações císticas renais complexas, predição histológica de lesões sólidas e na avaliação anatômica de sinal do parênquima.

INTRODUÇÃO

Os métodos de imagem foram e seguem sendo muito utilizados na nefrologia para análise anatômica de forma complementar aos exames laboratoriais. Além disso, são instrumentos fundamentais na avaliação de lesões focais (parenquimatosas e uroteliais), litíase renal, processos inflamatórios (especialmente associados a complicações), alterações vasculares, e na abordagem inicial em casos de emergência. Alguns exames de imagem podem ainda auxiliar na avaliação funcional renal, com resultados promissores trazidos por novos métodos em desenvolvimento.

As seções a seguir tratarão da indicação e do papel da imagem radiológica como recurso de propedêutica armada.

AVALIAÇÃO POR IMAGEM DA ANATOMIA RENAL

Métodos

A avaliação por imagem tem papel fundamental no estudo das variações anatômicas e malformações, incluindo diferentes métodos diagnósticos (Figura 1), como ultrassonografia (US), tomografia computadorizada (TC) e ressonância magnética (RM). A urografia excretora foi bastante utilizada na avaliação particularmente dos sistemas coletores, porém vem sendo substituída pela TC e pela RM, por não demonstrar benefício em relação a exposição à radiação e uso de contraste. Além disso, a superioridade dos métodos mais avançados e o advento de protocolos específicos de urografia (Uro-TC e Uro-RM) permitem uma avaliação mais completa e com maior poder diagnóstico.

A US é muito utilizada como exame inicial para avaliação do aparelho urinário, por ser um método não invasivo, amplamente disponível, de baixo custo e sem radiação ionizante. Porém, tem como limitações a natureza operador-dependente, eventuais dificuldades técnicas em pacientes obesos e pouco colaborativos e avaliação por vezes incompleta de alterações complexas.

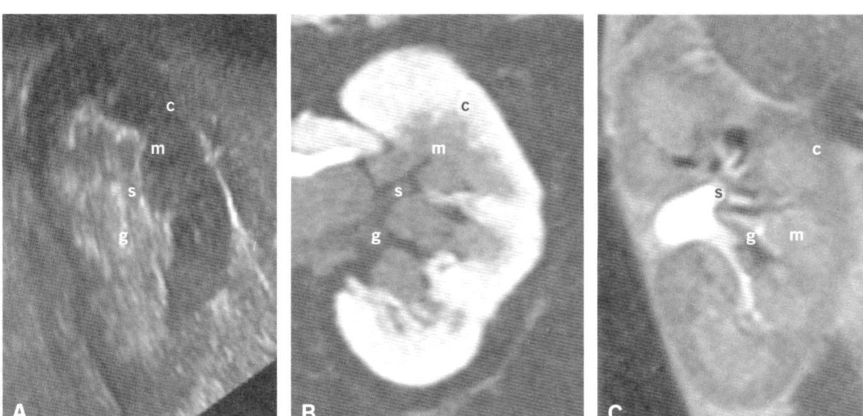

FIGURA 1 Anatomia renal normal: (A) US, (B) TC c/c e (C) RM s/c demonstrando a anatomia normal renal, com a camada cortical (c) e medular (m), a gordura do seio renal (g) e sistema coletor proximal (s).

RM s/c: ressonância magnética sem contraste; TC c/c: tomografia computadorizada com contraste endovenoso; US: ultrassonografia.

A TC é largamente utilizada na atual prática clínica e fornece informações anatômicas com alta resolução espacial, incluindo anatomia renal, vascular e do sistema coletor, porém são mais bem indicados protocolos com contraste endovenoso (TC c/c) ou de uro-TC.

Apesar de menos disponível e do maior custo, a RM é uma alternativa à TC em pacientes que não querem ou têm contraindicação a realizar estudos contrastados ou com exposição à radiação, como aqueles com doença renal crônica avançada e gestantes. Nesses casos, mesmo o estudo sem contraste (RM s/c) pode fornecer mais informações diagnósticas em relação a um protocolo de TC sem contraste endovenoso.

Devido à superioridade na avaliação de tecidos moles, a RM é capaz de avaliar alterações da intensidade de sinal nas diferentes camadas parenquimatosas do rim. Nas sequências de difusão da água (DWI) e mapa de ADC, podem-se detectar alterações de perfusão, edema, alta celularidade em lesões sólidas e conteúdo purulento ou de alto teor proteico em lesões císticas. É possível ainda diferenciar estruturas com sinal de partes moles, gordura microscópica ou macroscópica, bem como estruturas com conteúdo de sinal semelhante à água, o que permite a avaliação de formações císticas e do sistema coletor. Entre as limitações do método, estão artefatos de imagem pela presença de estruturas metálicas e por movimentação durante a aquisição das imagens. A RM é um exame dependente do operador e da colaboração do paciente, o que deve ser considerado no momento da escolha e solicitação do método. Pacientes idosos, com dificuldade de audição ou com pouca tolerância a apneias repetidas devem ser considerados candidatos a método alternativo.

Principais variações anatômicas

Considerando os avanços ocorridos no mapeamento genético das malformações urinárias, a atenção no diagnóstico adequado e completo das variações anatômicas se tornou mais importante ou até indispensável, especialmente pela possível necessidade de aconselhamento genético para os portadores de determinadas malformações.

Algumas das alterações anatômicas renais incluem:

- Variações anatômicas simples, sem repercussão clínica (hipertrofia da coluna de Bertin, corcova de dromedário).
- Variações de número (agenesia renal, rim supranumerário).
- De migração ou fusão (ectopias renais, rins em ferradura).
- Alterações de rotação (posição anômala do hilo e da pelve renal).
- Anomalias do sistema coletor (duplicações, implantações ectópicas ureterais).

Tais alterações podem ser avaliadas inicialmente por US. Se identificada alteração anatômica indeterminada ou complexa, a investigação deve ser continuada com TC ou RM do abdome total, incluindo trato genital de homens e mulheres, pela usual concomitância de anomalias do trato geniturinário, associada à sua origem embriológica. Seguem alguns exemplos com respectiva apresentação de imagem (Figuras 2 a 5).

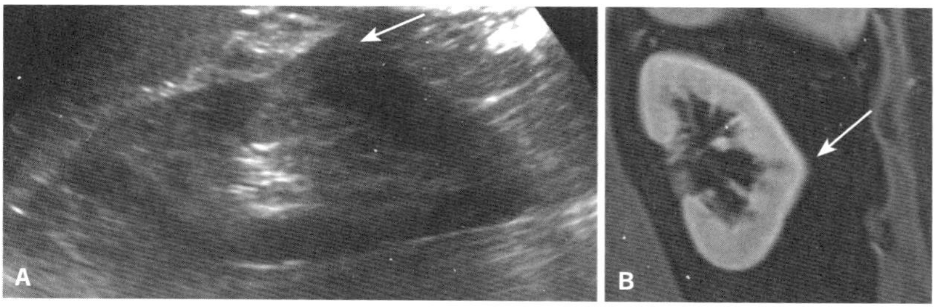

FIGURA 2 Corcova de dromedário demonstrada em (A) US e (B) RM correspondendo a lobulação da cortical lateral do rim esquerdo, uma "pseudolesão", que pode ser confundida com nódulo renal sólido, mas corresponde apenas à acomodação do parênquima renal ao bordo esplênico inferior, durante a migração cranial do rim ao longo da evolução embrionária.

RM: ressonância magnética; US: ultrassonografia.

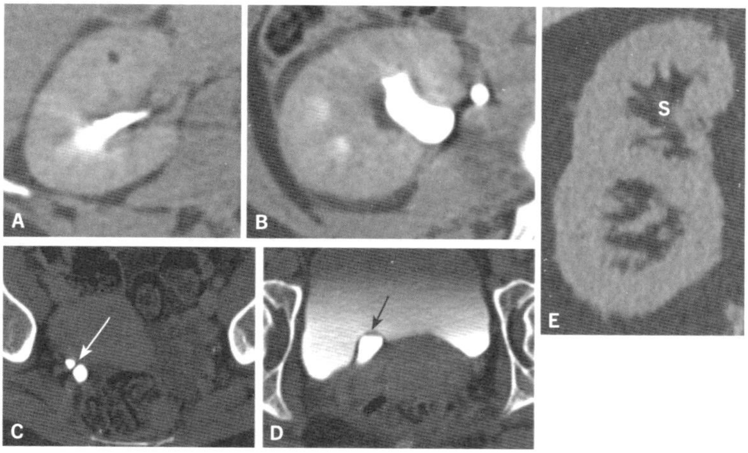

FIGURA 3 Tomografia computadorizada com contraste fase tardia (de excreção) demonstrando duplicação do sistema coletor renal direito com componente superior em (A) e componente inferior ectásico em (B), união ao nível dos ureteres distais (C), associada a ureterocele demonstrada em (D). Tomografia computadorizada sem contraste plano coronal (E) demostrando a divisão parenquimatosa do seio renal e da porção superior do sistema coletor.

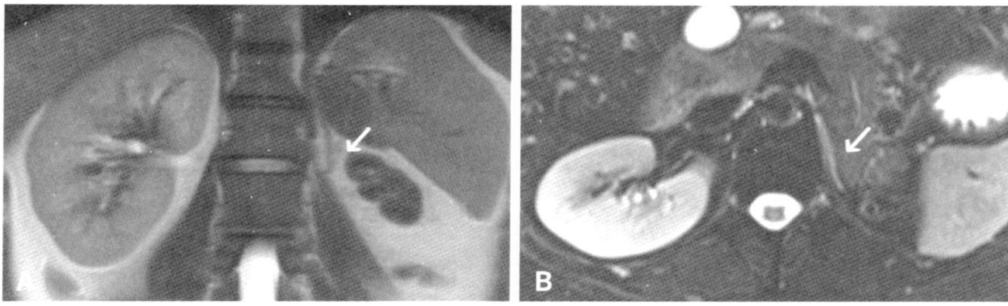

FIGURA 4 Ressonância magnética (RM) T2 no plano coronal (A) e RM T2 no plano axial com saturação de gordura (B), demonstrando agenesia renal esquerda associada a alteração anatômica da adrenal homolateral (setas), que adquire aspecto alongado "em fita", pela ausência do polo superior renal (que no desenvolvimento embrionário normal determina impressão sobre a adrenal, que resulta em seu aspecto usual em "Y").

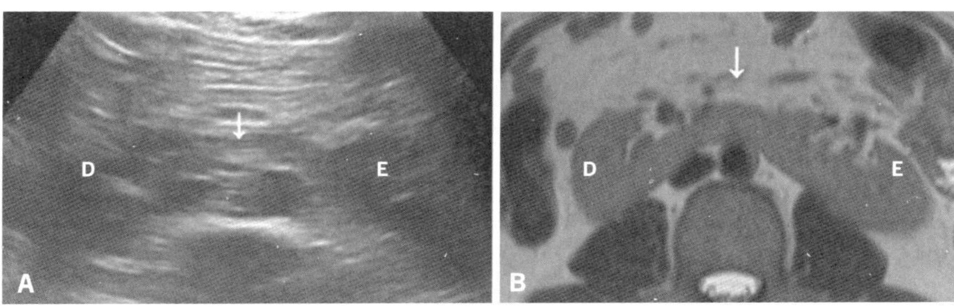

FIGURA 5 Rins em ferradura. (A) US abdominal e (B) ressonância magnética (RM) T2 axial – plano transversal à aorta abdominal, ao nível no mesogástrio – demonstrando rins em posição mais baixa que o usual, com pelves rotadas anteriormente e unidos nos polos inferiores por ponte parenquimatosa.

D: direito; E: esquerdo; US: ultrassonografia.

AVALIAÇÃO POR IMAGEM NA EMERGÊNCIA

Crise litiásica

A radiografia simples é um método diagnóstico de baixo custo e de fácil acesso. Entretanto, na avaliação inicial, tem sensibilidade de apenas 60% para cálculos radiopacos (que representam cerca de 90% dos cálculos renais). É mais utilizada no contexto de controle pós-tratamento em pacientes com o diagnóstico já estabelecido.

A US é um bom método para avaliação inicial ou de emergência, pois é capaz de detectar sinais indiretos de ureterolitíase, como dilatação do sistema coletor e aumento do volume renal. Tem sensibilidade intermediária para a identificação do cálculo, mas na maioria dos casos é possível ao menos predizer o nível do fator obstrutivo, e se está mais provavelmente relacionado a cálculo renal. Os três locais mais comuns de obstrução da via urinária por litíase são de mais fácil identificação e incluem:

- Junção ureteropélvica (JUP).
- Cruzamento com os vasos ilíacos.
- Meato ureteral.

No trajeto retroperitoneal médio e no trajeto pélvico profundo do ureter, a identificação de cálculos ureterais é limitada por interposição de estruturas e se torna mais dependente da habilidade e experiência do operador e da colaboração e compleição física do paciente (Figura 6). Ainda assim, a US é o exame

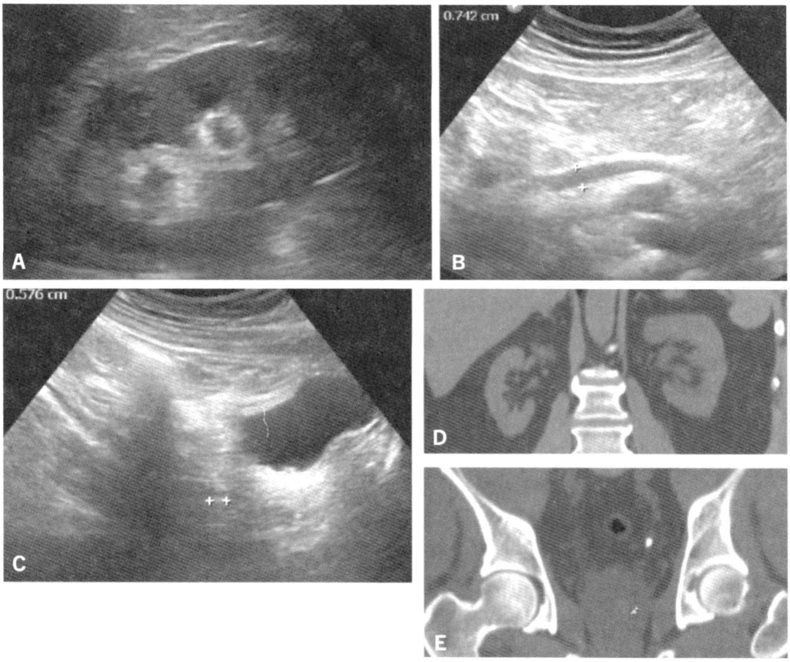

FIGURA 6 Paciente masculino, 61 anos, dor abdominal e lombar a esclarecer. US do aparelho urinário (A) com rim esquerdo apresentando ectasia pielocalicinal leve. (B) ureter mediodistal esquerdo dilatado ao nível do cruzamento com os vasos ilíacos. (C) imagem ecogênica na porção pélvica profunda do ureter distal direito, suspeita para ureterolitíase. TC sem contraste plano coronal (D) e (E) confirmando o diagnóstico de ureterolitíase distal à esquerda.
TC: tomografia computadorizada; US: ultrassonografia.

inicial de preferência em gestantes, pacientes pediátricos e pacientes com crise litiásica recorrente.

A RM é uma alternativa especialmente em gestantes (Figura 7), quando a US é insuficiente para o diagnóstico definitivo, o que ocorre com mais frequência em gestações mais avançadas pelo volume uterino, que determina compressão e algum grau de dilatação do sistema coletor em cerca de 90% das gestantes até o final da gestação, sendo mais frequente à direita. A concomitância de ureterolitíase é extremamente infrequente (incidência estimada < 0,5% durante a gestação). A dilatação fisiológica do sistema coletor tem como complicação mais frequente a infecção do trato urinário, sendo a causa mais comum de dor relacionada; esse diagnóstico pode ser realizado por exame físico e laboratório. Na persistência de dúvida clínica, a RM s/c usualmente detecta alterações de sinal que podem suge-

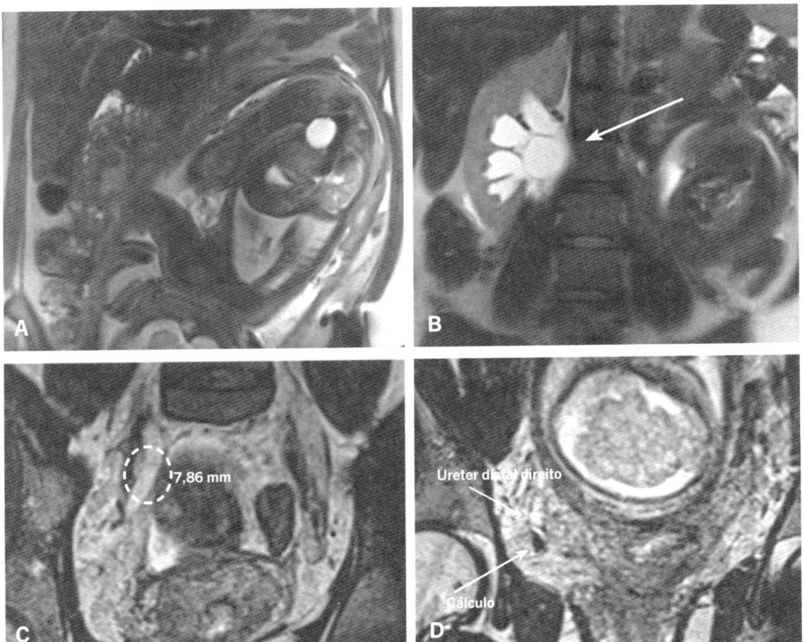

FIGURA 7 RM T2 no plano coronal do abdômen superior (A) e (B) e da pelve (C) e (D). Gestante com 33 semanas, hematúria e dilatação do sistema coletor do rim direito, sem identificação na US (não demonstrada) de fator obstrutivo. (A) demonstrando gestação com feto único em apresentação cefálica; (B) com significativa dilatação do sistema coletor renal à direita até o ureter distal em (C). (D) demonstrando ureter distal dilatado (seta superior) contendo cálculo obstrutivo de 0,6 cm (seta inferior), próximo à parede vesical. (ver imagem colorida no caderno de cor)

RM: ressonância magnética; US: ultrassonografia.

rir a presença de processo inflamatório renal, como áreas de edema (aumento de sinal em T2) de aspecto alongado ou triangular esparsas no parênquima.

A TC s/c com baixa dose de radiação (definida pela dose efetiva de radiação ionizante < 3 mSv, bastante inferior aos 10 mSv da TC convencional) é o exame de escolha para a avaliação de crise litiásica aguda no paciente adulto. Em pacientes com índice de massa corporal (IMC) > 40 kg/m^2 a TC com dose convencional é preferível, evitando a deterioração da imagem, secundária à maior atenuação do feixe de raio X. O método tomográfico tem alta sensibilidade e especificidade no diagnóstico de litíase, sendo capaz de fornecer informações precisas, como número de cálculos, localização, tamanho e densidade. Cálculos menores que 0,5 cm de diâmetro máximo têm alta probabilidade de serem eliminados espontaneamente, enquanto aqueles que se aproximam de 1 cm ou mais tendem a necessitar de intervenção.

Em caso de exame negativo (sem cálculos ureterais ou sinais de passagem recente de cálculo), a TC s/c de baixa dose também tem a vantagem de contribuir para diagnóstico alternativo, como apendicite aguda, diverticulite e infecção do trato urinário, embora a complementação com contraste endovenoso possa ser necessária em alguns casos.

Injúria renal aguda

O papel predominante dos exames de imagem na avaliação inicial de injúria renal aguda (IRA) é descartar causas obstrutivas, diferenciar IRA de doença renal crônica (DRC), avaliar eventuais alterações anatômicas e alterações vasculares ou de fluxo renal, se solicitada com estudo Doppler colorido e espectral. A US é a modalidade de imagem mais amplamente utilizada na investigação inicial da IRA na emergência, por sua disponibilidade, e por não necessitar do emprego de contraste endovenoso em paciente com perda aguda de função renal. A excelente sensibilidade na visualização de bexigomas e de dilatações ureterais bilaterais é uma característica muito apreciada da US, estimando alta suspeição para etiologias pós-renais.

Entre as principais informações que a US pode fornecer, estão sinais de IRA de etiologia pós-renal, incluindo: a presença de bexigoma ou de dilatação ureteral bilateral; detecção de possíveis causas obstrutivas; mensuração da próstata e do resíduo pós-miccional. Além disso, as dimensões, a espessura e a ecogenicidade parenquimatosa dos rins são utilizadas como parâmetros úteis na diferenciação entre IRA e DRC.

A maioria dos pacientes com DRC apresenta rins de tamanho e espessura parenquimatosa reduzidos, resguardadas algumas exceções como doença renal secundária a diabetes, doença renal policística e mieloma múltiplo. No contexto de IRA, rins aumentados sugerem doenças infiltrativas ou intersticiais (Figura 8), como glomerulonefrite, necrose tubular aguda e nefrite intersticial aguda. Aumento das dimensões e sinais de edema podem ser indicativos de trombose da veia renal, especialmente se unilaterais ou assimétricas, sendo indicado estudo com contraste endovenoso (preferencialmente TC c/c) para melhor avaliação vascular e confirmação diagnóstica. Embora invasiva, a venografia pode ser diagnóstica e terapêutica em casos selecionados.

A US com Doppler pode adicionar informações sobre a perviedade dos vasos renais, perfusão e padrão de fluxo parenquimatosos. Para tal, são utilizados indicadores como o índice de resistência (IR) intrarrenal – das artérias interlobares ou mais distais. O IR se comporta de forma diferente em cada patologia de base, destacando-se maior frequência de aumento do IR no contexto de IRA de causa renal, especialmente em doenças tubulointersticiais. Ausência de preparo adequado, a compleição física do paciente e a experiência do operador no contexto de exames realizados na emergência são limitadores na obtenção de resultados mais confiáveis.

Em casos dramáticos, usualmente com choque associado, a TC c/c pode sugerir o diagnóstico de necrose cortical renal bilateral, embora a busca ativa por essa patologia não faça parte da propedêutica armada inicial.

Pielonefrite aguda (PNA)

A maioria das infecções do trato urinário é diagnosticada clínica e laboratorialmente, sem requerer exames de imagem. Os exames de imagem são indicados quando os sintomas são persistentes apesar do tratamento (72 horas

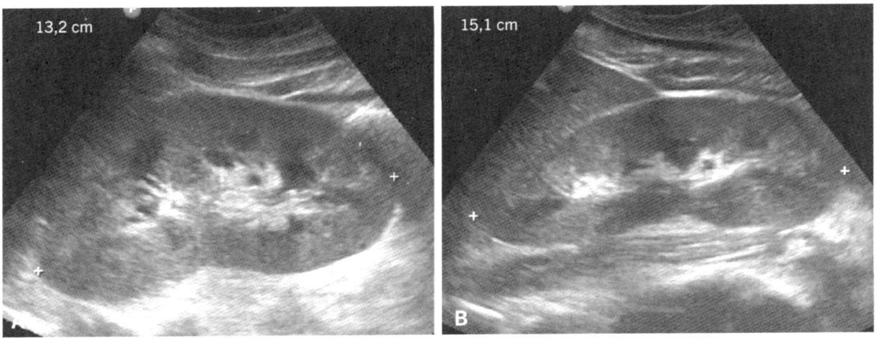

FIGURA 8 Paciente masculino, 27 anos, com IRA, edema periorbitário e proteinúria. Ultrassonografia renal. A e B: rins moderadamente aumentados, com ecogenicidade aumentada e heterogênea, padrão de imagem que sugere alteração inflamatória intersticial (nefrite), no contexto clínico.

IRA: injúria renal aguda.

após o início) ou quando são identificados fatores de risco, incluindo diabetes, imunossupressão, idade avançada e história de obstrução do trato urinário. Nesse contexto, o principal papel dos estudos radiológicos é excluir uropatia obstrutiva associada e complicações da infecção, como abscesso renal ou perirrenal, pionefrose e pielonefrite enfisematosa.

A TC c/c é a modalidade de escolha para esta suspeita clínica, pois permite caracterização adequada das principais complicações supracitadas.

A US pode ser usada quando a radiação ionizante ou o contraste iodado devem ser evitados (Figura 9), e em pacientes debilitados que necessitem de avaliação à beira-leito. A US no contexto de pielonefrite não complicada é, na maior parte dos casos, normal, mas eventualmente pode evidenciar alterações da ecogenicidade e do fluxo intrarrenal, sendo as áreas afetadas de ecogenicidade variável e com menor fluxo ao estudo Doppler, secundário ao edema

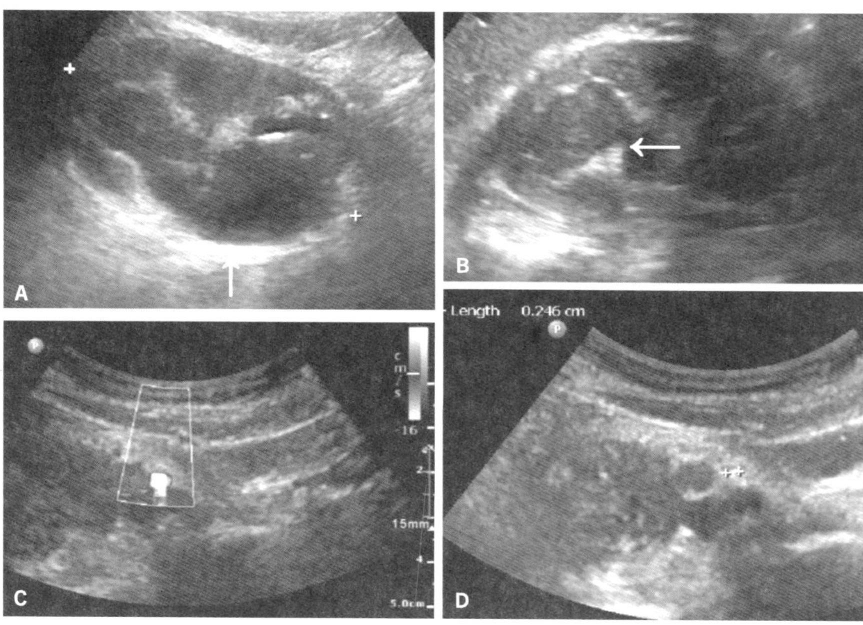

FIGURA 9 Ultrassonografia de emergência em paciente feminina de 48 anos, com litíase renal e pielonefrites de repetição, com dor lombar esquerda e calafrios. (A) evidenciando importante dilatação pielocalicinal (seta branca); (B) associada a material ecogênico levemente heterogêneo no inferior do sistema coletor (seta branca); (C) e (D) demonstrando pequeno cálculo ureteral obstrutivo ao nível do cruzamento com os vasos ilíacos, formando artefato posterior "em cauda de cometa" ao estudo Doppler colorido em (C). Diagnóstico final de pielonefrite aguda obstrutiva por litíase ureteral e complicada com pionefrose. (ver imagem colorida no caderno de cor)

local. A US apresenta acurácia de aproximadamente 75% na identificação de abscessos e de 96% na identificação de sinais de pionefrose segundo dados da literatura (sensibilidade de 90% e especificidade de 97%).

AVALIAÇÃO POR IMAGEM DE LITÍASE RENAL

A crise litiásica

Tema abordado no item "Avaliação por imagem na emergência".

Detecção e planejamento terapêutico

A TC s/c com baixa dose de radiação é o exame de escolha para detecção de litíase renal no paciente adulto, mesmo fora do contexto de crise litiásica, com alta sensibilidade e especificidade. A exceção, já mencionada, são pacientes com IMC alto.

A TC s/c de baixa dose avalia cálculos intrarrenais com dados relevantes de dimensões, densidade, localização, ângulos do sistema coletor e distância da pele (Figura 10).

Embora sua indicação esteja em declínio, a litotripsia extracorpórea segue sendo uma opção terapêutica, com dependência de técnicas radiológicas

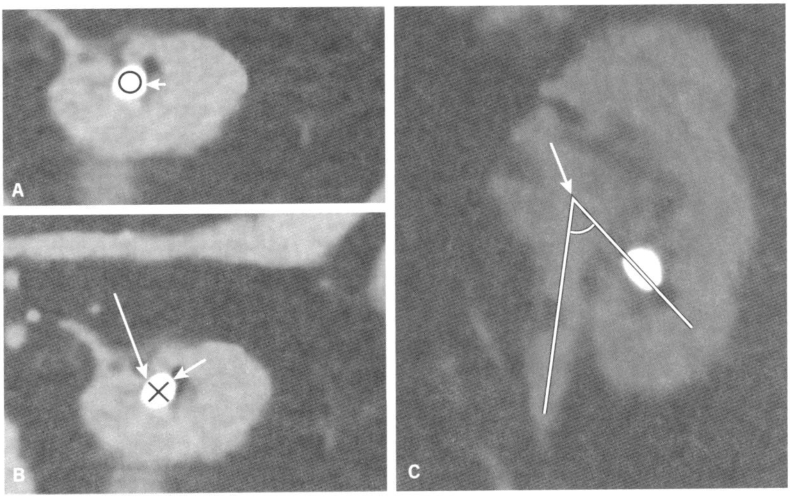

FIGURA 10 Paciente de 59 anos em avaliação pré-operatória de litotripsia por ureteroscopia. A: mensuração da densidade média (em UH); B: medida dos maiores eixos transversos do cálculo; C: ângulo entre o cálice inferior que contém o cálculo e o eixo da pelve renal.

pela necessidade de definição exata da topografia dos cálculos. A TC estima a densidade dos cálculos pela medida da atenuação, em unidades Hounsfield (UH), e a atenuação dos cálculos pode predizer a resposta à litotripsia. Cálculos com coeficiente de atenuação de até 500 UH fragmentam-se em 80 a 100% dos casos. Já cálculos com densidade média entre 500 e 1.000 UH fragmentam-se em cerca de 70%, e aqueles com mais do que 1.000 UH em apenas 0 a 26% dos casos.

A distância da pele e os ângulos entre as estruturas podem mudar a opção da abordagem (ou mesmo impossibilitá-la). Quanto mais complexa a anatomia dos cálculos, maior a necessidade de métodos de radiologia avançada. Em cálculos complexos, imagens com reconstruções podem ser necessárias para definir a melhor técnica cirúrgica.

A US tem como grande vantagem a ausência de radiação e sensibilidade de cerca de 88% para detecção de cálculos nos rins. Em cálculos menores do que 0,3 cm, a sensibilidade e a especificidade da US são bastante baixas. Revisões recentes não mais recomendam a descrição de cálculos dessas dimensões ou menores na US, dadas as maiores chances de sobrediagnóstico, de exames subsequentes desnecessários e onerosos aos pacientes.

A US é também utilizada para guiar abordagens percutâneas em nefrostomias e abordagens de cálculos complexos, quando a ureterolitotripsia não é capaz de fragmentar o cálculo ou a anatomia calicinal é desfavorável.

Nos pacientes com alto risco de infecção, episódios recorrentes de obstrução ou outras complicações, é necessário considerar a possibilidade de nefrectomia, idealmente com análise pré-operatória do impacto dessa cirurgia sobre a função renal global. Técnicas de medicina nuclear podem estimar esse impacto, com medida bastante precisa da função em separado de cada rim, oportunizando a discussão prognóstica sobre o quanto de função renal restará. Essa avaliação pode mudar completamente o planejamento terapêutico (Figura 11).

De forma complementar, existem linhas de pesquisa específicas que buscam postular escores prognósticos e nomogramas para predizer a perda de função renal após nefrectomias parciais e totais que variam de acordo com a técnica cirúrgica utilizada (robótica ou não), e que podem auxiliar na predição da função renal pós-cirúrgica.

Controle e avaliação pós-terapêutica

Um fator importante na decisão em relação aos métodos de imagem para controle dos cálculos renais é a avaliação do risco de recorrência da doença. Indivíduos com tubulopatias hereditárias e outras desordens sistêmicas podem necessitar de muitas imagens ao longo da vida.

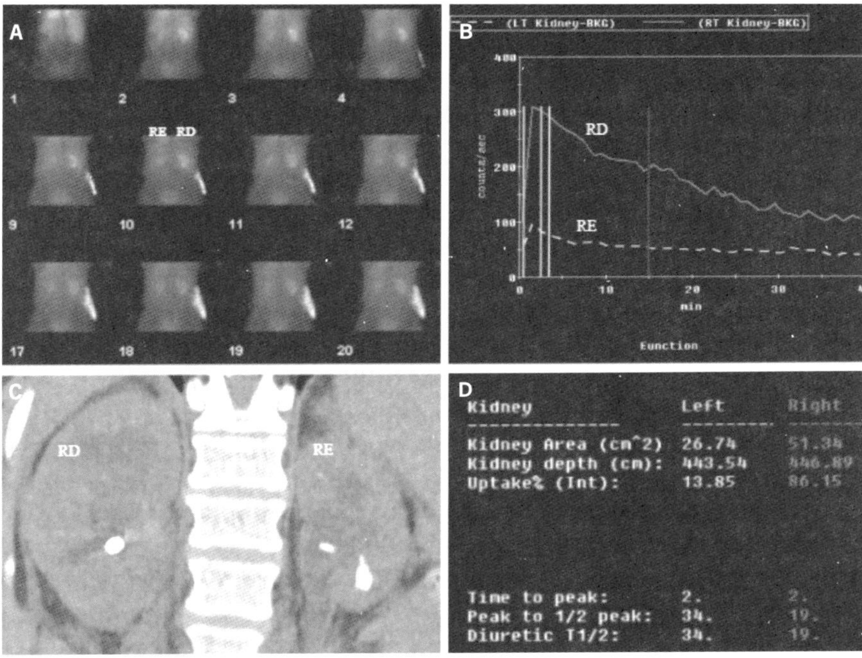

FIGURA 11 Paciente feminina, 48 anos, obstrução por litíase e infecções urinárias de repetição. Cintilografia renal com 99mTc-DTPA com imagens dinâmicas obtidas durante 40 minutos e estímulo diurético (furosemida) aos 15 minutos. O rim esquerdo apresenta concentração cortical reduzida e heterogênea do radioisótopo, e curva renográfica ascendente usual e descendente lenta. Não há resposta ao estímulo diurético. O rim direito apresenta concentração heterogênea do radiotraçador em sua córtex, acúmulo transitório do radioisótopo em cálices e pelve, curva renográfica com fase ascendente usual e excreção lentificada. Resposta parcial ao estímulo diurético. Parâmetros funcionais: RE função relativa de 13,8%, tempo de pico de 2 minutos, T1/2 do pico de 34 minutos; T1/2 diurético de 34 minutos. RD função relativa de 86,2%, tempo de pico de 2 minutos, T1/2 do pico de 19 minutos; T1/2 diurético de 19 minutos. Impressão: RE com captação extremamente reduzida do radiotraçador, e curva sem característica de obstrução. RD sem sinais de dilatação do sistema pielocalicinal ou obstrução ao fluxo urinário pela nefrostomia. Obs.: paciente com nefrostomia à direita. (ver imagem colorida no caderno de cor)

A radiografia convencional é limitada quando utilizada isoladamente como método diagnóstico, devido à baixa acurácia. Entretanto, é custo-efetiva para controle de dimensões e de posicionamento de cálculos em tratamento conservador, além de permitir o acompanhamento da eliminação de cálculos radiopacos já diagnosticados (Figura 12).

A US também pode ser utilizada para controle ou avaliação pós-tratamento naqueles pacientes com urolitíase de repetição e em gestantes, visando poupá-los ou minimizar a exposição à radiação.

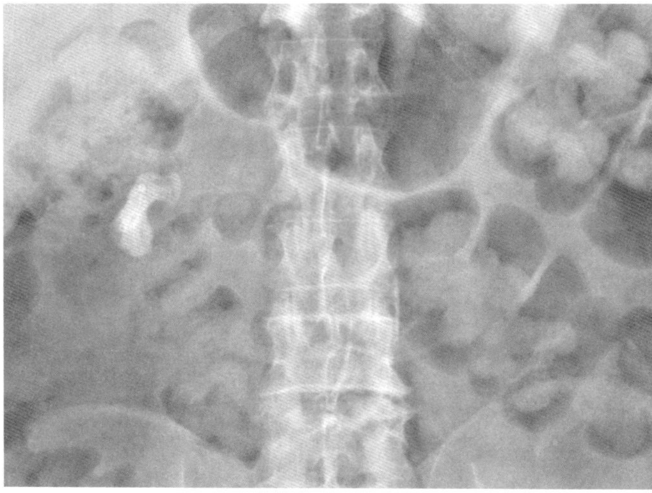

FIGURA 12 Radiografia urológica focada na topografia dos rins. Paciente masculino, 64 anos, história de cateter duplo J à direita – relata não recordar de procedimento de retirada, com provável eliminação espontânea de fragmento de cateter. Na imagem, cálculo de aspecto coraliforme moldando-se à pelve e cálices renais, envolvendo extremidade cranial remanescente do cateter duplo J (conteúdo enovelado mais radiopaco no centro do cálculo).

Nos demais casos, a TC de baixa dose se mantém como melhor método também no controle pós-tratamento, sendo superior na detecção de potenciais complicações.

AVALIAÇÃO POR IMAGEM DE LESÕES RENAIS FOCAIS

Formações císticas renais

Cistos renais têm elevada prevalência, aumentando com a idade e de acordo com os métodos de imagem utilizados, observados em até 50% das necrópsias de indivíduos com mais de 50 anos.

Em consultas motivadas pela detecção de formações císticas renais, a principal preocupação do paciente é com a possibilidade de neoplasia. Considera-se uma massa como cística quando apresenta componente cístico igual ou superior a 75% do volume, após exclusão de etiologias infecciosas, inflamatórias, vasculares e lesões sólidas necróticas.

Com o objetivo de estratificar o risco de malignidade em massas renais císticas, bem como homogeneizar o relatório e a comunicação entre diferentes especialistas, utiliza-se a Classificação de Bosniak.

A Classificação de Bosniak, em versão 2019, incorpora formalmente a RM na classificação, e inclui definições mais específicas com medidas de espessura e sugestão de terminologia mais adequada para o relatório (aumentando a acurácia e a concordância interobservador). Incorpora ainda uma proporção maior de massas renais na prática clínica (p. ex., massas não avaliadas de forma completa, mas muito provavelmente de etiologia cística benigna), e permite que uma proporção maior de massas seja alocada nas classes mais baixas da Bosniak.

Formações císticas Bosniak I têm uma chance virtualmente nula de malignização, sendo os casos descritos de malignidade nessa classe provavelmente resultantes de erro técnico ou de má qualidade da imagem. O risco de malignidade de formações císticas Bosniak II é inferior a 1% e estatisticamente indistinguível de zero (à exceção de lesões císticas associadas a síndromes hereditárias). O risco de malignidade relatado nas formações císticas Bosniak IIF é bastante variável (0 a 38%) e sensível a vieses, pois a maioria das lesões não é ressecada, e sim acompanhada. Porém, dados indicam que a reclassificação de uma massa Bosniak IIF para Bosniak III ou IV está fortemente associada à malignidade (risco de malignidade de cerca de 85%), e que a prevalência de malignidade para massas Bosniak IIF, com base apenas em resultados de amostras ressecadas, provavelmente superestima o risco de malignidade. Aproximadamente 50% das massas Bosniak III ressecadas (variando de 25 a 100%) e 90% das massas Bosniak IV (variando de 56 a 100%) são malignas (Figuras 13 e 14).

O Quadro 1 traz de forma prática a aplicabilidade de cada método na avaliação das massas císticas renais. De forma geral, a TC e a RM com contraste endovenoso são os métodos ideais para adequada avaliação dessas lesões, sendo a RM superior em casos específicos. Entretanto, há espaço para a US e métodos não contrastados em casos selecionados, levando sempre em consideração o custo-benefício individual.

Nódulos renais sólidos

O papel da imagem nas lesões focais sólidas renais é decisivo na escolha da melhor conduta pelo médico assistente, e inclui:

- Diagnóstico.
- Número de lesões – quando múltiplas, podem estar relacionadas a síndromes e tendem a necessitar de melhor planejamento do manejo.
- Predição histológica (ccLS).
- Estadiamento local e a distância.
- Planejamento cirúrgico (estruturas vasculares do hilo e *Renal Nephrometry Scoring System*).

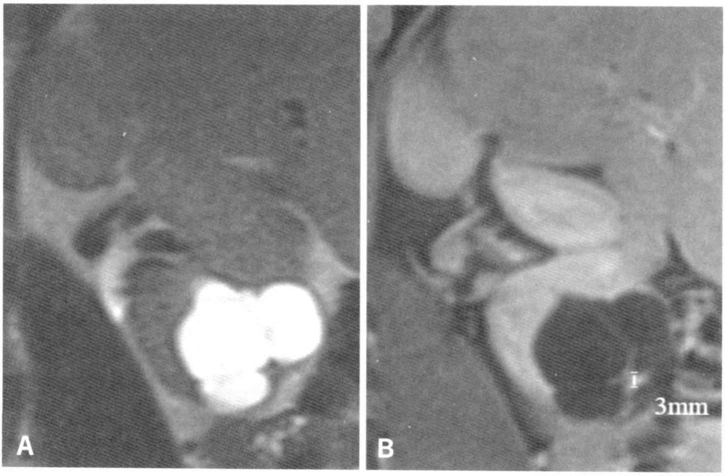

FIGURA 13 (A) Ressonância magnética (RM) T2 e (B) RM T1 c/c. Formação cística com múltiplos septos, alguns confluentes, moderadamente espessos e irregulares, com margens obtusas e espessura de até 0,3 cm, classificada como Bosniak III. Foi realizada ressecção, que apontou nefroma cístico, uma neoplasia mista rara (com componente epitelial e estromal), que tipicamente se apresenta com características de cisto cortical Bosniak III. (ver imagem colorida no caderno de cor)

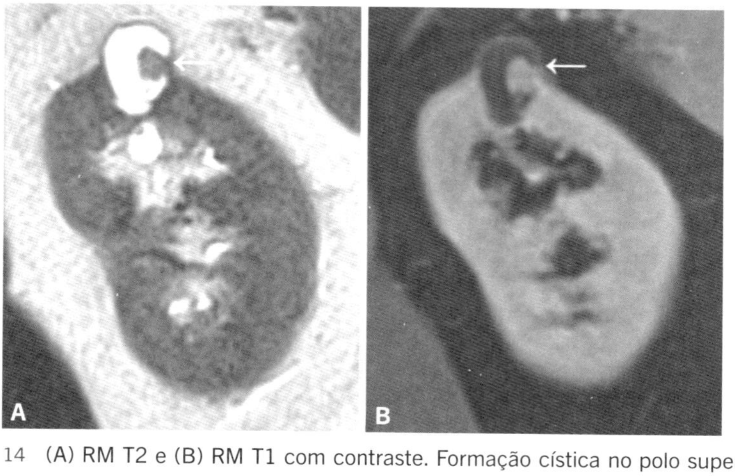

FIGURA 14 (A) RM T2 e (B) RM T1 com contraste. Formação cística no polo superior do rim esquerdo (componente cístico > 75% do volume), apresentando componente sólido, representado por protrusão mural convexa e de margens agudas ("nódulo mural" – setas brancas), medindo 1,2 cm, com realce pelo gadolínio, classificada como Bosniak IV. Foi confirmada neoplasia no anatomopatológico – ccCCR. (ver imagem colorida no caderno de cor)
ccCCR: carcinoma de células renais subtipo células claras; RM: ressonância magnética.

QUADRO 1 Métodos de imagem na avaliação de massas císticas renais

Método	Aplicabilidade	Reprodutibilidade	Vantagens	Desvantagens
US	Detecção, caracterização*	Baixa, operador e paciente dependente	Sem radiação	Caracterização incompleta
TC s/c	Detecção, caracterização e classificação**	Ótima	Sem uso de contraste	Radiação; classificação Bosniak 2019 limitada**
TC c/c	Detecção, caracterização e classificação	Ótima	Classificação Bosniak 2019	Radiação; uso de contraste; casos especiais***
RM s/c	Detecção, caracterização e classificação**	Boa, paciente dependente	Sem radiação; classificação Bosniak com menor limitação em relação a TC s/c	Limita a avaliação de componente sólido
RM c/c	Detecção, caracterização e classificação	Boa, paciente dependente	Sem radiação; classificação Bosniak 2019; avaliação de lesões indeterminadas por TC c/c***	Uso de contraste

* Caracterização limitada e examinador-dependente. Além do diagnóstico de cistos simples (Bosniak I), o papel da US, mesmo com contraste, na atribuição de uma classe de Bosniak ainda é incerto.
** Classificação nos estudos sem contraste: a atualização da classificação Bosniak proposta em 2019, aplicável tanto para RM quanto para TC, permite classificar alguns tipos de cistos com características específicas e bem definidas, mesmo sem a utilização de contraste endovenoso.
*** Massas renais que na TC apresentam calcificações abundantes; são hiperatenuantes homogêneas maiores que 3 cm; ou heterogêneas (incluindo: hiperatenuantes heterogêneas; muitos septos sem realce; septos ou paredes sem realce de 3 mm ou mais) podem ser mais bem avaliadas por ressonância magnética para determinar se há elementos de realce ocultos que possam afetar a classificação.
c/c: com contraste; RM: ressonância magnética; s/c: sem contraste; TC: tomografia computadorizada; US: ultrassonografia.

A US renal é um exame bastante limitado para detecção de lesões sólidas pequenas, e operador-dependente, tendendo a diagnosticar lesões em estágios mais avançados (Figura 15).

A TC c/c é o método de imagem mais realizado, disponível e reprodutível. É capaz de fornecer quase todas as informações necessárias para o tratamento da maioria dos casos de neoplasia renal. É limitada, parcialmente, para predição histológica, restringindo-se a detectar lesões com gordura macroscópica, como angiomiolipomas (AML) (Figura 16), diferenciar lesões em relação ao padrão de realce, entre hipervasculares ou hipovasculares, podendo caracterizar áreas de degeneração cística ou necrótica intralesionais (Figura 17).

RENAL Score

Alguns levantamentos indicam que mais de 65% dos pacientes com tumores menores que 4 cm são submetidos a nefrectomia parcial. O sistema de pontuação *RENAL Score* foi introduzido como um método objetivo e reprodutível

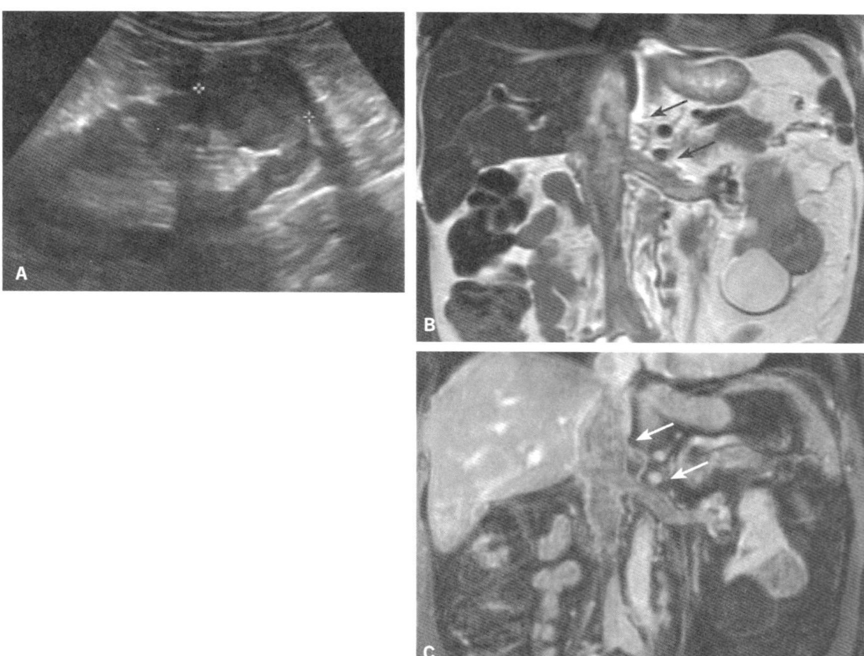

FIGURA 15 US. (A) lesão sólida renal detectada no terço inferior do rim esquerdo (B, C) confirmada em RMmp com sinais de trombose tumoral com extensão à veia cava inferior até o nível das veias hepáticas – confirmado ccCCR.

ccCCR: carcinoma renal de células claras; RMmp: ressonância multiparamétrica; US: ultrassonografia.

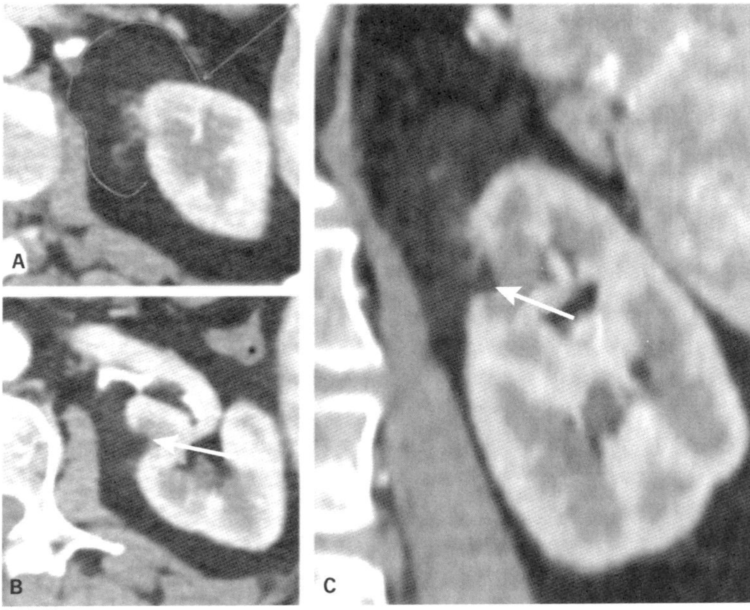

FIGURA 16 TC c/c fase arterial demonstrando lesão renal sólida exofítica delineada em (A), com densidade de gordura macroscópica, apresentando sinal de imagem característico em (B) e (C), que consiste em um "defeito cortical" ou "sinal da garra", que diferencia o AML renal (representado nas imagens) de lesões lipomatosas retroperitoneais como o lipossarcoma.
AML: angiomiolipoma; TC c/c: tomografia computadorizada com contraste.

de descrever anatomicamente o tumor renal e quantificar a complexidade de sua potencial ressecção, auxiliando na escolha da abordagem e planejamento cirúrgico. O escore está detalhado no Quadro 2.

A RM multiparamétrica nem sempre é disponível, mas é considerado o método de escolha na tentativa de predição histológica de neoplasias renais, pois, além de avaliar o padrão de realce, é capaz de fornecer informações mais detalhadas das lesões usando sequências que permitem melhor diferenciação de partes moles e de diferentes características da lesão (baixa ou alta celularidade, presença de áreas císticas, de material hemático, componente de gordura microscópica, entre outras).

Predição histológica e ccLS (*Clear Cel Likelihood System*)

Um número muito maior de lesões sólidas renais está sendo detectado, com maior frequência e de menores dimensões, ao menos pelo aumento da realização de exames mais sensíveis. Nefrectomia radical ou nefrectomia par-

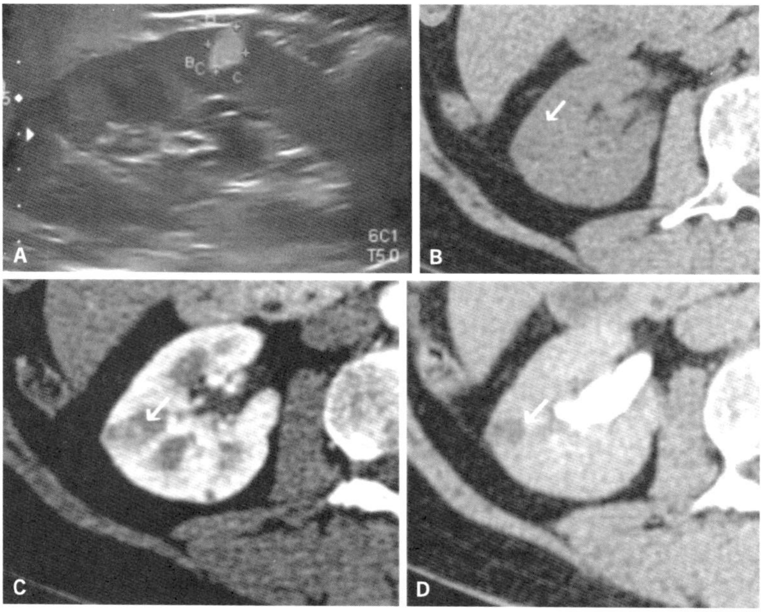

FIGURA 17 Pequeno nódulo renal detectado na US (A), hiperecogênico e homogêneo. TC c/c nas fases (B) pré-contraste, (C) arterial e (D) tardia, demonstrando nódulo sólido, sem definida gordura macroscópica detectável, hipervascular e com lavagem na fase tardia (setas brancas).

TC c/c: tomografia computadorizada com contraste; US: ultrassonografia.

QUADRO 2 *RENAL Score*

Componente	Escore		
	1 ponto	2 pontos	3 pontos
R raio – diâmetro máximo (cm)	≤ 4	> 4 e < 7	≥ 7
E exofítico/endofítico	≥ 50% volume exofítico	< 50% exofítico	Completamente endofítico
N *nearness* – proximidade do sistema coletor (mm)	≥ 7	> 4 e < 7	≤ 4
A anterior/posterior	Não pontua, apenas adiciona "A", "P" ou "X" para descrição diferenciada.		
L (localização em relação às linhas polares e linha média axial)	100% volume acima da linha polar superior ou abaixo da inferior	< 50% volume cruza uma das linhas polares	≥ 50% volume cruza uma das linhas polares, 100% volume entre as linhas polares ou tocando a linha média axial

cial poupadora de néfrons vinha e vem sendo realizada para esses tumores, mas estudos apontam que até 30% das lesões ressecadas são benignas e outras 25% são tumores malignos, porém de baixo grau histológico, com menor potencial metastático do que o carcinoma renal de células claras (ccCCR). Por essas razões, há um interesse crescente na predição pré-operatória do subtipo histológico das massas renais, visando conduta conservadora na dependência do subtipo histológico mais provável, tamanho e condições específicas de cada paciente.

O escore foi criado baseando-se nas características das lesões identificadas na ressonância multiparamétrica (RMmp) renal, que inclui imagens ponderadas em T2, T1 dinâmicas (antes e após administração de gadolínio), em sequências com e sem saturação de gordura micro e macroscópica, com difusão da água (DWI) e mapa de coeficiente de difusão aparente (ADC). São avaliados critérios maiores e menores de imagem, e a lesão é classificada em uma escala de risco para ser subtipo ccCCR (por ser considerada uma das neoplasias de pior prognóstico), de 1 a 5; grau 1, definitivamente não ccCCR, e 5 definitivamente ccCCR (Figura 18). Estudos recentes estimam a acurácia, sensibilidade, especificidade, valor preditivo positivo e negativo de lesões classificadas como ccLS 4 e 5, sendo estas: cerca de 84%; 86 a 89%; 58 a 79%; 84 a 78%; e cerca de 85%, respectivamente. Quanto maior o tamanho tumoral, maior a acurácia diagnóstica. Os falso-positivos representam especialmente neoplasias oncocíticas, pelas características de imagem semelhantes. Destaca-se que o valor preditivo negativo de lesões ccLS 1 e 2 chega a 96%. Além disso, a RMmp pode sugerir diagnósticos alternativos além da classificação, especialmente nos casos de tumor papilífero tipo 1 e AML pobre em gordura (Figura 18).

Intervenções

Embora ainda realizada em alguns centros sem visualização por ecógrafo, há uma tendência para que as biópsias renais tanto de rim nativo quanto de enxerto sejam realizadas guiadas por US. O objetivo é a punção em córtex renal e evitar ao máximo o hilo e estruturas vasculares considerando o alto risco de sangramento do procedimento.

Exceções incluem biópsias de lesões focais pequenas, intraparenquimatosas e de ecogenicidade muito semelhante ao parênquima renal, características que podem levar a uma tentativa frustrada de obter uma boa amostra de tecido para avaliação anatomopatológica. Nesses casos a biópsia guiada por TC deve ser considerada.

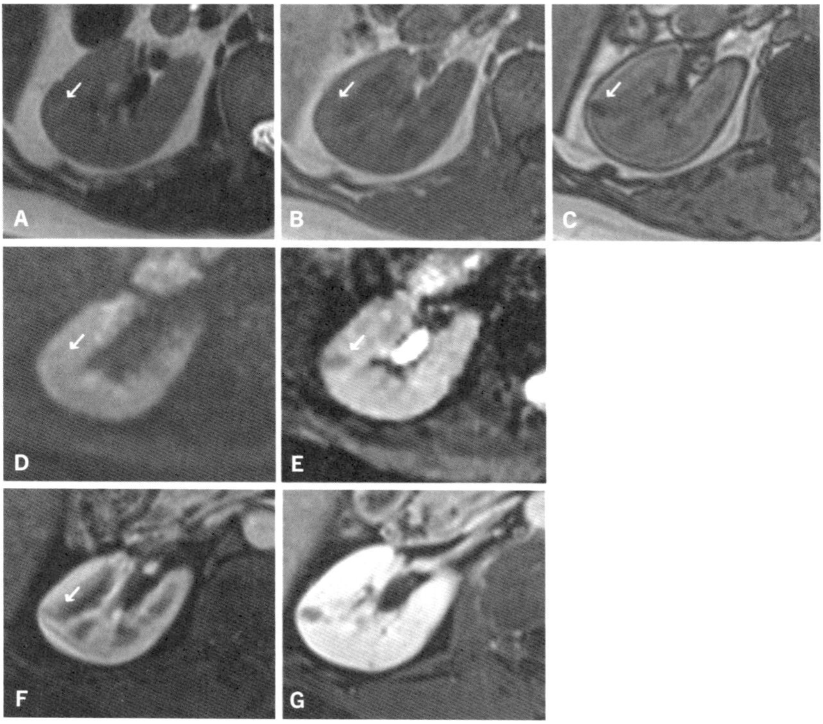

FIGURA 18 Mesmo nódulo renal da Figura 13, avaliado por RMmp: (A) Isointenso a levemente hiperintenso em T2, (B) T1 "em fase" e (C) T1 "fora de fase" demonstrando gordura microscópica intralesional, (D) difusão e (E) mapa de ADC demonstrando leve restrição à difusão, (F) T1 pós-contraste fase arterial apresentando realce moderado a intenso e (G) fase venosa com lavagem precoce. Classificado como probabilidade intermediária para ccCCR, tendo como principal hipótese diagnóstica AML pobre em gordura. Esse paciente foi acompanhado por 2 anos, com estabilidade da lesão, favorecendo benignidade (AML). (ver imagem colorida no caderno de cor)

ADC: coeficiente de difusão aparente; AML: angiomiolipomas; ccCCR: carcinoma renal de células claras; RMmp: ressonância multiparamétrica.

ESTIMATIVA DE FUNÇÃO RENAL E FIBROSE RENAL POR IMAGEM

A DRC é um importante problema mundial de saúde pública, e os pacientes com esse diagnóstico apresentam risco substancialmente aumentado de progredir para doença renal avançada, doença cardiovascular e morte prematura. Afastadas condições urológicas e vasculares de natureza obstrutiva, a maioria das etiologias tem na biópsia renal o padrão de referência para elucidar sua natureza, dimensionar suas características de atividade (infiltração celular, viabilidade das estruturas etc.) e de cronicidade (esclerose glomerular, fibrose intersticial e atrofia tubular), estimar prognóstico e finalmente orientar a eventual terapia. Trata-se, porém, de um procedimento invasivo, não isento de complicações como dor, hematoma, hematúria, fístula arteriovenosa e infecção. Além disso, é suscetível a erros de amostragem e apresenta razoável variabilidade entre os executantes.

Outras situações, como o planejamento de uma nefrectomia e o estudo de malformações congênitas, por vezes tornam indispensável a avaliação funcional de cada rim em separado, no que exames de imagem podem ser muito úteis.

Nesse contexto, além dos métodos clássicos como a cintilografia renal, novos testes que avaliam a anatomia, função e presença de fibrose renal vêm emergindo, muitos deles ainda em estudo. Esses novos métodos são promissores especialmente no sentido de detectar perda de tecido renal funcionante, antes mesmo que testes laboratoriais apontem perda de função renal, momento em que os pacientes costumam estar em estágio avançado e com opções mais limitadas de tratamento.

Cintilografia renal

A cintilografia renal representa uma modalidade de exame de imagem que utiliza radiofármacos com diferentes comportamentos farmacocinéticos que resultam em imagens representativas de aspectos anatômicos e funcionais do trato geniturinário. Produz imagens pela desintegração nuclear dos radioisótopos, que geram fótons gama ou raios X, sensibilizando o cristal de iodeto de sódio da gama-câmera, e determinando assim a ocorrência de cintilação. Graças à baixa exposição à radiação, não acarreta riscos a adultos e crianças.

Radioisótopo é o elemento químico radioativo, na forma instável, que emite radiação (estimada pela energia) até que atinja maior estabilidade; por isso, o radioisótopo costuma perder seu poder radioativo com o passar do tempo (estimado pela meia-vida). O radioisótopo mais utilizado em nefrologia é o Tecnécio-99 megaestável (99mTc), com meia-vida de 6 horas e energia de 140 keV (quilo elétron-volt). Já o radiofármaco representa uma substância criada a partir da associação de um radioisótopo a um fármaco, que por definição é de comportamento farmacocinético conhecido e sem interferência no processo funcional investigado. Os radiofármacos mais comumente utilizados em nefrologia são:

- 99mTc-DTPA.
- 51Cr-EDTA.
- 99mTc-MAG3.
- 99mTc-DMSA.
- 99mTc-GHA.

A depender do radiofármaco, teremos maior utilidade para avaliar a filtração glomerular, a anatomia renal ou o fluxo plasmático renal efetivo, ou para documentar a presença de obstrução do trato urinário. Além disso, há menor utilidade da cintilografia quando a função renal está importantemente diminuída (creatinina > 3 mg/dL).

Ultrassonografia renal convencional e com Doppler colorido e espectral

A US convencional fornece informações anatômicas na avaliação da DRC. Estudos apontam, entretanto, que alterações são detectadas de forma estatisticamente significativa apenas em estágios mais avançados da doença, em especial redução de volume renal, perda da diferenciação corticomedular, redução da espessura parenquimatosa e aumento da ecogenicidade.

A US com Doppler é capaz de estimar o índice de resistência (IR) intrarrenal, mensurado nas artérias interlobares, sendo significativamente maior na doença crônica avançada. Destaca-se que, em estudos controlados, não foi comprovada diferença estatisticamente significativa entre os IR intrarrenais dos subgrupos com nefropatia leve a moderada e o grupo controle (sem qualquer comprometimento de função renal). O padrão ouro adotado foram os achados histopatológicos obtidos por biópsia renal. O aumento do IR nas artérias interlobares demonstrou correlação estatisticamente significativa em estudos que incluíram patologias como glomeruloesclerose, dano tubulointersticial e lesões vasculares. Entretanto, esse parâmetro ainda tem utilização limitada pela sensibilidade e especificidade reduzidas, bem como por carecer de valores quantitativos de referência universalmente aceitos para as diferentes patologias renais de base.

Elastografia por ultrassom

O princípio da elastografia por US (USE) por qualquer método e de qualquer estrutura é avaliar e quantificar elasticidade ou rigidez.

A elastografia por deformação (*strain elastography* – SE) utiliza compressão externa direta do tecido, gerando um mapa que afere o deslocamento do tecido causado pela compressão, útil em nefrologia em enxertos renais. Estudos mostraram que a deformação corticomedular superou os parâmetros da US com Doppler e o tempo de transplante na avaliação da fibrose intersticial cortical do enxerto e da atrofia tubular.

A elastografia por ondas de cisalhamento (*shear wave elastography* – SWE) é uma técnica de elastografia que se integra a uma máquina de US convencional e utiliza ondas sonoras (*acoustic radiation force impulse* – Arfi) para avaliar quantitativamente a elasticidade do tecido de forma indireta, medindo a velocidade em que se move a onda de cisalhamento através do tecido (*shear wave velocity* - SWV). É esperado que tecidos com maior rigidez (mais fibróticos) tenham maior velocidade de propagação de ondas mecânicas, dessa forma estimando a rigidez do parênquima renal, e correlacionando esses valores com a presença e grau de fibrose renal.

Diversos estudos, entretanto, trazem resultados conflitantes sobre a utilidade da USE na medição da fibrose renal, e não são surpreendentes. Notavelmente, a maior parte das evidências mostra que a sensibilidade da SWE é significativamente menor em pacientes com doenças renais crônicas, especialmente com doença avançada ou terminal, o que pode subestimar a presença de fibrose. Além da fibrose, a rigidez intrarrenal pode ser influenciada por vários outros fatores, como perfusão tecidual, pressão tubular ou intersticial e anisotropia tecidual, bem como fatores relacionados à doença de base do paciente

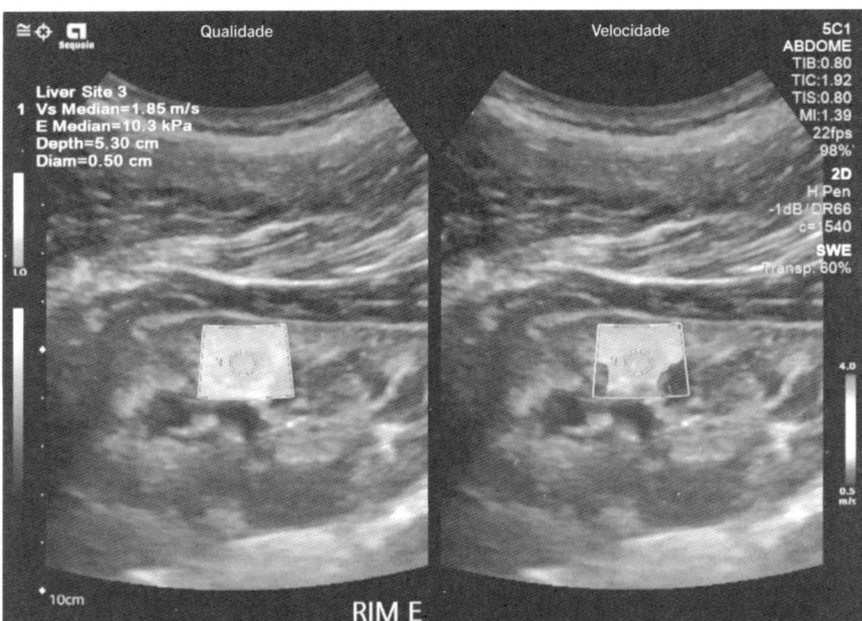

FIGURA 19 USE de paciente com nefropatia por IgA, com creatinina sérica de 2,22 mg/dL, demonstrando provável aumento da rigidez parenquimatosa mensurada de forma indireta pelo aumento da velocidade de propagação média, de 1,85 m/s. (ver imagem colorida no caderno de cor)

Fonte: imagem cordialmente cedida pelo Dr. Ricardo Lange Filho, radiologista do Hospital das Clínicas da USP.

USE: elastografia por ultrassonografia.

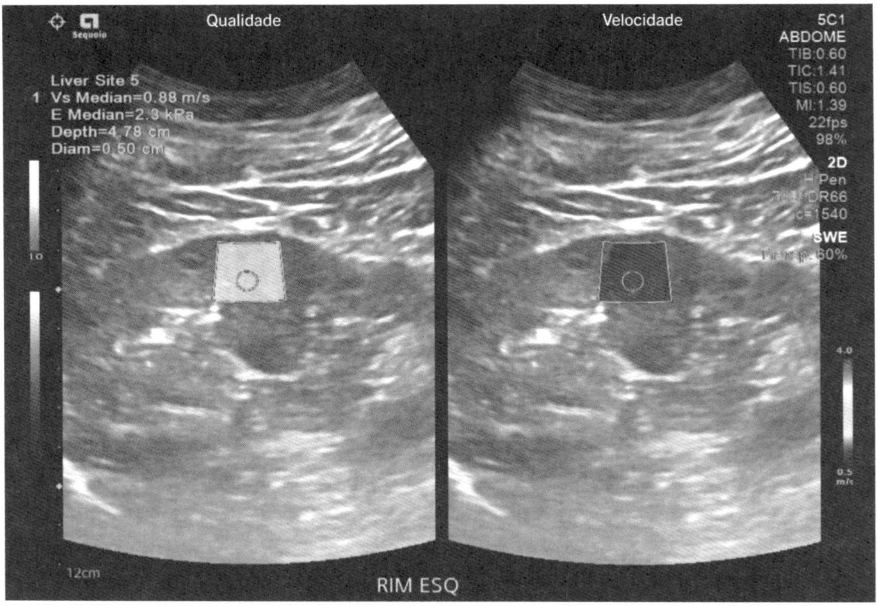

FIGURA 20 USE de paciente com nefropatia diabética, com creatinina sérica de 1,85 mg/dL, demonstrando redução paradoxal da velocidade de propagação média, de 0,88 m/s, achado que pode mascarar a presença de fibrose por redução da microvascularização, massa corporal do paciente, pressão arterial e medicamentos em uso. (ver imagem colorida no caderno de cor)

Fonte: imagem cordialmente cedida pelo Dr. Ricardo Lange Filho, radiologista do Hospital das Clínicas da USP.

USE: elastografia por ultrassonografia.

(Figuras 19 e 20), massa corpórea e pressão arterial sistêmica. Até o momento, acredita-se que o principal fator de confusão esteja relacionado com a redução da perfusão renal, consistente com descobertas recentes da elastografia por ressonância magnética (ERM), em que esse efeito, paradoxal ao raciocínio inicial, foi mais pronunciado no córtex, que comporta 90% do fluxo sanguíneo renal.

Foi observada associação significativa entre SWE e TFG, ureia e creatinina séricas. Esses resultados apoiam a hipótese de que a alteração na rigidez do parênquima renal é um sinal útil para a detecção de DRC. No entanto, a SWE não conseguiu discriminar os diferentes estágios da DRC, sendo encontrada diferença significativa apenas no estágio avançado ou terminal da doença. Além disso, a reprodutibilidade das medidas da SWV variaram entre estudos desde baixas/moderadas a altas em diferentes publicações (concordância intraobservador variando entre 0,390 e 0,859; e concordância interobservador variando entre 0,233 e 0,818).

Ressonância magnética e elastografia por RM

De forma sumária, a RM não avalia apenas a aparência morfológica e a intensidade de sinal dos rins para estimar algum grau de perda de função ou fibrose renal. Muitos estudos já publicados e em andamento incluindo diferentes métodos utilizam sequências avançadas de imagem que são capazes de estimar a perfusão renal, oxigenação tecidual, rigidez e difusão de moléculas de água e mesmo de macromoléculas. Essas características, avaliadas separadamente ou de forma conjunta, têm tentado eliminar os vieses impostos pelas características anatômicas intrínsecas do rim e suas diferentes patologias.

Várias questões específicas do rim, incluindo sua complexidade anatômica, o movimento induzido pela respiração e um sistema único de microvasos e túbulos que é rigidamente controlado por múltiplos reguladores neuro-hormonais, fizeram com que a tradução dessas técnicas para o rim não fosse uma tarefa simples.

Sequências de difusão e do ADC são adquiridas para estimar as contribuições do fluxo direcional e da difusão, respectivamente, sendo aplicadas técnicas de pós-processamento, estimando as contribuições individuais de difusão (*ADCdiffusion*) e perfusão (*ADCperfusion*) para o valor total de ADC.

A imagem por tensor de difusão (DTI), outra variante da RM por difusão, mede a mobilidade da água ao longo de diferentes eixos usando um parâmetro chamado anisotropia fracionada. A ruptura de estruturas ordenadas que favorecem o movimento da água em direções específicas, como axônios no cérebro ou túbulos na medular renal, pode ser capturada usando imagens DTI.

Outras sequências avançadas como a ASL (que usa marcação de fluxo renal), BOLD (que estima a oxigenação pela concentração de de-oxiemoglobina), MT (imagem de transferência de magnetização) e mapeamento T1/T2 têm, de formas diferentes, tentado acessar a perda de função renal em suas fases mais precoces.

Estudos mais recentes indicam que uma abordagem multiparamétrica de RM, combinando mapeamento T1 e difusão (com seus diferentes componentes), pode, em futuro breve, ser validada como método não invasivo na avaliação da DRC e fibrose renal, além de fornecer informações para estratificação de risco, diagnóstico, tratamento e prognóstico de pacientes com DRC.

CONSIDERAÇÕES FINAIS

A utilização apropriada de diferentes métodos de imagem contribui decisivamente para o diagnóstico, entendimento funcional, decisões terapêuticas e monitoramento de condições clínicas variadas na nefrologia. Pela aplicabilidade ampla, limitações e riscos eventuais, é necessário que o nefrologista seja conhecedor de suas particularidades e do desenvolvimento desses recursos.

BIBLIOGRAFIA RECOMENDADA

Campbell S, Uzzo RG, Allaf ME, et al. Renal Mass and Localized Renal Cancer: AUA Guideline. J Urol. 2017;198(3):520-529. doi:10.1016/j.juro.2017.04.100

Bane O, Hectors SJ, Gordic S, Kennedy P, Wagner M, Weiss A et al. Multiparametric magnetic resonance imaging shows promising results to assess renal transplant dysfunction with fibrosis. Kidney Int. 2020;97(2):414-20.

Canvasser NE, Kay FU, Xi Y, Pinho DF, Costa D, de Leon AD et al. Diagnostic accuracy of multiparametric magnetic resonance imaging to identify clear cell renal cell carcinoma in cT1a renal masses. The Journal of Urology®. 2017.

Carvalho PA, Santos CG, Carvalho BB. Medicina nuclear em nefrologia. In: Veronese FV, Manfro RC, Thomé FS, Barros E. Nefrologia na prática clínica. São Paulo: Livraria Balieiro; 2019. p.99-132.

Cheng PM, Moin P, Dunn MD. What the radiologist needs to know about urolithiasis: part 1 - pathogenesis, types, assessment, and variant anatomy. AJR. 2012;198:W540-W547.

Cheng PM, Moin P, Dunn MD. What the radiologist needs to know about urolithiasis: part 2 - CT findings, reporting, and treatment. AJR. 2012;198:W548-W554.

Delahunt B, Cheville JC, Martignoni G, Humphrey PA, Maggi-Galluzzi C, McKenney J et al. The International Society of Urological Pathology (ISUP) grading system for renal cell carcinoma and other prognostic parameters. Am J Surg Pathol. 2013.

Guo LH, Xu HX, Fu HJ, Peng A, Zhang YF, Liu LN. Acoustic radiation force impulse imaging for noninvasive evaluation of renal parenchyma elasticity: preliminary findings. PLoS One. 2013;8:e68925.

Hu Q, Wang XY, He HG, Wei HM, Kang LK, Qin GC. Acoustic radiation force impulse imaging for non--invasive assessment of renal histopathology in chronic kidney disease. PLoS One. 2014;9:e115051.

Hua C, Qiu L, Zhou L, Zhuang Y, Cai T, Xu B et al. Value of multiparametric magnetic resonance imaging for evaluating chronic kidney disease and renal fibrosis. Eur Radiol. 2023;33(8):5211-21.

Huynh AD, Sweet DE, Feldman MK, Remer EM. Imaging of renal emergencies: teview of infectious, hemorrhagic, vascular, and traumatic etiologies. Br J Radiol. 2022.

Jiang K, Ferguson CM, Lerman OL. Noninvasive assessment of renal fibrosis by magnetic resonance imaging and ultrasound techniques. Transl Res. 2019 Jul;209:105-20.

Ljungberg B, Albiges L, Abu-Ghanem Y, et al. European Association of Urology Guidelines on Renal Cell Carcinoma: The 2022 Update. Eur Urol. 2022;82(4):399-410.

O'Neill WC. B-mode sonography in acute renal failure. Nephron Clin Pract. 2006;103:c19-23.

Parsons RB, Canter D, Kutikov A, Uzzo RG. RENAL Nephrometry Scoring System: the radiologist's perspective. AJR. 2012;199:W355-W359.

Pozzi Mucelli R, Bertolotto M, Quaia E. Imaging techniques in acute renal failure. Contrib Nephrol. 2001:76-91.

Schoots IG, Zaccai K, Hunink MG, Verhagen PCMS. Bosniak classification for complex renal cysts reevaluated: a systematic review. J Urol. 2017;198(1):12-21.

Silverman SG, Pedrosa I, Ellis JH. Bosniak Classification of Cystic Renal Masses, Version 2019: an update proposal and needs assessment. Radiology. 2019;292:475-88.

Smith AD, Carson JD, Sirous R, Sanyal R, Remer EM, Allen BC et al. Active surveillance versus nephron-sparing surgery for a Bosniak IIF or III renal cyst: a cost-effectiveness analysis. AJR Am J Roentgenol. 2019;212(4):830-8.

Uyeda JW, Gans SB, Sodickson A. Imaging of acute and emergent genitourinary conditions: what the radiologist needs to know. AJR. 2015;204:W631-W639.

12

Princípios da patologia renal

Denise Maria Avancini Costa Malheiros

PONTOS-CHAVE

- A biópsia renal é um recurso diagnóstico fundamental em muitas situações clínicas com acometimento renal, podendo estabelecer diagnósticos precisos, definir prognósticos e respostas terapêuticas.
- As principais técnicas histológicas são a microscopia óptica, a imunofluorescência e a microscopia eletrônica.
- Diversos tipos de lesões podem ser encontradas nos diferentes compartimentos renais, com especial atenção às alterações glomerulares, vasculares e tubulointersticiais.

INTRODUÇÃO

O reconhecimento da nefrologia como especialidade da clínica médica está intimamente associado à história da biópsia renal e à maior compreensão que essa prática proporcionou sobre a patologia das doenças renais. Antes do advento da biópsia renal como ferramenta diagnóstica, a classificação das doenças glomerulares era confusa e pouco se sabia sobre sua patogenia. O aperfeiçoamento das agulhas e das técnicas para biópsia resultou em melhores amostras, resultados mais precisos e diagnósticos mais esclarecedores, impulsionando a busca por novos conhecimentos e tratamentos para doenças renais.

Atualmente, a biópsia renal é considerada uma ferramenta diagnóstica fundamental, sendo o exame padrão ouro no diagnóstico das glomerulopatias e das alterações em rins transplantados. Além do papel essencial para o diagnóstico, a biópsia fornece informações que auxiliam na elaboração de uma estratégia terapêutica individualizada. Seus achados permitem prever prognóstico e compreender melhor os mecanismos patogênicos envolvidos na doença. Neste capítulo serão abordados aspectos relacionados à biópsia renal, tais como as técnicas disponíveis, sua contribuição para a prática clínica e critérios gerais para interpretação dos achados na biópsia.

INDICAÇÕES E CONTRAINDICAÇÕES DA BIÓPSIA RENAL

A biópsia renal está indicada quando os exames laboratoriais e de imagem não forem suficientes para o diagnóstico específico da doença. Em adultos, uma das principais indicações é a síndrome nefrótica. Outras indicações frequentes são a presença de proteinúria subnefrótica, hematúria dismórfica, perda aguda ou crônica da função renal. Em crianças pequenas, devido à alta prevalência da síndrome nefrótica associada à lesão histológica mínima (doença de lesão mínima), em geral, a biópsia é indicada apenas nos casos em que há resistência à corticoterapia ou algum dado clínico atípico.

Em muitas doenças, como na nefrite lúpica e na nefropatia por IgA, podem ser realizadas outras biópsias além daquela que determinou o diagnóstico. Elas permitem avaliar o grau de atividade da doença naquele momento, assim como a cronicidade e a resposta ao tratamento. A biópsia do rim transplantado é fundamental para determinar o diagnóstico da causa precisa entre as várias causas possíveis de perda de função do enxerto e que merecem abordagem terapêutica distinta, tais como rejeição, infecção, toxicidade aos medicamentos imunossupressores e outras drogas, doenças renais recorrentes ou outras.

Apesar de ser um procedimento relativamente seguro, como em todas as técnicas invasivas, podem surgir complicações. Hematúria é a mais frequente e na maior parte das vezes se resolve espontaneamente.

As contraindicações à biópsia renal são relativas. A presença de neoplasias malignas em geral pode contraindicar o procedimento. Pacientes com hipertensão arterial descontrolada ou distúrbios da coagulação podem ser biopsiados se tiverem as alterações pressóricas e de coagulação corrigidas antes do procedimento. Obesidade mórbida, rim muito pequeno, rim nativo único, paciente não cooperativo, doença renal policística e hidronefrose são condições que devem ser analisadas caso a caso.

TÉCNICAS DE BIÓPSIA

A técnica mais utilizada para biópsia renal é a percutânea, geralmente realizada com o paciente em decúbito ventral, com uma toalha ou almofada posicionada abaixo do abdome superior. A localização preferida de punção é o polo inferior do rim, pelo menor risco de atingir um vaso de maior calibre. Os fragmentos são coletados através de disparos com agulha automática (em geral são feitos dois ou três disparos) e o auxílio de métodos de imagem: ultrassonografia, tomografia computadorizada ou ressonância magnética, para localização mais precisa do rim.

Na realização da biópsia renal, recomenda-se que sejam colhidos três fragmentos de tecido renal, destinados a exames por:

- microscopia ótica
- imunofluorescência
- microscopia eletrônica

Recomenda-se que sejam colhidos três fragmentos, que são destinados aos exames por microscopia ótica (MO), por imunofluorescência (IF) e por microscopia eletrônica (ME). Cada um deles deve ser condicionado em meio próprio para conservação do tecido e de acordo os exames solicitados. Os meios mais utilizados são o formol tamponado a 10% para MO, meio de Michel ou "meio de transporte" para IF e glutaraldeído a 2,5% para ME.

Se por algum motivo não for possível obter três amostras, é importante coletar ao menos duas para exames histológico por MO e por IF. Além do exame histológico de rotina, o formol tamponado preserva o tecido para exames imuno-histoquímicos e outras técnicas como a hibridização *in situ* e estudos moleculares, permitindo reprocessamento para ME se necessário, embora a qualidade das amostras nesse processo de recuperação do formol seja variável e possa apresentar artefatos.

Outras técnicas podem ser utilizadas quando há dificuldade no acesso, risco de sangramento, procedimentos múltiplos (biópsias de outros órgãos) ou variações importantes na anatomia. Nesses casos, a biópsia pode ser feita sob visão direta por via aberta ou laparoscópica (com o paciente hospitalizado e sob anestesia geral), por vias transjugular ou transfemoral, apesar de estas duas últimas técnicas resultarem em amostras pouco representativas, devendo ser evitadas sempre que possível.

TÉCNICAS HISTOLÓGICAS

Representatividade da amostra

Uma amostra considerada representativa para exame histológico deve apresentar cortical com um número mínimo de glomérulos, que varia entre os diferentes serviços de nefrologia. Em geral, considera-se que são necessários ao menos sete glomérulos. É importante lembrar sempre que em muitas glomerulopatias as lesões têm padrão focal, como na glomeruloesclerose segmentar e focal (GESF). Nessas doenças, as lesões típicas, que permitem o diagnóstico, têm probabilidade tão maior de serem encontradas quanto maior o número de glomérulos presentes nos fragmentos. A presença de três ou quatro cortes histológicos para cada uma das colorações de rotina também aumenta a probabilidade de lesões focais serem encontradas. Ainda assim, caso a principal hipótese diagnóstica para a biópsia seja uma glomerulopatia com padrão focal de distribuição e a lesão característica não tiver sido encontrada, a hipótese não deve ser totalmente afastada e deve-se considerar a possibilidade de a amostra não ter sido representativa da doença.

Exame histológico por microscopia óptica

Para esse exame, o fragmento de tecido renal prefixado em formol é processado através da passagem por uma série de reagentes químicos e incluída em blocos de parafina. Em seguida, são feitos cortes seriados de 2 a 3 mcm de espessura, os quais são montados em lâminas de vidro. Para melhor visualização das diferentes estruturas do parênquima são realizados, além da coloração convencional hematoxilina e eosina (HE), a prata metenamina (coloração de Jones), o tricrômico de Masson e o ácido periódico-Schiff (PAS) (Figura 1). A depender do caso, outras colorações especiais podem ser necessárias, por exemplo, o vermelho do Congo para pesquisa de proteína amiloide, o PERLS para demonstração de ferro, o Grocott para fungos.

As colorações de rotina utilizadas na análise da microscopia ótica são:

- hematoxina e eosina (HE)
- prata de Jones
- tricrômico de Masson
- ácido periódico-Schiff (PAS)

A análise histológica por microscópio de luz ou microscópio óptico permite avaliar a morfologia do tecido: a arquitetura geral do parênquima, alterações celulares e estruturais em glomérulos, túbulos, interstício e vasos. Em cada compartimento são analisados vários parâmetros histológicos, procurando reconhecer padrões específicos de lesões, sinais de atividade e de cronicidade dos processos patológicos.

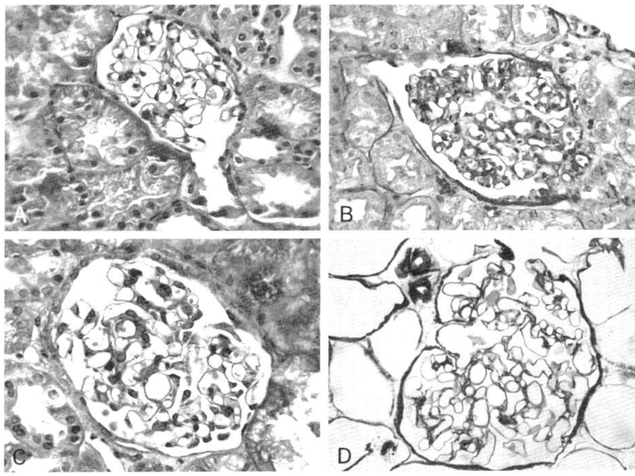

FIGURA 1 Colorações de rotina na biópsia renal. A: HE, glomérulo normal. B: PAS. C: tricrômico de Masson. D: glomérulo normal. Prata metenamina ou impregnação pela prata. (ver imagem colorida no caderno de cor)

HE: hematoxilina e eosina; PAS: ácido periódico-Schiff.

Fonte: acervo da autora.

Imunofluorescência

O exame por imunofluorescência evidencia a presença de antígenos específicos no tecido renal e permite diagnosticar e classificar doenças imunomediadas, tais como a nefrite lúpica. Os achados desse exame também permitem reconhecer doenças distintas que se apresentam com as mesmas alterações morfológicas nos exames por MO e ME. A técnica de IF com amostra congelada é preferível pela maior parte dos nefropatologistas, por ser uma técnica de processamento rápido, de custo em geral mais baixo e de maior sensibilidade do que a investigação de imunodepósitos em amostras recuperadas de blocos de parafina por imunoperoxidase.

No exame de imunofluorescência, são utilizados anticorpos contra IgG, IgM, IgA, fibrinogênio, fatores do complemento, albumina e cadeias leves.

Os padrões de positividade podem diferenciar doenças distintas, com acometimento mesangial ou de alças capilares, por exemplo, e com depósitos granulares ou lineares.

A amostra coletada deve ser colocada diretamente no "meio de transporte" ou meio de Michel, que preserva o tecido por um período ideal de 5 a 7 dias. É necessário lavar o fragmento de forma apropriada antes de congelá-lo. Uma vez congelado, são feitos cortes seriados de 3 a 4 mcm em um criostato. No exame de IF convencional, anticorpos primários conjugados a fluoresceína contra imunoglobulinas (IgG, IgM e IgA), fibrinogênio, fatores do complemento (C3 e C1q), albumina e cadeias leves (*kappa* e *lambda*) são aplicados no tecido congelado. Nas amostras de enxertos renais, a pesquisa da fração C4d do complemento é feita pela técnica da IF indireta, na qual o marcador fluorescente liga-se a um anticorpo secundário, fazendo uma reação mais específica e segura. Em casos especiais e de acordo com as hipóteses diagnósticas, outros antígenos podem ser pesquisados, como os das cadeias alfa do colágeno IV na síndrome de Alport ou subclasses de IgG (p. ex., na glomerulonefrite membranosa e na nefrite lúpica).

Os cortes são examinados em um microscópio de campo escuro e luz ultravioleta, próprios para IF. Na presença dos antígenos pesquisados, estes aparecerão como depósitos luminosos, cuja identificação, intensidade e padrões de distribuição (granular ou linear, mesangial, sobre as alças capilares, segmentar ou global, focal ou difuso) permitem diferenciar doenças distintas com lesões morfológicas semelhantes (Figura 2). O sinal luminoso da fluorescência desaparece do tecido com o tempo e quando exposto à luz, por isso as lâminas devem ser armazenadas na geladeira ao abrigo da luz e analisadas em até poucos dias após a reação (idealmente em até 7 dias).

Um exemplo da importância do exame por IF para o diagnóstico diferencial das glomerulopatias é quando, ao exame histológico por MO, são encontradas lesões de esclerose glomerular, que são inespecíficas quando consideradas isoladamente e podem corresponder a cicatriz de processos patológicos prévios ou a várias doenças distintas, com prognósticos e tratamento diferentes, tais

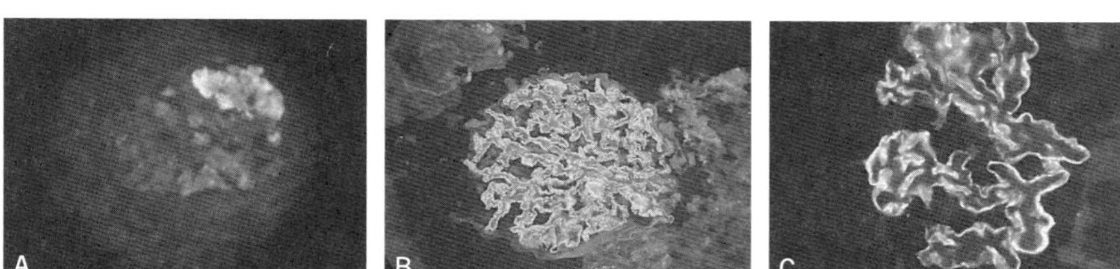

FIGURA 2 Padrões de depósitos na imunofluorescência. A: depósitos com padrão mesangial segmentar. B: depósitos granulares com padrão membranoso (sobre as alças capilares glomerulares). C: depósitos lineares sobre as alças capilares glomerulares. (ver imagem colorida no caderno de cor)

Fonte: acervo da autora.

como nefropatia por IgA, nefrite lúpica, nefropatia diabética, fase regressiva de glomerulonefrite pós-infecciosa ou glomeruloesclerose segmentar e focal. Dependendo dos achados à IF, e sempre integrando os achados da biópsia aos dados clínicos, é possível fazer o diagnóstico específico da doença e com isso instituir terapêutica dirigida e mais eficiente.

Microscopia eletrônica

Essa técnica exige microscópio especial, de alto custo para aquisição e manutenção (em relação aos microscópios óptico e de IF) e processamento diferenciado, mais lento e sofisticado. A análise dos fragmentos também é mais demorada. Todos esses fatores contribuem para que essa técnica não esteja disponível em muitos laboratórios. Os fragmentos, preferencialmente fixados em glutaraldeído tamponado a 2,5%, são inicialmente examinados em cortes semifinos de 1 mcm, corados com azul de toluidina para seleção da melhor área para o exame ultraestrutural. São então realizados os cortes finos com navalhas e micrótomos especiais. Os cortes são montados em telas pequenas (geralmente com representação de 1 a 3 glomérulos), que são inseridas no microscópio eletrônico. O tecido é observado em vários aumentos, todos os compartimentos renais são avaliados e os achados mais significativos são fotografados. Essa técnica, assim como a MO, permite avaliar as alterações morfológicas no tecido.

A análise por ME permite identificar a presença e a localização precisa de imunodepósitos (embora não esclareça a qual imunoglobulina correspondem os depósitos), depósitos organizados, cuja formato está associado a doenças específicas, como os amiloides, fibrilares, os característicos da doença de Fabry ou de doenças de depósitos, inclusões virais, alterações na membrana basal glomerular (adelgaçamento na doença da membrana delgada, espessamento e delaminação na síndrome de Alport, lesões reparativas na nefropatia da IgA, espessamento difuso na nefropatia diabética, entre outras), ou seja, alterações morfológicas que necessitam de um grande aumento para poderem ser visualizadas (Figura 3).

Outras técnicas

A imuno-histoquímica (IHQ) ou imunoperoxidase permite a identificação de antígenos específicos com a aplicação de anticorpos em fragmentos emblocados em parafina. Apesar de apresentar menor sensibilidade, a IHQ ou imunoperoxidase pode substituir a imunofluorescência em certos casos, como quando não há glomérulos na amostra de tecido enviada para IF, mas há na amostra emblocada em parafina. A IHQ é uma boa técnica para detecção de

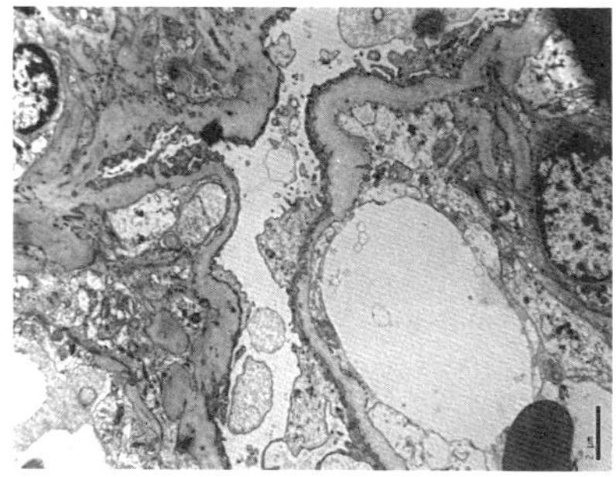

FIGURA 3 Alterações da espessura da membrana basal glomerular (microscopia eletrônica).
Fonte: acervo da autora.

antígenos virais, tais como citomegalovírus e SV40 (infecção por poliomavírus BK), avaliação do perfil de infiltrado celular (p. ex., na nefrite intersticial relacionada ao IgG4) e pesquisa de C4d em enxertos quando esta não pode ser feita através da IF.

Técnicas de patologia molecular têm contribuído de forma importante para a identificação de alterações genéticas associadas a doenças renais específicas, mas ainda têm disponibilidade restrita a poucos serviços diagnósticos.

Interpretação da biópsia

A interpretação dos achados da biópsia deve acontecer sempre de forma integrada ao contexto clínico do paciente, avaliada por exames laboratoriais, doenças prévias e concomitantes, dados familiares relevantes. Achados morfológicos semelhantes podem estar associados a doenças distintas, à fase regressiva ou cicatricial de processos patogênicos pregressos. Pacientes em uso de drogas (medicamentosas ou outras) podem ter manifestações morfológicas atípicas devido à reposta imunológica modificada ou por toxicidade. A correlação com a clínica auxilia de forma importante a interpretação correta, individualizada dos achados na biópsia.

No exame histológico por MO, a análise da amostra inclui o exame sistemático de cada compartimento do parênquima: glomérulos, túbulos, interstício e vasos, que devem ser avaliados em todos os cortes e colorações, procurando reconhecer padrões específicos de lesão.

No compartimento glomerular, os principais padrões encontrados são:

- **Glomérulos sem alterações histológicas**: em pacientes com síndrome nefrótica, com pesquisa de imunodepósitos negativa à IF e especialmente em crianças, o diagnóstico mais frequente diante de glomérulos difusamente preservados ao exame por MO é lesão histológica mínima. É importante lembrar que em doenças com padrão focal, como na GESF, os glomérulos com lesão típica podem apenas não estar presentes devido à representatividade da amostra. Na fase de instalação de algumas doenças, as alterações morfológicas mais características podem ainda não ter surgido, resultando num aspecto de glomérulos histologicamente normais, como na fase inicial da glomerulopatia membranosa, em que a doença pode ser detectada pela IF e pela ME. Outras doenças apresentam formas detectáveis no estágio de evolução em que foi realizada a biópsia apenas por IF ou ME, por exemplo, nefrite lúpica em sua forma mínima, algumas formas de nefropatia da IgA, amiloidose inicial.

- **Hipercelularidade**: cada uma das células do glomérulo e células inflamatórias dentro das alças capilares podem contribuir para aumento da celularidade e são associadas a doenças e condições diferentes.
  - Endotelial/endocapilar: hipercelularidade endocapilar é o aspecto típico de fases ativas da glomerulonefrite pós-infecciosa. Esse aspecto está presente também em formas proliferativas da nefrite lúpica, glomerulonefrite membranoproliferativa com componente exsudativo, glomerulonefrite crioglobulinêmica, fibrilar e outras.
  - Mesangial, associada ou não a expansão da matriz: esse achado é inespecífico quando considerado de forma isolada e pode estar relacionado a causas de natureza distinta, tais como glomeruloesclerose segmentar e focal, nefropatia por IgA ou nefrite lúpica na forma mesangial, nefropatia diabética, glomerulonefrite membranoproliferativa em fase inicial, glomerulonefrite pós-infecciosa em fase regressiva. Como já foi apresentado, a integração com a clínica, IF e ocasionalmente ME é essencial para o diagnóstico específico.
  - Podocitária: como na glomerulopatia colapsante, na qual os podócitos maduros recuperam características da fase intrauterina e voltam a proliferar.
  - Parietal: células parietais proliferadas são o principal elemento na constituição das crescentes, que podem estar presentes em várias glomerulonefrites.
- **Expansão da matriz mesangial**: o padrão de expansão da matriz, segmentar ou global, difuso, ou focal, em eixos ou nodular, sugere doenças diferentes. Por exemplo, a expansão é nodular na lesão típica da nefropatia diabética avançada, em eixos na forma mesangial da nefropatia por IgA ou na nefropatia diabética em fase intermediária. As lesões focais estão muitas vezes associadas à glomeruloesclerose segmentar e focal, a doenças com deposição monoclonal de imunoglobulinas e outras, enquanto na glomerulonefrite membranoproliferativa e na amiloidose a expansão da matriz é global e difusa.

- **Alterações na membrana basal glomerular**: a membrana basal do tufo glomerular pode sofrer rupturas (associadas a formação de crescentes), formar estruturas que resultem em duplicações das paredes dos capilares (como no padrão membranoproliferativo) e espículas (características do padrão membranoso). Podem apresentar alterações na espessura: espessamento regular como na nefropatia diabética, ou irregular como na síndrome de Alport, adelgaçamento, como na doença da membrana delgada. Algumas dessas alterações são visíveis por MO (rupturas, espículas e desdobramentos, principalmente), outras necessitam da ME para melhor visualização (alterações na espessura, delaminações da membrana basal).

No compartimento tubular e intersticial, é importante avaliar a presença e extensão de lesões agudas, potencialmente reversíveis se abordadas de forma adequada e rápida (edema, focos hemorrágicos, infiltrado inflamatório) e daquelas crônicas ou irreversíveis (fibrose, lesão tubular com destruição extensa da membrana basal, necrose ou infarto). Essas informações são extremamente importantes para orientar a terapêutica e estabelecer prognóstico. A composição do infiltrado inflamatório, sua intensidade e distribuição (formando granulomas, na luz de túbulos ou no interstício) apontam para o diagnóstico etiológico do processo patológico.

Os túbulos podem apresentar lesões degenerativas em graus variados, muitas vezes com descamação parcial ou total do epitélio, caracterizando a "necrose tubular aguda" ou lesão tubular aguda, nome mais apropriado, uma vez que os túbulos podem se re-epitelizar se a membrana basal estiver íntegra, for reparada e se houver suspensão da agressão. A presença de cristais e depósitos específicos na luz ou no epitélio muitas vezes está associada a toxicidade a drogas ou lesões isquêmicas prolongadas. Depósitos de hemossiderina no epitélio tubular podem ser observados quando há hemólise acentuada. Os túbulos atróficos constituem lesões irreversíveis e se caracterizam por achatamento do epitélio, espessamento e enrugamento da membrana basal.

No compartimento vascular, as lesões são, de forma geral, as mesmas observadas nos demais vasos do sistema circulatório. Aqui também é importante registrar as lesões agudas, como edema intimal, arterite, necrose fibrinoide da parede, trombos recentes, ou as crônicas, como arteriosclerose, fibrose intimal cicatricial, trombos organizados.

É importante lembrar que lesão num dos compartimentos pode causar alterações nos demais. Por exemplo: na nefroesclerose hipertensiva, as lesões vasculares de arterioesclerose podem resultar na esclerose de glomérulos e em fibrose intersticial. Com frequência, a progressão e a cronificação das lesões resultam num quadro histológico inespecífico, de fibrose glomerular e intersticial, dificultando a identificação do processo patológico primário ou inicial. O patologista deve procurar fazer um esforço para, sempre que possível, identificar a lesão primária. Mesmo em doenças com avançado grau de cronicidade, o conhecimento da doença primária é valioso, especialmente para monitorização do rim transplantado no caso dos pacientes que evoluem para o transplante.

CONSIDERAÇÕES FINAIS

As nefropatias estão entre as principais causas de doenças crônicas, com elevada morbidade, alto custo econômico e impacto social para os pacientes, seus familiares e os sistemas públicos de saúde. Justificadamente, há grande interesse por maior conhecimento dos mecanismos patogênicos envolvidos e por ferramentas que permitam diagnóstico precoce e preciso, tornando possíveis intervenções terapêuticas mais individualizadas e eficientes.

A biópsia renal continua sendo o exame padrão ouro para o diagnóstico de grande parte das doenças do rim, especialmente das glomerulopatias. Suas ferramentas diagnósticas, como MO, IF, IHQ, pesquisa de marcadores moleculares, interpretadas sempre em conjunto com o contexto clínico do paciente, são aliadas essenciais para diagnóstico específico, auxiliando também a estabelecer prognóstico, na escolha e avaliação do tratamento. Os avanços diagnósticos obtidos por meio dessas técnicas e da colaboração bem integrada entre patologistas e nefrologistas têm permitido melhor sobrevida em pacientes com doenças renais diversas.

BIBLIOGRAFIA RECOMENDADA

Colvin RB, Chang A, Cornell LD (eds.). Diagnostic pathology: kidney diseases. 4.ed. Philadelphia: Elsevier, 2023. Introduction and overview, Section 1.

Malheiros DMAC, Athanase D, Araujo S, Testagrossa LA, Ribeiro David DSR. Sistema urinário. In: Brasileiro G. (ed.). Bogliolo patologia. 10.ed. Rio de Janeiro: Guanabara Koogan; 2021.

Malheiros DMAC, Barreira L. Biópsia renal: contribuição nas doenças renais, considerações técnicas e interpretação diagnóstica. In: Moura LRR, Alves MAR, Santos DR, Filho R (eds.). Tratado de nefrologia. Rio de Janeiro: Atheneu; 2018.

Seção IV

Doenças renais

13

Distúrbios hidroeletrolíticos e ácido-base e interpretação de gasometria

Paulo Novis Rocha

PONTOS-CHAVE

- Os distúrbios do sódio sérico (hiponatremia e hipernatremia) levam a alterações no volume dos neurônios e podem causar sintomas neurológicos, na dependência da velocidade de instalação e gravidade do distúrbio. Uma correção inadvertidamente rápida de um distúrbio do sódio sérico pode deixar sequelas neurológicas.
- Os distúrbios do potássio sérico (hipocalemia e hipercalemia) interferem no potencial de membrana celular e na condução de estímulos elétricos. Distúrbios graves podem levar a arritmias cardíacas potencialmente fatais.
- Existem cinco distúrbios ácido-base primários: acidose respiratória, alcalose respiratória, acidose metabólica hiperclorêmica, acidose metabólica com ânion *gap* elevado e alcalose metabólica. Esses distúrbios podem coexistir e um mesmo paciente pode ter até três distúrbios ao mesmo tempo, sendo um respiratório e dois metabólicos. A acidose metabólica com ânion *gap* elevado pode coexistir com acidose metabólica hiperclorêmica ou com alcalose metabólica. Para revelar a presença de mais de um distúrbio no mesmo paciente é necessário seguir o passo a passo descrito neste capítulo.

INTRODUÇÃO

Os distúrbios hidroeletrolíticos e ácido-base (DHEAB) são complicações observadas em diversas doenças renais e extrarrenais. Embora o prognóstico dos DHEAB esteja geralmente relacionado às doenças de base que os originaram, esses distúrbios, quando graves, podem levar a sintomas incapacitantes, internações hospitalares e, até mesmo, à morte. Assim, o manejo adequado dos DHEAB é parte essencial da prática médica.

O manejo dos DHEAB requer uma compreensão da fisiologia do metabolismo da água, do potássio e do equilíbrio ácido-base. O objetivo não deve ser apenas "reduzir um nível sérico elevado de sódio ou repor um potássio que está baixo"; o médico deve sempre buscar entender o mecanismo gerador do distúrbio para corrigir o problema e evitar sua recorrência. Por exemplo, além de corrigir adequadamente a hiponatremia grave de um paciente, cabe ao médico identificar que ela foi causada por um determinado medicamento anticonvulsivante para que este seja modificado, evitando assim reinternações pelo mesmo problema.

Neste capítulo, serão abordados aspectos básicos da fisiologia do metabolismo da água, do metabolismo do potássio e do equilíbrio ácido-base, assim como as principais causas de seus distúrbios e os princípios que regem sua terapia.

DISTÚRBIOS DO METABOLISMO DA ÁGUA

O metabolismo da água é responsável pela manutenção da concentração sérica de sódio dentro dos limites de referência e, em última instância, da osmolaridade[1] sérica. Isso porque o sódio sérico é o principal determinante da osmolaridade sérica.

$$\text{Osmolaridade sérica} = 2 \times \frac{[Na^+]\ \text{mEq}}{\text{L}} + \frac{\dfrac{\text{glicose}}{18}\ \text{mg}}{\text{dL}} + \frac{\text{ureia}}{6}\ \text{mg/dL}$$

$$\text{Osmolaridade sérica} = 2 \times [140] + \frac{90}{18} + \frac{30}{6} = 280 + 5 + 5 = 290\ \text{mOsm/L}$$

O exemplo acima, que utiliza valores normais de sódio, glicose e ureia, mostra que a concentração sérica de sódio contribui com quase 97% da osmolaridade sérica.

[1] Nota do Editor: a osmolaridade é a medida que leva em consideração a quantidade de solutos, em mOsm, por litro de solução, aqui no caso, a água. Em outros capítulos desta obra, aparecerá o termo osmolalidade, que leva em consideração a quantidade de solutos, em mOsm, pelo peso da solução, ou seja, em kg. Como o solvente universal na fisiologia humana é a água, que tem densidade 1, ou seja, cada 1 litro de água equivale a 1 kg de água, osmolalidade (mOsm/Kg) e osmolaridade (mOsm/L), na prática, têm o mesmo significado.

Os distúrbios da concentração sérica de sódio, hiponatremia e hipernatremia, são gerados por distúrbios no metabolismo da água e resultam em alterações na osmolaridade sérica. É importante lembrar que a osmolaridade sérica é capaz de influenciar o movimento de líquido entre os espaços extracelular e intracelular (Figura 1).

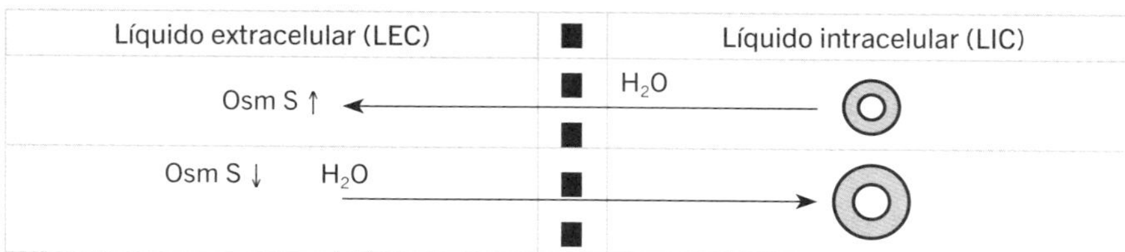

FIGURA 1 Efeito da osmolaridade sérica sobre o volume celular.
Osm S: osmolaridade sérica. As setas apontam a direção do deslocamento da água.

Se, na Figura 1, substituirmos osmolaridade sérica elevada por hipernatremia e osmolaridade sérica baixa por hiponatremia, entenderemos que hipernatremia leva a desidratação celular e hiponatremia leva a edema celular. No sistema nervoso central (SNC), essas alterações de volume celular são responsáveis pela sintomatologia relacionada às alterações nas concentrações séricas de sódio.

É importante diferenciar o metabolismo da água do metabolismo do sódio. Já vimos que distúrbios no metabolismo da água levam a hiponatremia ou hipernatremia. Já os distúrbios do metabolismo do sódio levam a hipervolemia, edema e hipertensão (excesso) ou hipovolemia (déficit). O Quadro 1 compara esses dois metabolismos.

QUADRO 1 Comparação entre o metabolismo da água e o metabolismo do sódio

	Metabolismo da água (osmorregulação)	Metabolismo do sódio (regulação da volemia)
O que é percebido?	Osmolaridade	Volume arterial efetivo
Sensores	Osmorreceptores	Barorreceptores
Efetores	ADH e sede	Sistema RAA, ADH, catecolaminas Fator natriurético atrial
Respostas	Excreção ou retenção de água	Excreção ou retenção de sódio
Marcador laboratorial	Sódio sérico	Sódio urinário

ADH: hormônio antidiurético (do inglês *antidiuretic hormone*); RAA: renina angiotensina aldosterona.

No metabolismo da água, os osmorreceptores localizados no SNC (núcleos supraótico e paraventricular do hipotálamo) percebem a osmolaridade sérica. Diante de um aumento de osmolaridade sérica, a neuro-hipófise secreta ADH que age nos receptores V2 dos túbulos coletores para torná-los permeáveis à água. Assim, os rins podem reabsorver água e contribuir para reduzir a osmolaridade sérica. Ao mesmo tempo, o paciente sente sede. A combinação da ingestão de água com redução da excreção renal de água corrige o déficit e normaliza a osmolaridade. Na situação oposta, quando os osmorreceptores percebem uma redução de osmolaridade sérica, há supressão da liberação de ADH e consequente excreção do excesso de água. Como já vimos, o sódio sérico é o grande marcador laboratorial da osmolaridade sérica, representando quase 97% de seu valor em situações de normoglicemia e função renal normal.

Para fins de comparação, o metabolismo do sódio regula nossa volemia. Os barroreceptores localizados nos grandes leitos arteriais (arco aórtico, seios carotídeos, artérias renais) percebem o volume arterial efetivo e deflagram respostas neuro-hormonais que incluem ativação do sistema renina-angiotensina-aldosterona (SRAA) e retenção renal de sódio para restaurar a volemia. Em situações de hipervolemia, mecanorreceptores cardíacos estimulam a secreção de fator natriurético atrial para aumentar a excreção renal de sódio. Para completar a analogia entre os metabolismos, podemos usar o sódio urinário como marcador laboratorial do metabolismo do sódio.

Na Figura 2, mostramos como o organismo age para restaurar a água corporal (e, consequentemente, a concentração sérica de sódio e a osmolaridade sérica) diante de um quadro de desidratação (por redução na ingesta de água ou aumento de perdas). Na Figura 3, mostramos as respostas do organismo para eliminar o excesso de água diante de um aumento na ingestão de água (hiperidratação).

Diante de um quadro de desidratação causado por baixa ingesta de água e/ou aumento de perdas de água, o indivíduo sente sede, bebe água e os rins conservam essa água até que o déficit seja corrigido. Algumas condições podem interferir nessa fisiologia e levar a hipernatremia. Por exemplo, se houver uma diarreia intensa, acompanhada de vômitos, as perdas de água podem ser volumosas e o paciente pode não ser capaz de se hidratar adequadamente por via oral. Quaisquer condições que reduzam a sensação de sede e/ou dificultem o acesso à água também poderão levar a hipernatremia, como ocorre com os pacientes acamados, com doenças neurológicas ou em extremos de idade. A deficiência de ADH (diabetes insipidus central) e a resistência ao ADH (diabetes insipidus nefrogênico) também favorecem o surgimento de hipernatremia por interferirem na capacidade dos rins de concentrar a urina e conservar água.

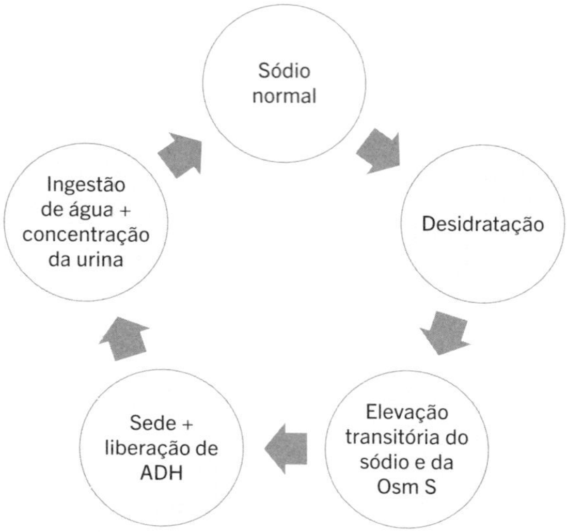

FIGURA 2 Fisiologia do metabolismo da água: mecanismos protetores contra hipernatremia (desidratação) e hiponatremia. Defesas contra hipernatremia.

ADH: hormônio antidiurético; Osm S: osmolaridade sérica. O termo "sódio" está se referindo à concentração sérica de sódio.

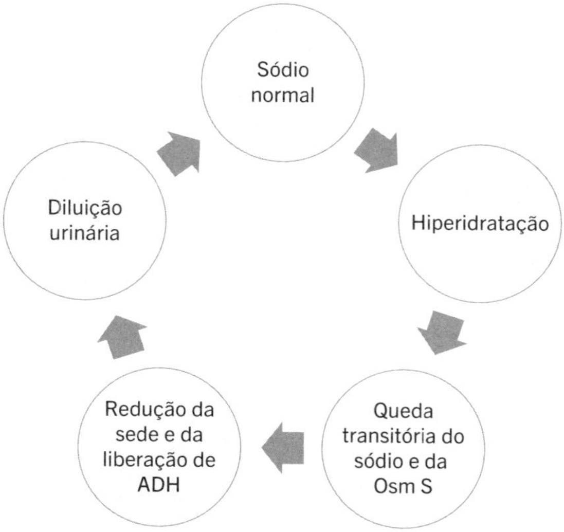

FIGURA 3 Fisiologia do metabolismo da água: mecanismos protetores contra hipernatremia (desidratação) e hiponatremia. Defesas contra hiponatremia.

ADH: hormônio antidiurético; Osm S: osmolaridade sérica. O termo "sódio" está se referindo à concentração sérica de sódio.

A diurese osmótica do diabetes *mellitus* descompensado e o uso de diuréticos como furosemida também interferem na conservação renal de água.

Diante de um quadro de hiperidratação, seja por via oral ou por via venosa, a osmolaridade sérica cai, o indivíduo deixa de sentir sede, a secreção de ADH é suprimida e os rins eliminam o excesso de água produzindo grande quantidade de urina diluída. Uma ingestão patológica de água (em quantidade e/ou velocidade muito elevadas) ou um defeito na excreção renal de água podem interferir com esse metabolismo e causar **hiponatremia**. A polidipsia psicogênica é um exemplo de ingestão patológica de água. Condições que reduzam gravemente a taxa de filtração glomerular, como uma injúria renal aguda (IRA) ou uma doença renal crônica (DRC), ou que se acompanhem de níveis de ADH elevados a despeito de uma osmolaridade sérica baixa (excesso de ADH por estímulo barorreceptor ou secreção inapropriada) são exemplos de defeitos na excreção renal de água.

Considerando uma ingestão normal de solutos (p. ex., o suficiente para gerar a excreção urinária de 800 mOsm de solutos por dia), os rins podem variar amplamente o volume urinário de acordo com a ingestão de água e, consequentemente, os níveis de ADH. Em condições de baixa ingesta de água, os rins são capazes de concentrar a urina até 1.200 mOsm/L e produzir volumes urinários abaixo de 1 litro por dia. Já em condições de grande ingesta de água, os rins podem diluir a urina até 50 mOsm/L e produzir mais de 15 litros de urina (Quadro 2)!

QUADRO 2 Variação no volume urinário de 24 horas de acordo com a ingestão de água em um paciente hipotético considerando uma excreção urinária de 800 mOsm/dia de solutos

	Mínima ingestão de água	Máxima ingestão de água
Solutos a serem excretados	800 mOsm	800 mOsm
Hormônio antidiurético	Elevado	Supresso
Concentração urinária	1.200 mOsm /L	50 mOsm/L
Volume urinário/24 horas	800/1.200 = 666 mL	800/50 = 16 L

Situações hipotéticas em que a ingesta de água ocorre num volume constante a ponto de manter as concentrações urinárias nos valores máximo (coluna da esquerda) e mínimo (coluna da direita) durante todo o período de 24 horas.

Os exemplos acima consideraram uma ingestão de solutos adequada, capaz de gerar uma excreção diária de 800 mOsm/dia. No entanto, uma baixa ingesta de solutos pode reduzir a capacidade dos rins de excretar água. Se, por exemplo, a ingestão de solutos reduzisse a ponto do paciente só produzir 200 mOsm/dia, o volume urinário máximo cairia para 200/50 = 4 litros por dia.

HIPONATREMIA

Hiponatremia pode ser definida como uma redução na concentração sérica de sódio. Sempre é bom lembrar que nós dosamos a concentração desse cátion, portanto se trata de uma medida relativa e não de um valor absoluto.

$$[Na^+] = \frac{mEq}{L} \text{ (VR: 135 a 145)}$$

Esse dado é essencial para compreensão do tema, pois a hiponatremia deve ser compreendida como um distúrbio de excesso de água.

Em linhas gerais, hiponatremia ocorre quando a ingestão de água supera a capacidade renal de excretar água. Como é difícil superar a capacidade normal de excreção de água, a equação geral da hiponatremia pode ser definida como:

Hiponatremia = Ingestão de água + Redução da excreção renal de água

Ingestão de água

Ingesta excessiva de água como mecanismo isolado de hiponatremia não é a regra. Dificilmente um paciente evoluirá com hiponatremia se a excreção renal de água for normal. Alguns pacientes psiquiátricos desenvolvem quadros de polidipsia psicogênica e conseguem esse feito. Duas peculiaridades facilitam a ocorrência de hiponatremia por ingesta excessiva de água:

- Ingestão muito rápida: em situações em que a ingestão de água ocorre muito rapidamente, a capacidade renal de excretar água poderá ser superada transitoriamente e resultar em hiponatremia aguda.
- Baixa ingesta de soluto: uma baixa ingesta de solutos reduz a excreção obrigatória de água, ADH independente, necessária para excretar os solutos gerados pela dieta. Assim, a quantidade de água que precisará ser ingerida para superar a capacidade renal de excreção será menor que nas situações em que a ingesta de solutos está normal.

Quando a ingestão excessiva de água é o mecanismo da hiponatremia, o ADH está supresso e a urina é diluída. Os rins estão tentando excretar a água ingerida, mas a excreção é superada pela ingesta.

Redução da excreção renal de água

Este é, de longe, o principal mecanismo de hiponatremia. Ele é capaz de gerar hiponatremia mesmo quando a ingesta de água é aparentemente normal. A redução da excreção renal de água pode se dever a dois motivos:

- Redução na taxa de filtração glomerular (TFG): no limite, se a TFG for zero e o paciente anúrico (seja por IRA ou DRC 5-dialítica de longa data), a ingestão de quantidades normais de água levará a hiponatremia.
- Elevação não osmótica do ADH:
  - Estímulo volêmico (Quadro 1).
  - Dor e náuseas: pós-operatório.
  - Secreção inapropriada.
  - Síndrome da antidiurese inapropriada nefrogênica (rara).

A hiponatremia é frequentemente classificada de acordo com a osmolaridade sérica (Figura 4) e a volemia (Quadro 3).

Os estímulos fisiológicos mais importantes para secreção de ADH são a hiperosmolaridade e a redução do volume arterial efetivo. A quase totalidade dos pacientes com hiponatremia tem osmolaridade sérica baixa, visto que o sódio é o principal componente da osmolaridade sérica. Logo, o principal mecanismo de hiponatremia é a redução na excreção renal de água devido a níveis elevados de ADH por resposta barorreceptora, seja na hipovolemia verdadeira (p. ex., diarreia) ou na relativa (ICC, cirrose), em que há redução do volume arterial efetivo num paciente hipervolêmico, edemaciado, com excesso de volume apenas no terceiro espaço. Outros estímulos para secreção de ADH são a dor, a náusea e os vômitos. Esses fatores explicam a ocorrência frequente de hiponatremia no pós-operatório.

Quando existe secreção de ADH em pacientes que estão com osmolaridade sérica baixa e normovolêmicos, ou seja, sem justificativas fisiológicas para secreção de ADH, dizemos que essa secreção é inapropriada. Daí vem o termo secreção inapropriada de ADH ou SIADH. Esse é um dos mecanismos mais comuns de hiponatremia, mas trata-se de um diagnóstico de exclusão, sendo necessário excluir outros mecanismos (Quadro 4).

Manifestações clínicas

As manifestações clínicas da hiponatremia variam amplamente, na dependência da gravidade e da velocidade de instalação do distúrbio. Quanto à gravidade, as hiponatremias podem ser consideradas:

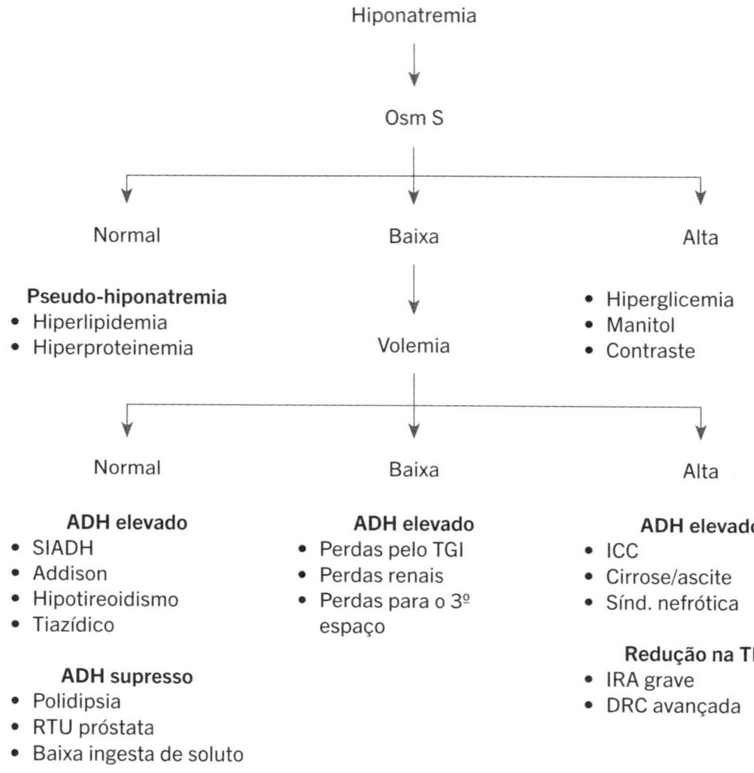

FIGURA 4 Fluxograma de classificação de hiponatremia de acordo com a osmolaridade sérica e a volemia. O primeiro passo na investigação da hiponatremia é dosar a osmolaridade sérica. O esperado é que ela venha baixa, dado que a concentração sérica de sódio é o principal componente da osmolaridade sérica. Nas pseudo-hiponatremias por dislipidemia ou hiperproteinemia, a osmolaridade sérica será normal. Trata-se de um artefato laboratorial. Na hiperglicemia grave, existe translocação de água do líquido intracelular para o extracelular, resultando em redução da concentração sérica de sódio. Trata-se de uma hiponatremia verdadeira, mas não há distúrbio do metabolismo da água e nem há sintomas atribuíveis à hiponatremia, visto que o paciente está hiperosmolar. Nesse caso, a medida terapêutica deve focar na correção da glicemia. Para cada 100 mg/dL que a glicemia está acima de 100 mg/dL, o sódio sérico tende a cair 1,6 mEq/L. O uso de manitol ou contraste hiperosmolar também pode resultar em hiponatremia por translocação de água. Confirmada a hiponatremia hipo-osmolar, o próximo passo é avaliar a volemia. Esse passo é essencial, visto que as condutas terapêuticas na hiponatremia dependem muito do estado volêmico do paciente.

ADH: hormônio antidiurético; DRC: doença renal crônica; ICC: insuficiência cardíaca congestiva; IRA: injúria renal aguda; Osm S: osmolaridade sérica; RTU: ressecção transuretral; SIADH: secreção inapropriada de ADH; TFG: taxa de filtração glomerular; TGI: trato gastrintestinal.

QUADRO 3 Etiologia de hiponatremia de acordo com volemia

Hiponatremia hipovolêmica

- Qualquer causa de hipovolemia. Exemplos: perdas gastrintestinais (diarreia, vômitos), sequestro em 3º espaço (obstrução intestinal, peritonite, pancreatite, trauma muscular, queimaduras), perdas renais (diuréticos, diurese osmótica, cetonúria, bicarbonatúria, insuficiência adrenal, nefropatia perdedora de sal, síndrome perdedora de sal cerebral).
- Sequência fisiopatológica: perda de solução hipotônica > tendência inicial a hipernatremia pela maior perda de água que de eletrólitos, mas a perda de eletrólitos leva a hipovolemia > **secreção não osmótica de ADH** > ingestão de água > volemia não é restaurada > níveis de ADH permanecem elevados > hiponatremia.
- Como evitar? Em vez de ingerir apenas água (que não restaura a volemia!), deve-se ingerir água com eletrólitos. Com a volemia restaurada, a capacidade renal de excreção de água retorna ao normal.

Hiponatremia hipervolêmica

- Síndromes edematosas mais comuns: ICC, cirrose com ascite, síndrome nefrótica.
- Sequência fisiopatológica: redução do volume intravascular efetivo > **secreção não osmótica de ADH** > ingestão de água > volume intravascular efetivo não é restaurado > níveis de ADH permanecem elevados > hiponatremia.
- Como evitar: tratar a doença de base e ingerir menos água.
- Outras causas de hiponatremia hipervolêmica: grave redução na taxa de filtração glomerular (seja por DRC ou IRA).

Hiponatremia euvolêmica

- Causas mais comuns: diuréticos tiazídicos (pode haver hipovolemia), insuficiência adrenal (pode haver hipovolemia), hipotireoidismo, SIADH.
- Sequência fisiopatológica: **secreção inapropriada de ADH** > ingestão de água > níveis de ADH permanecem elevados > hiponatremia.
- Exceções: há causas de hiponatremia com urina diluída (ADH baixo) e TFG normal. Exemplos: polidipsia psicogênica, potomania do bebedor de cerveja, ingestão acidental de excesso de água (afogamento em piscina), irrigação com soluções livres de eletrólitos (RTU da próstata), enema com água potável.

ADH: hormônio antidiurético (do inglês *antidiuretic hormone*); DRC: doença renal crônica; ICC: insuficiência cardíaca congestiva; IRA: injúria renal aguda; RTU: ressecção transuretral; SIADH: secreção inapropriada de ADH; TFG: taxa de filtração glomerular.

QUADRO 4 Secreção inapropriada de hormônio antidiurético (SIADH)

Características:

Hiponatremia hipotônica, osmolaridade sérica < 285 mOsm/L.

Urina concentrada, osmolaridade urinária > 100, geralmente > 300 mOsm/L.

Euvolemia, Na^+ urinário > 40 mEq/L, FeNa > 1%, ausência de edema, ausência de resposta a um teste terapêutico com volume (p. ex., 1 litro de NaCl 0,9%).

Obrigatório afastar:

Uso de diuréticos tiazídicos.

Alterações endócrinas: hipotireoidismo, insuficiência adrenal primária, hipopituitarismo.

Disfunção cardíaca, hepática ou renal.

(continua)

QUADRO 4 Secreção inapropriada de hormônio antidiurético (SIADH) (*continuação*)

Etiologias mais comuns: *Neoplasias*: as mais comuns são o câncer de pulmão de pequenas células, câncer de cabeça e pescoço, neuroblastoma. *Patologias pulmonares:* além do câncer de pulmão, pneumonia, abscesso pulmonar, tuberculose, empiema, insuficiência respiratória e ventilação mecânica com PEEP estão entre as causas. *Patologias do SNC:* além das neoplasias primárias e metastáticas, lesões que ocupam espaço, meningites, encefalites, AVC, HSA, trauma e neurocirurgia estão entre as causas. *Medicamentos:* estimulantes da liberação de ADH (opioides, *ecstasy*, QT como ifosfamida, vincristina e platinas), potencializadores dos efeitos do ADH (Aine), análogos de ADH (desmopressina, ocitocina) e estimulantes do V2R (SSRI, haloperidol, carbamazepina, ciclofosfamida). *Outras:* dor, náusea grave, estresse, pós-operatório, mutações com ganho de função do receptor V2 (antidiurese inapropriada nefrogênica).
Manejo: *Agudo*: solução de NaCl com osmolaridade maior que a urinária (geralmente é necessário usar NaCl 3%). *Crônico*: corrigir a doença de base ou trocar o medicamento causador da SIADH, quando possível. Reduzir ingestão de água livre de eletrólitos. Aumentar o *clearance* renal de água: furosemida, antagonistas do receptor V2. Aumentar a ingesta de solutos para aumentar a excreção urinária de solutos: dieta rica em solutos (sal e proteínas), cápsulas de sódio ou ureia.

ADH: hormônio antidiurético (do inglês *antidiuretic hormone*); Aine: anti-inflamatórios não esteroides; AVC: acidente vascular cerebral; HSA: hemorragia subaracnóidea; PEEP: pressão expiratória final positiva; SNC: sistema nervoso central; SSRI: inibidores seletivos de recaptação de serotonina.

- Leves: $[Na^+]$ 130 a 134 mEq/L.
- Moderadas: $[Na^+]$ 120 a 129 mEq/L.
- Graves: $[Na^+] < 120$ mEq/L.

Dentro do subgrupo das hiponatremias graves, merecem atenção os pacientes com $[Na^+] < 110$ mEq/L, pois eles estão em maior risco de evoluir com a síndrome de desmielinização osmótica (SDO) em consequência de tratamento inadequado. Em uma revisão sistemática recente de todos os casos de SDO publicados na literatura entre 1997 e 2019, a mediana de sódio sérico admissional desses pacientes foi de 105 mEq/L.

Quanto à velocidade de instalação, a literatura frequentemente se vale do ponto de corte de 48 horas: as hiponatremias que se instalaram dentro desse período são consideradas agudas e, as demais, crônicas. Quando o paciente chega ao atendimento médico com hiponatremia e não se pode determinar o tempo de instalação, recomenda-se assumir que o distúrbio é crônico.

Os pacientes com hiponatremias leves e crônicas podem estar completamente assintomáticos enquanto os com hiponatremias graves e agudas podem apresentar graus variados de encefalopatia, convulsões, coma e até morte por herniação de tronco.

Os sintomas se devem ao aumento de volume dos neurônios levando a edema cerebral e hipertensão intracraniana (Figura 5).

Tratamento

O tratamento imediato da hiponatremia é necessário em pacientes com sintomas neurológicos, como encefalopatia e crises convulsivas em decorrência do edema cerebral causado pelo estado hipo-osmolar. Nesses casos, o melhor a fazer é usar pequenas alíquotas de 100 mL de NaCl 3%. Cada alíquota dessas eleva a concentração de sódio sérico em 1 a 2 mEq/L. As atuais diretrizes recomendam que o alvo da correção seja de 6 mEq/L/24 horas e que não se ultrapasse o limite de 8 mEq/L/24 horas ou 18 mEq/L/48 horas.

A importância de não ultrapassar esses limites é ainda maior em pacientes com hiponatremia grave e crônica, pois o neurônio já aumentou seu volume à custa do acúmulo de eletrólitos e osmólitos orgânicos. Uma redução abrupta na

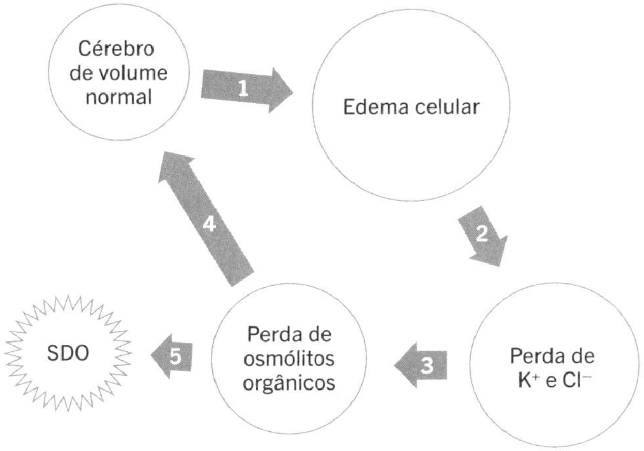

FIGURA 5 Adaptação neuronal ao estado hipotônico e consequências do tratamento. 1: efeito imediato do estado hipotônico (hiponatremia). 2: adaptação rápida: neurônio reduz sua concentração de eletrólitos. 3: adaptação lenta: neurônio reduz sua concentração de osmólitos orgânicos. 4: correção adequada da hiponatremia. 5: correção inadvertidamente rápida da hiponatremia.

SDO: síndrome de desmielinização osmótica.

osmolaridade extracelular levaria a uma perda abrupta de água e, consequentemente, de volume neuronal, colocando o paciente em risco de desenvolver a SDO.

Muitas fórmulas já foram desenvolvidas com intuito de ajudar na estimativa da quantidade de NaCl a ser administrada. Nos últimos anos, a fórmula mais utilizada foi a de Horacio Adrogue e Nicolaus Madias. Essa fórmula prevê o quanto sódio sérico vai aumentar para cada litro de solução administrado.

$$\frac{(\text{Na} + \text{K da solução}) - \text{Na sérico}}{\text{Àgua corporal total} + 1}$$

No entanto, tem ficado cada vez mais claro que essa fórmula é incapaz de prever a autocorreção decorrente da resolução da causa raiz da hiponatremia. Quando se corrige a volemia de um paciente hipovolêmico, por exemplo, a secreção de ADH é desligada e o paciente desenvolve uma diurese aquosa (aquarese). Ao reduzir a água corporal total, essa aquarese contribui para um aumento significativo da concentração sérica de sódio. Esse aumento, no entanto, não é previsto pelas fórmulas. De fato, diversos trabalhos têm mostrado que a fórmula de Adrogue e Madias é inacurada em situações de aquarese. Por isso, a preferência atual é por administrar uma pequena alíquota de NaCl e colher um controle laboratorial antes de fazer nova correção, à semelhança do que fazemos com a correção do potássio sérico. Na SIADH, no entanto, em que a produção de ADH é constante e não há maior risco de autocorreção, a fórmula de Adrogue e Madias é acurada e pode ser utilizada.

Após a correção emergencial, quando necessária, devemos focar na etiologia do distúrbio para tentar revertê-la e atuar sobre as duas variáveis da equação geral da hiponatremia: a ingestão de água e a excreção renal de água.

Ingestão de água

Deve ser reduzida a < 1,5 L/dia ou < 1 L/dia (em casos mais graves) em todos os pacientes com hiponatremia hipervolêmica ou euvolêmica. Os pacientes com hiponatremia hipovolêmica tendem a corrigir rapidamente o sódio sérico quando recebem a reposição volêmica. Nesses casos, a ingestão de água não deve ser restrita; ao contrário, a ingestão de água deve ser liberada para atenuar a tendência a hipercorreção do distúrbio.

Excreção renal de água

Deve ser aumentada para que os rins excretem o excesso de água e corrijam a hiponatremia. No paciente com hiponatremia hipovolêmica, a reposição de volume com NaCl 0,9% "desliga" a secreção de ADH e permite que os rins excretem rapidamente o excesso de água. Essa aquarese resultante da reposição volêmica e correção da causa raiz da hiponatremia é o principal motivo pelo qual pacientes hipovolêmicos tendem a hipercorrigir a hiponatremia. Nos pacientes euvolêmicos com SIADH e nos hipervolêmicos, os níveis de ADH permanecem elevados e protegem os pacientes desse fenômeno de hipercorreção. Logo, outras medidas são necessárias para promover um aumento na excreção renal de água.

A furosemida é um diurético de alça que interfere na capacidade dos rins em concentrar a urina. Como este fenômeno é ADH-independente, a furosemida consegue diluir a urina e aumentar o *clearance* renal de água mesmo em pacientes com ADH persistentemente elevado. Trata-se de uma boa opção terapêutica tanto para pacientes com hiponatremia euvolêmica quanto hipervolêmica. Alternativamente, pode-se usar o Tolvaptan, um antagonista dos receptores V2. Essa medicação impede a ação do ADH em seu receptor V2 e promove uma diurese aquosa (aquosa). Outra estratégia para aumentar o *clearance* renal de água é aumentar a ingesta de solutos. A excreção desses solutos pelos rins promove uma excreção obrigatória de água, independentemente de ADH, ajudando a corrigir a hiponatremia. Para tanto, pode-se usar uma dieta rica em proteínas ou apelar para uma reposição oral de ureia ou cloreto de sódio. Recomendamos evitar a reposição de cloreto de sódio nos pacientes hipervolêmicos e, se possível, nos hipertensos.

HIPERNATREMIA

Hipernatremia é um distúrbio do metabolismo da água que pode ser identificado por uma concentração sérica de sódio acima de 145 mEq/L. Como consequência, temos um estado hiperosmolar e uma redução no volume celular. A hipernatremia quase sempre é causada por déficit de água/desidratação. Quando causada por excesso de sódio, geralmente é iatrogênica. As principais causas de hipernatremia estão descritas no Quadro 5.

Perdas de água podem ocorrer em diversos estados patológicos. Por exemplo, pode haver aumento de perdas insensíveis de água na febre e por taquipneia. Pode haver aumento de perdas renais de água ou fluidos hipotônicos em diversas condições, como diabetes *insipidus*, uso de diuréticos de alça, diurese osmótica, diurese pós-obstrutiva e na recuperação após necrose tubular aguda. Do mesmo modo, pode haver perda de fluidos hipotônicos em patologias gastrintestinais como a diarreia. Em todos esses casos, a hipernatremia ocorre quando a ingestão de água é insuficiente para repor as perdas sensíveis e insensíveis de água. Por isso, situações que impossibilitem a hidratação adequada

QUADRO 5 Mecanismos e algumas causas de hipernatremia

Redução na ingesta de água	
• Extremos de idade • Doenças neurológicas • Pacientes sedados em ventilação mecânica • Disfagia motora	
Perda de água pura	
• Aumento de perdas insensíveis na febre, taquipneia • Deficiência ou resistência a ADH (DI central ou nefrogênico)	
Perda de fluidos hipotônicos	
Causas renais: • Diuréticos de alça • Diurese osmótica • Diurese pós-obstrução • Recuperação de necrose tubular aguda • Doença renal intrínseca	Causas gastrintestinais: • Vômitos • Aspiração nasogástrica • Fístula enterocutânea • Diarreia Causas cutâneas: • Suor excessivo • Queimaduras
Excesso de sódio	
• Infusão de bicarbonato hipertônico • Fórmula hipertônica de alimentação parenteral • Ingestão de cloreto de sódio • Ingestão de água do mar • Enemas de salina hipertônica • Injeção intrauterina de salina hipertônica • Infusão endovenosa de salina hipertônica • Diálise hipertônica • Hiperaldosteronismo primário • Síndrome de Cushing	

ADH: hormônio antidiurético; DI: diabetes *insipidus*.

como doenças neurológicas, sedação, extremos de idade, disfagia e vômitos tornam o paciente suscetível à ocorrência de hipernatremia.

Muitas vezes o paciente apresenta hipernatremia por uma combinação de diversos mecanismos. Tomemos como exemplo um paciente com hipernatremia que está febril, em choque séptico, em ventilação mecânica, recebendo hidrocortisona e furosemida. Os seguintes mecanismos devem ser considerados:

- Redução da ingestão de água.
- Possível aumento de perdas insensíveis pelo quadro febril.
- Aumento de perdas urinárias pela furosemida.

- Retenção de sódio pelo excesso de mineralocorticoide devido ao uso de hidrocortisona.
- Se a hidrocortisona levar a hiperglicemia ou elevação da ureia, pode haver aumento de perdas urinárias por diurese osmótica.

Manifestações clínicas

Assim como na hiponatremia, as manifestações clínicas da hipernatremia também são neurológicas e dependem da gravidade do distúrbio e velocidade de instalação, podendo variar de assintomático até o coma; diferentemente da hiponatremia, na hipernatremia as convulsões não são comuns.

O efeito imediato da hipernatremia e do estado hiperosmolar é a desidratação celular. A redução de volume neuronal pode provocar rupturas vasculares à medida que o cérebro murcha e se afasta da calota craniana. Para tentar manter seu volume, os neurônios procuram aumentar sua osmolaridade acumulando eletrólitos (adaptação rápida) e gerando osmólitos orgânicos (adaptação lenta). Uma correção muito rápida da hipernatremia pode fazer os neurônios ganharem água muito rapidamente, levando a edema cerebral (Figura 6). Logo, a correção da hipernatremia crônica também precisa respeitar limites de velocidade.

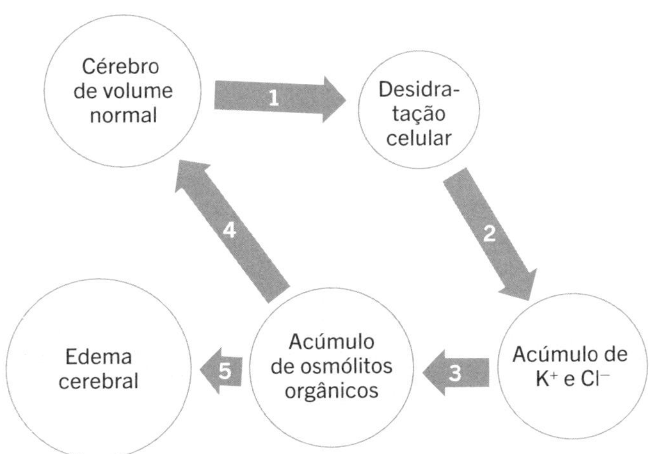

FIGURA 6 Adaptação neuronal ao estado hipertônico e consequências do tratamento. 1: efeito imediato do estado hipertônico (hipernatremia). 2: adaptação rápida – neurônio aumenta sua concentração de eletrólitos. 3: adaptação lenta – neurônio aumenta sua concentração de osmólitos orgânicos. 4: correção adequada da hipernatremia. 5: correção inadvertidamente rápida da hipernatremia.

Tratamento

O tratamento da hipernatremia deve focar na correção da causa e na correção do déficit de água. Por exemplo, um paciente que desenvolve hipernatremia secundária à poliúria aquosa do DI central no pós-operatório de uma neurocirurgia não deve apenas ser hidratado, mas também deve receber DDAVP para permitir a concentração da urina e cessar a poliúria. Do mesmo modo, não basta hidratar um paciente com diabetes *mellitus* descompensado; o ajuste da insulinoterapia para correção da hiperglicemia e da diurese osmótica é parte integrante do tratamento. E assim por diante.

No que tange à correção do déficit de água, devemos usar o trato gastrintestinal para administração de água pura, quando possível, assim como a via venosa para administração de fluidos hipotônicos. A administração de água pura por via venosa é proibida, pois causa hemólise. O fluido para administração endovenosa precisa ter alguma substância osmótica. As opções terapêuticas são:

- Soro glicosado 5%: do ponto de vista eletrolítico, trata-se de água pura, livre de eletrólitos. O paciente não desenvolve choque hipotônico e hemólise porque o fluido tem sua osmolaridade garantida pela glicose. É o fluido ideal quando se deseja repor apenas água. No entanto, deve-se ter preocupação em não administrar grandes quantidades de soro glicosado 5% para tratar a hipernatremia de pacientes com diabetes *mellitus*, visto que a hiperglicemia resultante pode levar a diurese osmótica e perda renal de água.
- NaCl 0,45% ou 0,40%: Na literatura americana, usa-se muito o NaCl 0,45%, também chamada de salina "meio normal", pois essa formulação é comercializada nos EUA. Aqui no Brasil, as farmácias hospitalares não contam com NaCl 0,45%; sua formulação artesanal exige diluir NaCl 0,9% ao meio com água destilada (levando a potencial desperdício da metade de ambas as soluções) ou acrescentar 77 mEq de NaCl a 1 litro de água destilada. Para conseguir 77 meq de NaCl, precisamos de aproximadamente 22,7 mL de NaCl 20%. Como a apresentação de NaCl 20% é em ampolas de 10 mL contendo 3,4 meq NaCl por mL, também haveria desperdício de solução, pois usaríamos 2 ampolas (20 mL) + 2,7 mL da terceira ampola. Uma alternativa é usar apenas 2 ampolas (20 mL) de NaCl 20% (ou 68 mEq NaCl) por litro de água, o que equivale a uma solução de NaCl a 0,40%; essa tem sido a preferência do autor.
- NaCl 0,20%: essa solução é preparada adicionando 1 ampola (10 mL) de NaCl 20% (ou 34 mEq NaCl) a 1 litro de água. Não recomendamos o uso de soluções mais hipotônicas que essa pelo risco de hemólise.

O uso de NaCl 0,9% na hipernatremia deve ser evitado, salvo na presença de hipovolemia franca. Nesses casos, assim que o componente de hipovolemia for corrigido, o fluido deverá ser convertido para um dos três recomendados acima. Em situações de hipernatremia com hipovolemia leve ou moderada, a reposição já pode começar com NaCl a 0,40%, pois o conteúdo de água tratará a desidratação e o de sódio, a hipovolemia.

A hipernatremia crônica (> 48 horas) também deve ser corrigida lentamente, respeitando limites de 4 a 8 mEq/L/dia, de modo semelhante à hiponatremia. A correção inadvertidamente rápida de uma hipernatremia crônica pode levar a edema cerebral e, consequentemente, crises convulsivas.

A equação mais usada para estimar o cálculo das necessidades de água na hipernatremia é a de Adrogue-Madias:

$$\frac{(\text{Na} + \text{K da solução}) - \text{Na sérico}}{\text{Àgua corporal total} + 1}$$

O resultado dessa equação deve ser interpretado como o quanto o sódio sérico do paciente irá cair para cada litro de solução administrado. No entanto, para que isso ocorra, o paciente deverá estar recebendo água suficiente para manutenção, ou seja, para cobrir as perdas sensíveis e insensíveis. O resultado da equação deve se ocupar de corrigir apenas o déficit de água. O exemplo a seguir pode ajudar o leitor a compreender melhor esse ponto.

Paciente feminina, 85 anos, com antecedentes de hipertensão arterial sistêmica, acidente vascular cerebral e demência vascular, acamada, em regime de *home care*, é admitida com rebaixamento do nível de consciência. Ao exame, ela está febril, temperatura axilar 38,5°C, taquipneica, pressão arterial 140/80 mmHg, sem alterações ortostáticas, turgor reduzido, mucosas secas. Pulmões limpos. Sem edema periférico. Peso 69 kg. O exame de urina mostra um sedimento urinário com numerosos piócitos. [Na+] = 168 mEq/L.

Impressão clínica: possível infecção urinária levando a rebaixamento do nível de consciência, aumento de perdas insensíveis de água por febre e taquipneia e redução na ingesta de água por via oral pela piora do quadro neurológico. A consequência é uma hipernatremia grave, que, por sua vez, contribui para piora do quadro neurológico. A paciente está desidratada, mas não aparenta hipovolemia substancial, pois está normotensa e sem alterações ortostáticas.

Escolha de tratamento:

- Aporte basal de água com 200 mL de água filtrada via sonda nasoenteral de 4/4 horas (total 1.200 mL de água).
- Reposição do déficit de água com NaCl 0,40%, conforme a fórmula de Adrogue-Madias. Sabemos que 1 litro de NaCl 0,40% tem 68 mEq de sódio e que a água corporal total de uma senhora idosa é aproximadamente 45% do peso (homem jovem seria 60%, mulher jovem 50%, homem idoso 50%, mulher idosa 45%).

$$\frac{(\text{Na} + \text{K da solução}) - \text{Na sérico}}{\text{Água corporal total} + 1} + \frac{(68) - 168}{(69 \times 0{,}45) + 1} = -3{,}12 \text{ mEq/L}$$

O resultado de −3,12 mEq/L significa que, garantido o aporte basal, o sódio sérico da paciente deve cair aproximadamente 3 mEq/L para cada litro de NaCl 0,40% administrado. Logo, se o desejo for reduzir a concentração sérica de sódio em 6 mEq/L/dia, basta administrar 2 litros de NaCl 0,40% nas 24 horas (83 mL/hora), em adição ao aporte basal de água.

Nos pacientes com hipernatremia e edemaciados, em uso de furosemida, deve-se evitar ao máximo a administração de soluções cristaloides contendo sódio para não piorar o estado edematoso. Antibióticos, sedativos e demais soluções devem ser diluídas em soro glicosado e não NaCl 0,9%. Nesses casos, devemos privilegiar a reposição de água livre de eletrólitos por via oral/enteral e/ou soro glicosado 5% por via venosa. A furosemida deve, quando possível, ser evitada, pois causa diurese de urina diluída e contribui para a hipernatremia. Sugerimos considerar a troca de furosemida por diuréticos tiazídicos como a hidroclorotiazida ou clortalidona.

DISTÚRBIOS DO POTÁSSIO

Fisiologia do potássio

O potássio é o principal cátion do espaço intracelular. Dos 50 a 55 mEq/kg (3.000 a 4.000 mEq) do potássio armazenado no organismo, 98% ficam dentro das células. Assim, temos que:

- $[K^+]$ intracelular = 140 mEq/L.
- $[K^+]$ extracelular = 4 a 4,5 mEq/L.

Essa distribuição totalmente assimétrica se faz à custa de muito gasto energético, através da ação da Na^+-K^+-ATPase existente na membrana celular, e é necessária para os fenômenos de polarização e despolarização das células musculares. Portanto, os distúrbios do potássio afetam diretamente a transmissão de estímulos elétricos pelas células musculares e podem ocasionar sintomas e sinais relacionados ao funcionamento do músculo cardíaco, da musculatura estriada esquelética, da musculatura lisa intestinal e, até mesmo, da musculatura respiratória.

Para que a concentração sérica de potássio se mantenha estável é preciso que a entrada de potássio no LEC seja igual à saída de potássio do LEC (Figura 7).

As fontes de entrada de potássio no LEC são:

- Dieta: em média, consumimos de 2.000 a 3.000 mg de potássio por dia. Algumas frutas cítricas e verduras são especialmente ricas em potássio.
- Células: logo após as refeições, sob ação de insulina, que estimula a Na^+-K^+-ATPase, o potássio entra nas células, evitando um pico nas concentrações séricas desse cátion. No entanto, o potássio também pode ser desviado das células para o LEC sob efeito de medicações, lise celular, hiperglicemia ou queda no pH extracelular.

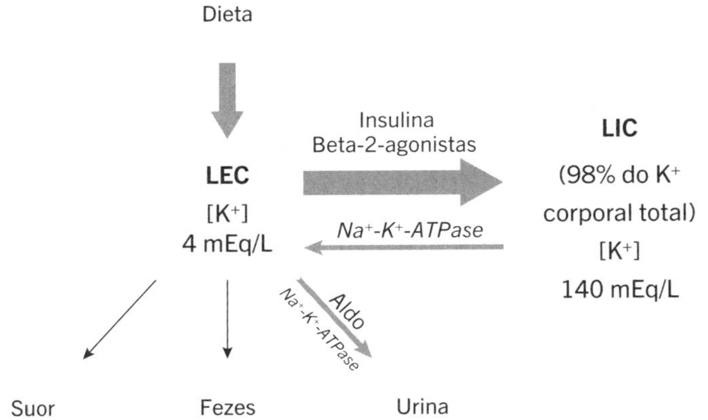

FIGURA 7 Homeostase do potássio. O potássio oriundo da dieta é absorvido para o LEC, mas é rapidamente distribuído para o LIC sob ação da insulina, que estimula a Na^+-K^+-ATPase da membrana celular. Essa via é de mão dupla, e o LIC também pode ser fonte de potássio para o LEC. Os rins são os principais responsáveis pela homeostase do potássio, pois regulam sua excreção de acordo com as necessidades do organismo.

LEC: líquido extracelular; LIC: líquido intracelular.

Vias de saída de potássio do LEC:

- Células: o potássio pode ser desviado do LEC para o LIC sob a ação da insulina como mencionado. As catecolaminas, através dos receptores beta-2-adrenérgicos, também estimulam a Na^+-K^+-ATPase. Por fim, uma elevação no pH extracelular também desvia o potássio para o LIC.
- Suor: a perda de potássio pelo suor é pouco relevante, exceto em situações extremas, de sudorese intensa.
- Fezes: a perda de potássio nas fezes também é pouco relevante, sendo responsável por no máximo 5 a 10% do total em condições fisiológicas. Em pacientes com diarreia, as fezes podem se tornar uma fonte importante de perda.
- Urina: os rins são os principais responsáveis pela manutenção da homeostase de potássio, variando a excreção de acordo com a ingesta (< 20 a > 120 mEq/dia). Em pacientes com dietas pobres em potássio, os rins tentam conservar potássio reabsorvendo o potássio filtrado nas porções mais proximais do néfron. Em pacientes com dietas ricas em potássio, o SRAA é ativado e os rins eliminam o excesso de potássio nas porções mais distais do néfron. Esse mecanismo de eliminação urinária de potássio é tão eficiente que costumamos dizer que hipercalemia crônica só ocorre na presença de um defeito de excreção renal de potássio.

Reabsorção de potássio

Em situações de baixa ingesta e/ou déficit de potássio, predominam as ações de conservação de potássio na tentativa de corrigir o déficit. A reabsorção de potássio ocorre no túbulo proximal, onde ela segue a reabsorção de água e sódio passivamente, e no segmento ascendente espesso da alça de Henle, através do transportador Na^+-K^+-$2Cl^-$. A inibição desse transportador pela furosemida pode favorecer o desenvolvimento de hipocalemia.

Secreção de potássio

A eliminação de potássio é uma função das porções mais distais do néfron. É nos túbulos coletores, mediada por aldosterona, que se dá a excreção de potássio. Ao se ligar ao receptor intracelular de mineralocorticoide, a aldosterona promove a reabsorção de sódio pelo ENAC (*epithelial sodium channel*). Isso gera no lúmen tubular o gradiente eletronegativo necessário para excreção de potássio e hidrogênio. A inibição do SRAA, seja com antagonistas de renina, inibidores da enzima conversora de angiotensina (i-ECA), bloqueadores dos receptores de angiotensina II (BRA) ou antagonistas de receptor de mineralocorticoides (ARM), é uma das principais causas de hipercalemia na prática clínica, especialmente em pacientes que já apresentam algum comprometimento da função renal.

HIPOCALEMIA

A hipocalemia, definida como um potássio sérico < 3,5 mEq/L, é um distúrbio eletrolítico altamente frequente, principalmente em usuários de diuréticos. Esse distúrbio costuma ser bem tolerado em indivíduos sadios, mas pode ser fatal quando grave, principalmente em pacientes com cardiopatias.

Os principais mecanismos de hipocalemia devem ser compreendidos no contexto da homeostase do potássio (Figura 7). A hipocalemia pode surgir de uma redução na ingesta de potássio pela dieta ou por um aumento na perda para o LIC ou para fora do organismo, pelo suor, pelas fezes ou pela urina. O Quadro 6 descreve os principais mecanismos de hipocalemia e algumas de suas causas.

Em geral, o diagnóstico etiológico da hipocalemia não é um desafio. Causas como diarreia, vômitos e uso de diuréticos costumam ser evidentes na história clínica. No entanto, se o paciente estiver abusando de laxantes ou diuréticos ou provocando vômitos (bulimia), o diagnóstico pode ser mais difícil, pois o paciente costuma negar essas ações. Nessas situações, uma análise mais detalhada do *status* ácido-base, dos eletrólitos urinários e da volemia pode ser muito útil.

QUADRO 6 Principais mecanismos de hipocalemia e algumas de suas causas

Diminuição da ingesta de potássio
Como os rins são capazes de reduzir bastante a excreção urinária de potássio diante de uma dieta pobre nesse cátion, esse mecanismo raramente é uma causa isolada de hipocalemia. A redução na ingesta teria de ser grave e prolongada para gerar hipocalemia. Mas, se o paciente usar diuréticos que interferem na reabsorção urinária de potássio, isso pode potencializar o efeito hipocalemiante de uma dieta pobre em potássio.
Desvio de potássio do LEC para o LIC
Insulina Beta-2-adrenérgicos Elevação do pH extracelular Paralisia periódica hipocalêmica *Delirium tremens* Tratamento de anemia megaloblástica com vitamina B12 Tratamento de neutropenia com granulokine
Perdas urinárias de potássio
Drogas: diuréticos tiazídicos e de alça, fludrocortisona, glucocorticoides em dose elevada, aminoglicosídeos, anfotericina B, cisplatina, penicilinas Acidoses tubulares renais hipocalêmicas

(continua)

QUADRO 6 Principais mecanismos de hipocalemia e algumas de suas causas *(continuação)*

Perdas urinárias de potássio
Hipomagnesemia Diurese osmótica Síndromes de excesso de mineralocorticoides: hiperaldosteronismo primário, estenose de artéria renal, síndrome de Cushing, tumores secretores de renina, hipertensão maligna Síndrome de Liddle Síndromes de Bartter e Gitelman
Perdas gastrintestinais de potássio
Vômitos, aspiração por sonda nasogástrica Diarreia
Perdas de potássio pelo suor
Também incomum como mecanismo isolado de hipocalemia, exceto em casos de sudorese extrema como durante o exercício extenuante em clima quente

LEC: líquido extracelular; LIC: líquido intracelular.

Dicas:

- ***Status* ácido-base:** as causas mais frequentes de hipocalemia se acompanham de alcalose metabólica, como uso de diuréticos tiazídicos ou de alça, uso de corticoides (ou excesso de corticoides por doença) e vômitos. Além disso, a própria hipocalemia pode gerar alcalose metabólica por três mecanismos: (1) Na hipocalemia, o potássio sai das células para corrigir o déficit extracelular. Para manter a eletroneutralidade, o hidrogênio (H^+) é desviado para o intracelular, gerando alcalose metabólica. (2) Essa acidose intracelular aumenta a excreção renal de ácidos. (3) Hipocalemia aumenta a geração de amônia pelos rins, favorecendo a excreção renal de ácidos. Quando a hipocalemia se acompanhar de acidose metabólica, devemos pensar em diarreia (ou abuso de laxantes) e em acidoses tubulares renais.
- **Potássio urinário:** quando a perda de potássio é extrarrenal, como nas causas gastrintestinais e pelo suor, o potássio urinário é baixo, pois os rins estão intactos e tentam conservar potássio maximamente. Em todas as causas de "perdas urinárias" listadas acima, o potássio urinário é alto. A maneira mais acurada de avaliar o potássio urinário é através da urina de 24 horas. A dosagem de potássio em urina isolada e a razão potássio/creatinina urinária são alternativas menos trabalhosas.
  - Potássio urinário 24 horas:
    - ► < 25 a 30 mEq/dia: perda extrarrenal.
    - ► ≥ 30 mEq/dia: existe ao menos uma contribuição renal para hipocalemia.

- Potássio urinário em amostra isolada:
  - < 15 mEq/L: perda extrarrenal.
  - ≥ 15 mEq/L: existe ao menos uma contribuição renal para hipocalemia.
- Potássio/creatinina urinária em amostra isolada:
  - $< 1,3$ mEq/g: perda extrarrenal.
  - $\geq 1,3$ mEq/g: existe ao menos uma contribuição renal para hipocalemia.

- **Tensão[2] arterial e volemia:** a presença de hipertensão arterial e hipocalemia não provocada pelo uso de diuréticos deve suscitar a busca por uma causa de hipertensão arterial secundária, como a síndrome de Liddle ou uma das síndromes de excesso de mineralocorticoides. Já as síndromes de Bartter e Gitelman são doenças genéticas raras que se acompanham de perda urinária de sódio e potássio, portanto se acompanham de tensão arterial baixa ou normal. A síndrome de Bartter é causada por um defeito no cotransportador Na^+-K^+-$2Cl^-$ da alça de Henle (sítio de ação da furosemida), enquanto a de Gitelman é causada por um defeito no NCCT (cotransportador sódio cloro) sensível a tiazídicos localizado na membrana apical do túbulo contornado distal (sítio de ação da hidroclorotiazida, clortalidona e indapamida).

As principais causas de hipocalemia sem causa aparente – e as respectivas alterações esperadas no *status* ácido-base e eletrólitos urinários – estão relacionadas no Quadro 7.

QUADRO 7 Hipocalemia sem causa aparente

Causa	*Status* ácido-base metabólico	Eletrólitos urinários
Abuso de laxantes	Acidose	K^+ urinário baixo
Acidoses tubulares renais	Acidose	K^+ urinário alto
Bulimia	Alcalose	Cl^- urinário baixo
Abuso de diuréticos	Alcalose	Cl^- urinário alto
Excesso de mineralocorticoides	Alcalose	Cl^- urinário alto
Síndrome de Bartter	Alcalose	Cl^- urinário alto, afastar uso de furosemida
Síndrome de Gitelman	Alcalose	Cl^- urinário alto, afastar uso de hidroclorotiazida

[2] Nota do Editor: em outros capítulos desta obra, aparecerá a expressão pressão arterial, como equivalente de tensão arterial. Há autores que utilizam o termo pressão quando se referem à pressão sanguínea e tensão quando se referem à tensão arterial. Notem que os distúrbios clínicos são chamados de hipertensão e hipotensão. Entretanto, a maioria das diretrizes clínicas e dos textos em língua portuguesa utilizam a expressão pressão arterial.

Manifestações clínicas

A hipocalemia leve costuma ser assintomática. Hipocalemias moderadas podem causar fraqueza muscular, obstipação e poliúria, por redução na capacidade de concentração da urina. Há uma tendência à elevação da tensão arterial. Hipocalemia grave interfere no controle do volume celular e pode resultar em rabdomiólise. Além da gravidade da hipocalemia, os sintomas se correlacionam com velocidade de instalação. Hipocalemias graves e de instalação rápida, como as que ocorrem por desvios massivos do LEC para o LIC, a exemplo da paralisia periódica hipocalêmica, podem levar a quadros de paralisia muscular ascendente, culminando em tetraplegia e podendo envolver a musculatura diafragmática (Quadro 8). A reposição de potássio reverte completamente esses sintomas.

QUADRO 8 Manifestações clínicas de hipercalemia

Nível de potássio	Manifestações clínicas
[K+] 3 a 3,5 mEq/L	Assintomática
[K+] 2,5 a 3 mEq/L	Fraqueza muscular, obstipação, poliúria
[K+] < 2,5 mEq/L	Rabdomiólise, paralisia muscular ascendente que pode envolver o diafragma

Pacientes jovens com corações estruturalmente normais tendem a tolerar bem até as hipocalemias mais graves. As arritmias graves ocorrem principalmente em cardiopatas. A Figura 8 mostra a progressão de achados ao eletrocardiograma (ECG) com a piora da hipocalemia.

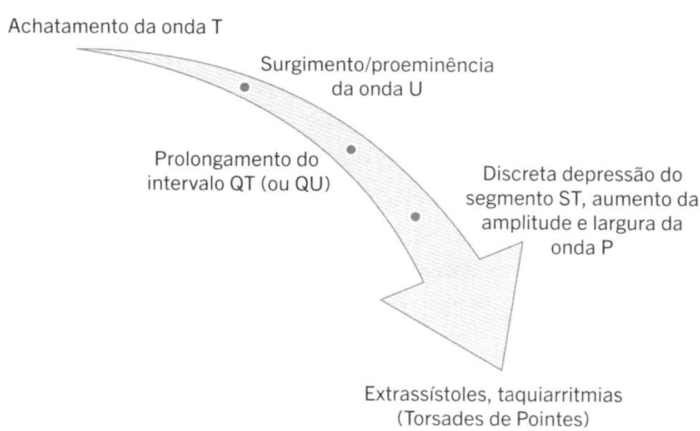

FIGURA 8 Progressão de achados ao ECG com a piora da hipocalemia.
ECG: eletrocardiograma.

Vale mencionar que a hipocalemia favorece intoxicação digitálica, pois potássio e digitálicos competem pela Na^+-K^+-ATPase. Na deficiência de potássio, os digitálicos sofrem menos competição para se ligar a seu sítio de ação.

Ao planejar o tratamento, o médico deve se preocupar em reverter o mecanismo de hipocalemia sempre que possível. Por exemplo, se a causa da hipocalemia é o uso de diuréticos tiazídicos ou de alça, o médico deve considerar o uso de um diurético poupador de potássio, seja em associação ou em substituição aos diuréticos espoliadores de potássio.

A reposição de potássio, especialmente a por via endovenosa, deve ser feita com muito cuidado, pois a administração endovenosa de potássio em quantidade e/ou velocidade inadvertidamente elevadas pode levar a parada cardíaca. O Quadro 9 traz as considerações que devem ser feitas para o tratamento da hipocalemia.

Diante de todas as considerações acima, recomendamos que os hospitais criem seus protocolos de administração endovenosa de potássio para garantir que ela seja feita com segurança.

QUADRO 9 Considerações importantes para o tratamento de hipocalemia

1. Identificar o mecanismo da hipocalemia e procurar atacar a causa (p. ex., uso de diuréticos).
2. Não há fórmulas para cálculo de déficit de potássio. A reposição é empírica, mas baseada em regras de segurança. É importante colher o exame de controle após cada rodada de reposição.
3. A via enteral é mais segura que a via endovenosa. As formulações líquidas, como o xarope de KCl, são ideais para uso por sondas nasoenterais ou nasogástricas, mas, pelo seu gosto ruim, perdem espaço para as drágeas nos pacientes capazes de ingerir via oral. Citrato de potássio é a formulação preferida apenas se houver acidose metabólica associada. Cloreto de potássio é a formulação preferida em todas as outras situações.
4. Formulações endovenosas de potássio já disponíveis: • Ampola de 10 mL de KCl a 10,0%: 1,34 mEq/mL. • Ampola de 10 mL de KCl a 19,1%: 2,56 mEq/mL. • Ampola de 10 mL de fosfato (dibásico + monobásico) de potássio: 2 mEq/mL.
5. Considerações para uso endovenoso de potássio: Fosfato *versus* cloreto de potássio: • Fosfato de potássio – apenas se houver hipofosfatemia associada. • Cloreto de potássio – todas as outras situações. Bomba de infusão *versus* equipo de gotejamento: • A reposição endovenosa de potássio SEMPRE deve ser feita em bomba de infusão para evitar a administração inadvertidamente rápida que pode ocorrer com o uso de equipo de gotejamento.

(continua)

QUADRO 9 Considerações importantes para o tratamento de hipocalemia (*continuação*)

Diluição em soro glicosado 5% *versus* NaCl 0,9%:

- As ampolas de potássio podem ser diluídas tanto em soro glicosado 5% quanto em NaCl 0,9%, mas é preciso lembrar que a glicose estimula a secreção de insulina, o que faz com que haja entrada de potássio nas células. Isso poderá retardar a correção do déficit extracelular. Por isso, em pacientes com hipocalemia grave levando a arritmias, recomendamos a diluição em NaCl 0,9%.

Veia periférica *versus* veia central:

O potássio pode ser administrado tanto por veia periférica quanto central, mas a concentração máxima tolerada por veia central é maior.

- Veia periférica: concentração máxima 25 mEq/250 mL.
- Veia central: concentração máxima 25 mEq/100 mL.

Velocidade de infusão:

Quanto mais lenta for a infusão, maior a segurança. No entanto, em situações emergenciais de arritmias graves induzidas por hipocalemia, faz-se necessário corrigir o déficit de potássio mais rapidamente.

- Em leitos não monitorizados – até 10 mEq/hora.
- Em leitos monitorizados – até 25 a 50 mEq/hora.

Limite máximo por bolsa:

Veja o exemplo hipotético abaixo para um paciente de UTI:

- 250 mEq de KCl diluídos em 1.000 mL de NaCl 0,9% para correr em 10 horas por via central.

A concentração é de 25 mEq/100 mL, ou seja, adequada para uma veia central.
A velocidade é de 25 mEq/hora, ou seja, adequada para um paciente em leito monitorizado.
No entanto, não recomendamos criar soluções de reposição contendo mais de 50 mEq de potássio (correspondente a 2 ampolas de KCl a 19,1%). Isso porque, conforme o item 2 deste quadro, não há como estimar precisamente o déficit de potássio, sendo mais seguro administrar pequenas alíquotas e colher um exame controle. Ademais, a presença de grande quantidade de KCl em uma única bolsa pode causar a morte do paciente se, por algum motivo, ocorrer a administração excessivamente rápida.

UTI: unidade de terapia intensiva.

HIPERCALEMIA

Introdução

A hipercalemia pode ser definida como potássio acima dos níveis normais. Embora os níveis normais de potássio fiquem entre 3,5 e 5 mEq/L, muitos autores só utilizam o termo hipercalemia para níveis de potássio > 5,5 mEq/L. Também não há consenso entre os autores quanto à classificação da gravidade da hipercalemia, que se baseia em pontos de corte um tanto arbitrários. Na minha prática, utilizo o seguinte:

- Leve: [K+] 5,5 a 6,4 mEq/L.

- Moderada: [K+] 6,5 a 6,9 mEq/L.
- Grave: [K+] ≥ 7,0 mEq/L ou valores menores de [K+], mas com repercussões cardíacas importantes.

Vale lembrar que hipercalemias agudas, como as causadas pela liberação abrupta de potássio do LIC para o LEC, têm maior potencial de causar alterações cardíacas do que as hipercalemias crônicas, como as causadas por redução na excreção renal de potássio.

Uma hipercalemia grave, com alteração eletrocardiográfica, é a principal emergência eletrolítica da prática médica. O manejo adequado dessa condição pode salvar a vida do paciente.

Mecanismos e causas

Os principais mecanismos de hipercalemia também devem ser compreendidos no contexto da homeostase do potássio, conforme ilustrado na Figura 7. A hipercalemia pode surgir de um aumento na ingesta de potássio pela dieta, por um desvio de potássio do LIC para o LEC, ou por uma redução de perdas de potássio para fora do organismo; aqui, uma redução de perdas pelo suor ou pelas fezes não é clinicamente relevante. O principal mecanismo de hipercalemia – e o único capaz de causar uma hipercalemia crônica – é a redução da excreção urinária de potássio. O Quadro 10 descreve os principais mecanismos de hipercalemia e algumas de suas causas.

QUADRO 10 Principais mecanismos de hipercalemia e algumas de suas causas

Aumento na ingesta de potássio na dieta
Esse mecanismo raramente causa hipercalemia isoladamente, mas pode se tornar relevante em pacientes com redução da excreção renal de potássio.
Desvio de potássio do LIC para o LEC
Acidose metabólica Lise celular (queimaduras, hemólise, rabdomiólise, necrose tissular) Hiperosmolaridade (hiperglicemia, contraste iodado hiperosmolar) Deficiência de insulina Paralisia periódica hipercalêmica Drogas: succinilcolina, digital, betabloqueadores
Redução da excreção renal de potássio
Redução na taxa de filtração glomerular: IRA ou DRC Redução na secreção tubular de potássio: • Hipoaldosteronismo hiporreninêmico, como na ATR tipo IV • Drogas: inibidores do SRAA, heparina, amilorida, triamtereno

ATR: acidose tubular renal; DRC: doença renal crônica; IRA: injúria renal aguda; LEC: líquido extracelular; LIC: líquido intracelular; SRAA: sistema renina-angiotensina-aldosterona.

Cabe ressaltar a participação da redução da excreção renal de potássio como o mecanismo das hipercalemias crônicas. A redução na excreção renal de potássio pode ser por uma redução na TFG, como nos pacientes com IRA ou DRC avançada, ou por um defeito tubular, seja causado por doenças ou por drogas. As drogas que inibem o SRAA são as mais envolvidas na geração de hipercalemia.

Tomemos um paciente com diabetes *mellitus* tipo II, insuficiência cardíaca e DRC estágio III com uma TFG de 35 mL/min/1,73 m^2 e proteinúria de 1,5 g/24 horas. Esse paciente tem uma redução na carga de potássio filtrado pela redução da TFG e também pode ter um hipoaldosteronismo hiporreninêmico (ATR tipo IV) pelo diabetes. Conforme recomendado pelas diretrizes, ele receberá um i-ECA ou BRA associado a um ARM (antagonista do receptor de mineralocorticoides) para manejo da insuficiência cardíaca e da DRC proteinúrica. O uso de betabloqueador também está recomendado; além de inibir a entrada de potássio no LIC, os betabloqueadores também inibem a secreção de renina. Essa combinação de nefropatia diabética com bloqueio farmacológico em múltiplos pontos do SRAA é causa frequente de hipercalemia.

No estudo Rales (*Randomized aldactone evaluation study*), que mostrou que a adição de espironolactona à terapia padrão com i-ECA e diurético reduziu significativamente a mortalidade de pacientes com insuficiência cardíaca, o aumento de potássio provocado pelo duplo bloqueio do SRAA foi considerado clinicamente irrelevante. Hipercalemia grave ocorreu em apenas 1,7% dos pacientes no grupo espironolactona e 1,2% no grupo placebo. Alguns aspectos da metodologia desse estudo que podem explicar a baixa incidência de hipercalemia grave estão listados a seguir.

- Todos os pacientes usaram, por protocolo, um diurético de alça.
- Pacientes com creatinina sérica basal > 2,5 mg/dL e potássio basal > 5 mEq/L não foram incluídos.
- Apenas 11% dos pacientes no grupo espironolactona estavam usando betabloqueadores.
- Houve monitorização frequente dos níveis de potássio, além de orientação nutricional.

O que vemos hoje na prática é que as medidas acima, que garantiram a segurança do duplo bloqueio do SRAA no estudo Rales, são frequentemente ignoradas. Pacientes com DRC avançada são iniciados em duplo bloqueio do SRAA na ausência de furosemida, sem a devida preocupação com o potássio basal, sem orientação dietética e sem monitorização dos níveis séricos de potássio. Essa é uma receita desastrosa.

Manifestações clínicas

A hipercalemia leve e moderada é frequentemente assintomática. A hipercalemia grave pode causar fraqueza muscular generalizada, levando até mesmo a tetraparesia (à semelhança do que ocorre na hipocalemia), mas a grande preocupação nesses casos é com as arritmias. A Figura 9 mostra a progressão dos achados ao ECG com a piora da hipercalemia. Uma hipercalemia grave deve ser considerada uma emergência médica, pois pode resultar em um ritmo de parada cardíaca.

A hipercalemia também pode provocar uma elevação do segmento ST que, por vezes, pode mimetizar um infarto agudo do miocárdio.

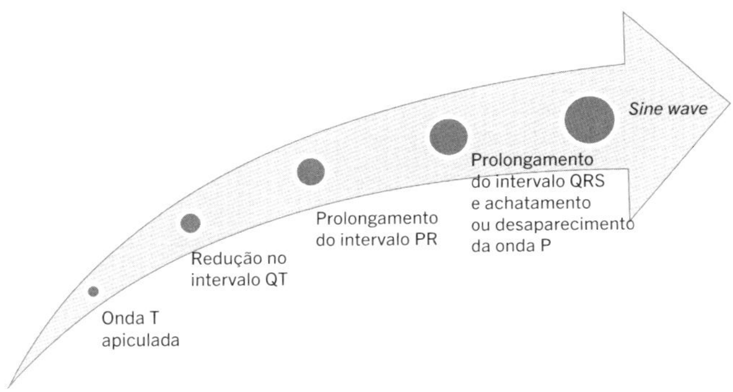

FIGURA 9 Progressão de achados ao ECG com a piora da hipercalemia.

ECG: eletrocardiograma.

Pseudo-hipercalemia

Antes de iniciar o tratamento da hipercalemia, devemos afastar a possibilidade de se tratar de um resultado espúrio, relacionado às condições de coleta ou ao processamento da amostra de sangue. Trombocitose ou leucocitose graves também podem elevar falsamente os níveis de potássio no tubo de ensaio (Quadro 11). Essa falsa elevação dos níveis de potássio é chamada de pseudo-hipercalemia.

QUADRO 11 Causas de pseudo-hipercalemia
Hemólise traumática durante a punção.
Garroteamento prolongado e movimento de abrir e fechar a mão repetidamente.
Amostra colhida do braço onde está sendo feita infusão de potássio.
Amostra colhida de acesso central após infusão de potássio sem a devida lavagem da linha.
Trombocitose (> 1 milhão) ou leucocitose (> 50 mil)

Sempre que estiver diante de um quadro de hipercalemia em paciente com função renal normal, que não usa inibidores do SRAA e que não tem um contexto clínico que justifique um desvio de potássio do LIC para o LEC, o médico deve pensar na possibilidade de pseudo-hipercalemia. Se a hipercalemia for grave e não houver nenhuma alteração ao ECG, isso também pode ser uma dica para considerar uma pseudo-hipercalemia.

Diante da suspeita de pseudo-hipercalemia, deve-se repetir o exame para avaliar o potássio plasmático. Uma nova amostra deve ser colhida, de preferência sem garroteamento, utilizando um tubo a vácuo (para evitar fragmentação das hemácias ao aplicar sucção com o êmbolo de uma seringa) revestido com heparina de lítio. A pseudo-hipercalemia deve ser considerada quando a concentração sérica de potássio excede a do plasma em pelo menos 0,4 mEq/L.

Tratamento

Nas hipercalemias leves, não há necessidade de tomar medidas para redução imediata dos níveis de potássio. O foco deve ser encontrar a causa da hipercalemia e revertê-la, quando possível. Exemplos incluem a restrição de potássio na dieta do paciente com DRC, a correção de uma acidose metabólica ou hiperglicemia que contribuem para desvio de potássio do LIC para o LEC, ou a suspensão de um medicamento hipercalemiante. Este último ponto é bastante sensível, pois os i-SRAA são muito úteis no tratamento de doenças cardíacas e de doenças renais proteinúricas, e sua suspensão resulta em perda de benefícios para os pacientes. Sempre que possível, o médico deve tentar evitar a suspensão de i-SRAA lançando mão de estratégias como:

- Dieta pobre em potássio.
- Redução de dose do i-SRAA.
- Associação de um ou até dois diuréticos espoliadores de potássio (como furosemida e hidroclorotiazida ou clortalidona, por exemplo).
- Uso de novas resinas de troca como ciclossilicato de zircônio sódico e patiromer.

Resinas de troca mais antigas como o poliestirenossulfonato de cálcio não se prestam para uso crônico ambulatorial, pois essas drogas têm baixa tolerância gastrintestinal, podendo se associar a efeitos colaterais graves como necrose do cólon, não sendo sequer comercializadas nas farmácias para atendimento ao público.

Nas hipercalemias moderadas e especialmente nas hipercalemias graves, com alteração ao ECG, medidas mais imediatas precisam ser tomadas para estabilizar a membrana miocárdica (gluconato de cálcio) e desviar o potássio para o LIC (bicarbonato, insulina e beta-2-agonistas) (Quadro 12). Em seguida, medidas devem ser tomadas para efetivamente remover potássio do organismo (Quadro 13).

O gluconato de cálcio pode ser repetido a cada 5 a 10 minutos, conforme necessário, visando reverter as alterações eletrocardiográficas da hipercalemia. Sais de cálcio não devem ser administrados em pacientes com suspeita de toxicidade pela digoxina e não podem ser administrados com bicarbonato de

QUADRO 12 Medidas emergenciais para tratamento de hipercalemia

Ação imediata				
Medicamento	Mecanismo	Início de ação	Duração de ação	Dose
Cálcio	Estabiliza a membrana	< 5 minutos	1 hora	Gluconato de cálcio 10%, 5-10 mL EV em 1-5 minutos
Bicarbonato	Desvia K^+ para o LIC	15-30 minutos	1-2 horas	Bicarbonato de sódio 8,4% 50 mL EV em 5 minutos
Insulina	Desvia K^+ para o LIC	15-60 minutos	4-6 horas	Insulina R 5-10 UI EV (+ 25-50 g de glicose) em 10-30 minutos
Beta-2-agonista	Desvia K^+ para o LIC	15-30 minutos	2-4 horas	Albuterol 10-20 mg em nebulização

EV: endovenosa; LIC: líquido intracelular; UI: unidades internacionais.

QUADRO 13 Medidas de remoção de potássio na hipercalemia

Remoção de potássio do organismo		
Medida	Mecanismo	Observações
NaCl 0,9%	↑ excreção renal de K^+	Dose variável, conforme a volemia do paciente
Furosemida	↑ excreção renal de K^+	Dose variável, 20-100 mg, EV, a depender da volemia e da função renal do paciente
Resina de troca	↑ excreção fecal de K^+	Poliestirenossulfonato de cálcio, VO ou retal Ciclossilicato de zircônio sódico Patiromer
Hemodiálise/CVVHDF	Remoção de K^+ do sangue para o dialisato	Fatores que aumentam a remoção de K^+: maior duração da diálise, capilar com maior área de troca, fluxos de sangue e banho mais altos
Diálise peritoneal	Remoção de K^+ do sangue para o dialisato	Trocas rápidas aumentam a espoliação de K^+

CVVHDF: *continuous veno-venous hemodiafiltration*; EV: endovenosa; VO: via oral.

sódio através do mesmo acesso venoso, pois podem formar um precipitado de carbonato de cálcio. A "solução polarizante" de insulina com glicose pode ser preparada de duas maneiras. Para infusão em veia periférica: 250 a 500 mL de solução de glicose a 10% contendo 5 a 10 UI de insulina regular, via endovenosa (EV), em 30 minutos. Para infusão em veia central: 50 a 100 mL de solução de glicose 50% contendo 5 a 10 UI de insulina regular, EV em 5 minutos. O papel da glicose é simplesmente evitar hipoglicemia. Se o paciente estiver hiperglicêmico, deve-se usar menos glicose e mais insulina. Se a hiperglicemia for importante (> 400 mg/dL), basta usar a insulina. A glicemia capilar deve sempre ser monitorada após a administração de insulina venosa.

Em pacientes com boa diurese devemos sempre tentar aumentar a excreção de potássio por via renal. Tanto a expansão volêmica com NaCl 0,9% quanto o uso de furosemida são capazes de aumentar a natriurese e, consequentemente, a caliurese quando administrados no contexto correto. A escolha entre NaCl 0,9%, furosemida ou até mesmo uma combinação entre os dois tratamentos depende da volemia do paciente:

- Hipovolêmico: administrar apenas NaCl 0,9%.
- Hipervolêmico: administrar apenas furosemida.
- Euvolêmico: minha preferência é administrar NaCl 0,9% e, após os primeiros 500 a 1.000 mL, associar furosemida para aumentar (e acelerar) a espoliação de potássio, além de minimizar a chance de o paciente evoluir para hipervolemia.

A quantidade de NaCl 0,9% e a dose de furosemida dependem muito de fatores como o estado volêmico do paciente, função cardíaca, função renal, idade e uso prévio de furosemida, não sendo possível estabelecer recomendações precisas.

Se o paciente for oligúrico ou anúrico, restarão ao médico as opções de aumentar a excreção fecal de potássio por meio das resinas de troca ou de remoção extracorpórea de potássio por meio de diálise. A resina de troca mais usada no Brasil é o poliestirenossulfonato de cálcio. Por via oral, a dose para adultos é de 15 a 30 g, preferencialmente diluída em manitol (100 a 150 mL) para promover catarse, 3 a 4 vezes ao dia. Por via retal, 30 g de sorcal devem ser diluídos em 100 mL de sorbitol e administrados como enema de retenção por pelo menos 9 horas, seguido por um enema de lavagem.

Novas resinas como ciclossilicato de zircônio sódico e patiromer estão chegando ao mercado nacional. Essas resinas têm ação mais rápida, mais eficaz e são mais bem toleradas que o poliestirenossulfonato de cálcio. Adicionalmente, as novas resinas se prestam para uso ambulatorial, para controle crônico dos níveis de potássio.

DISTÚRBIOS DO EQUILÍBRIO ÁCIDO-BASE E INTERPRETAÇÃO DE GASOMETRIA

A manutenção de um potencial de hidrogênio (pH) dentro de uma faixa estreita que vai de 7,35 a 7,45 é essencial para a otimização das reações enzimáticas que regem o funcionamento dos órgãos. O equilíbrio ácido-base é mantido quando a quantidade de ácidos que entram no organismo se iguala à quantidade de ácidos que saem do organismo.

Diariamente, nosso organismo precisa eliminar uma grande quantidade de ácidos produzidos pelo metabolismo da nossa dieta. O ácido carbônico é eliminado pelos pulmões e os ácidos não carbônicos são eliminados pelos rins (Quadro 14).

QUADRO 14 Tipos de ácido e suas rotas de eliminação

	Tipos de ácidos	
	Carbônico	Não carbônicos
Exemplos	CO_2	Ácidos fosfórico e sulfúrico
Origem	Carboidratos e gorduras	Proteínas
Taxa de produção	Alta (15.000 mmol/dia)	Baixa (50-100 mmol/dia)
Rota de eliminação	Pulmões	Rins

Antes que os ácidos possam ser efetivamente eliminados do organismo, variações amplas no pH são evitadas através de reações químicas de tamponamento. Nessas reações, os cátions H^+ são combinados com ânions para que não fiquem livres para se combinar com nossas proteínas plasmáticas e, eventualmente, modificar sua conformação e sua função. Os principais sistemas-tampão do nosso organismo são:

- Extracelulares: bicarbonato.
- Intracelulares: hemoglobina e fosfato.
- Ossos.

O tampão bicarbonato é o nosso principal tampão extracelular.

$$H^+ + HCO_3^- \Leftrightarrow H_2CO_3 \Leftrightarrow CO_2 + H_2O$$

Essa reação mostra a íntima interação entre os componentes metabólico e respiratório do equilíbrio ácido-base: um ácido tamponado pelo bicarbonato, principal componente do sistema metabólico, acaba transformado em CO_2 para ser eliminado pelos pulmões, principal componente do sistema respiratório.

Existem ácidos que, quando combinados com bicarbonato, provocam reações irreversíveis e resultam em déficit real de base. Isso não ocorre, no entanto, com o ácido lático e com os cetoácidos. Os sais resultantes dessas reações, como o lactato, o acetoacetato e o beta-hidroxibutirato, podem ser convertidos novamente em bicarbonato assim que as condições clínicas que resultaram nessas acidoses foram revertidas (p. ex., correção de hipoperfusão tecidual e administração de insulina).

Nem todo H^+ livre é tamponado por bicarbonato no LEC; parte desses ácidos entra nas células e é tamponada por hemoglobina e fosfatos. Portanto, a queda no bicarbonato sérico pode ser menor do que a esperada dada a magnitude da elevação nos ácidos. Esse fato traz implicações diagnósticas e ficará mais claro a seguir, quando discutirmos o delta ânion *gap*/delta bicarbonato.

Por fim, em pacientes com acidose metabólicas crônicas, os ossos podem ser utilizados para tamponar o excesso de ácidos. Esse fato pode contribuir, juntamente com o hiperparatireoidismo secundário, para o desenvolvimento de doença osteometabólica no paciente com DRC e justifica o tratamento com administração exógena de bicarbonato para mitigar essa complicação.

Mecanismos compensatórios

Além dos sistemas tampão, o organismo lança mão de mecanismos compensatórios, também chamados de respostas secundárias, para proteger o pH de variações extremas. Todo distúrbio ácido-base primário gera uma resposta secundária: se o distúrbio primário for metabólico, a resposta secundária é respiratória – e vice-versa. A resposta secundária desloca o pH em sentido oposto ao do distúrbio primário: se o distúrbio primário reduz o pH, a resposta secundária aumenta o pH – e vice-versa. A Tabela 1 mostra as respostas secundárias aos quatro distúrbios primários.

TABELA 1 Respostas secundárias

Distúrbio primário	Alteração inicial	Efeito no pH	Resposta secundária	
			Direção	Magnitude
Acidose metabólica	↓ HCO_3^-	↓	↓ pCO_2	$\Delta pCO_2/\Delta HCO_3^- \approx \downarrow 1,2$
Alcalose metabólica	↑ HCO_3^-	↑	↑ pCO_2	$\Delta pCO_2/\Delta HCO_3^- \approx \uparrow 0,7$

(continua)

TABELA 1 Respostas secundárias *(continuação)*

Distúrbio primário	Alteração inicial	Efeito no pH	Resposta secundária	
			Direção	Magnitude
Acidose respiratória	↑ pCO_2	↓	↑ HCO_3^-	A: $\Delta HCO_3^-/\Delta pCO_2 \approx$ ↑0,1 C: $\Delta HCO_3^-/\Delta pCO_2 \approx$ ↑0,3
Alcalose respiratória	↓ pCO_2	↑	↓ HCO_3^-	A: $\Delta HCO_3^-/\Delta pCO_2 \approx$ ↓0,2 C: $\Delta HCO_3^-/\Delta pCO_2 \approx$ ↓0,4

Existem outras fórmulas para avaliação da magnitude da resposta secundária; essas são apenas alguns exemplos.
Δ = delta (diferença entre o valor encontrado e o valor de referência; para a pCO_2, a referência é 40 mmHg, e, para o bicarbonato, 24 mEq/L); A: aguda; C: crônica.

Embora a "seta" da alteração inicial e a da direção da resposta secundária sempre coincidam, o objetivo é produzir um efeito contrário no pH. Isso pode ser facilmente percebido através da análise da equação de Henderson-Hasselbalch:

$$pH = 6,10 + \log \frac{[HCO_3^-]}{0,03 \times pCO_2}$$

Quando numerador (bicarbonato) e denominador (pCO_2) se deslocam na mesma direção, as mudanças no resultado da fração (pH) são minimizadas.

Uma regra importante é que a resposta secundária nunca é capaz de corrigir o pH completamente. Portanto, o distúrbio primário sempre pode ser facilmente identificado através da análise do pH. A Tabela 2 traz três casos hipotéticos para ilustrar esse conceito.

Há que fazer uma distinção entre a resposta secundária respiratória e a metabólica. Diante de um distúrbio metabólico, a resposta respiratória de hiperventilação (no caso de uma acidose metabólica) ou hipoventilação (no caso de uma alcalose metabólica) se faz de forma rápida e atinge capacidade máxima em poucas horas. Portanto, quando o médico colhe uma gasometria arterial de um paciente com distúrbio metabólico, a resposta respiratória provavelmente já está plenamente operante. Já a resposta metabólica de aumento ou redução da excreção renal de ácidos em resposta a distúrbios primários de acidose ou alcalose respiratória ocorre de forma lenta e leva cerca de 3 a 5 dias para atingir sua capacidade máxima. Nesses casos, quando o médico colhe uma gasometria arterial de um paciente com distúrbio respiratório, faz diferença se ele é agudo ou crônico. Os distúrbios respiratórios agudos não dão tempo aos rins de fazerem a compensação metabólica adequada e, portanto, têm um impacto muito maior sobre o pH do que os distúrbios respiratórios crônicos.

TABELA 2 Efeito da resposta secundária sobre o pH

Status ácido-base	HCO_3^-	pCO_2	pH
Normal	24	40	7,40
Caso 1: acidose metabólica	9	22	7,23
Caso 2: acidose metabólica + acidose respiratória	9	40	6,98
Caso 3: acidose metabólica + alcalose respiratória	9	15	7,40

Os valores de HCO_3^- estão expressos em mEq/L e os valores de pCO_2 em mmHg. Os valores de pH foram calculados através da equação de Henderson-Hasselbalch. No caso 1, a acidose metabólica fez o HCO_3^- cair para 9 mEq/L; houve uma resposta secundária apropriada com queda na pCO_2 para 22 mmHg, resultando num pH 7,23. Essa acidemia teria sido muito pior se a pCO_2 não tivesse caído. É o que mostramos no caso 2, em que o paciente tem uma acidose metabólica de igual magnitude ao caso 1, mas, como não houve queda na pCO_2, a acidemia resultante foi crítica, com pH 6,98. Essa incapacidade de hiperventilar adequadamente diante de uma acidose metabólica revela a presença de uma acidose respiratória. Por fim, o caso 3 mostra uma acidose metabólica de magnitude semelhante às anteriores, mas o pH está normal. Como não é fisiológico hiperventilar até uma correção completa do pH, existe algum motivo primário para que essa hiperventilação se mantenha mesmo na ausência de acidemia. Nesse caso, temos também uma alcalose respiratória.

Distúrbios primários do equilíbrio ácido-base e suas principais causas

Existem quatro distúrbios primários do equilíbrio ácido-base:

1. Acidose respiratória (Quadro 15).
2. Alcalose respiratória (Quadro 16).

QUADRO 15 Principais causas e mecanismos de acidose respiratória

Mecanismos	Causas
Central	Overdose de sedativos Encefalite AVC Apneia do sono central e obstrutiva Hipoventilação por obesidade Doença do tronco cerebral Hipotermia
Medula espinal/neurônio motor inferior/músculo	Lesão ou doença da coluna cervical Esclerose lateral amiotrófica Poliomielite Síndrome de Guillain-Barré Lesão do nervo frênico Polimioneuropatia de doença crítica Miastenia *gravis* Distrofia muscular Polimiosite Toxinas: tétano, botulismo, organofosforados, paralisia por carrapato

(continua)

QUADRO 15 Principais causas e mecanismos de acidose respiratória *(continuação)*

Mecanismos	Causas
Medula espinal/neurônio motor inferior/músculo	Drogas: bloqueadores neuromusculares Mielite transversa Porfiria aguda intermitente Síndrome de Eaton-Lambert Paralisia periódica Doenças de armazenamento de glicogênio e mitocondriais Fadiga muscular respiratória
Caixa torácica	Cifoescoliose Tórax instável Espondilite anquilosante Fibrotórax
Pulmonar	Embolia pulmonar grave Doença vascular pulmonar grave DPOC ou asma grave Doença pulmonar intersticial grave

AVC: acidente vascular cerebral; DPOC: doença pulmonar obstrutiva crônica.

QUADRO 16 Principais causas e mecanismos de alcalose respiratória

Mecanismos	Causas
Central	Dor Ansiedade e pânico Febre Patologia intracraniana (AVC, meningite, encefalite, tumores, lesões traumáticas) Abstinência de drogas
Pulmonar	Hipoxemia Pneumotórax Pneumonia Edema pulmonar Embolia pulmonar Aspiração Doença pulmonar intersticial
Tóxica	Salicilatos, catecolaminas, nicotina Progesterona e medroxiprogesterona Síndrome do choque tóxico
Outras	Grande altitude *Shunts* direita-esquerda Gravidez Hipertireoidismo Anemia grave Ventilação mecânica Doença hepática crônica

AVC: acidente vascular cerebral.

3. Acidose metabólica (Quadro 17):
   - Hiperclorêmica (com ânion *gap* normal).
   - Hipoclorêmica (com ânion *gap* aumentado).
4. Alcalose metabólica (Quadro 18).

QUADRO 17 Principais causas e mecanismos de acidose metabólica

Mecanismos	Ânion *gap*	
	Normal	Aumentado
Produção excessiva de ácidos		Acidose lática Cetoacidoses Intoxicações exógenas Acidose d-lática Acidose piroglutâmica
Perda de bicarbonato	Perda renal: • ATR tipo II • Acetazolamida • Expansão volêmica vigorosa na cetoacidose Perda intestinal: • Diarreia • Alça ileal	
Redução na excreção renal de ácidos	DRC moderada ATR tipo I ATR tipo IV	DRC avançada (estágio V)
"Dilucional"		Infusão de grandes quantidades de NaCl 0,9%

As principais intoxicações exógenas que cursam com acidose metabólica com ânion *gap* elevado são: álcoois tóxicos (metanol, etilenoglicol, dietilenoglicol, propilenoglicol), salicilatos e tolueno.
ATR: acidose tubular renal; DRC: doença renal crônica.

QUADRO 18 Principais causas e mecanismos de alcalose metabólica

Mecanismos	Causas
Perda renal de H^+	Excesso de mineralocorticoides Síndrome de Liddle Diuréticos de alça ou tiazídicos Síndrome de Bartter ou de Gitelman Pós-hipercapnia crônica Hipocalemia
Perda gastrintestinal de H^+	Vômito Aspiração de suco gástrico por sonda Cloridorreia

(continua)

QUADRO 18 Principais causas e mecanismos de alcalose metabólica *(continuação)*

Mecanismos	Causas
Perda de H^+ do LEC para o LIC	Hipocalemia
Ganho de base*	Administração de bicarbonato ou citrato Transfusões massivas
Alcalose de contração	Perda de líquido que não contém bicarbonato (p. ex., diurético de alça)

* A alcalose metabólica por ganho de base por administração de bicarbonato ou por transfusões massivas de hemoderivados (que contém a base citrato nas bolsas) será transitória, a não ser que haja uma redução na capacidade renal de excretar bicarbonato, como no paciente hipovolêmico, com IRA ou com DRC.
DRC: doença renal crônica; IRA: injúria renal aguda; LEC: líquido extracelular; LIC: líquido extracelular.

No entanto, como as acidoses metabólicas hiperclorêmica e hipoclorêmica têm mecanismos completamente distintos, podendo, inclusive, coexistir, não está errado dizer que há cinco distúrbios primários do equilíbrio ácido-base.

Quando o paciente tem apenas um desses distúrbios, dizemos que há um distúrbio simples; quando o paciente tem mais de um distúrbio, dizemos que há um distúrbio misto. O número máximo de distúrbios que um paciente pode ter ao mesmo tempo é três, sendo um distúrbio respiratório e dois metabólicos. Nunca poderão coexistir no mesmo paciente:

- Acidose respiratória e alcalose respiratória, pois não se pode hipoventilar e hiperventilar ao mesmo tempo.
- Acidose metabólica hiperclorêmica e alcalose metabólica, pois na primeira existe déficit de bicarbonato e na segunda existe excesso.

Um distúrbio respiratório pode coexistir com um distúrbio metabólico. Adicionalmente, uma acidose metabólica hipoclorêmica, com ânion *gap* aumentado, pode coexistir tanto com uma acidose metabólica hiperclorêmica quanto com uma alcalose metabólica. Isso porque, como veremos a seguir, a acidose metabólica hipoclorêmica é causada por geração excessiva de ácidos e não se associa a um déficit real de bicarbonato.

O Quadro 19 mostra o passo a passo que seguiremos para estabelecer o diagnóstico preciso dos distúrbios do equilíbrio ácido-base.

QUADRO 19 Etapas para diagnóstico dos distúrbios do equilíbrio ácido-base

1. Impressão clínica inicial.
2. Verifique se os números estão corretos.
3. Determine se existe acidemia ou alcalemia.
4. Identifique o distúrbio primário: metabólico ou respiratório?
5. Avalie a adequação da resposta secundária.
6. Calcule o ânion *gap* e corrija seu valor para a albumina.
7. Se o ânion *gap* estiver alargado, investigue se existe outro distúrbio metabólico: delta ânion *gap*/delta bicarbonato e cálculo do bicarbonato corrigido.
8. Concilie o diagnóstico bioquímico com a impressão clínica inicial.

O Quadro 20 mostra a nomenclatura básica que utilizaremos neste capítulo.

QUADRO 20 Terminologia apropriada

-emia: concentração no sangue
-ose: processo patológico
Acidemia: pH sanguíneo baixo
Acidose: processo patológico no qual existe adição de ácidos ao sangue
Alcalemia: pH sanguíneo elevado
Alcalose: processo patológico no qual existe adição de bases ao sangue

APLICAÇÃO PRÁTICA: DIAGNÓSTICO ÁCIDO-BASE E INTERPRETAÇÃO DA GASOMETRIA

Etapa 1: impressão clínica inicial

Nesta etapa, devemos desconsiderar os resultados de exames e avaliar quais distúrbios do equilíbrio ácido-base seriam esperados diante do quadro clínico do paciente.

- **Diarreia:** acidose metabólica hiperclorêmica? Conforme o Quadro 17, esse paciente pode ter uma acidose metabólica hiperclorêmica devido à perda de bicarbonato nas fezes.
- **Hipotensão arterial:** acidose metabólica hipoclorêmica (com ânion *gap* elevado)? Conforme o Quadro 17, esse paciente pode ter uma acidose metabólica hipoclorêmica devido à geração excessiva de ácido lático pelo quadro de choque circulatório (que, neste caso, pode ser hipovolêmico e/ou séptico).
- **Taquipneia:** alcalose respiratória? Conforme o Quadro 16, esse paciente pode ter uma alcalose respiratória primária pelo quadro febril. No entanto, dado que consideramos que ele também pode ter uma ou duas acidoses metabólicas, a taquinpeia pode representar apenas a hiperventilação apropriada em resposta à acidose metabólica (mecanismo compensatório).

Etapa 2: verificação dos números

Nesta etapa, utilizamos a equação de Henderson-Hasselbalch para verificar se o pH do paciente é o que deveria ser dados os valores de bicarbonato e pCO_2. Esta etapa é especialmente importante quando se está lidando com casos fictícios, pois quem criou o caso pode não ter se preocupado em verificar que os números fornecidos na questão fazem sentido. Considerando os dados da questão acima, verificamos que:

$$pH = 6{,}10 + \log \frac{[HCO_3^-]}{0{,}03 \times pCO_2} = 6{,}10 + \log \frac{5}{0{,}03 \times 15} = 7{,}1458\ (\cong 7{,}15)$$

Esse cálculo pode ser realizado com uma calculadora científica simples ou utilizando um dos diversos calculadores de Henderson-Hasselbalch disponíveis online, bastando inserir os dados de bicarbonato e pCO_2.

Concluímos que o pH fornecido no caso é o esperado dados os valores de bicarbonato e pCO_2.

Etapa 3: determine se existe acidemia ou alcalemia

O pH é o logaritmo negativo da concentração de hidrogênio. Isso explica por que há uma relação inversa entre a concentração sérica de ácidos e o pH: quanto maior a acidemia, menor o pH - e vice-versa (Tabela 3).

TABELA 3 Relação entre pH e $[H^+]$

$pH = -\log [H^+]$	
pH	$[H^+]$ nmol/L
7,80	16
7,70	20
7,60	26
7,50	32
7,40	40
7,30	50
7,20	63
7,10	80
7,00	100
6,90	125
6,80	160

O pH normal varia entre 7,35 e 7,45.

- pH < 7,35: o paciente tem acidemia, portanto devemos buscar uma acidose (que poderá ser metabólica, respiratória ou mista).
- pH 7,35 a 7,45: não há acidemia ou alcalemia. Nesse caso, ou o paciente não tem distúrbio do equilíbrio ácido-base ou tem um distúrbio misto em que acidose(s) e alcalose(s) de magnitude semelhante deslocam o pH em direções opostas, resultando num pH normal.
- pH > 7,45: o paciente tem alcalemia, portanto devemos buscar uma alcalose (que poderá ser metabólica, respiratória ou mista).

Em nosso relato de caso descrito no Quadro 21, pH = 7,15. Diante dessa acidemia, devemos buscar uma acidose.

QUADRO 21 Relato de caso

> Paciente masculino, 60 anos, história de internamento recente para tratamento de pneumonia. Comparece ao pronto-socorro com história de febre de até 39°C, dor abdominal difusa, em cólica, com mais de 10 episódios de diarreia há 4 dias. Nega vômitos. Ao exame, febril, temperatura axilar 38°C, tensão arterial 80/60 mmHg, pulso radial 120 batimentos/minuto, frequência respiratória 26 incursões por minuto. Exame do abdome sem sinais de irritação peritoneal. Gasometrial arterial: pH 7,15 / pCO_2 15 mmHg / $[HCO_3^-]$ = 5 meq/L. Demais exames $[Na^+]$ = 123 mEq/L; $[Cl^-]$ = 99 mEq/L, albumina 2 g/dL.

Etapa 4: identifique o distúrbio primário: metabólico ou respiratório?

O componente metabólico é avaliado com base no bicarbonato e o respiratório com base na pCO_2. Conforme demonstrado na Tabela 1, alterações no bicarbonato e na pCO_2 podem representar distúrbios primários ou respostas secundárias, ficando a diferenciação entre os dois a cargo do pH.

O bicarbonato sérico normal é 24 ± 2 mEq/L, mas alguns autores trazem variações que vão de 22 a 28 mEq/L.

- $[HCO_3^-]$ < 22 mEq/L:
  - Se pH < 7,35 e estamos buscando uma acidose, um bicarbonato baixo representa uma acidose metabólica. **Essa é a combinação presente em nosso relato de caso.**
  - Se pH > 7,45 e estamos buscando uma alcalose, um bicarbonato alto pode representar a resposta metabólica (renal) secundária a uma alcalose respiratória crônica.

- $[HCO_3^-] > 28$ mEq/L:
  - Se pH < 7,35 e estamos buscando uma acidose, um bicarbonato alto pode representar a resposta metabólica (renal) secundária a uma acidose respiratória crônica.
  - Se pH > 7,45 e estamos buscando uma alcalose, um bicarbonato alto representa uma alcalose metabólica.

A pCO_2 normal varia de 35 a 45 mmHg. Já notou que os valores normais de pCO_2 coincidem com os decimais da variação normal do pH (7,**35** a 7,**45**)? Falaremos mais sobre isso adiante.

- $pCO_2 < 35$ mmHg. O paciente está hiperventilando. Essa hiperventilação pode ser primária ou secundária.
  - Se pH < 7,35 e estamos buscando uma acidose, uma pCO_2 baixa pode representar a resposta respiratória secundária a uma acidose metabólica. **Essa é a combinação presente em nosso relato de caso.**
  - Se pH > 7,45 e estamos buscando uma alcalose, uma pCO_2 baixa representa uma alcalose respiratória (que pode ser aguda ou crônica).
- $pCO_2 > 45$ mmHg. O paciente está hipoventilando. Essa hipoventilação pode ser primária ou secundária.
  - Se pH < 7,35 e estamos buscando uma acidose, uma pCO_2 alta representa acidose respiratória (que pode ser aguda ou crônica).
  - Se pH > 7,45 e estamos buscando uma alcalose, uma pCO_2 alta pode representar uma resposta respiratória secundária a uma alcalose metabólica.

Em nosso relato de caso descrito no Quadro 21, pH = 7,15, $pCO_2 = 15$ mmHg e $[HCO_3^-] = 5$ mEq/L. Analisando tudo junto:

- pH = 7,15 = acidemia, portanto devemos buscar uma acidose metabólica.
- $[HCO_3^-] = 5$ mEq/L, logo a acidose que buscamos é metabólica.
- $pCO_2 = 15$ mmHg, podendo representar a resposta respiratória a uma acidose metabólica (pois, se a hiperventilação fosse primária, o paciente teria alcalemia).

Assim, chegamos ao primeiro diagnóstico ácido-base do paciente: acidose metabólica.

Etapa 5: avalie a adequação da resposta secundária

A resposta secundária a uma acidose metabólica pode ser notada clinicamente através de uma respiração mais rápida e mais profunda, chamada de respiração de Kussmaul. O objetivo dessa respiração é aumentar a ventilação alveolar para reduzir a pCO_2 e, assim, minimizar o efeito da acidose metabólica sobre o pH.

A magnitude da queda na pCO_2 diante de uma queda no bicarbonato sérico pode ser estimada a partir de fórmulas. Como vimos na Tabela 1, para cada 1 mEq/L de queda no bicarbonato, deve haver uma queda aproximada de 1,2 mmHg na pCO_2. Alternativamente, podemos calcular a pCO_2 esperada usando a Fórmula de Winter:

$$pCO_2 = 1{,}5 \times [HCO_3^-] + 8 \pm 2$$

Substituindo nessa fórmula o valor de bicarbonato fornecido no relato de caso, temos:

$$pCO_2 = 1{,}5 \times [HCO_3^-] + 8 \pm 2 = 15{,}5 \times 5 + 8 \pm 2 = 15{,}5 \pm 2 \text{ mmHg}$$

Assim, a pCO_2 esperada para quem tem $[HCO_3^-]$ = 5 mEq/L varia de 13,5 a 17,5 mmHg. Como nosso paciente tem uma pCO_2 = 15 mmHg, não há distúrbio respiratório, apenas a resposta respiratória adequada para o nível de acidose metabólica apresentado pelo paciente. A título de curiosidade, cabe mencionar a "regra da coincidência".

$$pCO_2 \approx \text{últimos 2 dígitos do pH}$$

Nos distúrbios simples, a pCO_2 tende a ficar igual aos últimos dois dígitos do pH. Diante de uma pCO_2 = 15 e pH = 7,15, podemos rapidamente perceber que estamos diante de um quadro de acidose metabólica com compensação respiratória adequada.

Etapa 6: calcule o ânion *gap* e corrija seu valor para a albumina

Antes de entrarmos no cálculo do ânion *gap*, faz-se necessária uma breve explicação de seu significado, tanto bioquímico quanto clínico.

Partindo do princípio da eletroneutralidade, segundo o qual o somatório de todos os cátions deve se igualar ao somatório de todos os ânions, podemos dizer que:

(CM + CNM) = (AM + ANM), sendo:
CM = cátions mensurados
CNM = cátions não mensurados
AM = ânions mensurados
ANM = ânions não mensurados

À esquerda da equação, temos todos os cátions, mensurados e não mensurados. À direita, todos os ânions, mensurados e não mensurados. Se colocarmos os elementos mensurados de um lado e os não mensurados do outro, teremos que:

(CM + AM) = (ANM + CNM)

A fórmula para cálculo do ânion *gap* é:

$$AG = [Na^+] - [Cl^-] - [HCO_3^-]$$

Intervalo de referência = 5 a 12 mEq/L

Nessa fórmula, a concentração de sódio representa os CM, enquanto as concentrações de cloro e bicarbonato representam os AM. Como a concentração de sódio é maior que as concentrações de cloro e bicarbonato juntas, o ânion *gap*, portanto, representa a carga de ânions que falta para igualar a carga de cátions. Esse conceito fica mais fácil de compreender na Figura 10.

Dado que (CM – AM) = (ANM – CNM), do ponto de vista clínico, o ânion *gap* deve ser pensado levando em consideração o lado direito da equação:

AG = ANM – CNM

Dessa equação se depreende que uma elevação na carga de ânions não mensurados promove uma elevação no ânion *gap*. Diversos ácidos orgânicos são ânions não mensurados pela equação clássica do ânion *gap*, que considera apenas os ânions mensurados, cloro e bicarbonato. Os exemplos mais comuns

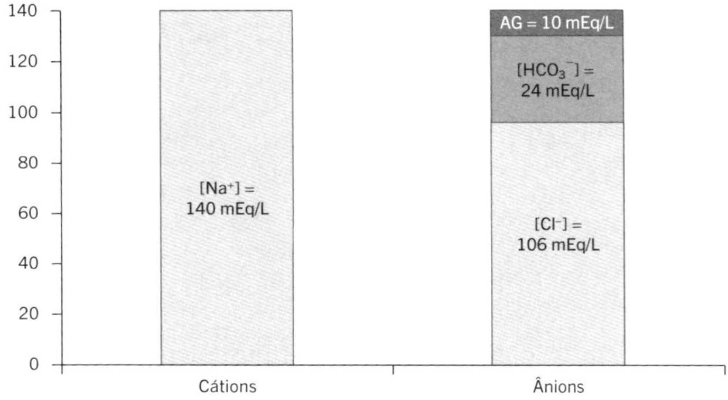

FIGURA 10 Representação esquemática do ânion *gap*.
AG: ânion *gap*.

de ânions não mensurados são o ácido lático e os cetoácidos. Portanto, podemos dizer que uma elevação do ânion *gap* representa uma medida indireta da presença de excesso de ácidos orgânicos. Quanto maior a elevação no ânion *gap*, maior será a concentração sérica desses ácidos.

Na presença de hipoalbuminemia, o resultado do ânion *gap* deve ser corrigido. Para cada 1 g/dL que a albumina estiver abaixo de 4 g/dL, devemos adicionar 2,5 mEq/L ao ânion *gap* calculado. Isso pode ser resumido na fórmula abaixo:

$$\text{AG corrigido} = \text{AG} + [(4{,}0 - \text{albumina}) \times 2{,}5]$$

Substituindo agora os valores de sódio, cloro e bicarbonato do paciente apresentado no relato de caso, temos que:

$$\text{AG} = [Na^+] - [Cl^-] - [HCO_3^-] = 123 - 99 - 5 = 19 \text{ mEq/L}$$

Corrigindo agora esse valor para a albumina de 2 g/dL, temos que:

$$\text{AG corrigido} = \text{AG} + [(4{,}0 - \text{albumina}) \times 2{,}5] =$$
$$= 19 + [(4{,}0 - 2{,}0) \times 2{,}5] = 24 \text{ mEq/L}$$

Portanto, podemos agora dizer que o paciente tem uma acidose metabólica com ânion *gap* elevado.

Etapa 7: se o ânion *gap* estiver elevado, investigue se existe outro distúrbio metabólico: delta ânion *gap*/delta bicarbonato e cálculo do bicarbonato corrigido

Já vimos que o ânion *gap* é uma medida indireta da presença de ácidos orgânicos. Quanto maior a elevação no ânion *gap*, maior a concentração sérica desses ácidos. O delta ânion *gap* (Δ AG) é uma medida de quanto o ânion *gap* se elevou (que, por sua vez, é uma medida da magnitude da elevação da concentração sérica de ácidos orgânicos). Como 12 mEq/L é o limite máximo de um ânion *gap* normal, o Δ AG é calculado da seguinte maneira:

$$\Delta \text{ AG} = \text{AG corrigido} - 12$$

Esse excesso de ácidos orgânicos é tamponado pelo bicarbonato. Em consequência, a concentração sérica de bicarbonato cai. O delta bicarbonato (Δ $[HCO_3^-]$) é uma medida de quanto o bicarbonato sérico caiu. Como 24 mEq/L é considerado o valor normal médio de bicarbonato, o Δ $[HCO_3^-]$ é calculado da seguinte maneira:

$$\Delta\ [HCO_3^-] = 24 - [HCO_3^-] \text{ do paciente}$$

A relação Δ/Δ é a divisão do ΔAG pelo $\Delta[HCO_3^-]$.

$$\frac{\Delta \text{ AG}}{\Delta\ [HCO_3^-]} = \frac{\text{AG corrigido} - 12}{24 - [HCO_3^-] \text{ do paciente}}$$

Essa relação visa avaliar se há uma proporcionalidade entre a elevação no ânion *gap* e a queda no bicarbonato. Grandes elevações no ânion *gap* devem se acompanhar de grandes quedas no bicarbonato. Se todo o excesso de ácidos orgânicos fosse tamponado no LEC pelo bicarbonato, a relação Δ/Δ esperada numa acidose metabólica com ânion *gap* elevado seria de 1. No entanto, uma parte do excesso de ácidos pode entrar no LIC para ser tamponado por hemoglobina e fosfatos (tamponamento intracelular). Por isso, a queda no bicarbonato pode ser menor que a elevação no ânion *gap*.

Interpretação dos resultados:

- Δ/Δ entre 1 e 2: acidose metabólica com ânion *gap* elevado pura, sem outro distúrbio metabólico associado.
- $\Delta/\Delta < 1$: acidose metabólica com ânion *gap* elevado + acidose metabólica hiperclorêmica. Nesse caso, a queda no bicarbonato foi maior do que a que poderia ser explicada pela elevação no ânion *gap*. Logo, existe outra acidose metabólica associada.
- $\Delta/\Delta > 2$: acidose metabólica com ânion *gap* elevado + alcalose metabólica. Nesse caso, a queda no bicarbonato foi menor do que a esperada diante da elevação no ânion *gap*. Logo, o paciente possui um excesso de bicarbonato, revelando a presença de uma alcalose metabólica associada.

Ao aplicarmos os valores apresentados no relato de caso na relação Δ/Δ, temos que:

$$\frac{\Delta\ AG}{\Delta\ [HCO_3^-]} = \frac{AG\ corrigido - 12}{24 - [HCO_3^-]\ do\ paciente} = \frac{24 - 12}{24 - 5} = \frac{12}{19} = 0{,}6$$

Como $\Delta/\Delta < 1$, podemos agora dizer que o paciente tem dois distúrbios do equilíbrio ácido-base: uma acidose metabólica com ânion *gap* elevado e uma acidose metabólica hiperclorêmica.

Uma alternativa ao Δ/Δ é fazer o cálculo do bicarbonato corrigido.

$$[HCO_3^-]\ corrigido = [HCO_3^-]\ do\ paciente + \Delta\ AG$$

Interpretação dos resultados:

- Bicarbonato corrigido entre 22 e 30 mEq/L: acidose metabólica com ânion *gap* elevado pura, sem outro distúrbio metabólico associado.
- Bicarbonato corrigido < 22 mEq/L: acidose metabólica com ânion *gap* elevado + acidose metabólica hiperclorêmica. Nesse caso, mesmo ao adicionar o ΔAG ao bicarbonato do paciente, o bicarbonato corrigido permanece baixo. Logo, a elevação no ânion *gap* não foi o único motivo para a queda no bicarbonato, ficando evidente a presença de outra acidose metabólica associada.

- Bicarbonato corrigido > 30 mEq/L: acidose metabólica com ânion *gap* elevado + alcalose metabólica. Nesse caso, ao adicionar o ΔAG ao bicarbonato do paciente, o bicarbonato corrigido ultrapassou o limite normal, revelando a presença de uma alcalose metabólica associada.

Ao aplicarmos os valores apresentados no relato de caso na fórmula do bicarbonato corrigido, temos que:

$$[HCO_3^-] \text{ corrigido} = [HCO_3^-] \text{ do paciente} + \Delta\, AG = 5 + 12 = 7$$

Como o bicarbonato corrigido foi < 22 mEq/L, chegamos à mesma conclusão a que havíamos chegado pelo método do Δ/Δ: o paciente tem dois distúrbios do equilíbrio ácido-base, uma acidose metabólica com ânion *gap* elevado e uma acidose metabólica hiperclorêmica.

Etapa 8: concilie o diagnóstico bioquímico com a impressão clínica inicial

O paciente havia sido internado recentemente por pneumonia. Devido ao uso de antibióticos, ele desenvolveu uma colite pseudomembranosa.

- A suspeita de que a diarreia levaria a uma acidose metabólica hiperclorêmica por perda de bicarbonato nas fezes se confirmou. Essa acidose foi responsável por uma queda de 7 mEq/L no bicarbonato sérico do paciente, que caiu de 24 mEq/L para 17 mEq/L.
- A suspeita de que o quadro de choque circulatório levaria a uma acidose metabólica com ânion *gap* elevado também se confirmou. O acúmulo de ácido lático elevou o ânion *gap* em 12 mEq/L, promovendo uma nova queda no bicarbonato sérico de 17 para 5 mEq/L (que foi o valor apresentado na chegada ao pronto-socorro).
- A taquipneia do paciente levantou a suspeita de que poderia haver uma alcalose respiratória devido ao quadro febril. No entanto, essa suspeita não se confirmou. A fórmula de Winter revelou que a pCO_2 do paciente estava adequada para o grau de acidose metabólica, tratando-se, portanto, de uma resposta secundária (mecanismo compensatório).

CONSIDERAÇÕES FINAIS

Neste capítulo, exploramos a complexidade dos DHEAB, enfatizando a importância de uma abordagem abrangente e fundamentada na compreensão da fisiologia subjacente. A adequada interpretação e manejo de condições como hiponatremia, hipernatremia, hipocalemia e hipercalemia, bem como a correta interpretação da gasometria arterial, são fundamentais para o prognóstico e a qualidade de vida dos pacientes.

Reconhecer as causas e mecanismos subjacentes dos DHEAB não só permite intervenções mais eficazes, mas também previne a recorrência dos distúrbios, reduzindo a necessidade de hospitalizações frequentes e melhorando o desfecho clínico. A prática médica deve ir além da correção imediata dos níveis séricos e focar na identificação e modificação dos fatores desencadeantes, como o ajuste de medicações e o tratamento das condições primárias associadas.

Ao longo do capítulo, destacamos os princípios terapêuticos essenciais e as estratégias para lidar com esses distúrbios de maneira segura e eficaz. Esperamos que este conteúdo tenha fornecido um conhecimento sólido e aplicável, capacitando os profissionais de saúde a enfrentar os desafios clínicos relacionados aos DHEAB com confiança e competência.

BIBLIOGRAFIA RECOMENDADA

Adrogué HJ, Madias NE. The syndrome of inappropriate antidiuresis. N Engl J Med. 2023;389(16):1499-509.

Adrogué HJ, Tucker BM, Madias NE. Diagnosis and management of hyponatremia: a review. JAMA. 2022;328(3):280-91.

Bastos AP, Rocha PN. Osmotic demyelination as a complication of hyponatremia correction: a systematic review. J Bras Nefrol. 2024 Jan-Mar;46(1):47-55.

Emmett M. Metabolic alkalosis: a brief pathophysiologic review. Clin J Am Soc Nephrol. 2020;15(12):1848-56.

Lindner G, Burdmann EA, Clase CM, Hemmelgarn BR, Herzog CA, Małyszko J et al. Acute hyperkalemia in the emergency department: a summary from a Kidney Disease: Improving Global Outcomes conference. Eur J Emerg Med. 2020;27(5):329-37.

Lopes MB, Rocha PN, Pecoits-Filho R. Updates on medical management of hyperkalemia. Curr Opin Nephrol Hypertens. 2019;28(5):417-23.

Rocha PN, Martinelli RM. Distúrbios do equilíbrio ácido-base. In: Moura LRR (ed.). Tratado de nefrologia. v.2. Rio de Janeiro: Ateneu; 2017. p.451-82.

Rocha PN. Hipercalemia. J Bras Nefrol. 2009;31(1):5.

Rocha PN. Hiponatremia: conceitos básicos e abordagem prática. J Bras Nefrol. 2011;33(2):248-60.

Rocha PN. Uso de bicarbonato de sódio na acidose metabólica do paciente gravemente enfermo. J Bras Nefrol. 2009;31(4):297-306.

14

Doença renal crônica

Farid Samaan
Edison Régio de Moraes Souza
Gianna Mastroianni Kirsztajn

PONTOS-CHAVE

- A doença renal crônica é identificada em todo indivíduo que, por um período de pelo menos 3 meses, apresenta anormalidades estruturais ou funcionais renais.
- Os principais recursos para seu diagnóstico são a dosagem sérica de creatinina, por meio da qual é possível estimar a taxa de filtração glomerular, a pesquisa de proteína na urina e o exame de ultrassonografia.
- Com base na taxa de filtração glomerular, a doença renal crônica pode ser estadiada de 1 a 5, e esse estadiamento é útil para estimar os riscos das principais complicações.

DEFINIÇÃO

Do ponto de vista prático, a doença renal crônica (DRC) pode ser definida como um conjunto de sinais e sintomas derivados de uma agressão prolongada/persistente (crônica) a nossos rins. Corretamente, um dos primeiros cenários clínicos que poderia vir à mente do estudante ou profissional de saúde é o de um adulto com elevação do valor de creatinina sérica, resultante de dano causado por hipertensão arterial (HA), diabetes *mellitus* (DM) ou outra doença sistêmica por tempo prolongado. De fato, o espectro da DRC não engloba apenas pacientes que necessitam de hemodiálise ou de outro método de terapia renal substitutiva (TRS).

Quando a DRC (antes chamada insuficiência renal crônica) foi pela primeira vez descrita por Richard Bright em 1836, autópsias de pessoas com essa condição revelaram edema generalizado, palidez cutânea, hipertrofia do ventrículo esquerdo, hemorragias cerebrais e rins de tamanho reduzido e com superfície alterada. Hoje, sabe-se que esses são achados da fase final da DRC e que uma fase pré-clínica, menos grave e de duração variável acontece, pode e deve ser diagnosticada precocemente com a finalidade de prevenir ou amenizar os agravos da DRC.

Por esse e outros motivos, a definição atualmente adotada para a DRC tem maior abrangência. Segundo ela, tem DRC todo indivíduo que, por um período de pelo menos 3 meses, apresenta anormalidades estruturais ou funcionais renais, com ou sem diminuição de sua taxa de filtração glomerular (TFG). Em outras palavras, DRC é definida por:

- TFG inferior a 60 mL/min/1,73 m^2 de superfície corporal por 3 meses ou mais, ou
- TFG igual ou superior a 60 mL/min/1,73 m^2, na presença de um marcador de lesão renal por 3 meses ou mais.

Esse marcador pode ser estrutural (alterações histopatológicas), funcional (alterações sanguíneas e urinárias, como elevação da creatinina sérica, proteinúria, hematúria e déficit de concentração urinária), ou ocorrer em exames de imagem (cistos múltiplos, malformações congênitas, alterações anatômicas adquiridas, cálculos, entre outros) (Quadro 1).

Considerando essa definição, alguns exames se tornam particularmente importantes para fazer o diagnóstico da DRC: determinação da taxa de filtração glomerular a partir da creatinina sérica, avaliação de marcadores de lesão renal parenquimatosa, como exames de urina (albuminúria, por exemplo) e achados ultrassonográficos (cistos na doença renal policística, cálculos, malformações do trato urinário etc.). Esses exames são amplamente disponíveis, têm baixo custo e, na prática clínica, prestam-se muito bem para o diagnóstico da maior parte dos casos de DRC, ao contrário de marcadores histológicos avaliados por biópsia renal, que só são utilizados em situações específicas e menos comuns (p. ex., suspeita de doenças glomerulares ou nefrites tubulointersticiais).

QUADRO 1 Definição de doença renal crônica

Manutenção por 3 meses ou mais de:
• TFG $<$ 60 mL/min/1,73 m^2 ou
• TFG $>$ 60 mL/min/1,73 m^2, com alteração em marcador de lesão renal parenquimatosa

TFG: taxa de filtração glomerular.

DIAGNÓSTICO

Ao considerar a definição da DRC, conclui-se que o diagnóstico dessa condição pode ser facilmente realizado por três exames amplamente disponíveis em nosso meio. É o caso da dosagem de creatinina sérica, da pesquisa de proteína urinária e da ultrassonografia renal. O profissional de saúde deve atentar para certas particularidades desses procedimentos diagnósticos, a fim de utilizá-los em sua prática clínica da melhor maneira possível.

Creatinina sérica

Sabe-se que a creatinina é tão mais filtrada pelos glomérulos quanto mais adequado o seu funcionamento. Embora a creatinina sérica seja o exame de avaliação da função renal mais conhecido, sua interpretação deve ser realizada com cautela. Entre outros fatores, as seguintes situações devem ser consideradas.

Em primeiro lugar, a creatinina sérica guarda relação com a massa muscular do indivíduo; e é por isso que pessoas do sexo masculino, de etnia negra, jovens e aquelas com alto percentual de massa magra, em geral, apresentam maiores níveis de creatinina sérica que mulheres, pessoas de etnia branca, idosos e desnutridos, mesmo tendo a mesma função renal. Em segundo lugar, em uma situação de doença renal, a creatinina é também secretada pelos túbulos renais, fazendo com que seu nível sérico não se eleve precocemente, ou seja, a partir do momento em que o indivíduo começa a perder função renal.

Para corrigir em parte esses problemas, foram desenvolvidas fórmulas matemáticas, derivadas da creatinina sérica, com o objetivo de estimar a TFG e, assim, expressar melhor a função renal das pessoas (Tabela 1).

Ao considerar os laudos de creatinina sérica, adicionar a informação da TFG junto com os resultados de creatinina é um procedimento simples, factível, de baixo custo de implantação e recomendado mundialmente e para todos os laboratórios do Brasil desde 2015. Além disso, existem diversas calculadoras de TFG em aplicativos gratuitos para computadores e celulares.

Pesquisa de proteína urinária

Existem diversos métodos para avaliar as proteínas urinárias (Quadro 2). Esses métodos podem ser qualitativos, semiquantitativos e quantitativos. Além disso, a amostra utilizada pode ser isolada ou de 24 horas. É possível que o método mais conhecido seja a avaliação, qualitativa, por fita reagente em amostra isolada de urina. A vantagem dos métodos quantitativos reside no fato de

TABELA 1 Exemplos de equações para se calcular a taxa de filtração glomerular estimada

Equação	Ano da publicação	A quem se destina?	Fórmula			
Cockcroft-Gault	1976	> 18 anos	[(140–idade) x peso / (72 x CrS) x 0,85 (se mulher)]			
Schwartz	2009	< 18 anos	0,413 x altura / CrS			
MDRD	2002	> 18 anos	186 x (CrS)–0,154 x (idade)–0,203 x (0,742 se mulher) x (1,210 se afro-americano)]			
CKD-EPI 2009	2009	> 18 anos	Feminino	CrS ≤ 0,7	$144 \times (CrS/0,7)^{-0,329} \times (0,993)^{idade}$	x 1,157 se etnia negra
				CrS > 0,7	$144 \times (CrS/0,7)^{-1,209} \times (0,993)^{idade}$	
			Masculino	CrS ≤ 0,9	$144 \times (CrS/0,9)^{-0,411} \times (0,993)^{idade}$	
				CrS > 0,9	$144 \times (CrS/0,9)^{-1,209} \times (0,993)^{idade}$	
CKD-EPI 2021	2021	> 18 anos	Feminino	CrS ≤ 0,7	$142 \times (CrS/0,7)^{-0,241} \times (0,994)^{idade} \times 1,012$	Não requer ajuste por etnia
				CrS > 0,7	$142 \times (CrS/0,7)^{-1,200} \times (0,994)^{idade} \times 1,012$	
			Masculino	CrS ≤ 0,9	$142 \times (CrS/0,9)^{-0,302} \times (0,994)^{idade}$	
				CrS > 0,9	$142 \times (CrS/0,9)^{-1,200} \times (0,994)^{idade}$	

CKD-EPI: *Chronic Kidney Disease Epidemiology Collaboration*. CrS: creatinina sérica.

QUADRO 2 Exames comuns para avaliação de proteinúria

Exame	Nome conhecido ou sigla	Amostra de urina	Valor de referência
Sumário de urina	EAS, urina 1	Urina isolada	Proteínas ausentes
Relação albumina/creatinina	Microalbuminúria, RAC	Urina isolada	< 30 mg/g
Relação proteína/creatinina	RPC	Urina isolada	< 0,2 g/g
Albuminúria de 24 horas	ALB 24h	Urina de 24 horas	< 30 mg/24 horas
Proteinúria de 24 horas	PTU 24h	Urina de 24 horas	< 150 mg/24 horas

ALB 24h: albuminúria de 24 horas; EAS: elementos anormais do sedimento urinário; PTU 24h: proteinúria de 24 horas; RAC: relação albumina/creatinina; RPC: relação proteína/creatinina.

que existem diversos estudos que mostraram relação direta entre a quantidade de proteína excretada pela urina e piores desfechos renais e cardiovasculares. Além disso, como será visto a seguir, a quantidade de proteinúria pode ser útil para indicar a necessidade de avaliação do especialista.

A pesquisa de proteinúria pode ser feita por dosagem das proteínas totais, da albumina ou ainda de outras proteínas, em caso de doenças específicas. A albumina é a proteína urinária mais importante na prática clínica, pois sua excreção pode aumentar no contexto das doenças renais mais comuns (nefropatias diabética e hipertensiva e glomerulopatias).

Ultrassonografia renal

A ultrassonografia (US) renal é um exame simples, não invasivo e de baixo custo. As alterações ultrassonográficas mais comuns na DRC são a perda da diferenciação corticomedular e a redução do tamanho dos rins. Entretanto, essas alterações não guardam boa relação com a gravidade da doença e podem estar ausentes em diversos casos de DRC, como é o caso da nefropatia diabética. Mesmo assim, o US renal é de extrema importância em diversos contextos de DRC, entre eles, na detecção de alterações anatômicas como malformações, obstrução de vias urinárias, cálculos e cistos renais etc. Embora não tenha alta sensibilidade para detectar DRC, o US renal tem especial valor preditivo positivo e é exame obrigatório em todo caso de suspeita de DRC.

Recomendações

Para finalidade de rastreamento da DRC na população de risco, tem-se observado a tendência de utilização da equação CKD-EPI (*Chronic Kidney Disease*

Epidemiology Collaboration) de 2009 para determinar a TFG[1] e a RAC, como exame de avaliação inicial de proteinúria. De fato, o KDIGO (*Kidney Disease: Improving Global Outcomes*) lista os métodos de avaliação de proteinúria na seguinte ordem decrescente de preferência: relação albumina/creatinina em urina isolada (RAC), relação proteína/creatinina em urina isolada (RPC), pesquisa de elementos anormais do sedimento urinário (EAS), albuminúria de 24 horas (ALB 24h) e proteinúria de 24 horas (PTU 24h). A avaliação de proteinúria por fita reagente comumente utilizada em sumários de urina apresenta menor sensibilidade e especificidade que os métodos quantitativos. As amostras de 24 horas têm maior potencial de erro de coleta, não são adequadas para triagem e devem ser usadas para confirmação diagnóstica ou controle de tratamento em condições específicas. Assim, recomenda-se que creatinina sérica (acompanhada da TFG) e RAC sejam realizadas em pessoas de risco para DRC:

- Adultos (anualmente ou a critério clínico) com uma ou mais das seguintes condições: HA, DM, obesidade, evento cardiovascular prévio, gravidez, rim único, glomerulopatias (confirmada ou suspeita), doença renal policística, história familiar de DRC e uso repetido de medicações ou outros agentes nefrotóxicos (anti-inflamatórios não hormonais, imunossupressores como tacrolimo e ciclosporina, lítio, contrastes radiológicos etc.).
- Crianças e adolescentes (a cada 5 anos ou a critério clínico) com uma ou mais das seguintes condições: além das condições mencionadas para adultos, baixo peso ao nascimento, infecção urinária ou litíase de repetição, déficit de crescimento, anemia e malformações do trato geniturinário.

Classificações

A DRC é classificada em 5 estágios crescentes de gravidade de acordo com a TFG estimada.

- Indivíduos com o estágio 1 de DRC têm TFG ≥ 90 mL/min/1,73 m^2 com algum marcador de lesão renal.
- Pessoas com estágio 2 de DRC apresentam TFG entre 60 e 89 mL/min/1,73 m^2 com algum marcador de lesão renal. De acordo com a definição de DRC, quando a TFG está abaixo de 60 mL/min/1,73 m^2, a presença de marcador de lesão renal não é obrigatória.

---

[1] Nota do Editor: sobre o desempenho das fórmulas para estimativa de TFG e a atualização do CKD-EPI, consulte o Capítulo 9.

- O estágio 3 da DRC é dividido nos estágios 3a (TFG entre 45 e 59 mL/min/1,73 m^2) e 3b (TFG entre 30 e 44 mL/min/1,73 m^2).
- Pessoas apresentam estágio 4 de DRC quando têm TFG entre 15 e 29 mL/min/1,73 m^2.
- Pessoas com estágio 5 apresentam TFG < 15 mL/min/1,73 m^2 ou se encontram em diálise (hemodiálise ou diálise peritoneal).

Em referência aos pacientes com TFG < 15 mL/min/1,73 m^2 que não estão em diálise, o termo DRC estágio 5-ND (não dialítico) é às vezes utilizado. Da mesma maneira, a condição de indivíduos que estão em diálise é denominada DRC 5-D (dialítico) (Tabela 2).

TABELA 2 Classificação de doença renal crônica, segundo faixas de taxa de filtração glomerular

Estágio de DRC	Taxa de filtração glomerular (mL/min/1,73 m^2)
1	≥ 90, com algum marcador de lesão renal
2	60-89, com algum marcador de lesão renal
3a	45-59
3b	30-44
4	15-29
5	< 15
5-ND	< 15, paciente não se encontra em diálise
5-D	<15, paciente encontra-se em diálise

DRC: doença renal crônica.

Além da classificação da DRC quanto à TFG, é importante a categorização em relação à quantidade de proteína excretada pela urina. Como a albumina é a proteína urinária de maior relevância na prática clínica, os três níveis crescentes de gravidade da proteinúria são denominados A1, A2 e A3.

- Fala-se em categoria de proteinúria leve (A1) quando os indivíduos apresentam sumário de urina com proteínas ausentes ou traços, RAC < 30 mg/g, RPC < 0,2 g/g, ALB 24h < 30 mg ou PTU 24h < 150 mg.
- A proteinúria é moderada (A2) quando o paciente apresenta sumário de urina com proteínas 1+, RAC entre 30 e 300 mg/g, RPC entre 0,2 e 1,0 g/g, ALB 24h entre 30 e 300 mg ou PTU 24h entre 150 e 500 mg.
- A categoria de proteinúria é grave (A3) quando se observam sumário de urina com proteínas 2+ ou 3+, RAC > 300 mg/g, RPC > 1 g/g, ALB 24h > 300 mg ou PTU 24h > 500 mg (Tabela 3).

TABELA 3 Classificação da proteinúria, segundo quantidade excretada

	Métodos de avaliação de proteinúria				
Nível de proteinúria	Sumário de urina (proteínas)	RAC (mg/g)	RPC (g/g)	ALB 24h (mg/24h)	PTU 24h (mg/24h)
Leve (A1)	Ausentes ou traços	< 30	< 0,2	< 30	< 150
Moderada (A2)	1+	30-300	0,2-1	30-300	150-500
Grave (A3)	2+ ou 3+	> 300	> 1	> 300	> 500

ALB 24h: albuminúria de 24 horas; PTU 24h: proteinúria de 24 horas; RAC: relação albumina/creatinina em urina isolada: RPC: relação proteína/creatinina em urina isolada.

Há pouco mais de uma década, diversos estudos têm mostrado que a combinação do estágio de DRC com os níveis de proteinúria pode trazer informação significativa quanto ao prognóstico da DRC. A análise conjunta desses dois parâmetros é classicamente representada pelo mapa de risco ou mapa de calor da DRC (Quadro 3). Quanto pior a categoria de risco da DRC, maior o risco de o paciente necessitar de TRS por DRC, apresentar injúria renal aguda, ter evento cardiovascular, hospitalização e óbito. Por esse motivo, alguns órgãos de gestão de saúde (ministérios, secretarias de saúde e planos privados) utilizam o mapa de risco da DRC como critério para encaminhamento para a especialidade médica de nefrologia. Nesse caso, pacientes das categorias de risco alto ou muito alto deveriam ter ao menos uma avaliação por médico nefrologista, enquanto as pessoas com risco baixo ou moderado poderiam ser acompanhadas somente por profissionais da atenção primária à saúde.

ETIOLOGIA

HA e DM são as principais causas de DRC em adultos. Seguem-se, na maioria dos países, glomerulopatias e doença renal policística. As causas obstrutivas

QUADRO 3 Mapa de calor da doença renal crônica

Estágio de DRC	TFG (mL/min/1,73 m²)	Nível de proteinúria		
		A1 Leve	A2 Moderada	A3 Severa
1	≥ 90			
2	60-89			
3a	45-59			
3b	30-44			
4	15-29			
5	< 15			

Categorias de risco	
	Baixo
	Moderado
	Alto
	Muito alto

DRC: doença renal crônica; TFG: taxa de filtração glomerular. (ver imagem colorida no caderno de cor)

como litíase urinária e hiperplasia de próstata têm diminuído com os avanços de diagnóstico e terapia, embora ainda ocorram em locais com recursos físicos e humanos limitados. Em crianças com menos de 12 anos, há predomínio de malformações congênitas (0 a 5 anos) e de outras causas, como glomerulopatias, doenças hereditárias e sistêmicas (6 a 12 anos).

De forma isolada ou associada às condições supracitadas, alguns fatores aumentam a chance de DRC de maneira expressiva. É o caso da obesidade, tabagismo, dislipidemia e uso prolongado de agentes nefrotóxicos. Além desses fatores, eventos cardíacos e cerebrovasculares estão associados com maior velocidade de piora de DRC (progressão), ao mesmo tempo que podem ser consequências desta última. De fato, a alta prevalência de doença cardiovascular (DCV) em indivíduos com DRC não pode ser explicada apenas pela presença de fatores de risco tradicionais (HA, DM, dislipidemia, sedentarismo, tabagismo). Pacientes com DRC frequentemente apresentam fatores de risco não tradicionais para DCV, próprios da DRC, quais sejam, hipervolemia, anemia, distúrbio mineral ósseo, hiperuricemia, estresse oxidativo, hiper-homocisteinemia e inflamação.

EPIDEMIOLOGIA

A DRC é considerada um problema mundial de saúde pública em razão do aumento exponencial de sua prevalência, incidência e número de pessoas em TRS. Esse aumento se deve, sobretudo, ao aumento da longevidade das populações e à epidemia de obesidade, as quais estão associadas com o aumento das prevalências de HA e DM, que são as principais causas de DRC.

Ao se considerar a definição atual de DRC, cerca de 10% dos adultos têm DRC, o que inclui pessoas com TFG reduzida (< 60 mL/min/1,73 m^2) e aquelas com proteinúria e TFG preservada. De acordo com a Portaria de Critérios e Parâmetros Assistenciais do Ministério da Saúde do Brasil, para finalidade de planejamento em saúde, deve-se considerar que as prevalências de DRC nos estágios 1, 2, 3, 4 e 5 são de 1,7, 2,8, 5,6, 0,2 e 0,16%, respectivamente.

Estimativas da prevalência de DRC de acordo com os seus estágios:

1 – 1,7%
2 – 2,8%
3 – 5,6%
4 – 0,2%
5 – 0,16%

A prevalência de pessoas em diálise (hemodiálise ou diálise peritoneal) depende, entre outros fatores, da capacidade de diagnóstico, renda, expectativa de vida e disponibilidade desses tratamentos nas nações. A prevalência de pessoas em diálise no Brasil é de cerca de 0,07%, ultrapassa 0,2% em países como Japão e EUA, porém não atinge 0,02% em Bangladesh e em alguns países da África.

A DRC é mais frequente quanto maior a idade dos indivíduos, sobretudo em razão do aumento progressivo das prevalências de HA e DM à medida que envelhecemos. Além disso, a DRC é dependente do tempo de exposição dos rins a seus agressores. Enquanto cerca de 0,5% dos adultos entre 18 e 30 anos têm algum grau de DRC, mais de 30% dos indivíduos com mais de 75 anos apresentam a doença.

Não está claro na literatura se a DRC tem predileção por sexo. Entretanto, a maioria dos estudos tem mostrado maior prevalência das fases iniciais da DRC em mulheres, e as explicações aventadas seriam a menor massa de néfrons e a maior chance de diagnóstico em razão da maior procura por cuidados de saúde. Por outro lado, a DRC tratada com diálise é mais comum em homens, possivelmente devido à maior carga de comorbidades.

COMPLICAÇÕES

Além de ser a principal causa de óbito em pacientes com DRC, a DCV é a principal complicação da doença. A prevalência de eventos cardiovasculares aumenta desde o estágio 1 da DRC, isto é, indivíduos com TFG preservada e proteinúria apresentam maior risco cardiovascular que a população sem esse marcador, independentemente de idade e de outras comorbidades. Esse risco aumenta de forma exponencial conforme pior o estágio de DRC. Diferentemente da DCV, outras complicações da DRC costumam ser diagnosticadas mais tardiamente na história natural da doença. Em geral, a anemia e o distúrbio mineral ósseo aparecem no estágio 3 de DRC, enquanto a acidose metabólica e a hipercalemia são mais frequentes a partir do estágio 4.

A anemia é decorrente do déficit de produção de eritropoietina. Classicamente, a anemia da DRC é do tipo normocrômica e normocítica, assim como outras causas de anemia de doenças crônicas. Em razão de sangramentos gástricos que podem ocorrer nas fases avançadas de DRC (uremia), pode ocorrer anemia hipocrômica e microcítica por deficiência de ferro.

O distúrbio mineral ósseo (DMO) da DRC envolve a deficiência na ativação da vitamina D (a primeira hidroxilação acontece no fígado e a segunda, nos rins), levando à redução da absorção de cálcio no intestino. O principal mecanismo compensatório desse fenômeno é o aumento da produção de paratormônio (PTH). Além disso, tem-se a redução da excreção de fósforo em função da queda da TFG. Portanto, o quadro laboratorial mais comum do DMO da DRC é alguma combinação dos quatro seguintes: redução dos níveis séricos de cálcio e vitamina D e elevação de fósforo e PTH.

A acidose metabólica e a hipercalemia são mais comuns nas fases mais avançadas da DRC, isto é, nos estágios 4 e 5. A acidose acontece em função da perda da capacidade dos rins de exercerem seus papéis no equilíbrio ácido-base, ou seja, nas doenças renais estão prejudicadas: a reabsorção de bicarbonato no túbulo proximal, a secreção de íons H^+, a eliminação de ácidos fixos e a excreção de amônio no túbulo distal. Além disso, no estágio 5 de DRC, em razão da redução da TFG, há um pronunciado acúmulo de sulfatos, fosfatos e outros ânions. Por esse motivo, a acidose metabólica da DRC é reconhecida, classicamente, como sendo de *anion-gap* aumentado e cloreto normal.

A hipercalemia é mais comum quanto pior a função renal. Seus mecanismos principais são a redução da TFG e a acidose metabólica, que provoca a translocação do potássio intracelular para o meio extracelular. A hipercalemia pode ocorrer independentemente da redução da TFG devido à lesão de túbulo distal denominada hipoaldosteronismo hiporreninêmico, secundária, por exemplo, ao DM e ao uso de anti-inflamatórios não hormonais e imunossupressores (ciclosporina, tacrolimo).

PREVENÇÃO E TRATAMENTO

A prevenção primária de DRC, isto é, ações para evitar seu surgimento, é possível em muitos casos. Essa informação é de extrema relevância para gestores públicos, profissionais de saúde e de educação, uma vez que os gastos com TRS representam 2 a 7% de todo o orçamento de saúde das nações. Uma recente revisão sistemática com metanálise de 104 estudos observacionais mostrou que dieta rica em vegetais e frutas, dieta rica em potássio e atividade física reduzem o risco de DRC em 22, 21 e 18%, respectivamente. Por outro lado, alto consumo de sódio aumenta esse risco em 21% e o tabagismo, em 18%. A prevenção secundária de DRC, isto é, seu diagnóstico precoce, foi abordada na seção "Recomendações" deste capítulo.

O manejo de pacientes com DRC estabelecida requer equipe multiprofissional, caracterizada por, no mínimo, médico nefrologista, enfermeiro e nutricionista. Os papéis do psicólogo, do assistente social e do educador físico são também muito importantes, porém esses profissionais nem sempre estão disponíveis. Estudos indicam que indivíduos com DRC estágios 4 e 5-ND apenas obtêm melhora de desfechos quando tratados por médico nefrologista e equipe multiprofissional, o mesmo não ocorrendo quando essa população é tratada apenas por médico nefrologista.

A prevenção dos agravos da DRC (prevenção terciária) pode ser didaticamente dividida em: tratamento da doença de base (HA, DM, glomerulopatias, doença renal policística, entre outras), avaliação e tratamento de comorbidades, com especial atenção àquelas que são mais comuns na DRC que na população geral (dislipidemia, DCV e neoplasias), avaliação e tratamento de complicações específicas da DRC (anemia, distúrbio mineral ósseo, acidose metabólica e hipercalemia), medidas para reduzir a progressão da doença e preparação para TRS.

Dentre as medidas para reduzir a progressão da DRC, destacam-se modificações de estilo de vida e uso de medicações comumente chamadas de nefroprotetoras. Além de seus efeitos benéficos renais, essas medidas podem apresentar impacto positivo sobre comorbidades como HA, DM, dislipidemia e insuficiência cardíaca. Diversos estudos mostraram que atividade física e dieta apropriada reduzem a progressão da DRC. Sabe-se hoje que a restrição de proteínas da dieta não é eficaz na redução de progressão de muitos casos de DRC como se acreditava antigamente. Desse modo, não se deve adotar essa recomendação de rotina sem acompanhamento de nutricionista, sobretudo em idosos, indivíduos com DRC leve ou moderada e em pessoas sob risco de ou com desnutrição/sarcopenia. Dentre as medicações nefroprotetoras, destacam-se os inibidores do sistema renina angiotensina, os bloqueadores do receptor de angiotensina e, mais recentemente, os inibidores do cotransportador de sódio-glicose 2 (SGLT2) e o inibidor do receptor de mineralocorticoide.

O preparo para TRS requer a identificação de pacientes com progressão de DRC, apesar das medidas acima, e com TFG entre 15 e 20 mL/min/1,73 m^2. Nessa situação, paciente e cuidador devem ser informados dos métodos de TRS disponíveis (hemodiálise, diálise peritoneal e transplante renal) para que a escolha da melhor terapia seja feita conjuntamente com a equipe de saúde e antes de o paciente apresentar emergência dialítica. Em caso de se decidir por hemodiálise, a confecção antecipada de fístula arteriovenosa previne a necessidade de uso de cateteres venosos, medida que sabidamente se associa com menor morbimortalidade e custos para os sistemas de saúde. No caso de se optar por métodos domiciliares de TRS, como diálise peritoneal (automática ou manual), a decisão fora de cenários de urgência/emergência permite o adequado treinamento do paciente e do cuidador. De maneira semelhante, a oferta de transplante renal preemptivo, isto é, antes do início de hemodiálise ou diálise peritoneal, está associada com maior sobrevida do enxerto renal.

A prevenção quaternária, isto é, ações para evitar a utilização de procedimentos desnecessários, também faz parte do enfrentamento da DRC. Identificar pacientes que não se beneficiam de TRS e oferecer a eles e seus familiares cuidados paliativos, de forma humanizada e com base na melhor evidência científica disponível, requer envolvimento e maturidade da equipe multiprofissional.

CONSIDERAÇÕES FINAIS

A DRC é uma condição crônica comum em suas fases iniciais, onerosa e impactante em suas fases mais avançadas, prevenível, com prevalência crescente e seus principais fatores de risco são bem conhecidos. O diagnóstico é realizado por exames simples, de baixo custo e disponíveis. Na maior parte dos casos, o acompanhamento deve ser realizado em atenção primária à saúde e o tratamento medicamentoso é factível e com drogas disponíveis no Sistema Único de Saúde. Em razão da complexidade dos pacientes, casos avançados de DRC requerem cuidado especializado e multiprofissional para que se possa obter melhora dos desfechos clínicos. Apesar do amplo conhecimento acumulado sobre a história natural e o manejo adequado da DRC, ela continua sendo uma das doenças crônicas não transmissíveis mais negligenciadas do mundo. Em muitos países, como o Brasil, é urgente que gestores públicos, profissionais de saúde e população se unam em prol da implantação da linha de cuidados à pessoa com DRC.

BIBLIOGRAFIA RECOMENDADA

Bastos MG, Andriolo A, Kirsztajn GM. World Kidney Day 2011 albuminuria and creatinine: simple, inexpensive and essential tests in the course of chronic kidney disease. J Bras Nefrol. 2011; 33(1):1-7.

Brasil. Ministério da Saúde. Secretaria de Ciência, Tecnologia, Inovação e Complexo da Saúde – SECTICS. Departamento de Gestão e Incorporação de Tecnologias em Saúde – DGITS. Coordenação-Geral de Gestão de Protocolos Clínicos e Diretrizes Terapêuticas – CGPCDT. Protocolo clínico e diretrizes terapêuticas estratégias para atenuar a progressão da doença renal crônica. 2023. Disponível em: https://www.gov.br/conitec/pt-br/midias/consultas/relatorios/2023/20230418_relatorio_pcdt_estrategias_para_atenuar_a_progressao_da_drc_cp_11.pdf; acessado em: 20 de fevereiro de 2024.

Brasil. Ministério da Saúde. Secretaria de Atenção à Saúde. Departamento de Atenção Especializada e Temática. Diretrizes clínicas para o cuidado ao paciente com doença renal crônica – DRC no Sistema Único de Saúde. 2014. Disponível em: https://portalarquivos2.saude.gov.br/images/pdf/2014/marco/24/diretriz-cl--nica-drc-versao-final.pdf; acessado em: 20 de fevereiro de 2024.

Brasil. Ministério da Saúde. Universidade Federal do Rio Grande do Sul. Protocolos de encaminhamento da atenção básica para a atenção especializada. v.1. Endocrinologia e nefrologia. 2015. Disponível em: https://bvsms.saude.gov.br/bvs/publicacoes/protocolos_atencao_basica_atencao_especializada_endocrinologia.pdf; acessado em: 20 de fevereiro de 2024.

Brasil. Ministério da Saúde. Portaria n. 1.675. Critérios para a organização, funcionamento e financiamento do cuidado da pessoa com Doença Renal Crônica – DRC no âmbito do Sistema Único de Saúde – SUS. Brasília: Ministério da Saúde; 2018. Disponível em: https://bvsms.saude.gov.br/bvs/saudelegis/gm/2018/prt1675_08_06_2018.html; acessado em: 20 de fevereiro de 2024.

Elendu C, Elendu RC, Enyong JM, Ibhiedu JO, Ishola IV, Egbunu EO et al. Comprehensive review of current management guidelines of chronic kidney disease. Medicine (Baltimore). 2023;102(23):e33984.

Ertuglu L, Ikizler TA. Nutrition Management in Geriatric Patients with CKD. Kidney360. 2024;5(2):310-319.

Francis A, Harhay MN, Ong ACM, Tummalapalli SL, Ortiz A, et al.; American Society of Nephrology; European Renal Association; International Society of Nephrology. Chronic kidney disease and the global public health agenda: an international consensus. Nat Rev Nephrol. 2024 Apr 3.

K/DOQI. Clinical practice guidelines for chronic kidney disease: evaluation, classification and stratification. Am J Kidney Dis. 2002;39(Suppl 2):1-246.

Kagoma YK, Weir MA, Iansavichus AV, Hemmelgarn BR, Akbari A, Patel UD et al. Impact of estimated GFR reporting on patients, clinicians, and health-care systems: a systematic review. Am J Kidney Dis. 2011;57(4):592-601.

Kelly JT, Su G, Zhang L, Qin X, Marshall S, González-Ortiz A et al. Modifiable lifestyle factors for primary prevention of CKD: a systematic review and meta-analysis. J Am Soc Nephrol. 2021;32(1):239-253.

Kidney Disease: Improving Global Outcomes (KDIGO) CKD Work Group. KDIGO 2024 Clinical Practice Guideline for the Evaluation and Management of Chronic Kidney Disease. Kidney Int. 2024;105(4S):S117-S314.

Kirsztajn GM, Bastos MG. A call to prevention. J Bras Nefrol. 2015;37(3):285-6.

National Institute for Health and Care Excellence (Nice). Chronic kidney disease: assessment and management (Reino Unido, 2021). Disponível em: https://www.nice.org.uk/guidance/ng203; acessado em: 20 de fevereiro de 2024.

Neale EP, Rosario VD, Probst Y, Beck E, Tran TB, Lambert K. Lifestyle interventions, kidney disease progression, and quality of life: a systematic review and meta-analysis. Kidney Med. 2023;5(6):100643.

Samaan F, Fernandes DE, Kirsztajn GM, Sesso RCC, Malik AM. Quality indicators for primary health care in chronic kidney disease in the public service of a city in the State of São Paulo, Brazil. Cad Saude Publica. 2022 Mar 14;38(2):e00090821.

Samaan F, Gutierrez M, Kirsztajn GM, Sesso RC. Supply/demand ratio for medical consultations, diagnostic tests and chronic kidney disease monitoring in the Brazilian National Health System: a descriptive study, state of São Paulo, Brazil, 2019. Epidemiol Serv Saude. 2022 Jul 8;31(2):e20211050.

São Paulo, Brasil. Secretaria de Estado da Saúde de São Paulo. Nota técnica. Recomendações para classificação de risco e rastreamento de doença renal crônica nas unidades básicas de saúde do Estado de São Paulo. 2023. Disponível em: https://ses.sp.bvs.br/wp-content/uploads/2023/07/E_DL--CIB-67_210723.pdf; acessado em: 20 de fevereiro de 2024.

United States Renal Data System. 2022 USRDS Annual Data Report: National Institutes of Health, National Institute of Diabetes and Digestive and Kidney Diseases. International Comparisons. Disponível em: https://usrds-adr.niddk.nih.gov/2022/end-stage-renal-disease/11-international-comparisons; acessado em: 20 de fevereiro de 2024.

15

Injúria renal aguda

Igor Smolentzov
Lúcia da Conceição Andrade
Luis Yu

PONTOS-CHAVE

- Injúria renal aguda (IRA) é uma síndrome frequente e mortal, principalmente nas unidades de terapia intensiva (UTI).
- A IRA pode ser comunitária ou hospitalar, apresentando múltiplas causas e fisiopatologia complexa.
- O tratamento clínico é limitado, frequentemente necessitando de terapia de suporte renal (TRS).

INTRODUÇÃO

A injúria renal aguda (IRA) descreve uma perda súbita da função renal que é determinada com base no aumento dos níveis séricos de creatinina (um marcador da função renal excretora) e na redução do débito urinário (um marcador quantitativo da produção de urina).

A oligúria e o aumento da creatinina sérica (SCr) representam, portanto, os principais critérios para o diagnóstico de IRA. As definições e classificações como Rifle, Akin e KDIGO fizeram alguns avanços importantes usando esses critérios para definir a presença de IRA e sua gravidade. A utilização dessas classificações permite o diagnóstico de um comprometimento funcional do rim, mas impede a identificação oportuna e precisa de um dano precoce a esse órgão. Em resumo, esses sistemas de classificação e definição não conseguem identificar condições de risco e formas subclínicas de disfunção e danos renais.

Assim, tais critérios parecem ainda incompletos para descrever o amplo espectro de mecanismos e condições dos pacientes com IRA.

A IRA faz parte de uma variedade de condições renais funcionais que são resumidas como doença e distúrbios renais agudos e podem variar de leves e autolimitadas a graves e persistentes. A doença renal aguda (DRA) engloba alterações funcionais que duram de 7 dias a 3 meses. A DRA que persiste por > 3 meses é chamada de doença renal crônica (DRC). Há reconhecimento crescente de que IRA/DRA e DRC estão associadas, com provável ligação bidirecional em que uma condição pode levar a outra: DRC é fator de risco para IRA/DRA, assim como IRA/DRA pode acelerar a progressão de DRC.

Diversos biomarcadores urinários estão em uso ou foram propostos como indicadores de lesão de células glomerulares ou tubulares. Uma declaração de consenso publicada em 2020 sugeriu que os biomarcadores de danos deveriam ser integrados à definição de IRA para otimizar sua classificação.

Novos biomarcadores que detectam risco aumentado de IRA ou lesão estrutural renal de maneira mais precoce do que os métodos clássicos permitiram desenvolver um novo modelo conceitual para IRA com um "*continuum*" que vai desde lesão precoce até dano e/ou injúria renal avançada. Recuperação total ou reparação parcial com progressão para DRC também são descritas no modelo. Em cada ponto do *continuum*, os biomarcadores podem desempenhar um papel no esclarecimento dos mecanismos e na evolução da IRA.

De acordo com essa abordagem moderna, pode-se especular que a IRA poderia ser diagnosticada mesmo na ausência dos sinais clássicos que caracterizaram a síndrome. Pode-se designar essa fase como IRA subclínica, pois o fato de a IRA não ser clinicamente manifesta (de acordo com os critérios KDIGO, Rifle ou Akin) não significa que o rim esteja intacto. A elevação dos biomarcadores de dano renal poderia então revelar uma IRA subclínica, culminando em diversas implicações, dentre elas desenvolvimento de estratégias de proteção precoce de órgãos e prevenção da IRA clínica e necessidade de medições sequenciais e monitoramento de curvas de biomarcadores capazes de identificar tendências de um insulto renal isolado ou contínuo.

É importante ressaltar que tanto o comprometimento funcional (elevação do nível de creatinina sérica e/ou redução do débito urinário) quanto a presença de biomarcadores indicando danos estruturais estão associados a aumentos acentuados na mortalidade no contexto clínico apropriado. Por exemplo, em casos de doença crítica, o comprometimento renal e o aumento dos biomarcadores de dano aumentam a mortalidade hospitalar em 3 a 7 vezes, enquanto as mesmas alterações podem não ter implicações a longo prazo para indivíduos saudáveis, como corredores de maratona.

EPIDEMIOLOGIA

A incidência de IRA é relatada como IRA adquirida na comunidade ou em hospitais. Nos países de alta renda, a IRA é predominantemente adquirida em hospitais, enquanto a IRA adquirida na comunidade é mais comumente observada em países em desenvolvimento. Esses padrões se aplicam a adultos e crianças em todo o mundo e é importante que sejam conhecidos, pois a mortalidade da IRA se mantém bastante elevada durante os últimos 50 anos, apesar dos avanços da medicina.

A incidência de IRA está aumentando, especialmente em pacientes hospitalizados e particularmente em unidades de terapia intensiva (UTI), devido às cirurgias de grande porte e às intervenções iatrogênicas, podendo acometer até 50% dos pacientes com quadro séptico. Nessas condições, a idade e as comorbidades dos pacientes tornam os rins mais suscetíveis a diversas exposições e insultos. Assim, é importante melhorar o entendimento das consequências clínicas associadas à IRA e ampliar o conhecimento dos diferentes aspectos dessa síndrome.

Em lugares com baixo índice socioeconômico, existem inúmeras causas adquiridas na comunidade, tais como infecções, doenças tropicais, depleção de volume, toxinas (animais peçonhentos, ervas e medicamentos) e gravidez. Nesse contexto, os pacientes tendem a ser mais jovens e o cuidado e bom manejo hospitalar geralmente são mais restritos e precários.

Independentemente da condição socioeconômica da região, 60% dos pacientes com IRA são homens, o que pode estar relacionado ao acesso limitado das mulheres aos cuidados de saúde ou aos riscos de IRA relacionados ao sexo. De maneira geral, poucas variações étnicas foram relatadas, mas nos EUA o risco de IRA relacionada à gravidez foi consideravelmente maior em mulheres negras do que em mulheres brancas. Até o momento faltam dados robustos sobre a incidência dessa síndrome no Brasil.

FATORES DE RISCO

Os fatores de risco para IRA incluem fatores ambientais, socioeconômicos e/ou culturais, bem como fatores relacionados ao processo de cuidado, às exposições agudas e aos próprios pacientes. Os fatores ambientais incluem sistemas inadequados de água potável e saneamento básico, controle insuficiente de doenças infecciosas e sistemas de saúde ineficientes. Os fatores relacionados ao paciente podem ser modificáveis, tais como hipovolemia, hipotensão, anemia, hipóxia e uso de drogas nefrotóxicas; ou não modificáveis: idade, doenças crônicas renais, doenças cardíacas, doenças hepáticas, doenças gastrintestinais e diabetes. Causas mais raras incluem predisposições genéticas para mioglobinúria, hemoglobinúria e urolitíase. Outros fatores de risco importantes para IRA são quimioterapia, função retardada do enxerto pós-transplante renal, doenças autoimunes que cursam com glomerulonefrite rapidamente progressiva e obstrução do trato urinário. A Covid-19 é um fator de risco para IRA em todas as regiões do mundo.

FISIOPATOLOGIA

Os rins mantêm a homeostase dos fluidos corporais, eletrólitos, osmolalidade e pH, excretam resíduos metabólicos e secretam hormônios e moléculas bioativas.

Os rins são compostos de néfrons, unidades funcionais independentes com uma parte glomerular que filtra fluido e pequenas moléculas do sangue, e túbulos que reabsorvem a maioria das moléculas filtradas e secretam produtos residuais metabólicos, concentrando a urina em 1 a 2 L por dia. O número de néfrons é definido ao nascimento e diminui com a idade a partir dos 25 anos. Como a atividade metabólica também diminui com a idade, os rins de indivíduos saudáveis aos 70 anos conseguem realizar suas funções habituais com apenas metade do número original de néfrons sem adaptação. No entanto, a perda de néfrons secundária a um insulto agudo, além do envelhecimento natural, encurta a vida útil dos rins e pode levar, portanto, ao desenvolvimento de DRC.

FISIOPATOLOGIA DA INJÚRIA RENAL AGUDA

Vários mecanismos estão envolvidos na fisiopatologia da IRA. Independentemente da causa da IRA, seja ela nefrotóxica ou isquêmica, ocorre uma importante perda da autorregulação vascular renal, com predomínio de vasoconstrição devido à ativação do sistema renina-angiotensina-aldosterona, diminuição da produção de óxido nítrico e prostaglandinas e aumento da produção de endotelina. Na sepse é descrita alteração do fluxo intrarrenal, com heteregeneidade de áreas perfundidas. Na IRA, observa-se também comprometimento do endotélio, com alterações importantes do glicocálice, diminuição da proteína ADAMST13 e ativação do sistema complemento. Esse comprometimento importante do endotélio pode levar, a longo prazo, à rarefação vascular, sendo esse um dos mecanismos de cronificação da IRA. A hipóxia celular gerada pela diminuição ou interrupção do fluxo renal induz a produção de radicais livres de oxigênio, havendo morte celular por necrose e apoptose.

Restos celulares (DAMPS - padrão molecular associado ao dano) podem obstruir a luz tubular, interrompendo o fluxo e, portanto, diminuindo a filtração glomerular, com aumento da pressão intratubular, além de se ligarem aos

Independente da etiologia, diversos mecanismos fisiopatológicos podem estar envolvidos na IRA:

- perda da capacidade de autorregulação vascular
- comprometimento endotelial
- hipóxia celular com produção de espécies reativas de oxigênio
- obstrução da luz tubular por restos celulares
- ativação de células inflamatórias

receptores TLR4 expressos na membrana apical tubular, iniciando uma cascata de inflamação. TLR4 é um receptor que detecta o lipopolissacarídeo de bactérias Gram-negativas e restos celulares e é, por consequência, importante na ativação da resposta imune inata. Há uma ativação de células inflamatórias como macrófagos, neutrófilos e também de citocinas. Essa intensa inflamação é um importante fator de lesão celular.

Os linfócitos CD4 também migram para as áreas de lesão tubular. A interrupção do ciclo celular com a ativação de inibidores (p21 e p53) é importante para a proteção das células tubulares. A manutenção dessa ativação pode levar a um estado de senescência celular e a cronificação e progressão para a DRC. Estudos recentes demonstraram, tanto em urina de pacientes com IRA como em modelo animal de isquemia e reperfusão, uma diminuição da expressão da proteína Klotho, relacionada ao envelhecimento. A recuperação da IRA irá depender da idade do paciente, das comorbidades e da gravidade da IRA.

DIAGNÓSTICO

A alteração da função renal normalmente cursa com achados clínicos inespecíficos, e seu diagnóstico geralmente ocorre no contexto de outra doença subjacente, aguda ou crônica. Em alguns casos, a IRA tem uma causa facilmente identificável, como choque séptico, choque hemorrágico e desidratação no contexto de diarreia, por exemplo. No entanto, a causa da IRA pode não ser clara, situação em que a anamnese bem detalhada, exames de imagem e laboratoriais se mostram ferramentas de grande utilidade para o diagnóstico.

A dosagem de creatinina sérica previamente elevada e comorbidades como hipertensão arterial sistêmica e diabetes são fatores de risco para IRA em pacientes portadores de doença renal.

Exames de urina tipo 1 e ultrassonografia (US) de rins e vias urinárias são fundamentais para o manejo e esclarecimento da IRA. O exame de urina tipo

1 pode sugerir como causa da IRA as glomerulopatias, em que o sedimento urinário rico em hemácias e/ou proteínas geralmente ocorre; infecções do trato urinário, nas quais a leucocitúria costuma estar presente; ou alterações tubulares renais, com achados como glicosúria, alteração de pH e densidade urinária. Em relação à US de rins e vias urinárias, são importantes a avaliação do tamanho renal, alterações anatômicas, a diferenciação corticomedular (que pode auxiliar no diagnóstico diferencial de DRC x IRA) e a obstrução das vias urinárias, podendo estabelecer o diagnóstico de IRA pós-renal.

Para os casos de IRA com alto grau de suspeição de nefrite intersticial aguda (NIA) que cursam com persistência da lesão renal, mesmo após a retirada do possível agente causador ou em casos em que a IRA persiste por mais de 14 dias a despeito da resolução da doença de base, ou nos casos em que não se encontram possíveis causas, a biópsia renal está indicada, sendo uma importante ferramenta no diagnóstico e prognóstico da IRA.

Desde 2012, utiliza-se o critério KDIGO (*Kidney Disease: Improving Global Outcomes*) como tentativa de uniformizar e refinar a sensibilidade e especificidade da definição de IRA (Tabela 1). Alterações discretas da creatinina basal, assim como diminuições do volume urinário, mesmo que transitórias, são as variáveis utilizadas. A gravidade da IRA é definida pela pior classificação atingida durante o período avaliado, seja pelo critério da creatinina ou da diurese.

TABELA 1 Definição IRA/KDIGO

Estágio	Creatinina sérica	Débito urinário
1	Aumento 1,5-1,9 x basal ou ≥ 0,3 mg/dL	< 0,5 mL/kg/hora entre 6 e 12 horas
2	Aumento 2-2,9 x basal	< 0,5 mL/kg/hora ≥ 12 hora
3	3 x basal ou aumento ≥ 4 mg/dL ou início TSR ou em < 18 anos diminuição TFG < 35 mL/min/m^2	< 0,3 mL/kg/hora ≥ 24 horas ou anúria ≥ 12 horas

IRA: injúria renal aguda; KDIGO: *Kidney Disease: Improving Global Outcomes*; TFG: taxa de filtração glomerular; TSR: terapia de suporte renal.
Fonte: adaptação de Kellum et al. (2012).

PRINCIPAIS CAUSAS DE IRA

Classicamente, a IRA pode ser dividida em pré-renal, renal e pós-renal.

IRA pré-renal

Representa a maior parte dos casos de IRA e ocorre principalmente devido à hipovolemia e/ou hipoperfusão arterial renal.

Um roteiro para se identificar a causa da IRA é classificá-la em pré-renal, renal e pós-renal. Dados de história clínica e alguns parâmetros laboratoriais, bem como exames de imagem podem ser úteis nessa diferenciação.

As principais causas de IRA pré-renal são: choque hemorrágico, desidratação (uso excessivo de diuréticos, diarreia, cetoacidose diabética), insuficiência cardíaca descompensada e estenose bilateral de artérias renais.

IRA renal

Decorre de lesões celulares das estruturas renais - glomerulares, tubulointersticiais - ou da microvasculatura renal.

As causas comuns de IRA renal englobam sepse, uso de drogas nefrotóxicas (contraste iodado em pacientes de alto risco para IRA, antibióticos como aminoglicosídeos, vancomicina, polimixina), rabdomiólise e glomerulonefrite rapidamente progressiva.

O principal achado histológico da IRA renal é a necrose tubular aguda (NTA), que pode ter origem isquêmica ou nefrotóxica. Outra alteração histológica vista é a nefrite tubulointersticial (NIA), em que há infiltração renal por leucócitos.

Para tentar diferenciar a IRA pré-renal da renal, alguns parâmetros relacionados à reabsorção tubular de sódio e ureia no túbulo proximal podem ser utilizados (Tabela 2). O racional dessa avaliação está baseado no conceito de que, nos casos de IRA pré-renal, ocorre aumento da reabsorção de sódio e ureia, portanto a excreção deles é reduzida. Porém, atualmente se sabe que que a elevação desproporcional da ureia em relação à creatinina plasmática pode ocorrer tanto em causas pré-renais como renais, ou nas infecções, cirurgias, uso de corticoide ou sangramento do trato gastrintestinal. Além disso, a tempestade inflamatória da sepse também altera a excreção tubular de solutos (a excreção de sódio é reduzida).

TABELA 2 Diagnóstico diferencial de IRA pré-renal e IRA renal

	FeNa	FEU	Ureia/creat/(plasma)
Pré-renal	< 1%	< 35%	> 40
Renal (NTA)	> 1%	> 35%	< 20

FeNa% = Na urinário x creatinina plasmática/Na plasmático x creatinina urinária x 100.
FEU% = ureia urinária x creatinina plasmática/ureia plasmática x creatinina urinária x 100.
FeNa: fração de excreção de sódio; FEU: fração de excreção de ureia; IRA: injúria renal aguda; NTA: necrose tubular aguda.
Fonte: adaptação de Martins (2017).

IRA pós-renal

Ocorre quando existe obstrução ao fluxo urinário e aumento da pressão no sistema excretor. O aumento pressórico nos túbulos renais leva à diminuição da filtração glomerular, e para que ocorra a alteração funcional na IRA pós-renal é necessário que a obstrução seja bilateral ou unilateral em rim único, em bexiga, próstata ou uretra. Se a obstrução ocorrer unilateralmente em um paciente com dois rins previamente íntegros, essa obstrução não causa IRA.

As principais causas de IRA pós-renal são: hiperplasia prostática benigna, litíase renal bilateral, bexiga neurogênica e tumores do sistema geniturinário.

MANEJO DA IRA

A IRA é uma síndrome; assim, o primeiro passo no tratamento é determinar sua causa e tratar de acordo com o diagnóstico estabelecido. Além da identificação e do tratamento das prováveis causas de IRA, aplicam-se considerações gerais de manejo, como controle volêmico, compensação hemodinâmica, suspensão de drogas nefrotóxicas e, em casos refratários às medidas conservadoras, a terapia de suporte renal (TSR)[1]. O Quadro 1 sumariza as medidas clínicas recomendadas de acordo com a gravidade da IRA.

MEDIDAS DE SUPORTE

Volemia

Não existem diretrizes que definam como deve ser feito o manejo volêmico do paciente em IRA, porém este deve ser individualizado. O KDIGO reco-

> Princípios para o manejo clínico nos casos de IRA:
>
> - controle volêmico
> - compensação hemodinâmica
> - suspensão de drogas nefrotóxicas
> - terapia de suporte renal, em casos refratários às medidas conservadoras

---

[1] Nota do Editor: neste capítulo, a expressão terapia de suporte renal (TSR) equivale à terapia renal substitutiva (TRS) utilizada nos demais capítulos da obra.

QUADRO 1 Medidas clínicas recomendadas de acordo com a gravidade da IRA

Alto risco IRA	IRA KDIGO 1	IRA KDIGO 2	IRA KDIGO 3
Descontinuação de agentes nefrotóxicos se possível Euvolemia e compensação hemodinâmica Monitorização hemodinâmica Exames de avaliação de função renal Evitar alterações da glicemia Atenção ao uso inadvertido de contraste	Uso de ferramentas não invasivas diagnósticas Considerar estratégia diagnóstica invasiva	Reavaliar dose de medicações Considerar necessidade de terapia de suporte renal Considerar suporte intensivo se quadro sistêmico	Evitar cateter em veias subclávias

IRA: injúria renal aguda; KDIGO: *Kidney Disease: Improving Global Outcomes*.
Fonte: adaptação de Kellum et al. (2012).

menda o uso de cristaloides isotônicos em detrimento de coloides sintéticos e albumina para pacientes em IRA que necessitam de expansão volêmica.

Distúrbios ácido-básicos e eletrolíticos

A hipercalemia deve ser tratada de maneira imediata se o paciente estiver em IRA e com potássio sérico acima de 6 meq/L. Infusão de cálcio endovenoso, uso de diuréticos, instalação de medidas espoliadoras de potássio (resinas trocadoras de cátions) e até mesmo diálise devem ser utilizadas se houver alterações eletrocardiográficas associadas (ondas T apiculadas).

A acidose metabólica é o distúrbio ácido-básico mais comum em pacientes com IRA, e o estudo recente Bicar-ICU mostrou benefícios na reposição de bicarbonato de sódio com objetivo de manter o pH sanguíneo maior que 7,2.

Diuréticos

Drogas natriuréticas promovem a excreção renal de sódio, com consequente excreção de água. As principais drogas diuréticas são:

- Inibidores de anidrase carbônica.
- Agentes osmóticos.
- Inibidores do transportador SGLT2.
- Diuréticos de alça (inibidores do transportador NKCC2).
- Tiazídicos (inibidores do transportador NCC).
- Poupadores de potássio (poupadores do canal ENaC ou antagonistas da aldosterona).

Todas as classes de diuréticos, exceto os poupadores de potássio, podem causar hipocalemia.

O uso clínico de diuréticos geralmente ocorre em situações que cursam com edema, como insuficiência cardíaca, síndrome nefrótica e cirrose hepática com ascite. Porém, seu uso também é bem estabelecido no tratamento da hipertensão arterial sistêmica, nefrolitíase e hipercalemia.

Os diuréticos são frequentemente utilizados para pacientes em IRA na tentativa de controle de sobrecarga volêmica. Entretanto, não existe recomendação com suporte na literatura sobre o uso de diuréticos para prevenção da IRA ou redução da intensidade/gravidade da IRA.

INÍCIO DA TERAPIA DE SUPORTE RENAL

A IRA é uma síndrome com diversas etiologias e com diferentes fenótipos, necessitando de avaliação individualizada. Devem ser levadas em consideração a evolução clínica e alterações laboratoriais sofridas pelo paciente. Alguns trabalhos sugerem que estratégias precoces de início de TRS mostram benefício para o paciente crítico que vem em piora de seu quadro, entretanto outros estudos não demostraram esse benefício.

Pacientes com IRA com sobrecarga volêmica (ou risco de desenvolver hipervolemia), distúrbios eletrolíticos ou ácido-básicos refratários a medidas clínicas devem ser submetidos a TSR, que pode ser a diálise peritoneal ou a hemodiálise, contínua ou intermitente.

As indicações clássicas de TSR são: sobrecarga volêmica refratária às medidas clínicas, hipercalemia refratária, síndrome urêmica (pericardite e rebaixamento do nível de consciência) e acidose metabólica refratária.

Algumas intoxicações exógenas podem ser dialisáveis, e cenários específicos como rabdomiólise devem sem avaliados quanto ao momento da terapia.

O melhor momento para o início da TSR na IRA segue sendo um desafio para o nefrologista, e a avaliação completa da evolução clínica e laboratorial é um dos pilares para a definição do início da terapia.

A TSR não deve ser instituída de maneira precoce; no entanto, uma vez indicada, não se deve perder tempo para iniciá-la.

PROGNÓSTICO E RECUPERAÇÃO DE FUNÇÃO RENAL

A IRA pode resultar em um amplo espectro de desfechos renais, desde recuperação total até progressão para doença renal crônica dialítica. Classicamente, a melhora da creatinina e ureia sérica era considerada recuperação renal. No entanto, na última década constatou-se que muitos casos de IRA levam ao desenvolvimento de DRC no futuro, mesmo os casos mais leves, o que está associado a um risco aumentado de desenvolvimento de doenças cardiovasculares e aumento de mortalidade a longo prazo.

Uma metanálise recente mostrou que a IRA é fator de risco para desenvolvimento ou progressão de DRC, o que pode ser ainda mais agravado pela severidade da IRA e a idade do paciente.

Medidas para prevenção da IRA em pacientes hospitalizados devem ser constantemente avaliadas e utilizadas. Cuidados com a volemia, com medicações nefrotóxicas e diagnóstico precoce são os principais pilares para a redução da incidência dessa síndrome, que apresenta repercussões clínicas agudas e a longo prazo.

CONSIDERAÇÕES FINAIS

A IRA é uma síndrome muito prevalente, especialmente em ambientes hospitalares. A apresentação clínica é variável, porque sua etiologia é multifatorial. Deve-se prevenir a instalação da IRA, pois essa síndrome ainda acarreta altas taxas de morbidade e mortalidade, tanto a curto quanto a longo prazo.

BIBLIOGRAFIA RECOMENDADA

Bagshaw SW, Uchino S, Bellomo R, Morimatsu H, Morgera S, Schetz M et al. Septic acute kidney injury in critically ill patients: clinical characteristics and outcomes. Clin J Am Soc Nephrol. 2007;2(3);431-9.

Bagshaw SM, Wald R, Adhikari NKJ, Bellomo R, da Costa BR, Dreyfuss D et al. Timing of initiation of renal-replacement therapy in acute kidney injury. N Engl J Med. 2020;383(3):240-51.

Cerdá J, Bagga A, Kher V, Chakravarthi RM. The contrasting characteristics of acute kidney injury in developed and developing countries. Nat Clin Pract Nephrol. 2008;4:138-53.

Gaudry S, Hajage D, Martin-Lefevre L, Lebbah S, Louis G, Moschietto S et al. Comparison of two delayed strategies for renal replacement therapy initiation for severe acute kidney injury (Akiki 2): a multicenter, open-label, randomized, controlled trial. Lancet. 2021;397(10281):1293-300.

Kellum JA, Lameire N, Aspelin P et al. KDIGO clinical practice guideline for acute kidney injury 2012. Section 2: AKI Definition. Kidney Int Suppl 2012;2:1-138.

Kellum JA, Romagnani P, Ashuntantang G, Ronco C, Zarbock A, Anders H-J. Acute kidney injury. Nat Rev Dis Primers. 2021 Jul 15;7(1):52.

Kellum JA, Sileanu FE, Murugan R, Lucko N, Shaw AD, Clermont G. Classifying AKI by urine output versus serum creatinine level. J Am Soc Nephrol. 2015;26(9):2231-8.

Kidney Disease: Improving Global Outcomes (KDIGO) CKD Work Group. KDIGO 2012 clinical practice guideline for the evaluation and management of chronic kidney disease. Kidney Inter Suppl. 2013;3:1-150.

Martins MA. Manual do residente de clínica médica. 2.ed. Barueri: Manole; 2017.

Mehta RL, Burdmann EA, Cerdá J, Feehally J, Finkelstein F, García-García G et al. Recognition and management of acute kidney injury in the International Society of Nephrology 0by25 Global Snapshot: a multinational cross-sectional study. Lancet. 2016;387:2017-25.

Mehta RL, Kellum JA, Shah SV, Molitoris BA, Ronco C, Warnock DG et al. Acute Kidney Injury Network. Acute Kidney Injury Network: report of an initiative to improve outcomes in acute kidney injury. Crit Care. 2007;11:R31.

Molitoris A. Therapeutic translation in acute kidney injury: the epithelial/endothelial axis. J Clin Invest. 2014;124(6):2355-63.

Ostermann M, Zarbock A, Goldstein S. Recommendations on acute kidney injury biomarkers from the acute disease quality initiative consensus conference: a consensus statement. JAMA Netw. 2020;Open 3:e2019209.

Prowle JR, Kirwan CJ, Bellomo R. Fluid management for the prevention and attenuation of acute kidney injury. Nat Rev Nephrol. 2014;10:37-47.

Ronco C, Kellum JA, Haase M. Subclinical AKI is still AKI. Crit Care. 2012;16(3):313.

16

Infecção do trato urinário

Mauri Félix de Sousa
Maria Goretti Polito
Samirah Abreu Gomes

PONTOS-CHAVE

- As infecções do trato urinário (ITU) incluem cistite (bexiga/trato urinário inferior) e pielonefrite (rim/trato urinário superior).
- As principais bactérias causadoras são enterobactérias do trato gastrintestinal, como *Escherichia coli* (85% dos casos), *Proteus mirabilis e Klebsiella pneumoniae. Pseudomonas* aeruginosa é emergente na comunidade; *S. saphrophyticus* é comum entre as infecções por germes Gram-positivos. Resistência a antimicrobianos está em aumento global, com destaque para *E. coli* tipo 131 resistente às fluoroquinolonas e produtora de beta-lactamases de espectro estendido (ESBL).
- As manifestações clínicas de cistite incluem disúria, aumento da frequência miccional, dor suprapúbica e ocasional hematúria. Pielonefrite, por sua vez, cursa com febre, calafrios, dor lombar, sensibilidade costovertebral e náuseas/vômitos. Idosos podem ser oligossintomáticos; em homens, prostatite é possível. Infecção urinária complicada pode levar a bacteremia, sepse, choque, injúria renal aguda (IRA), abscessos e outras complicações.
- O diagnóstico e o manejo dependem de fatores relacionados ao paciente e à extensão da doença. A escolha de antibióticos deve considerar o risco de resistência a medicamentos.
- Bacteriúria assintomática (BAS) geralmente não requer tratamento, exceto em gestantes e antes de procedimentos urológicos invasivos.

INTRODUÇÃO

As infecções do trato urinário (ITU) incluem a cistite (infecção da bexiga/trato urinário inferior) e a pielonefrite (infecção do rim/trato urinário superior). A patogênese da ITU começa com a colonização do introito vaginal ou do meato uretral por uropatógenos da flora intestinal, seguida de ascensão através da uretra para a bexiga. A pielonefrite ocorre quando os agentes patogênicos ascendem aos rins através dos ureteres. É possível que alguns desses casos de pielonefrite estejam associados a contaminação dos rins e bexiga por bactérias provenientes da corrente sanguínea, translocação bacteriana e vasos linfáticos.

Este capítulo abordará ITU aguda complicada (Figura 1) ou não complicada, em adultos, que definimos como uma ITU que possivelmente se estendeu para além da bexiga (ou seja, com febre ou sintomas sistêmicos). Em contrapartida, quando existem sintomas de cistite na ausência de febre, dores nos flancos, sensibilidade no ângulo costovertebral e sinais de doença sistêmica, consideramos que se trata de uma cistite aguda simples.

MICROBIOLOGIA

As bactérias que normalmente causam ITU são do trato gastrintestinal e são denominadas coletivamente enterobactérias, como *Escherichia coli* (em 85% dos casos), *Proteus mirabilis* e *Klebsiella pneumoniae*. A ITU está relacionada, em parte, à capacidade de essas bactérias aderirem e colonizarem as células epiteliais no intestino, períneo, uretra, bexiga, sistema pielocalicial e interstício renal. A adesão é particularmente importante quando a infecção ocorre no trato urinário anatomicamente normal, especificamente na cistite recorrente e na infecção complicada por cateteres vesicais de demora. O papel da adesão bacteriana, assim como a virulência da *E. coli* e *P. mirabillis*, são os determinantes mais comuns responsáveis pela ITU. Os fatores de virulência da *E. coli* são principalmente responsáveis por promover sua progressão do reservatório fecal para a bexiga e ocasionalmente para o rim. Em comparação, os fatores de virulência do *P. mirabillis* podem induzir ITU, mas particularmente a formação de cálculos infecciosos de estruvita.

A prevalência de um determinado agente patogênico depende parcialmente do hospedeiro. A *Pseudomonas aeruginosa* é um dos agentes patogênicos emergentes que podem causar ITU na comunidade e está associada a 10 a 15% dos casos, sendo mais comum, porém, em indivíduos expostos a cuidados de saúde ou a instrumentação. O *S. saphrophyticus* é considerado o agente mais comum entre as bactérias Gram-positivas, enquanto a *Klebsiella* spp. é a terceira mais comum entre todos os patógenos. A frequência da *E. coli* é maior entre

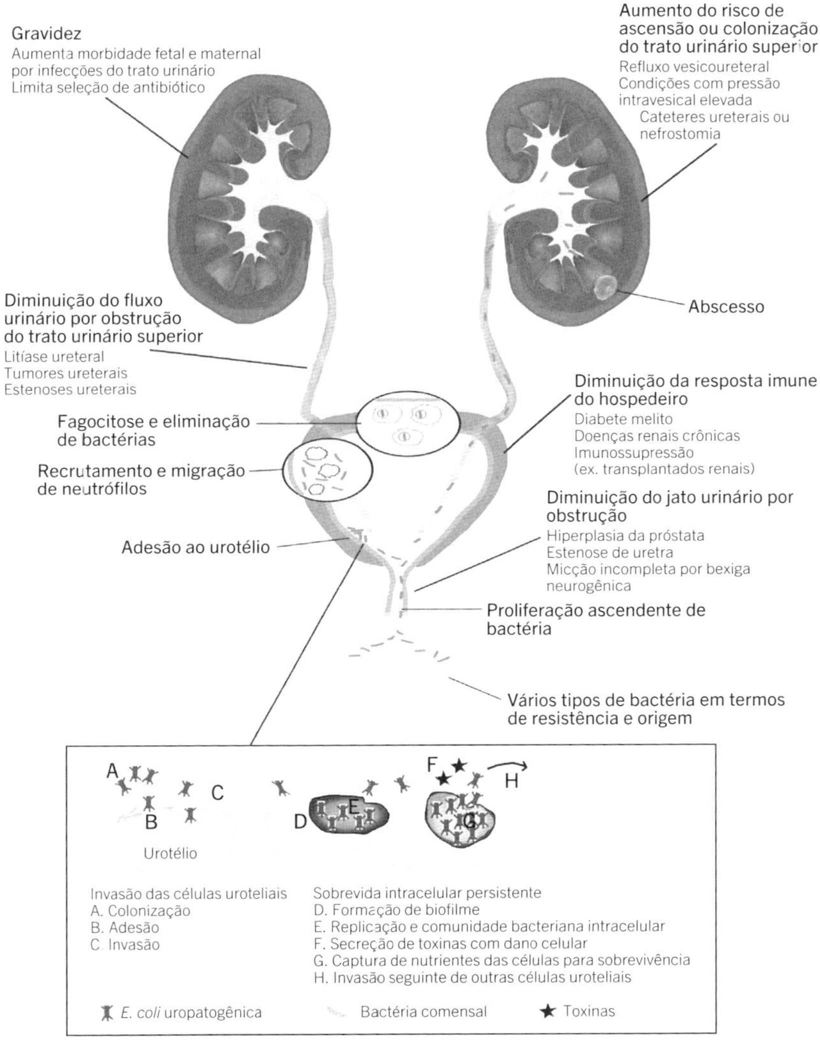

FIGURA 1 Aspectos fisiopatológicos da infecção do trato urinário complicada e da pielonefrite. Em indivíduos saudáveis, qualquer bactéria que ascende a uretra e adere no urotélio ativa a sinalização para resposta imune. Essa sinalização induz liberação de citocinas e quimiotaxinas pelas células do urotélio, as quais recrutam neutrófilos para eliminar as bactérias por fagocitose. Entretanto, em infecções do trato urinário complicadas, vários fatores do hospedeiro ou fatores do patógeno podem diminuir a resposta imune ou do antibiótico, resultando em persistência da infecção. (ver imagem colorida no caderno de cor)

Fonte: adaptação de Amoretti et al., 2023; Chen et al., 2023.

as mulheres; por outro lado, a *Klebsiella* spp. e *P. aeroginosas* são mais prevalentes nos homens. A *E. coli* é a causa mais comum de ITU, mas algumas bactérias, como a *S. saphrophyticus*, também são responsáveis por 5 a 15%, podendo causar pielonefrite em mulheres mais jovens e saudáveis, enquanto bactérias como *Klebsiella* spp., *Proteus* spp. e enterococos são consideradas causas mais frequentes em mulheres mais velhas.

A candidúria é comum em pacientes hospitalizados e é geralmente benigna. A tarefa dos médicos quando abordam pacientes com candidúria é determinar se a *Candida* spp. isolada na urina significa contaminação, colonização ou infecção. Para pacientes com cateteres de demora, o cateter deve ser descontinuado (se possível) e uma nova cultura deve ser obtida para investigar se a *Candida* spp. ainda está presente. Se novamente isolada, o médico deve então determinar se o paciente tem colonização contínua em contraposição à cistite ou infecção do trato urinário superior.

Note-se que a piúria é um achado esperado em pacientes que têm cateteres e não é útil para delinear a colonização ou a infecção.

Os fatores de risco para ITU com organismos resistentes incluem a utilização recente de antimicrobianos de amplo espectro, exposições a cuidados de saúde e viagens a locais onde prevalecem organismos multirresistentes. Foram comunicadas taxas crescentes de resistência a uropatógenos em nível mundial. Em particular, uma espécie específica de *E. coli*, a sequência tipo 131 (ST131), emergiu globalmente como uma das principais causas de infecções do trato urinário por *E. coli* resistente às fluoroquinolonas e produtoras de beta-lactamases de espectro estendido (ESBL). A resistência aos carbapenêmicos entre as enterobactérias também aumentou. A utilização indiscriminada de antibióticos é a principal causa do desenvolvimento da resistência.

MANIFESTAÇÕES CLÍNICAS

O espectro clínico da ITU engloba a cistite aguda simples e a cistite com características complicadas e pielonefrite. Os sintomas e sinais de cistite aguda não complicada incluem disúria, aumento da frequência e urgência miccional, dor suprapúbica e ocasionalmente hematúria. Os indivíduos com ITU aguda complicada podem apresentar febre ou outras características de doença sistêmica (incluindo calafrios, fadiga ou mal-estar geral), sugerindo que a infecção se estendeu para além da bexiga. Os sinais e sintomas de pielonefrite incluem classicamente febre, calafrios, dor lombar, sensibilidade do ângulo costovertebral e náuseas ou vômitos. Em pacientes idosos o quadro clínico pode ser oligossintomático e incluir às vezes confusão mental e sonolência. Os sintomas de cistite estão frequentemente presentes, mas não universalmente nesses pacientes.

Também foram descritos sintomas atípicos, como dores abdominais inespecíficas ou mais frequentemente na região pélvica. Nos homens, o espectro clínico das ITU inclui a prostatite, que deve ser considerada se se apresentam sintomas de cistite recorrente ou que são acompanhados de dor pélvica ou perineal.

Nem todos os pacientes com ITU aguda complicada apresentam sintomas específicos localizados no trato urinário. Por exemplo, aqueles com lesão da medula espinhal e bexiga neurogênica podem apresentar disreflexia autonômica e aumento da espasticidade. Os indivíduos mais velhos ou debilitados podem apresentar sinais ou sintomas de infecção mais generalizados (p. ex., febre e calafrios) sem sintomas localizados no trato urinário e por vezes incontinência urinária. A piúria é um achado quase universal. A ITU aguda complicada pode também resultar em bacteremia, sepse, disfunção de múltiplos órgãos, choque e/ou injúria renal aguda. É mais provável que isso ocorra em pacientes com obstrução, instrumentação ou outras anomalias do trato urinário, e naqueles mais idosos com diabetes *mellitus* (DM).

A pielonefrite aguda também pode ser complicada pela progressão da infecção do trato urinário superior para abscesso corticomedular, abscesso perinefrético, pielonefrite enfisematosa ou necrose papilar. Os fatores de risco para essas complicações incluem a obstrução do trato urinário e o DM (particularmente no caso da pielonefrite enfisematosa e da necrose papilar). A pielonefrite xantogranulomatosa é uma complicação rara da pielonefrite, com destruição difusa ou segmentar do parênquima e substituição por tecido granulomatoso. A maioria dos casos ocorre no contexto de obstrução devido à presença de cálculos renais infectados. Os pacientes afetados podem apresentar semanas a meses de sinais e sintomas insidiosos e inespecíficos, como mal-estar, fadiga, náuseas e/ou dor abdominal.

Os fatores de risco associados à ITU incluem sexo feminino, relações sexuais recentes, DM e anormalidades urológicas estruturais ou funcionais. O diagnóstico e o manejo dependem de fatores relacionados ao paciente e à extensão da doença. O risco de infecção por organismos resistentes aos medicamentos é uma consideração a ter em conta na seleção de antibióticos tanto para a cistite aguda simples como para a ITU aguda complicada.

MÉTODOS DIAGNÓSTICOS

O diagnóstico de ITU é feito principalmente pela presença de sintomas típicos e pode ser confirmado por dois exames laboratoriais principais, a urinálise (com base na fita reagente e na análise do sedimento urinário por microscopia) e a cultura de urina. A microscopia da urina pode identificar a presença de glóbulos brancos (leucócitos), e a presença de ≥ 10 leucócitos/mcL é sugestiva, mas não diagnóstica. A presença de piúria tem um valor preditivo negativo superior a 85%. A vantagem de um teste de urina com fita reagente é que geralmente é mais prontamente disponível do que a microscopia ou a cultura.

Outros dois achados principais que podem ajudar no diagnóstico são a presença de esterase leucocitária e de nitrito positivo na fita reagente. A esterase leucocitária, uma enzima liberada por leucócitos lisados, atua como um marcador substituto à piúria. Os nitritos são atribuídos à capacidade de alguns bacilos Gram-negativos, como a *E. coli*, de produzir nitritos na urina (pela nitrato redutase, que converte nitrato em nitrito). É um indicador da presença de bactérias na urina, especificamente bactérias Gram-negativas. Uma das limitações desse teste é que ele não detecta bacteriúria com organismos que não têm a capacidade bioquímica de criar nitrito (sem nitrato redutase), como *Enterococcus fecalis, Staphylococcus, Pseudomonas, Streptococcus* do grupo B e fungos. Além disso, um nitrito falso-positivo pode ocorrer em pacientes que usam fenazopiridina, que é um analgésico urinário de venda livre comum também no Brasil. A sensibilidade da esterase leucocitária e do nitrito para detectar bacteriúria é variável, mas a especificidade é superior a 90%.

A cultura de urina de jato médio é uma forma mais direta de avaliar a presença de bactérias patogênicas. O ponto de corte clássico para uma cultura de urina positiva que reflita a presença de bacteriúria tem sido $> 10^5$ unidades formadoras de colônias (UFC)/mL. No entanto, a cultura de urina não deve ser indicada em pacientes não grávidas sem sintomas consistentes com ITU, uma vez que a bacteriúria não indica ITU num paciente assintomático.

Recentemente, está disponível o uso da biologia molecular para detecção e identificação de patógenos no sangue e na urina de pacientes graves em cuidados intensivos que necessitam de uma rapidez maior para ajuste do tratamento. Esse novo método ainda é pouco utilizado e caro, mas em contrapartida fornece resultados entre 8 e 12 horas, enquanto os resultados da cultura são liberados em, no mínimo, 48 a 72 horas.

CISTITE AGUDA SIMPLES

A cistite aguda não complicada (também conhecida como "cistite simples") é especificamente a infecção da bexiga em um hospedeiro imunocompetente com anatomia normal do trato urinário. Os sintomas clássicos são disúria, aumento da frequência urinária, urgência miccional ou dor suprapúbica na ausência de doença sistêmica (p. ex., febre, calafrios ou vômito) ou envolvimento do trato urinário superior (p. ex., dor nos flancos ou sensibilidade no ângulo costovertebral).

"ITU complicada" é um termo amplo que tem sido tradicionalmente utilizado para agrupar as síndromes de ITU que não se enquadram na descrição de cistite simples, bem como as ITU que ocorrem em pacientes com imunossupressão grave ou com anormalidades anatômicas significativas. Como as ITU complexas abrangem um amplo espectro de síndromes, não existe uma abordagem única para seu tratamento. A urinálise ou cultura de urina inicial não são indicadas na maioria dos casos de cistite aguda não complicada. Ter sintomas clássicos de cistite aguda não complicada pode ser suficiente para fazer um diagnóstico clínico e recomendar um tratamento empírico. Um exemplo seria a combinação de disúria e aumento na frequência miccional, sem leucorreia ou irritação vaginal, que tem uma razão de probabilidade positiva de 24 para diagnóstico. Pacientes com história de ITU anteriores geralmente reconhecem os sintomas e identificam quando estão com um novo episódio.

O exame de urina e cultura deveriam ser realizados na presença de sinais ou sintomas de doença do trato urinário superior e manifestações sistêmicas; sintomas atípicos, como disúria e sintomas vaginais que também são sugestivos de vaginite; pacientes com alto risco de desenvolver complicações, como aqueles com algum grau de imunodepressão ou com anormalidades urológicas prévias; pacientes com risco de infecção por microrganismos multirresistentes ou que tiveram cursos recentes de antibióticos ou uma hospitalização e ausência de melhora ou progressão dos sintomas após cerca de 48 a 72 horas de antibióticos empíricos iniciais.

Os sintomas de ITU podem se sobrepor a alguns sinais comuns da gravidez, como aumento da frequência urinária. Portanto, é fundamental confirmar a presença de uma ITU por meio de testes específicos, especialmente em mulheres grávidas, para evitar diagnósticos equivocados. A ITU não tratada durante a gravidez pode levar a complicações sérias para a mãe e o feto. Portanto, identificar e tratar precocemente é essencial para proteger a saúde da gestante e prevenir potenciais riscos para o desenvolvimento fetal. Em resumo, o teste de gravidez em mulheres em idade fértil é crucial para uma abordagem completa e segura no diagnóstico e tratamento de ITU, levando em consideração as necessidades específicas durante a gestação.

CISTITE SIMPLES RECORRENTE

As mulheres na pós-menopausa são especialmente propensas a ITU recorrentes, devido à incidência aumentada de vaginite atrófica e às alterações no microbioma vaginal precipitadas pela falta de estrogenização do tecido vaginal e do trato urinário inferior. Vários estudos verificaram a existência de uma ligação genética às infecções do trato urinário. As mulheres com ITU recorrente têm frequentemente antecedentes de ITU na família. Os fenótipos não secretor e recessivo estão associados a um aumento da densidade dos receptores uroepiteliais disponíveis para as adesões bacterianas. Em geral, as ITU recorrentes nos homens estão frequentemente associadas a problemas estruturais subjacentes que levam à retenção urinária ou à presença de um cateter de demora.

Quando se trata de cuidar de um indivíduo com ITU recorrente, não existe frequentemente uma intervenção única que "cure tudo". Existem associações com atividade sexual; o uso de contraceptivos à base de espermicida, o uso de preservativo masculino ou diafragma e a mudança do método de contracepção podem trazer benefício. Não está claro se outras modificações de comportamento, como esvaziamento precoce da bexiga após a relação sexual, o aumento da hidratação para precipitar uma micção ou urinar com mais frequência, sejam eficazes isoladamente, mas certamente são intervenções de baixo risco e de fácil adoção.

Para as mulheres na pós-menopausa, especialmente aquelas com incontinência urinária associada, um exame pélvico se torna prudente para excluir disfunção do assoalho pélvico ou prolapso. Se não houver nenhum problema anatômico potencialmente corrigível, então os estrogênios vaginais são uma intervenção bem tolerada e de baixo risco. A utilização de suplementos, tais como extratos de *cranberry* e D-manose, foram experimentados, e alguns indivíduos podem ter benefícios, mas os dados são inconsistentes. Os probióticos podem ser eficazes em combinação com estrogênios. Quando não se obtêm benefícios com essas intervenções, é frequentemente indicada a profilaxia com antibióticos. Os antibióticos pós-coito podem ser eficazes, e o agente mais bem estudado é o sulfametoxazol-trimetoprim.

A profilaxia contínua demonstrou ser eficaz em ensaios clínicos, mas a eficácia perde-se quando a profilaxia é interrompida. Para além disso, a profilaxia não é geralmente 100% eficaz, pelo que as ITU serão provavelmente menos frequentes, mas ainda presentes, e, quando ocorrem, os microrganismos são suscetíveis à resistência antimicrobiana à classe dos medicamentos utilizados na profilaxia. Quando ocorrem alterações no exame consistentes com vaginite atrófica, o uso de estrogênios vaginais pode ser benéfico. O estudo de Raz e Stamm, publicado em 1993, não só demonstrou uma diminuição do uso de antimicrobianos para ITU no grupo dos estrogênios durante o período de acompanhamento como demonstrou outros benefícios, como a diminuição da colonização da vagina por enterobactérias com o pH vaginal mais baixo e a recolonização com *Lactobacillus* spp. (flora vaginal normal).

PIELONEFRITE AGUDA

A pielonefrite é uma infecção urinária que se estende aos rins. Os sintomas típicos incluem dores nos flancos, febre, calafrios, náuseas ou vômitos.

Em contraste com a cistite, recomenda-se a realização de urinálise e cultura de urina para todos os casos na suspeita diagnóstica. O diagnóstico de pielonefrite deve ser efetuado com base na avaliação clínica e em testes laboratoriais (urinálise e cultura de urina). Exames de imagem não são necessários em todos os casos e podem ser reservados para aqueles em que o paciente se encontra gravemente doente, que não melhora com a terapêutica inicial ou na suspeita de uma obstrução ou uma complicação.

As complicações da pielonefrite incluem sepse, injúria renal aguda, abscesso renal ou perinefrético, cálculos renais (p. ex., cálculos de estruvita) e pielonefrite enfisematosa (uma infecção necrotizante grave). A tomografia computorizada com contraste intravenoso é tipicamente o principal método para diagnóstico na maioria desses casos. A ecografia renal é menos sensível, mas é uma alternativa quando a exposição à radiação ou ao contraste iodado é motivo de preocupação, ou quando a tomografia não está disponível.

O tratamento dessas complicações pode necessitar de drenagem de coleções e de uma abordagem multidisciplinar envolvendo outras especialidades, como a urologia e a radiologia intervencionista. Nos pacientes clinicamente estáveis e que toleram medicamentos orais, o tratamento pode ser efetuado por meio de um antibiótico por via oral. Nota-se que alguns dos agentes tipicamente utilizados para a cistite (como a nitrofurantoína e a fosfomicina) não são recomendados na pielonefrite devido a sua penetração subótima no parênquima renal. Quanto à duração do tratamento, existem vários ensaios clínicos aleatórios que demonstraram que 7 dias de terapia antibiótica não é inferior a cursos mais longos para o tratamento da pielonefrite na maioria dos casos. Para escolha e duração do antibiótico levam-se em consideração as condições associadas ao hospedeiro, o perfil de suscetibilidade do agente patogênico envolvido e a presença de infecção de corrente sanguínea associada.

BACTERIÚRIA ASSINTOMÁTICA

A bacteriúria assintomática (BAS) é definida como a presença assintomática de $\geq 10^5$ UFC/mL na urina, com ou sem piúria, em duas culturas consecutivas. Os indivíduos com bacteriúria assintomática podem apresentar bactérias na urina durante meses ou mais sem apresentar qualquer sintoma. Estudos indicam também que a BAS pode proteger o hospedeiro contra ITU sintomáticas.

A BAS é um achado comum em muitas populações, incluindo mulheres saudáveis, residentes em instituições de cuidados prolongados e pessoas com anormalidades do trato urinário. Estudos demonstraram que o tratamento com antimicrobiano para a maioria das populações de pacientes com BAS não conferiu benefício significativo, podendo aumentar o risco de resistência bacteriana ou infecção por *Clostridium difficile*. Por conseguinte, o rastreio ou tratamento da BAS deve ser evitado na maioria dos casos. As principais exceções são as mulheres grávidas, porque o tratamento diminui o risco de pielonefrite e de resultados fetais negativos, e indivíduos que serão submetidos a procedimentos urológicos associados a sangramento significativo da mucosa e ou trauma (p. ex., cirurgia transuretral da próstata ou da bexiga, ou cirurgia percutânea de cálculos). De igual modo, a maioria dos dados disponíveis não apoia o tratamento da BAS em pacientes transplantados renais. Atualmente, devido à falta de dados sobre o risco-benefício de tratar a BAS em pacientes em período pós-transplante precoce (1 a 2 meses após a cirurgia), muitos centros tratam a BAS se for encontrada coincidentemente durante esse período, mas não existe evidência para o rastreio de rotina.

A cistoscopia diagnóstica sem complicações ou a colocação de um cateter de Foley estão associados a baixo risco de infecção em indivíduos com BAS. Embora os resultados da cultura de urina possam orientar a profilaxia perioperatória para cistoscopia, um tratamento por vários dias de antibióticos é considerado desnecessário. Em pacientes com transplantes de órgãos sólidos, com exceção do transplante renal precoce, o tratamento da BAS é considerado desnecessário.

INFECÇÃO DO TRATO URINÁRIO ASSOCIADA A CATETER

A definição de ITU associada a cateter urinário padronizada pelo Center of Disease Control dos EUA (CDC) exige que os pacientes cumpram três critérios:

1. A presença de cateter de demora por mais de 2 dias consecutivos num local de internação.
2. Cultura de urina com não mais de dois microrganismos.
3. Um microrganismo com $>10^5$ UFC/mL com pelo menos dois dos fatores: febre (38°C), sensibilidade suprapúbica, dor ou sensibilidade no ângulo costovertebral, urgência e aumento da frequência miccional ou disúria.

O diagnóstico pode ser difícil porque os sintomas são frequentemente inespecíficos se o cateter ainda estiver presente. O tratamento inclui primeiro a descontinuação do cateter de demora ou sua substituição (se ainda for necessário), se o cateter estiver colocado há mais de 2 semanas. As culturas de urina colhidas pelos cateteres de longa permanência podem refletir a microbiologia do biofilme, portanto se recomenda a obtenção de uma cultura de urina de um cateter recentemente colocado para orientar a terapia antimicrobiana. A terapêutica antimicrobiana deve ser iniciada em pacientes com suspeita de infecção e adaptada aos resultados da cultura de urina. As bactérias mais comuns incluem *E. coli, Klebsiella* spp., *Pseudomonas aeruginosa* e *Enterococcus* spp.

PROSTATITE BACTERIANA AGUDA

A prostatite bacteriana aguda (PBA) é tipicamente caracterizada pelo início abrupto de sintomas urinários e é também frequentemente acompanhada por sintomas sistêmicos, embora possa ser difícil de diagnosticar porque os testes diagnósticos úteis são limitados. Cateter urinário de demora ou manipulação urinária é um fator de risco para o desenvolvimento de PBA nos homens. A palpação digital da próstata (que deve ser efetuada com cuidado para evitar o risco de bacteremia) evidencia uma próstata frequentemente sensível, edemaciada e quente. As modalidades de exame de imagem para diagnosticar abscesso prostático incluem US, tomografia computadorizada e ressonância magnética.

A PBA é mais frequentemente causada por *E. coli*, *P. aeruginosa*, *Klebsiella* spp. e *Enterococcus* spp., em homens sexualmente ativos, enquanto *Neisseria gonorrhoeae* e *Chlamydia trachomatis* devem também ser avaliadas com testes de amplificação de ácidos nucleicos na urina. Embora a maioria dos antibióticos penetre no tecido prostático na inflamação aguda, à medida que esses pacientes melhoram clinicamente, deve-se ter o cuidado de garantir que os agentes antimicrobianos atinjam uma concentração adequada no tecido prostático, como as fluoroquinolonas ou sulfametoxazol-trimetoprim.

TRATAMENTO DE INFECÇÃO DO TRATO URINÁRIO

Para definir uma estratégia de tratamento de infecção bacteriana do trato urinário é importante considerar vários aspectos do paciente, do meio em que ele se encontra e da disponibilidade terapêutica. Inicialmente, deve-se afastar diagnósticos diferenciais, como bacteriúria assintomática e infecções genitais, e, depois disso, classificar se a ITU é baixa ou alta, complicada ou não complicada. A partir disso se escolhe o antibiótico e outras medidas terapêuticas (Figura 2).

Os objetivos terapêuticos incluem erradicação da infecção, analgesia, se necessária, hidratação, conforto gastrintestinal, medidas de estabilização he-

Infecção urinária			Antibiótico de escolha	Tempo de tratamento
Infecção urinária	Baixa	Não complicada	Nitrofurantoína	5 dias
			Fosfomicina	Dose única
		Complicada	Combinação de amoxacilina + aminoglicosídeo	7-10 dias ou mais
	Alta	Não complicada	Ciprofloxacino	7 dias
			Levofloxacino	5 dias
		Complicada	Cefalosporina de 3ª geração	7-10 dias ou mais

FIGURA 2 Exemplo de escolha empírica do antibiótico para tratamento da ITU.
ITU: infecção do trato urinário.

modinâmica e tratamento de complicações em quadros mais graves. A analgesia pode ser sistêmica (via oral ou parenteral) e/ou com analgésicos do trato urinário, como fenazopiridina (com ou sem azul de metileno) e metenamina.

Para iniciar o antibiótico não é necessário esperar o resultado da urocultura com o antibiograma. O antibiótico é escolhido de forma empírica, baseado em esquemas terapêuticos estabelecidos em diretrizes de sociedades internacionais e em uroculturas anteriores do paciente, se disponíveis. Aliás, quando a infecção é cistite não complicada, não é necessário solicitar urocultura. Na escolha do antibiótico existem variações locais que devem ser observadas, como a porcentagem de resistência às fluoroquinololonas e ao sulfametroxazol-trimetropim. Entretanto, esses dados nem sempre estão disponíveis, sendo adotadas as recomendações globais de tratamento.

Estabelecer a resistência bacteriana em locais de atendimento de emergência deve ser estimulado. O objetivo dessa diretriz é diminuir a resistência bacteriana aos antibióticos e fornecer o antibiótico ideal em situações específicas, com alta probabilidade de resposta, sendo a utilização delas uma recomendação forte para todos os médicos. A utilização de outros tratamentos coadjuvantes no tratamento de ITU é cada vez mais recomendada e utilizada, principalmente para evitar a resistência bacteriana e alterações da flora intestinal, mas não por todas as diretrizes.

Em infecções leves o tempo maior de antibiótico não traz benefícios, apenas complicações, num conceito de que "menos é mais", por isso nesses casos é indicado menor tempo de antibioticoterapia. Publicações recentes alertam que as fluoroquinolonas deveriam ter o uso restrito a bactérias com sensibilidade exclusiva, pois podem causar aneurisma dissecante da aorta, tendinopatia com ruptura de tendão de Aquiles, descolamento de retina, neuropatia periférica, alterações mentais e prolongamento de QTc com arritmias. Além disso, o uso abusivo de fluoroquinolonas é um causador de grande resistência bacteriana. Entretanto, evidências mais recentes sugerem que o uso dessa classe de antibióticos pode ser considerado, desde que haja cautela. Assim, elas voltaram a estar na primeira linha de tratamento de pielonefrites não complicadas.

Em todas as diretrizes a nitrofurantoína aparece no topo na indicação de tratamento de cistite não complicada. Isso acontece porque ela é ativa contra os uropatógenos mais comuns, incluindo Gram-positivos e Gram-negativos, e, mesmo sendo usada desde 1953, ainda permanece ativa contra organismos multirresistentes, é um fármaco geralmente bem tolerado (a formulação em macrocristais reduz os efeitos gastrintestinais, mas não é disponível no Brasil), pode ser usada na gestação (contraindicada apenas no término da gestação – 38 a 42 semanas), pode ser usada em indivíduos com doença renal crônica com TFG superior a 30 mL/min/1,73 m^2 e tem efeito de sinergismo/aditivo em combinação com outros antibióticos (ciprofloxacino, sulfametoxazol/trimetropim, gentamicina, colistina). Entretanto, a nitrofurantoína pode causar, principalmente no uso prolongado, vários efeitos adversos, que requerem atenção: agranulocitose em deficientes de glicose-6-fosfato-desidrogenase, hepatoxicidade, neuropatia e lesões pulmonares, principalmente em idosos, e febre.

Em relação à necessidade de internação, os fatores que devem ser considerados são:

- Indicação absoluta: obstrução do trato urinário concomitante, falha na terapia ambulatorial, intolerância ao antibiótico oral, gestação, sepse, outra condição médica instável.
- Indicação relativa: fragilidade ou suporte social deficiente, alto risco de infecção com bactéria multirresistente, dor intensa e refratária, comorbidades importantes ou imunossupressão (p. ex., DM, câncer, transplante de órgão, anemia falciforme).

Após o tratamento antimicrobiano, a sugestão do *guideline* europeu de 2023 é de não solicitar urocultura se o paciente estiver assintomático.

RECOMENDAÇÕES NA ITU RECORRENTE

Mulheres com ITU recorrente devem evitar o uso de medidas contraceptivas como diafragma e espermicidas, devem ingerir pelo menos 1,5 L de água ao dia (devendo ser considerados volumes maiores em locais quentes e secos), não retardar a diurese pós-coito, higiene após defecação de frente para trás, evitar duchas e evitar roupas íntimas oclusivas.

Em pacientes com ITU recorrente a reposição hormonal de estrogênio pode ajudar a prevenir a ITU. Já o uso de diferentes vacinas, tais como OM-89 Uro-Vaxom® (disponível no Brasil), contendo extrato de *E. coli* inativada, por via oral, pode reduzir casos de ITU de repetição, principalmente em pacientes com pielonefrite de repetição. Para cistite recorrente o uso da vacina é questionável, uma vez que a resposta imune da bexiga é quase exclusivamente feita pela resposta inata, e, em geral, apenas 40% dos pacientes têm resposta curta de proteção que varia de 6 a 12 meses. A Uro-Vaxom® é a vacina mais utilizada em todo mundo e a única vendida no Brasil. Ela é produzida a partir do lisado de estruturas da membrana celular de 18 estirpes diferentes da bactéria *Escherichia coli*. Isso significa que essa vacina só confere imunidade contra as infecções do trato urinário provocadas pela bactéria *E. coli*.

Fora do Brasil, outras vacinas, como a MV-140 (um conjunto de 4 espécies de bactérias inativas – Uromune®) sublingual e a Strovac®, um conjunto de 10 espécies de bactérias inativas administrado por via intramuscular, também parecem reduzir a recorrência de ITU. O problema é que nenhuma das vacinas atualmente disponíveis no mercado apresenta taxa de eficácia muito alta a longo prazo. Por falta de estudos sobre segurança, a Uro-Vaxom® não é indicada na gravidez nem durante o aleitamento materno.

Profilaxia com antibióticos é a medida mais efetiva contra infecção recorrente em esquemas de baixa dose por longos períodos ou após o coito. Não existe um consenso quanto ao tempo de antibioticoterapia profilática, com recomendações de tratamento entre 3 e 12 meses, mas geralmente, após a suspensão da antibioticoterapia, pode ocorrer volta de ITU.

O uso de sulfametoxazol-trimetropim deve ser evitado como terapia de primeira linha para ITU recorrentes, anormalidades geniturinárias ou que receberam sulfametoxazol-trimetropim previamente nos últimos 90 dias. As antibioticoterapias empíricas para ITU na população ambulatorial devem ser adaptadas aos padrões de resistência local, e o desenvolvimento de um antibiograma específico para locais de atendimento de emergência deve ser considerado.

Um sumário das recomendações e regimes terapêuticos para o tratamento e prevenção de ITU está disponível nos Quadros 1 a 7.

QUADRO 1 Recomendações para tratamento das ITU recorrentes (*EAU guidelines*)

Recomendações	Grau de evidência
Usar reposição estrogênica vaginal em mulheres na pós-menopausa para prevenir ITU recorrente.	Forte
Utilizar profilaxia imunoativa para reduzir ITU recorrente em todas as faixas etárias.	Médio/forte
Aconselhar as pacientes sobre o uso de um probiótico local ou oral contendo cepas de eficácia comprovada para regeneração da flora vaginal para prevenir ITU.	Fraco
Orientar os pacientes sobre o uso de produtos de cranberry para reduzir episódios recorrentes de ITU.	Fraco
Indicar D-manose para reduzir episódios recorrentes de ITU.	Fraco
Indicar hipurato de metenamina para reduzir episódios recorrentes de ITU em mulheres sem anormalidades do trato urinário.	Forte
Realizar instilações endovesicais de ácido hialurônico ou uma combinação de ácido hialurônico e sulfato de condroitina para prevenir ITU recorrentes em pacientes em que abordagens preventivas menos invasivas não foram bem-sucedidas.	Fraco
Usar profilaxia antimicrobiana contínua ou pós-coital para prevenir ITU recorrente quando intervenções não antimicrobianas falharem. Aconselhar os pacientes sobre possíveis efeitos colaterais.	Forte
Prescrever terapia antimicrobiana autoadministrada de curto prazo para pacientes com boa adesão.	Forte

ITU: infecção do trato urinário.

QUADRO 2 Esquema terapêutico sugerido de antibióticos para tratamento oral de cistite não complicada (*EAU guidelines*)

Antibiótico	Dose diária	Duração	Comentários
	Primeira linha em mulheres		
Fosfomicina trometamol	3 g (5,631 g) em dose única	Dose única	Alto custo
Nifrofurantoína macrocristal	50-100 mg 4x/ dia	5 dias	Não administrar se TFG < 30 mL/min/1,73 m^2 SC
Nitrofurantoína monoidratada/macrocristal	100 mg 2x/dia	5 dias	Não disponível no Brasil
Nifrofurantoína macrocristal – liberação lenta	100 mg 2x/dia	5 dias	Não disponível no Brasil

(continua)

QUADRO 2 Esquema terapêutico sugerido de antibióticos para tratamento oral de cistite não complicada (*EAU guidelines*) (*continuação*)

Antibiótico	Dose diária	Duração	Comentários
Primeira linha em mulheres			
Pivmecillinam	400 mg 3x/dia	3-5 dias	Não disponível no Brasil
Alternativo			
Cefalosporinas (p. ex., cefadroxil)	500 mg 2x/dia	3 dias	Ou comparável
Em locais em que a resistência para *E. coli* esteja < 20%			
Trimetropim	200 mg 2x/dia	5 dias	Não usar no primeiro trimestre de gravidez
Sulfametoxazol-trimetropim	800-160 mg 2x/dia	3 dias	Não usar no primeiro trimestre de gravidez
Em homens			
Sulfametoxazol-trimetropim	800-160 mg 2x/dia	7 dias	Fluoroquinolonas também podem ser prescritas de acordo com testes de susceptibilidade

SC: superfície corporal; TFG: taxa de filtração glomerular.

QUADRO 3 Esquema terapêutico sugerido de antibióticos para tratamento empírico oral de pielonefrite não complicada (*EAU guidelines*)

Antibiótico	Dose diária	Duração	Comentários
Ciprofloxacino	500-750 mg 2x/dia	7 dias	Resistência às fluoroquinolonas deve estar abaixo de 10%
Levofloxacino	750 mg 1x/dia	5 dias	
Sulfametoxazol-trimetropim*	800-160 mg 2x/dia	14 dias	
Cefpodoxima*	200 mg 2x/dia	10 dias	Somente em farmácias veterinárias no Brasil
Ceftibutem*	400 mg 1x/dia	10 dias	Não disponível no Brasil

* Em tratamento empírico, usar dose inicial de um antibiótico parenteral de longa duração (p. ex., ceftriaxona).

QUADRO 4 Tratamento empírico de pielonefrite não complicada com antibiótico parenteral (*EAU guidelines*)

Antibiótico	Dose diária	Comentários
Tratamento de primeira linha		
Ciprofloxacino	400 mg 2x/dia	
Levofloxacino	750 mg 1x/dia	

(continua)

QUADRO 4 Tratamento empírico de pielonefrite não complicada com antibiótico parenteral (*EAU guidelines*) (*continuação*)

Antibiótico	Dose diária	Comentários
Cefotaxima	2 g 3x/dia	Não há estudos com monoterapia em ITU aguda não complicada
Ceftriaxona	1-2 g 1x/dia	Maior dose é recomendada
Tratamento de segunda linha		
Cefepime	1-2 g 2x/dia	Maior dose é recomendada
Piperacilina/ tazobactan	2,5-4,5 g 3x/dia	
Gentamicina	5 mg/kg 1x/dia	Não há estudos com monoterapia em ITU aguda não complicada
Amicacina	15 mg/kg 1x/dia	
Última linha de tratamento		
Imipenem/ cilastatina	0,5 g 3x/dia	Indicar somente em pacientes com resultados de exame compatíveis com a presença de microrganismos multirresistentes
Meropenem	1 g 3x/dia	
Ceftolozana/ tazobactam	1,5 g 3x/dia	
Ceftazidime/ avibactam	2,5 g 3x/dia	
Cefiderocol*	2 g 3x/dia	
Meropenem-vaborbactam*	2 g 3x/dia	
Plazomicin*	15 mg/kg 1x/dia	

Se houver melhora clínica em 72 horas, o tempo de tratamento é de 7-10 dias, do contrário 10-14 ou mais dias, se necessário. Fluoroquinolonas se o caso for leve e com melhora rápida, 5-7 dias de duração.
*Indisponível no Brasil até 2024.
ITU: infecção do trato urinário.

QUADRO 5 Tratamento empírico com antibióticos nas ITU complicadas (*EAU guidelines*)

Tratamento	Grau de evidência
Usar combinação de • Amoxacilina + aminoglicosídeo. • Cefalosporina de 2ª geração + aminoglicosídeo. • Cefalosporina de 3ª geração endovenosa se apresentar sintomas sistêmicos.	Forte
Usar ciprofloxacino somente se a resistência local for < 10% quando: • Todo o tratamento proposto por VO. • Paciente não necessitar de hospitalização. • Paciente com alergia a betalactâmicos.	Forte

(continua)

QUADRO 5 Tratamento empírico com antibióticos nas ITU complicadas (*EAU guidelines*) (*continuação*)

Tratamento	Grau de evidência
Não usar fluoroquinolonas para tratamento empírico em ITU complicada em pacientes vindos de tratamentos urológicos ou quando usaram essa classe de antibióticos nos últimos 6 meses.	Forte
Tratar qualquer anormalidade urológica ou fator complicador subjacente.	Forte

ITU: infecção do trato urinário; VO: via oral.

QUADRO 6 Tratamento empírico com antibióticos na urossepse (*EAU guidelines*)

Antibiótico	Dose diária	Duração
Cefotaxime	2 g 3x/dia	7-10 dias, mas em pacientes com resposta lenta períodos maiores podem ser considerados.
Ceftazidime	1-2 g 3x/dia	
Ceftriaxone	1-2 g 1x/dia	
Cefepime	2 g 2x/dia	
Piperacilina/tazobactam	4,5 g 3x/dia	
Ceftolozane/tazobactam	1,5 g 3x/dia	
Ceftazidime/avibactam	2,5 g 3x/dia	
Gentamicina	5 mg/kg 1x/dia	
Amicacina	15 mg/kg 1x/dia	
Ertapenem	1 g 1x/dia	
Imipenem/cilastatina	0,5 g 3x/dia	
Meropenem	1 g 3x/dia	

QUADRO 7 Tratamento profilático de ITU recorrentes (*EAU guidelines*)

Antibiótico	Dose	Período de tratamento
Nitrofurantoína	50-100 mg 1x/dia	3-12 meses
Fosfomicina trometamol	3 g a cada 10 dias	
Trimetropim	100 mg 1x/dia	
Cefalexina	125-250 mg 1x/dia	
Cefaclor	250 mg/dia	

ITU: infecções do trato urinário.

ANTIBIOTICOTERAPIA EM GESTANTES

O uso de antibióticos em gestantes requer muito cuidado por várias razões: malformações como fendas orais com o uso de nitrofurantoína, atresia de esôfago com trimetropim, atresia anorretal com cefalosporinas, mas com risco absoluto baixo, respectivamente, 0,99, 0,22 e 0,22%.

A vaginose bacteriana, em que os lactobacilos dominantes na vagina são substituídos por anaeróbios, está relacionada a partos prematuros e responde ao tratamento com antibióticos. O uso de antibióticos, entretanto, pode trazer alterações na flora vaginal e intestinal da gestante e trazer consequências negativas tanto para a gestante como para o feto/criança em termos de desenvolvimento da imunidade, doenças imunes e cognição. A suplementação de probióticos orais não modifica a microbiota vaginal em gestantes, principalmente devido ao mecanismo de resistência da colônia estável, que não incorpora novos microrganismos. Ao contrário, em um sistema instável, a suplementação poderia trazer benefícios.

Antibiótico pós-coito deve ser considerado em gestantes com história de ITU frequente antes da gestação, para prevenir ITU.

A segurança dos principais antibióticos utilizados para o tratamento de ITU durante o período da gestação está sumarizada no Quadro 8.

QUADRO 8 Segurança de antibióticos orais na gestação

Antibiótico	Categoria de risco na gestação pelo FDA	Comentário
Nitrofurantoína	B	Pode ser usado nos 2 primeiros trimestres. Não deve ser usado no terceiro trimestre por risco de anemia hemolítica no recém-nascido.
Sulfametoxazol-trimetropim	D	Evitar o uso se houver alternativa. Uso no primeiro trimestre é associado com aumento do risco de defeitos do tubo neural fetal. No terceiro trimestre aumenta o risco de hiperbilirrubinemia e kernicterus. Se o uso for necessário, o segundo trimestre é a janela segura.
Fosfomicina	B	Pode ser usada.
Betalactâmicos orais, p. ex., amoxacilina + clavulonato	B	Uso recomendado.
Fluoroquinolona, p. ex., ciprofloxacino	C	Evitar o uso se houver alternativas

Categorias de risco:
A: sem risco em estudos em humanos.
B: sem risco em estudos em animais.
C: risco não pode ser descartado. Não existem estudos satisfatórios em gestantes, mas estudos em animais demonstram risco ao feto; benefício potencial da medicação pode sobrepor o risco.
D: risco evidente. Estudos em gestantes têm demonstrado risco para o feto; benefício potencial da medicação pode sobrepor o risco.
X: contraindicado. Estudos em gestantes têm demonstrado risco para o feto; estudos em humanos e/ou animais têm demonstrado anormalidades no feto. Risco da medicação é maior que os benefícios.

USO DE ANTIBIÓTICO INTRAVESICAL

Devido à alta resistência bacteriana aos antibióticos, a falta de novos antibióticos, antibióticos que por via parenteral apresentam muitos efeitos colaterais, uma alternativa é o uso por instilação intravesical, levando a alta concentração local e maior eficácia. São exemplos o uso de colistina para tratamento de infecção por *Acinetobacter baumannii* ou *Pseudomonas*. Outro antibiótico usado é a gentamicina administrada durante a noite, intravesicalmente por 6 meses. Esse tratamento pode diminuir a recorrência e a resistência bacteriana, mas as publicações são em forma de relato de casos, séries retrospectivas, necessitando de maiores estudos.

INFECÇÃO URINÁRIA EM TRANSEXUAIS

Transexualidade refere-se à condição do indivíduo cuja identidade de gênero diverge do gênero ligado ao sexo físico biológico que lhe foi atribuído ao nascimento. Uma pessoa transexual pode realizar processos que melhorem seu bem-estar pessoal, através da forma como se apresenta e de intervenções no corpo com o intuito de alterar as características sexuais secundárias e fenótipos das características sexuais primárias. Atualmente, vem se tornando uma realidade em nosso meio, e precisamos estar preparados para tratar afeções urinárias que podem acontecer. A ocorrência de ITU em indivíduos transexuais é um ponto crucial e de quebra de paradigmas para a comunidade médica.

As intervenções médicas, como cirurgias e terapias hormonais durante a transição de gênero, podem influenciar o funcionamento do sistema urinário de maneiras distintas.

Para homens transexuais (**de feminino para masculino**):

- Histerectomia e ooforectomia: remover o útero e os ovários pode reduzir, mas não eliminar completamente, o risco de ITU.
- Faloplastia: essa cirurgia para construir o órgão genital masculino pode acarretar complicações, como o estreitamento da uretra, e frequentemente apresenta resultados estéticos insatisfatórios.

Para mulheres transexuais (**de masculino para feminino**):

- Remoção da haste do pênis e dos testículos, criação de neovagina: essa reconstrução pode aumentar a probabilidade de infecções urinárias.
- Presença da próstata: após a cirurgia, a próstata permanece, e seu impacto no sistema urinário ainda não está completamente esclarecido.

Aspectos importantes a considerar:

- Limitações nas pesquisas: a incidência específica de ITU em pessoas transexuais não é completamente compreendida devido à falta de estudos abrangentes nesse campo.
- Possíveis complicações: a reconstrução peniana pode aumentar o risco de estenose uretral em homens trans, enquanto o efeito da terapia hormonal na próstata e no controle urinário ainda é incerto.
- Diferenciação diagnóstica: é essencial distinguir entre diferentes condições, como uretrites e prostatites, para garantir um tratamento preciso.

Pacientes transexuais são propensos a estenose uretral devido à reconstrução peniana, seja em feminino para masculino, mas também em masculino para feminino, porque grandes partes da uretra são cortadas. Por outro lado, o desenvolvimento da próstata e do esfíncter masculino sob substituição hormonal cruzada é pouco claro, o que pode promover a incontinência urinária de esforço.

Muito poucos estudos têm clareza em relação à incidência de ITU nos transexuais. Estudos com número bem pequeno de transexuais revelam que existe ITU recorrente com maior frequência em mulheres transexuais (masculino para o feminino), mas precisamos ficar atentos e tentar fazer diagnóstico diferencial entre uretrites e prostatites. Para uma melhor abordagem, sugerimos fortemente que esses casos necessitam de equipe multiprofissional incluindo urologistas e infectologistas, além do nefrologista. Estudos com maior número de pacientes são necessários para termos maior conhecimento sobre ITU em transgênero, bem como estratégias para tratamento.

Reconhecer a singularidade de cada caso médico e adotar uma abordagem personalizada é crucial para garantir o tratamento adequado das infecções do trato urinário em pessoas transexuais. O investimento contínuo em pesquisa é fundamental para atender às necessidades médicas específicas dessa população de forma mais eficiente.

CONSIDERAÇÕES FINAIS

As infecções do trato urinário são comuns e diversas, como aqui analisado. Quando se abordam pacientes com sintomas do trato urinário inferior, nem todos necessitam de avaliação com urinálise e cultura de urina. No entanto, não raramente, dada a complexidade dos casos e a crescente incidência de bactérias multirresistentes, a urinálise e a cultura de urina podem ser uma ferramenta valiosa para o controle. Por outro lado, o isolamento de bactérias ou de cândida na urina não é necessariamente patogênico, sendo necessária uma análise cuidadosa da razão para o teste, o hospedeiro e quaisquer circunstâncias atenuantes, tais como procedimentos urológicos futuros ou gravidez.

Tal como a análise da urina, exames de imagem para excluir o envolvimento do trato urinário superior nem sempre são necessários, mas em determinadas situações são essenciais para orientar as decisões terapêuticas.

As ITU podem ser recorrentes. Nessas situações, uma avaliação cuidadosa de potenciais fatores de risco modificáveis é benéfica. Foram estudadas várias intervenções farmacológicas, algumas com menos rigor do que outras, e não existe atualmente uma abordagem padrão para o tratamento dessas infecções recorrentes. Cada caso deve ser individualizado e seu tratamento personalizado de acordo com o que temos na literatura atual.

BIBLIOGRAFIA RECOMENDADA

Amoretti M, Amsler C, Bonomi G. et al. Production and detection of cold antihydrogen atoms. Nature. 2002;419:456-459.

Anger J, Lee U, Ackerman AL. Recurrent uncomplicated urinary tract infections in women: AUA/CUA/SUFU guideline. 2022.

Chen Y-C, Lee W-C, Chuang Y-C. Emerging non-antibiotic options targeting uropathogenic mechanisms for recurrent uncomplicated urinary tract infection. Int. J. Mol. Sci. 2023;24:7055.

Cheng B, Zaman M, Cox W. Correlation of pyuria and bacteriuria in cute are. Am J. Med 2022;135:e353.

de Rossi P, Cimerman S, Truzzi JC, Cunha CAD, Mattar R, Martino MDV et al. Joint report of SBI (Brazilian Society of Infectious Diseases), Febrasgo (Brazilian Federation of Gynecology and Obstetrics Associations), SBU (Brazilian Society of Urology) and SBPC/ML (Brazilian Society of Clinical Pathology/Laboratory Medicine): recommendations for the clinical management of lower urinary tract infections in pregnant and non-pregnant women. Braz J Infect Dis. 2020 Mar-Apr;24(2):110-1.

EAU guidelines. Edn. presented at the EAU Annual Congress Milan, Italy 2023. EAU Guidelines Office, Arnhem, The Netherlands.

Expert Panel on Urological Imaging; Smith AD, Nikolaidis P, Khatri G et al. ACR appropriateness criteria acute pyelonephritis: 2022 update. J Am Coll Radiol. 2022;19(11S):S224-S239.

Nicolle LE, Gupta K, Bradley SF, Colgan R, DeMuri GP, Drekonja D et al. Clinical practice guideline for the management of asymptomatic bacteriuria: 2019 update by the Infectious Diseases Society of America. Clin Infect Dis. 2019;68:e83.

Savioli Neto F, Hachul H, Pereira MA, Isaia Filho C. Efficacy of methenamine with methylthioninium in the treatment of dysuria: a randomized clinical study. Int Urogynecol J. 2023.

Sihra N, Goodman A, Zakri R, Sahai A, Malde S. Nonantibiotic prevention and management of recurrent urinary tract infections. Nature Rev Urol. 2018;15:750-776.

Soudais B, Ribeaucoup F, Schuers M. Guidelines for the management of male urinary tract infections in primary care: a lack of international consensus. A systematic review of the literature. Family Practice. 2023 Feb;40(1).

17

Glomerulopatias

Maria Almerinda Ribeiro Alves
Lúcio Requião Moura
Rui Toledo Barros

PONTOS-CHAVE

- As glomerulopatias são as doenças que acometem os glomérulos, sendo a causa principal de doença renal crônica (DRC), ao se considerar a doença renal do diabetes como uma glomerulopatia secundária. De acordo com sua etiologia, as glomerulopatias podem ser classificadas em primárias ou secundárias.
- Do ponto de vista clínico e laboratorial, as principais manifestações das glomerulopatias são as alterações urinárias assintomáticas, como hematúria glomerular ou proteinúria glomerular, e as síndromes nefrótica e nefrítica.
- As glomerulopatias podem ainda ser classificadas, de acordo com o mecanismo que desencadeia a resposta glomerular à agressão, em imunomediadas ou não imunomediadas. Nas imunomediadas, há evidência de envolvimento de imunoglobulinas ou do sistema complemento.
- Os padrões histológicos são definidos pela análise do tecido renal com base nas técnicas de microscopia óptica, imunofluorescência e microscopia eletrônica.

INTRODUÇÃO

As glomerulopatias correspondem às doenças renais que acometem os glomérulos. Como abordado em capítulo prévio, o glomérulo é a parte do néfron responsável pela filtração plasmática. São em torno de 1 milhão de néfrons por rim, portanto cerca de 2 milhões de glomérulos. Eles resultam de uma rede de capilares que se alocam, entrelaçados, dentro do espaço envolvido pela cápsula de Bowman. Cada glomérulo inicia, anatomicamente, por uma arteríola aferente e termina por uma arteríola eferente, formando o polo vascular, responsável pelo controle de pressão hidráulica intraglomerular.

Os capilares que formam a estrutura glomerular, como em qualquer outro capilar, são revestidos por células endoteliais. Essas células apoiam-se sobre a membrana basal glomerular (MBG), que por sua vez é externamente revestida por células epiteliais altamente diferenciadas, chamadas de podócitos, dada sua característica de prolongamentos do citoplasma e formação de pedicelos. Assim, esses três componentes formam uma estrutura altamente sofisticada conhecida como barreira de ultrafiltração, formada por três camadas: a célula endotelial, a MBG e os podócitos.

Para garantia da integridade do glomérulo, o entrelaçamento das alças capilares permite que elas interajam entre si, na parte central do capilar, através do mesângio, onde se localizam as células mesangiais, responsáveis pela produção de matriz acelular, a matriz mesangial, que dá suporte à estrutura glomerular. Mais externamente, o glomérulo é protegido por uma camada de células epiteliais pouco diferenciadas, que formam a cápsula de Bowman. Entre essa cápsula, mais externa, e o tufo de capilares glomerulares, mais interno, encontra-se o espaço urinário, por onde o ultrafiltrado ganha o túbulo proximal para iniciar os processos fisiológicos que ali ocorrem.

Em um glomérulo normal predominam três tipos celulares: a célula mesangial, a célula endotelial e a célula podocitária (epitelial). Além do componente celular, a matriz mesangial e a MBG constituem o elemento não celular da estrutura. Embora com formatação básica muito semelhante aos vários outros capilares, toda a estrutura glomerular é altamente diferenciada. Essa estrutura administra a qualidade e o tamanho das proteínas plasmáticas que podem ser filtradas, quer por repulsão pela carga elétrica, quer por tamanho. Geralmente a primeira agressão a essa permeabilidade acontece por alteração de carga elétrica, que permitirá a passagem da albumina sérica, e, a seguir, dependendo da agressão, a passagem de proteínas maiores que a albumina. De maneira geral, a visualização dessa perda da permeabilidade no tecido renal, pela microscopia eletrônica, se dá pela desestruturação da organização dos pedicelos da célula podocitária, conhecida como fusão de pedicelos, e se manifesta, clinicamente, por proteinúria. Outro tipo de resposta à agressão glomerular envolve o aumento da celularidade do capilar glomerular, geralmente ocasionada por um processo inflamatório cuja gravidade vai depender do local, da extensão e do tipo celular envolvido. A presença de hematúria, e em muitas ocasiões de leucocitúria, reflete esse processo inflamatório.

As glomerulopatias são o principal grupo de doenças renais que evoluem para falência renal, com necessidade de terapia renal substitutiva (TRS), se considerarmos a doença renal do diabetes como a principal causa de glomerulopatia secundária. Entende-se por glomerulopatia secundária aquela cujo mecanismo de agressão é desencadeado por doenças sistêmicas, e por glomerulopatia primária as alterações que independem de processos resultantes de doenças sistêmicas.

Neste capítulo serão apresentadas as formas de manifestações clínicas e laboratoriais das glomerulopatias, seguidas de abordagens diagnósticas baseadas em fisiopatogenia, etiologias, alterações histomorfológicas (histológicas) e, por fim, princípios gerais de tratamento.

APRESENTAÇÕES CLÍNICAS E LABORATORIAIS

A maioria das glomerulopatias se apresenta de forma assintomática, sendo, portanto, um achado observado no exame de urina simples. As alterações urinárias não acompanhadas de sintomas e sinais clínicos são a hematúria glomerular e a proteinúria glomerular assintomáticas. Por outro lado, na dependência do tipo de lesão glomerular e da intensidade de agressão ao glomérulo, os pacientes podem apresentar sintomas ou sinais que se agrupam nas síndromes glomerulares, a síndrome nefrótica e a síndrome nefrítica. Por fim, essas alterações clínicas e laboratoriais podem vir acompanhadas ou não de alterações na taxa de filtração glomerular, identificadas principalmente pela alteração no exame de creatinina. A seguir, essas formas de apresentações clínicas e laboratoriais das glomerulopatias serão detalhadas, e estão resumidas de forma esquematizada na Figura 1.

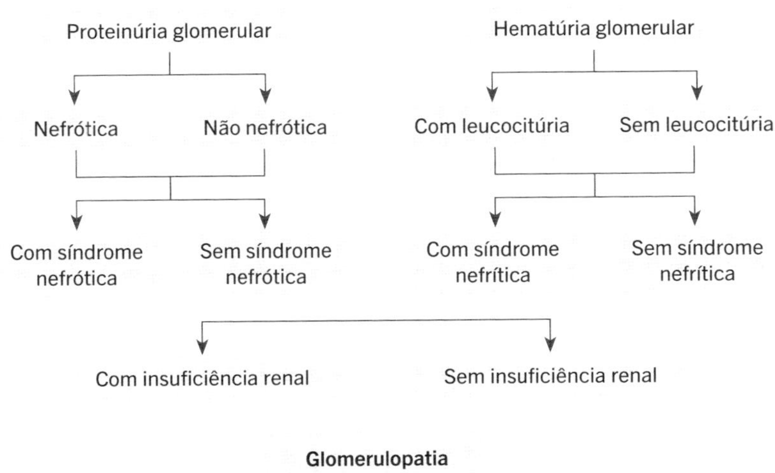

FIGURA 1 Apresentação clínico-laboratorial das glomerulopatias.

> As glomerulopatias podem se apresentar de forma assintomática, e serão detectadas por alterações no exame de urina, notadamente a hematúria glomerular e a proteinúria.

Hematúria glomerular assintomática

A hematúria glomerular pode ser macroscópica, mas em geral é visível apenas no exame microscópico da urina, conhecido como hematúria microscópica. É importante lembrar que, se a fita reagente de urina não identificar a presença de hemopigmento, o microscópio não identificará número anormal de hemácias. A hematúria glomerular, portanto, corresponde à presença de um número de hemácias acima do valor de referência cuja alteração da forma da hemácia indica sua passagem pela barreira de filtração, ocasionando alterações em seu formato, o que é conhecido como hematúria dismórfica. Essa morfologia alterada da hemácia é identificada no exame de urina como codócito e acantócito. Dependendo do tipo de lesão glomerular, a hematúria glomerular pode vir acompanhada de leucocitúria, o que reflete a presença de células inflamatórias na resposta à agressão. Esse processo inflamatório do capilar glomerular, conhecido como glomerulonefrite, pode vir acompanhado de proteinúria, na dependência da extensão do processo patológico.

Proteinúria glomerular assintomática

A proteinúria glomerular também pode ser assintomática, ou seja, identificada pela alteração no exame de urina, sem sintomas ou sinais clínicos correspondentes. De acordo com a quantidade da perda proteica, mensurada em coleta de 24 horas ou em amostra isolada corrigida pela creatininúria, a proteinúria pode ser classificada em proteinúria nefrótica, quando maior ou igual a 3,5 g, ou não nefrótica, quando menor que 3,5 g. A proteinúria glomerular é resultado do aumento da permeabilidade do capilar glomerular a macromoléculas, normalmente não filtradas, sendo, nessa lesão, a albumina a proteína observada em maior quantidade na urina. Quando a proteinúria é o principal componente da apresentação da alteração urinária se admite que o processo de lesão do capilar se encontra na permeabilidade, portanto sem aumento importante de celularidade no glomérulo. Essa proteinúria pode vir acompanhada de hematúria glomerular.

Síndrome nefrótica

A síndrome nefrótica é, classicamente, definida pela presença de edema generalizado, hipoalbuminemia e proteinúria glomerular acima de 3 a 3,5 g em 24 horas, em geral acompanhada de hiperlipidemia. Ela corresponde à apresentação clínico-laboratorial da alteração da permeabilidade do capilar glomerular às proteínas plasmáticas.

O desenvolvimento do edema costuma ser explicado por duas teorias, conhecidas pelo termo *underfill* (pouco volume) e *overflow* (transbordamento). Embora sejam mecanismos diferentes para a formação do edema, acredita-se que ambos possam estar presentes nos pacientes com síndrome nefrótica, de acordo com o desenvolvimento da retenção de volume, em momentos distintos. A teoria *underfill* está relacionada à diminuição da pressão oncótica no espaço intravascular e consequente passagem de líquido para o espaço intersticial, como uma consequência da hipoalbuminemia. A perda de volume do intravascular para o interstício leva à diminuição de volume intravascular, com estímulo ao sistema renina angiotensina, resultando em retenção de sódio e água, perpetuando o edema. Esse edema costuma ser digitopressível e gravitacional. A teoria do *overflow*, por outro lado, sugere que a retenção de volume ocorra através de alteração direta no manuseio de sódio pelo rim. São observadas, portanto, alterações no canal epitelial de sódio (ENaC), talvez estimulado pela presença de proteínas na urina, promovendo um aumento na retenção de sódio pelo túbulo.

São complicações da síndrome nefrótica, independentemente do mecanismo de agressão: fenômenos tromboembólicos arteriais ou venosos, infecções, aumento no risco doença cardiovascular, aumento de toxicidade medicamentosa, injúria renal aguda (IRA) e potencial progressão para doença renal crônica (DRC). A fisiopatogenia dos fenômenos tromboembólicos envolve uma hipercoagulabilidade decorrente do desequilíbrio entre a perda urinária das proteínas protrombóticas (de maior tamanho) e antitrombóticas (de menor tamanho). Assim, a alteração da permeabilidade permitirá que a perda das

> A síndrome nefrótica é a apresentação clínico-laboratorial de alterações da permeabilidade do capilar glomerular às proteínas plasmática e se manifesta por:
>
> - edema
> - proteinúria
> - hipoalbuminemia

proteínas antitrombóticas ocorra primeiro e em maior quantidade. Admite-se, também, a possibilidade de um aumento de produção hepática de fatores protrombóticos, resultante do estímulo da hipoalbuminemia. O risco dos fenômenos tromboembólicos é tanto maior quanto menor for a albuminemia.

Os quadros infecciosos são comuns em pacientes com síndrome nefrótica, possivelmente associados a causas multifatoriais, que incluem perdas de componentes de sistemas envolvidos na resposta de defesa imunológica, em decorrência do aumento de permeabilidade glomerular, assim como do uso de medicações imunossupressoras com o objetivo do tratamento da doença.

A IRA em pacientes com síndrome nefrótica, em geral, associa-se ao uso de drogas nefrotóxicas, como também a causas que envolvem situações de hipovolemia decorrente da própria síndrome ou do desequilíbrio entre a quantidade de diuréticos para melhora do edema. Dessa forma, o tipo e a dose de diuréticos devem ser avaliados, com frequência, na dependência da albuminemia e da volemia do paciente.

Pacientes com síndrome nefrótica têm risco aumentado de evolução para DRC, inclusive em seus estágios mais avançados, quando há necessidade de TRS. Esse risco é variável, a depender do tipo de processo patológico acometendo o glomérulo, da resposta à agressão, bem como de outros fatores que são do próprio indivíduo. Além disso, o risco de progressão para DRC está também associado à falha terapêutica aos tipos específicos de lesões glomerulares. Esses pacientes também demonstram risco aumentado para doença cardiovascular. Por fim, a toxicidade medicamentosa precisa ser considerada, em particular, no caso de drogas que sejam transportadas por albumina, proteína que é muito depletada nos casos de síndrome nefrótica.

Síndrome nefrítica

A síndrome nefrítica caracteriza-se pelo aparecimento súbito de edema, diminuição do volume urinário, hipertensão arterial e hematúria glomerular, con-

A síndrome nefrítica é, em geral, a apresentação clínico-laboratorial de processo inflamatório de capilar glomerular e se manifesta por:

- edema
- hipertensão arterial
- hematúria glomerular

figurando, na maioria das vezes, quadros de lesões proliferativas glomerulares. A hematúria pode ser macroscópica ou microscópica, e vir ou não acompanhada de leucocitúria, registrando o processo inflamatório não infeccioso do capilar glomerular, podendo ocorrer proteinúria glomerular quantitativamente variável.

A magnitude da redução da área de filtração glomerular, decorrente do aumento da celularidade glomerular pela proliferação celular, ocasiona maior ou menor retenção de água e sódio (volume). O edema, assim como a hipertensão arterial, é resultado de aumento de pressão hidrostática intravascular, como consequência direta do aumento da volemia. São complicações da síndrome nefrítica, independentemente do mecanismo de agressão: hipertensão arterial, IRA, insuficiência cardíaca congestiva (ICC) e aumento de risco de DRC.

A hipertensão arterial (HA) decorrente da hipervolemia pode estar associada ao quadro da síndrome ou agravar o controle pressórico de pacientes previamente diagnosticados com HA. No paciente com síndrome nefrítica, ela pode ser de difícil controle, inclusive com quadros acelerados ou malignos. Além disso, de acordo com a integridade miocárdica, a hipervolemia pode resultar em quadros de ICC e, em alguns casos, edema agudo de pulmão. O uso de diuréticos de alça é recomendado para a diminuição do volume retido.

Nos casos de pacientes com síndrome nefrítica que se apresentam com IRA, o diagnóstico clínico laboratorial de glomerulonefrite rapidamente progressiva deve ser feito e a realização de biópsia renal deve ser avaliada e indicada, para a identificação da gravidade do processo inflamatório glomerular. A redução da taxa de filtração glomerular (TFG) pode resultar na necessidade de TRS. Por fim, pacientes com síndrome nefrítica podem evoluir para perda progressiva e irreversível da função renal, configurando quadro de DRC, em muitos casos com necessidade de TRS.

CLASSIFICAÇÃO DAS GLOMERULOPATIAS DE ACORDO COM A FISIOPATOGENIA

As glomerulopatias podem ser classificadas de acordo com o mecanismo que desencadeia a resposta glomerular à agressão em imunomediadas (ou dependente de mediação imunológica) ou não imunomediadas. Nos casos das doenças imunomediadas, há evidência de envolvimento de imunoglobulinas ou do sistema complemento.

Padrões de agressão nas glomerulopatias imunomediadas

Os imunocomplexos (IC) podem acessar os capilares glomerulares vindos da circulação, chamados de IC circulantes, ou podem ser formados localmente, chamados de IC *in situ*. Os IC circulantes, que acessam os capilares glomerulares vindos da circulação, depositam-se já no capilar glomerular em decorrência de seu tamanho e quantidade. Em geral, os IC circulantes iniciam o processo de agressão na região mesangial, a seguir na região do endotélio e finalmente na região do epitélio glomerular. São exemplos de glomerulopatias mediadas por IC circulantes: secundárias ao lúpus eritematoso sistêmico, a infecções crônicas ou subagudas, a nefropatia por IgA.

Os depósitos de IC também podem ser formados localmente no glomérulo (IC *in situ*), quando há um autoanticorpo direcionado contra proteínas da estrutura glomerular, como no caso da glomerulopatia membranosa primária, ou em doenças primárias de desregulação do complemento, como glomerulopatia de C3, e em algumas gamopatia monoclonais.

A detecção das imunoglobulinas e de componentes do sistema de complemento que compõem os IC são visíveis na técnica de imuno-histologia, principalmente através da imunofluorescência (IF). Em muitas situações, a qualidade e a localização dos depósitos no tecido renal, sejam eles de IC circulantes ou locais (*in situ*), são de melhor visualização na microscopia eletrônica (ME).

Glomerulopatia imunomediada, porém sem a identificação de depósitos

A doença causada por anticorpos anti-MBG é o protótipo dessa agressão. A presença do anticorpo é identificada na IF, mas o depósito não é visível na ME. Uma característica marcante desse tipo de lesão é o padrão linear da IF, que determina o diagnóstico de uma lesão mediada por um anticorpo anti-MBG.

Glomerulopatia imunomediada de padrão pauci-imune

Nesses casos, embora se identifique o envolvimento do sistema de defesa imunológica, através da presença de anticorpos circulantes ou ativação do sistema de complemento, não são evidenciados imunoglobulinas ou complemento nem na IF nem na ME. São exemplos desse mecanismo as vasculites de microcirculação ANCA (anticorpo anticitoplasma de neutrófilos) relacionadas.

Glomerulopatias não imunomediadas

Nesse grupo se encaixam as doenças glomerulares secundárias a agressões hemodinâmicas intraglomerulares, alterações genéticas dos constituintes do capilar glomerular, em particular da célula epitelial podocitária e da MBG. E é nesse grupo que se encaixa também a doença glomerular mais prevalente no mundo, que é a doença renal do diabetes, detalhada no Capítulo 18.

INVESTIGAÇÃO DE DIAGNÓSTICOS ETIOLÓGICOS

Do ponto de vista etiológico, a diferenciação em doenças glomerulares primárias e secundárias é importante. São consideradas secundárias as glomerulopatias relacionadas a quadros sistêmicos diversos, e primárias, aquelas cuja agressão é dependente de um alvo renal. As primárias podem ser desencadeadas pela associação da presença de anticorpos dirigidos contra componentes do glomérulo, assim como por alterações de genes que determinam a formação dos componentes do capilar glomerular, ou por agressões hemodinâmicas intrarrenais. Porém, em um número não desprezível de glomerulopatias primárias o mecanismo desencadeador não é conhecido, e se conceitua esse grupo como glomerulopatias primárias idiopáticas.

A anamnese e o exame clínico, obviamente, são de extrema importância. Devem ser pontuadas informações como temporalidade da alteração, frequência do aparecimento, existência de sintomatologia sistêmica, uso de medicações para o tratamento de outras doenças já diagnosticadas. São informações igualmente importantes o histórico familiar de doença renal, diagnóstico de diabetes *mellitus* ou de outras doenças sistêmicas, infecciosas ou não infecciosas, o uso de medicações, a existência de quadro infeccioso precedendo o aparecimento da doença renal.

Na investigação laboratorial são exames importantes a pesquisa de fator antinuclear (FAN), anti-DNA, sorologias para vírus da hepatite B e da hepatite C, a pesquisa de esquistossomose mansônica, a investigação de possíveis quadros de infecções crônicas (endocardite bacteriana, osteomielite) e obviamente excluir a possibilidade de diabetes não diagnosticado anteriormente. Pesquisa de anticorpo anticitoplasma neutrofílico (Anca), em particular em caso de hematúria com evolução rápida para IRA, e pesquisa de anticorpo antirreceptor de fosfolipase A2 (PLA2R) em adultos com síndrome nefrótica. Pesquisa de possíveis neoplasias também pode ser indicada, principalmente em pacientes idosos.

Outro auxiliar laboratorial importante para o diagnóstico etiológico das glomerulopatias é a avaliação do sistema de complemento. Em geral, as glomerulopatias secundárias, excluindo o diabetes, são mais frequentes nos casos que cursam com hipocomplementemia. O complemento é um sistema de defesa imune responsável pela defesa imunológica inata e adquirida, constituído por uma série de elementos reguladores e ativadores. É ativado, quando da necessidade da defesa à agressão, por três vias, elaboradas de acordo com a necessidade da rapidez de resposta. As vias são conhecidas como via clássica (ativada por IC circulantes), via de lectina (ativada pela presença de manose ou açúcares em células "agressoras") e via alternativa (ativada por patógenos). Essas vias se encontram na proteína C3, e, a partir dela, a via do complemento é comum.

Importante lembrar que a ativação do sistema complemento não obrigatoriamente implica consumo dos elementos que o formam. Quando, nos casos de glomerulopatias, observa-se um consumo dos componentes do sistema, é importante avaliar qual das vias de ativação está comprometida. Assim, se o C3 estiver diminuído, o diagnóstico de hipocomplementemia é feito. Para avaliar qual das vias está comprometida, usualmente se avalia o componente da via clássica, que também atua na via da lectina, C4. Se houver consumo também de C4 a glomerulopatia é hipocomplementêmica na dependência de IC circulantes. Se for apenas C3, é dependente de ativação da via alternativa.

Excetuando a doença renal do diabetes, que é normocomplementêmica, quando se avalia o complemento nas glomerulopatias que são biopsiadas em um serviço de alto volume no Brasil, cerca de metade é hipocomplementêmica. O lúpus eritematoso sistêmico é uma doença muito frequente entre as glomerulopatias hipocomplementêmicas, assim como as secundárias a infecções. A hipocomplementemia, nesses casos, é por via clássica, portanto C3 e C4 estão consumidos. Uma observação importante para o diagnóstico etiológico diferencial é a de que, em casos de síndrome nefrítica pós-infecciosa, a hipocomplementemia é por via alternativa, ou seja, C3 consumido e C4 normal.

DIAGNÓSTICO HISTOLÓGICO

A avaliação histológica das glomerulopatias é uma importante ferramenta para um diagnóstico mais acurado, tendo em vista que as apresentações clínico-laboratoriais podem ser consideradas inespecíficas para o diagnóstico etiológico. Para essa avaliação, é necessária a visualização do tecido renal, obtido através da biópsia renal. As indicações e contraindicações para a realização de biópsia renal serão resumidas a seguir.

As principais indicações de biópsia renal são:

- Síndrome nefrótica em adultos.
- Proteinúria glomerular, sem a presença de síndrome nefrótica, quando o nível de proteinúria é mantido acima de 1 g/24 horas em avaliações seriadas (exceto em casos de pacientes com diagnóstico de diabetes e com retinopatia diabética).
- Proteinúria < 3 g/24 horas, sem etiologia conhecida, com redução da TFG, ou em pacientes com diagnóstico de diabetes com aumento rápido de proteinúria.
- Glomerulonefrite rapidamente progressiva, ou seja, perda rápida da filtração glomerular associada à presença de hematúria glomerular e/ou cilindros hemáticos, com ou sem proteinúria.

A principal contraindicação é o risco de sangramento, especialmente em pacientes com coagulopatias associadas ou em uso de medicamentos anticoagulantes. Os parâmetros de coagulação devem ser avaliados antes do procedimento, e os riscos da interrupção de medicamentos anticoagulantes em indivíduos em uso devem ser ponderados. Pressão arterial elevada pode aumentar o risco de sangramento. Em rins diminuídos de tamanho e com TFG < 30 mL/min/1,73 m^2 a biópsia também deve ser evitada. Além disso, algumas alterações anatômicas podem ser consideradas contraindicações à biópsia renal, tais como rins multicísticos bilateralmente, rim em ferradura, hidronefrose e rim único.

Técnicas para o diagnóstico histológico das glomerulopatias

Para o diagnóstico histológico, o fragmento obtido pela biópsia renal deve ser visualizado, no mínimo, pelas técnicas da microscopia óptica (MO) e imunofluorescência (IF). Em algumas glomerulopatias, a microscopia eletrônica (ME) pode ser necessária para a complementação de um diagnóstico mais preciso. Os detalhes de tais técnicas também já foram apresentados no Capítulo 12, mas a seguir serão apresentados os principais padrões encontrados em cada uma delas e suas correlações com os padrões de resposta glomerular e as apresentações clínicas mais prováveis.

Microscopia óptica (MO)

A apresentação histológica das doenças glomerulares envolve padrões de resposta que produzem aumento da celularidade (glomerulonefrites proliferativas) e aqueles que se apresentam sem essa característica (glomerulopatias não proliferativas).

Glomerulonefrites proliferativas

As glomerulonefrites proliferativas correspondem às doenças glomerulares cujo mecanismo e local de agressão resultam em aumento da celularidade do capilar e cuja apresentação clínica envolve a hematúria glomerular. São exemplos de padrões proliferativos, que se apresentam com hematúria glomerular:

- Glomerulonefrite proliferativa mesangial: aumento do número de células mesangiais.
- Glomerulonefrite proliferativa endocapilar ou endotelial: aumento de celularidade endotelial. Em alguns casos, além da celularidade endotelial podem ser observados polimorfonucleares envolvidos no processo.

- Glomerulonefrite proliferativa extracapilar ou epitelial: aumento de celularidade epitelial. Em geral, essa característica de proliferação é descrita como crescente e, no caso de acontecer em mais de 50% dos glomérulos, como glomerulonefrite crescêntica. Nesse padrão histológico é comum observar também necrose fibrinoide do capilar glomerular.
- Glomerulonefrite membranoproliferativa: caracterizada por uma proliferação mesangial difusa associada a um espessamento da membrana basal glomerular.

Glomerulopatias não proliferativas

Na maioria dos casos de glomerulopatias não proliferativas, a indicação da biópsia renal se deve à presença de proteinúria glomerular, quer seja no contexto de síndrome nefrótica, quer seja nas demais proteinúrias que não apresentam os outros componentes da síndrome nefrótica, mas que se enquadram nas indicações de biópsia já apresentadas.

- Glomérulo normal: em geral, quando um paciente com síndrome nefrótica realiza biópsia e os glomérulos estão normais à MO, assume-se o diagnóstico de doença de lesão mínima. Tal glomerulopatia consiste em uma doença dos podócitos, com desarranjo da barreira de ultrafiltração, que só é identificada à ME.
- Glomeruloesclerose segmentar e focal (GESF): diagnosticada quando < 50% dos glomérulos analisados (focal) apresentam esclerose em menos de 50% do glomérulo (segmentar).
- Glomerulopatia membranosa: caracterizada pela presença de espículas visíveis no entorno da MBG, o que corresponde a depósitos de IC na região subepitelial.

Essas apresentações em MO podem representar uma diversidade de causas, quer secundárias, quer primárias. Assim, para identificar possíveis etiologias das glomerulopatias e dar nome à doença glomerular, a avaliação do tecido através da imuno-histologia, em geral imunofluorescência (IF), deve fazer parte do procedimento para obter o diagnóstico da biópsia renal.

Microscopia de imunofluorescência (IF)

Do ponto de vista de diagnóstico através dos achados da IF, utilizando os principais marcadores, que são IgG, IgM, IgA, C3, C1q, kappa e lambda, as glomerulopatias podem ser classificadas em três padrões: linear, granular ou pauci-imune.

- Doenças glomerulares com IF positiva em padrão linear: esse padrão, que envolve IgG predominante, é conhecido como doença por anticorpo anti-MBG.
- Doenças glomerulares com IF positiva em padrão granular: correspondem, em geral, à identificação das imunoglobulinas ou do complemento envolvido na doença, cuja localização no glomérulo vai depender do tipo de agressão e da resposta a ela. Nesse grupo se encontram várias etiologias, desde doenças sistêmicas até as doenças renais primárias. A presença de IgA predominante, em padrão granular, permite o diagnóstico de nefropatia por IgA. Um padrão granular com positividade para todos os marcadores, especialmente para o C1q, é um padrão conhecido como *full house*, e é encontrado tipicamente na glomerulopatia proliferativa secundária ao lúpus. Quando o C3 é o elemento predominante, a doença glomerular recebe o nome de glomerulopatia de C3. A possibilidade de monoclonalidade da imunoglobulina presente na IF (kappa ou lambda predominante) diagnostica doença de cadeia leve.
- Doenças glomerulares com IF negativa: neste grupo encontram-se as glomerulopatias secundárias às vasculites, associadas ou não ao Anca. Curiosamente, nesse grupo se encontram, também, os casos nos quais a MO, em geral, revela a presença de crescentes e/ou necrose fibrinoide.

Microscopia eletrônica (ME)

Embora não seja uma técnica usada frequentemente na rotina, a ME pode auxiliar no diagnóstico de algumas glomerulopatias. Essa técnica permite um olhar mais amplificado dos constituintes glomerulares, de tal forma que é possível avaliar a integridade estrutural da célula podocitária, importante na manutenção da barreira de ultrafiltração. Em pacientes com síndrome nefrótica, por exemplo, que apresentam a MO normal, o diagnóstico de doença de lesão mínima é realizado pela visualização de fusão dos pedicelos dos podócitos à ME.

Outra estrutura que é avaliada de forma mais precisa através da ME é a MBG. Assim, doenças que modificam ou desarranjam a estrutura da MBG, como a doença de membrana fina ou a síndrome de Alport, podem ser identificadas à ME. Por fim, o tipo de doença medida por IC pode ser melhor esclarecido utilizando-se tal técnica, porque através dela é possível avaliar o local dos depósitos, se mesangiais, subendoteliais, subepiteliais, intramembranosos, bem como sua densidade.

ABORDAGEM TERAPÊUTICA

Identificados os marcadores de doença glomerular, seja pelos sintomas e sinais ou por alterações urinárias assintomáticas, deve-se ter atenção à gravidade da apresentação clínica inicial para intervenções terapêuticas necessárias. Eventualmente, essas intervenções podem ter início antes mesmo de os diagnósticos histológicos ou etiológicos serem concluídos. Como já mencionado, o comportamento volêmico nos pacientes, com apresentação de síndrome nefrótica ou de síndrome nefrítica, está associado a complicações potencialmente graves. Hipovolemia ou hipervolemia precisam ser identificadas para o tratamento adequado.

O manejo do edema, tanto nos pacientes com síndrome nefrótica quanto nos pacientes com síndrome nefrítica, envolve a indicação de dieta restrita em sal e o uso de diuréticos, especialmente os diuréticos de alça, como a furosemida. Eventualmente haverá necessidade de combinação de classes diferentes de diuréticos para otimizar o tratamento do edema, mas deve-se ter em mente que altas doses de diuréticos podem levar à IRA. Na síndrome nefrítica, especialmente, o uso de diurético é fundamental para o controle da pressão arterial, mas boa parte dos pacientes necessitará de outras medicações anti-hipertensivas para alcançar níveis de pressão arterial dentro das metas preconizadas.

Nos pacientes que evoluem com IRA, em particular naqueles em cuja apresentação se identifica processo inflamatório do capilar glomerular (hematúria glomerular com ou sem leucocitúria e com ou sem proteinúria glomerular nefrótica), a biópsia renal deve ser indicada, pois o diagnóstico precoce, os sinais histológicos de atividade e de cronicidade, a possível etiologia e a proposta terapêutica podem ser definidos. A necessidade e indicação de TRS (diálise), quando a TFG se apresenta muito comprometida, também precisa ser avaliada precocemente. O olhar para os fatores de risco, em particular fenômenos tromboembólicos e infecções, deve acompanhar a avaliação do paciente.

Tratamentos específicos devem ser realizados, de acordo com o diagnóstico histológico e/ou etiológico. Esses tratamentos, em geral, envolvem altas doses de corticoide, medicações imunossupressoras ou anticorpos monoclonais dirigidos contra componentes do sistema imune. Não será objetivo deste capítulo detalhar os tratamentos específicos, mas deve-se ter em mente que eles estão disponíveis e devem ser indicados, após a avaliação de um médico nefrologista.

CONSIDERAÇÕES FINAIS

As doenças glomerulares constituem um grupo de doenças renais cujo diagnóstico envolve diversos olhares. De maneira geral, de acordo com a apresentação clínica, as intervenções terapêuticas podem ser diferentes para mesmos diagnósticos etiológicos e histológicos. Mesmas etiologias podem apresentar diferentes diagnósticos clínico-laboratoriais, assim como histológicos.

Em resumo, o diagnóstico clínico-laboratorial das glomerulopatias pode ser facilmente obtido, principalmente em indivíduos que apresentam expressão clínica. É importante estar atento para a possibilidade desse diagnóstico, em particular, nos quadros de edema generalizado. O diagnóstico inicial pode depender apenas de um exame de urina simples identificando os marcadores de glomerulopatia e, claro, a avaliação da taxa de filtração glomerular, através da dosagem sérica de creatinina. Identificada a doença glomerular, tanto a análise do quadro clínico quanto a gravidade e as possíveis complicações devem ser verificadas e abordadas. A pesquisa das possíveis etiologias necessita ser realizada em paralelo com essa análise.

O diagnóstico histológico deve ser realizado, para individualizar a doença, objetivando a intervenção terapêutica e acompanhamento adequados. A avaliação de critérios de atividade e cronicidade histológica deve ser discutida e o tratamento realizado, de acordo com as indicações e a rapidez temporal necessária.

BIBLIOGRAFIA RECOMENDADA

Couser WG, Johnson RJ. The etiology of glomerulonephritis: roles of infection and autoimmunity. Kidney Int. 2014 Nov;86(5):905-14.

Hogan J, Mohan P, Appel GB. Diagnostic tests and treatment options in glomerular disease: 2014 update. Am J Kidney Dis. 2014 Apr;63(4):656-66.

Luciano RL, Moeckel GW. Update on the native kidney biopsy: core curriculum 2019. Am J Kidney Dis. 2019 Mar;73(3):404-15.

Najafian B, Lusco MA, Alpers CE, Fogo AB. Approach to kidney biopsy: core curriculum 2022. Am J Kidney Dis. 2022 Jul;80(1):119-31.

Politano SA, Colbert GB, Hamiduzzaman N. Nephrotic syndrome. Prim Care. 2020 Dec;47(4):597-613.

Rovin BH, Adler SG, Barratt J, Bridoux F, Burdge KA, Chan TM et al. Executive summary of the KDIGO 2021 guideline for the management of glomerular diseases. Kidney Int. 2021 Oct; 100(4):753-79.

Saha MK, Massicotte-Azarniouch D, Reynolds ML, Mottl AK, Falk RJ, Jennette JC et al. Glomerular hematuria and the utility of urine microscopy: a review. Am J Kidney Dis. 2022 Sep;80(3):383-92.

Sethi S, De Vriese AS, Fervenza FC. Acute glomerulonephritis. Lancet. 2022 Apr 23;399(10335):1646-63.

Wetmore JB, Guo H, Liu J, Collins AJ, Gilbertson DT. The incidence, prevalence, and outcomes of glomerulonephritis derived from a large retrospective analysis. Kidney Int. 2016 Oct;90(4):853-60.

18

Doença renal do diabetes

Claudia Maria Costa de Oliveira
Larissa Costa de Oliveira Santos

PONTOS-CHAVE

- A prevalência global de diabetes *mellitus* tem aumentado bastante, principalmente devido à maior prevalência de obesidade e síndrome metabólica, sendo todas essas comorbidades associadas a maior risco cardiovascular. Cerca de 30 a 40% dos pacientes com diabetes evoluem com doença renal do diabetes (DRD).
- O rastreio da doença renal diabética, através da excreção urinária de albumina e da taxa de filtração glomerular (TFG), é fundamental e deve ser instituído precocemente.
- Nem todos os pacientes com diabetes apresentam disfunção renal como consequência de diabetes *mellitus*. Atentar para o entendimento do conceito atual de DRD, seus fenótipos e evolução natural.
- A implementação de medidas para retardar a progressão da DRD e reduzir o risco cardiovascular nos pacientes com doença renal e diabetes é muito importante, sendo obrigatório seu conhecimento por todos os profissionais que prestam atendimento a indivíduos com diabetes.

INTRODUÇÃO

A prevalência global de diabetes *mellitus* (DM) tem aumentado bastante nas últimas décadas, principalmente devido à maior prevalência de obesidade e síndrome metabólica. A estimativa atual de aumento na prevalência de DM no mundo é de 46% do ano de 2021 para 2025 (ou seja, de 537 para 873 milhões de diabéticos). Estima-se que, em 2050, 1 em cada 3 adultos americanos terão DM, sendo essa comorbidade responsável por 30 a 50% dos casos incidentes de doença renal crônica (DRC) nos EUA atualmente.

Um fato muito preocupante é que 1 em cada 3 pessoas com diabetes (33%) não sabem ter o diagnóstico da doença. Por sua vez, a consciência da DRC é ainda menor, com 9 entre 10 pacientes portadores de DRC não sabendo que têm a doença.

A prevalência global de complicações micro (nefropatia, retinopatia e neuropatia diabética) e macrovasculares (doença coronariana, acidente vascular cerebral e doença arterial obstrutiva periférica) também tem aumentado exponencialmente, de modo que a principal causa de mortalidade nos pacientes com DRC e DM é a morte cardiovascular, mesmo antes de chegarem aos estágios avançados da DRC. O diagnóstico da doença renal do diabetes em estágios incipientes pode permitir intervenções imediatas e melhorar o prognóstico do paciente.

DEFINIÇÃO E TIPOS DE ACOMETIMENTO RENAL

Nem todos os pacientes com diabetes apresentam disfunção renal como consequência da DM. Pacientes que apresentam DRC e DM (tipo 1 ou tipo 2) podem ter doença renal diabética verdadeira (em que a DRC é uma consequência direta da diabetes), doença renal não diabética (DRND) em paciente com DM, ou uma combinação de DRD e DRND (Figura 1).

A DRD, também conhecida como nefropatia diabética, é definida como:

- Taxa de filtração glomerular estimada (TFGe) < 60 mL/min/1,73 m^2 por mais de 3 meses.
- Presença de albuminúria > 30 mg/dia, na ausência de outras patologias renais.
- Ocorrendo em pacientes com DM de longa duração (superior a 5 anos no DM tipo 1) ou com retinopatia diabética estabelecida.

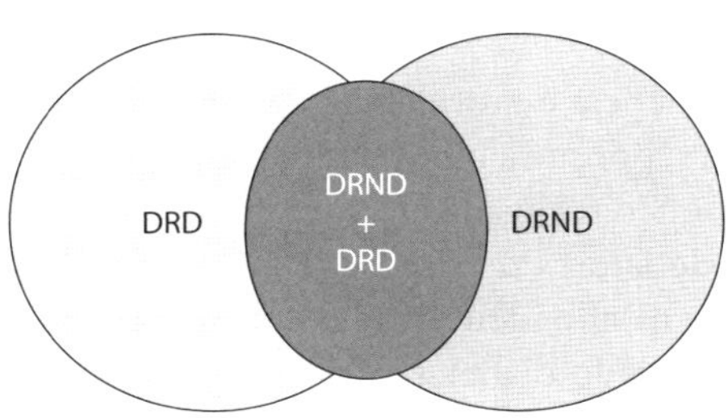

FIGURA 1 Tipos de acometimento renal no paciente diabético.

DRD: doença renal diabética; DRND: doença renal não diabética; DRND + DRD: doença renal não diabética superimposta em doença renal diabética.

Vale ressaltar que a retinopatia diabética geralmente ocorre em 90% dos pacientes com DM1 e 60% daqueles com DM tipo 2 (DM2). Por outro lado, biópsias renais de pacientes com DM2 muitas vezes indicam a presença de outros fatores patogênicos além do diabetes, como glomerulopatias primárias, doenças relacionadas ao envelhecimento ou episódios anteriores de injúria renal aguda (IRA). Em parte, a alta prevalência de DRC em pacientes com DM pode ser atribuível à presença de doença renal não diabética (DRND). Na prática, essas três formas de apresentação de doença renal somente podem ser distinguidas com segurança com a realização de biópsia renal. Como a biópsia renal diagnóstica é pouco realizada em pacientes com DM, a prevalência real de DRD pode estar sendo superestimada.

Cerca de 30 a 40% dos pacientes com diabetes evoluem com DRD (mesma prevalência para DM1 e DM2). Entretanto como a DM2 representa 90% dos casos de DM, observa-se maior número de pacientes com DRD e DM2.

As principais diferenças clínicas observadas entre pacientes com DM2 e com DRD ou DRND encontram-se no Quadro 1.

QUADRO 1 Diferenças entre a doença renal diabética (tipo 2) e doença renal não diabética

	DRD	DRND
Início da proteinúria	Gradual	Mais rápido
Progressão da DRC	Gradual	Mais rápida
Duração do diabetes	Acima de 10 anos	Inferior a 5 anos
Sumário de urina	Sedimento brando	Sedimento ativo (hematúria, cilindros)
Retinopatia	Presente	Ausente

DRD: doença renal diabética; DRND: doença renal não diabética; DRC: doença renal crônica.
Fonte: elaboração das autoras.

EPIDEMIOLOGIA E FATORES DE RISCO

A verdadeira incidência e prevalência da DRD, ou seja, DRC atribuível ao DM *per se*, não é clara, porque a biópsia renal, que é o padrão ouro para o diagnóstico da DRD, é pouco realizada em pacientes com diabetes e DRC.

Uma variedade de fatores de risco que promovem o desenvolvimento e a progressão da DRD tem sido identificada. Entre eles estão os níveis elevados de glicose, a longa duração do diabetes, a hipertensão arterial com controle inadequado, a obesidade e a dislipidemia. A maioria desses fatores de risco é modificável por antidiabéticos, anti-hipertensivos, hipolipemiantes e modificação de estilo de vida (MEV). O controle rigoroso dos fatores de risco modificáveis é essencial para prevenir e retardar o declínio da função renal.

Por outro lado, fatores genéticos ou idade avançada não podem ser modificados. Pacientes com DM1 e aqueles com DM2 que têm um parente com DRD estão em risco aumentado de desenvolver nefropatia. A pesquisa de associação entre polimorfismos do gene da enzima conversora de angiotensina (ECA) e o risco de nefropatia diabética tem tido resultados conflitantes, bem como os polimorfismos do receptor da angiotensina 2, aldolase redutase e proteína quinase C.

No Quadro 2 estão resumidos os fatores de risco estabelecidos para DRD, bem como os novos fatores propostos.

QUADRO 2 Fatores de risco para doença renal diabética

	Modificáveis	Não modificáveis
Fatores reconhecidos	Excreção aumentada de albumina na urina Níveis elevados de glicose Níveis elevados de pressão arterial Dislipidemia Obesidade Tabagismo	Duração mais longa do diabetes Idade avançada Sexo feminino Retinopatia
	Modificáveis	Não modificáveis
Fatores propostos	Estresse oxidativo Inflamação subclínica	*Background* genético Etnicidade (afro-americanos e índios Pima) Hiperfiltração glomerular

Fonte: elaboração das autoras.

PATOGÊNESE

A DRD é heterogênea, complexa, com vários mecanismos fisiopatológicos. Tais mecanismos podem ser classificados em inflamatórios, fibróticos, metabólicos e hemodinâmicos (Figura 2).

A hiperglicemia, bem como a resistência à insulina e a dislipidemia, resultam na produção dos produtos finais de glicação avançada (AGE) e espécies reativas de oxigênio (ROS). Os AGE se ligam a receptores localizados em vários tipos de células renais e induzem a produção de numerosas citocinas (fator de necrose tumoral - TNF -, interleucina 6, IL-1-beta), por meio da ativação de fatores de transcrição nuclear, como o NF-kappa-B, que ativam a expressão de genes pró-inflamatórios e pró-fibróticos, mediadores de injúria celular.

Uma via de sinalização semelhante ocorre por meio da estimulação de receptores *toll-like* pela exposição a hiperglicemia e ROS. O estresse oxidativo e a inflama-

Alterações metabólicas	Inflamação	Alterações na hemodinâmica glomerular	Fibrose
• AGE • ROS • Alterações na microbiota intestinal	• TNF-alfa • IL-1 e IL-6 • IL-18 • MCP-1 • MMP-9	• SRAA • Endotelina	• TGF-beta • Fibronectina • Colágeno-I • CTGF

FIGURA 2 Mecanismos mediadores da lesão tecidual na doença renal diabética.

AGE: produtos finais de glicação avançada; CTGF: fator de crescimento do tecido conjuntivo; IL: interleucina; MCP-1: proteína quimiotática de monócitos; MMP-9: metaloproteinase da matrix 9; ROS: espécies reativas de oxigênio; SRAA: sistema renina angiotensina aldosterona; TGF-beta: fator de crescimento transformador beta; TNF-alfa: fator de necrose tumoral.

Fonte: elaboração das autoras.

ção estão fortemente interligados, criando um ciclo vicioso em que um processo gera o outro por meio de múltiplos mediadores. Os efeitos tardios da hiperglicemia são disfunção endotelial e inflamação. No rim, a disfunção do endotélio glomerular resulta em aumento da permeabilidade microvascular e albuminúria.

A função tubular também tem impacto na hemodinâmica glomerular, via *feedback* tubuloglomerular. A hiperglicemia leva a um aumento imediato da quantidade de glicose filtrada através da barreira de filtração glomerular, induzindo aumento da reabsorção de glicose no túbulo proximal, o que envolve a indução da expressão do cotransportador SGLT2, aumento no consumo de energia para transporte celular no túbulo proximal, aumento na demanda de oxigênio no córtex renal e na medula externa, gerando isquemia relativa e aumento da expressão de marcadores de estresse celular (NGAL e KIM1). O aumento na carga de trabalho do túbulo proximal leva à hipertrofia e alongamento dos túbulos, contribuindo para a hipertrofia renal.

A concentração de cloreto de sódio que chega à mácula densa e ao túbulo distal desativa o mecanismo de *feedback* tubuloglomerular e induz à dilatação da arteríola aferente, enquanto a secreção concomitante de renina promove vasoconstrição da arteríola eferente. As consequências hemodinâmicas são o aumento persistente da TFG do *single néfron*, hiperfiltração e hipertensão glomerular.

Em resumo, o ambiente diabético ativa o sistema renina-angiotensina-aldosterona (SRAA) e vários mediadores a jusante, levando a hipertrofia renal, aumento do fluxo plasmático renal, aumento na fração de filtração, que, em conjunto, resultam em uma TFG anormalmente elevada, a assim chamada hiperfiltração glomerular. A hiperfiltração glomerular é geralmente definida como uma TFG de 120 a 140 mL/min/1,73 m^2, dependendo da idade. Esse aumento deve-se predominantemente a uma redução da resistência da arteríola aferente desproporcional à da eferente. Os principais fatores que impactam na alteração da resistência das arteríolas aferente e eferente estão demonstrados na Figura 3.

Como consequência dessas alterações do tônus das arteríolas, ocorre aumento da pressão intraglomerular e na taxa de filtração do *single néfron*, causando estresse para as paredes dos capilares, podócitos e mesângio, finalmente levando a uma resposta pró-fibrótica.

A prevalência da hiperfiltração glomerular depende em parte da duração do diabetes. No DM1 com duração inferior a 10 anos, a prevalência de hiperfiltração glomerular tem variado entre 34 e 67%. No DM2, cuja duração é mais difícil de determinar, a prevalência da hiperfiltração tem sido menor (entre 6 e 23%). Justificativas para menor prevalência da hiperfiltração no DM2 podem ser a idade mais elevada dos pacientes, com glomeruloesclerose resultante do envelhecimento renal e/ou da hipertensão arterial (HAS).

Uma associação positiva entre a hiperfiltração glomerular e a piora da albuminúria tem sido demonstrada em vários estudos, dando suporte ao conceito de que normalizar a pressão intraglomerular pode reduzir a taxa de progressão da DRC. Os inibidores do SRAA preferencialmente reduzem a resistência arteriolar eferente, reduzindo assim a pressão intraglomerular e, portanto, sendo muito importantes no tratamento da DRC diabética.

A imunidade celular também contribui para a DRD, e a infiltração de macrófagos tem correlação com a progressão da doença. Os macrófagos são re-

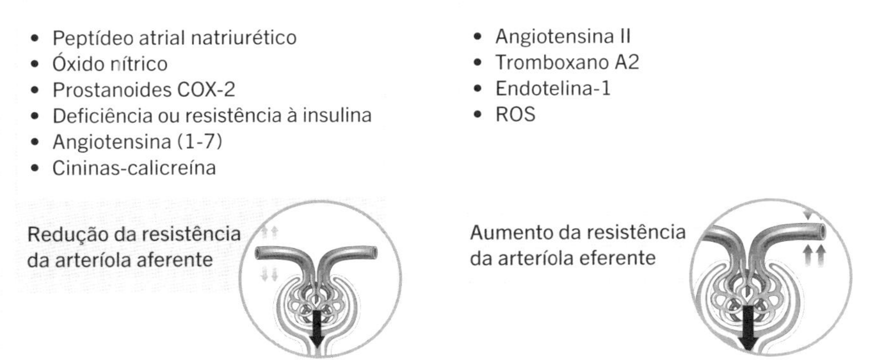

FIGURA 3 Fatores determinantes da alteração da resistência das arteríolas aferente e eferente, com consequente hiperfiltração glomerular, na doença renal diabética.

COX-2: ciclo-oxigenase 2; ROS: espécies reativas de oxigênio.

Fonte: elaboração das autoras.

crutados e ativados pelo estresse hiperglicêmico, LDL-oxidada, angiotensina II, AGEs e KIM-1. Isso resulta em aumento do estresse oxidativo e produção de citocinas, incluindo TGF-beta e fator de crescimento derivado das plaquetas. Os macrófagos também produzem TNF-alfa, citocina que resulta em hipertrofia renal, injúria de células epiteliais tubulares e podócitos.

A hipertrofia das células mesangiais e o acúmulo de matriz, características da glomeruloesclerose diabética, são mediados pelo sistema do TGF-beta. A produção de TGF-beta pelas células mesangiais é ativada por um ambiente hiperglicêmico e pela angiotensina II. Isso resulta na produção de matriz mesangial extracelular glomerular, mas também diminui a produção de metaloproteinases de matriz, que são responsáveis por manter o controle da matriz extracelular por meio da degradação.

Outros mecanismos envolvidos na patogênese da DRD são o aumento do desvio de glicose através de vias não glicolíticas, como a via do poliol, que aumenta o estresse oxidativo; e a ativação da proteína quinase C por um ambiente hiperglicêmico, resultando na diminuição da produção da sintase endotelial do óxido nítrico (eNOS) e aumento dos níveis de endotelina 1 e fator de crescimento endotelial vascular (VEGF), que parece mediar a proliferação vascular e o aumento da permeabilidade endotelial.

À medida que a DRD progride, existe uma relação clara entre o grau de fibrose intersticial/atrofia tubular (IFTA) e o declínio da TFGe. Danos às células tubulares proximais causados por AGEs, angiotensina II e albuminúria também resultam em aumento de TGF-beta, com consequente conversão de pericitos em miofibroblastos (transformação epitelial mesenquimal), infiltração de macrófagos e excesso de deposição de colágeno e fibronectina.

FENÓTIPOS, HISTÓRIA NATURAL DA DOENÇA E APRESENTAÇÃO CLÍNICA

Os pacientes com DRD têm várias apresentações clínicas e diferentes taxas de progressão. Estudos epidemiológicos mais recentes têm demonstrado que a DRD pode apresentar-se com fenótipo proteinúrico e não proteinúrico, caracterizando uma mudança no perfil da doença diabética ou um melhor conhecimento a respeito dela (Figura 4).

A apresentação clínica clássica da DRD isolada é caracterizada por hiperfiltração glomerular nos estágios iniciais, progressão lenta de microalbuminúria (A2) para macroalbuminúria (A3) e declínio progressivo da função renal. Na história natural da DRD com fenótipo proteinúrico, a proteinúria ocorre antes da perda de função renal.

Fenótipo proteinúrico

Fenótipo não proteinúrico

FIGURA 4 Fenótipos de apresentação da doença renal do diabetes.
Fonte: elaboração das autoras.

A DRD no fenótipo proteinúrico clássico pode ser dividida em 5 estágios (Quadro 3).

QUADRO 3 Estágios da doença renal diabética com fenótipo proteinúrico clássico

Estágio	Período	Apresentação clínica
1	Pré-clínico	Aumento da TFG e albuminúria A1
2	Pré-clínico	Aumento da TFG e albuminúria A2 intermitente, com PA normal
3	Clínico	Albuminúria A2 persistente, HAS leve e TFG normal ou com leve declínio
4	Clínico	Albuminúria A3, HAS e declínio adicional da TFG
5	Estágio final	DRC estágio final

A: albuminúria; DRC: doença renal crônica; HAS: hipertensão arterial; PA: pressão arterial; TFG: taxa de filtração glomerular.
Fonte: elaboração das autoras.

No fenótipo proteinúrico, pode-se ter a nefropatia diabética ou DRD, uma glomerulopatia primária em paciente com diabetes ou a superposição de nefropatia diabética e glomerulopatia primária, ambas com diferentes possibilidades terapêuticas.

Nem todos os pacientes com DRD seguem a história natural descrita, especialmente aqueles com DM2, uma vez que a proteinúria nem sempre ocorre antes da perda da função renal. Alguns pacientes com DRD apresentam declínio na função renal sem albuminúria, tendo alterações vasculares proeminentes e fibrose intersticial na histologia renal. Trata-se do fenótipo não proteinúrico da DRD. Os pacientes com DRD são mais suscetíveis à injúria renal aguda, o que pode também contribuir para a fibrose intersticial. O fenótipo não proteinúrico de DRD sugere uma dissociação entre a função renal e o nível de albuminúria em pacientes com diabetes, chamando a atenção para a necessidade de melhor entendimento da perda da função renal, independentemente do aumento da albuminúria. No entanto, um número limitado de estudos investigou a DRD não proteinúrica. O fenótipo não proteinúrico tem apresentado aumento de prevalência (19% no DM1 e 28% no DM2).

Nem todos os pacientes com DRD apresentam velocidade de progressão idêntica. Em geral, cerca de um terço dos pacientes progride para albuminúria A2 em 15 a 20 anos após o diagnóstico de diabetes com normoalbuminúria (A1). Um terço dos pacientes com albuminúria A2 não progride após tratamento, mas outro terço vai deteriorar para albuminúria A3 em 10 anos. Nos 10 anos subsequentes, um terço das pessoas com albuminúria A3 evoluirá para falência renal. Apenas um terço dos pacientes com doença renal crônica avançada estarão vivos nos 5 anos subsequentes.

A evolução da albuminúria A2 para albuminúria A3 está geralmente relacionada com hipertensão arterial e redução da TFG, sendo um papel importante geralmente desempenhado pelos fatores de risco. Nos pacientes com DM1, após 20 a 25 anos de doença sem proteinúria, o risco de desenvolver nefropatia clínica é inferior a 1%, devendo ser pesquisadas outras causas de proteinúria.

Adicionalmente, os pacientes com DRD não proteinúrica apresentam menor risco de progressão da perda de função renal, em comparação com aqueles com DRD proteinúrica, sendo que cerca de 20% dos pacientes com DRD não proteinúrica experimentam progressão para DRC avançada em 10 anos. Aqueles que progridem para DRC avançada têm fibrose intersticial e atrofia tubular mais acentuadas, em comparação com aqueles que não progridem, sugerindo que, na ausência da proteinúria, o dano tubular pode desempenhar um papel importante na progressão da DRD. Comparada com a DRD proteinúrica, a DRD não proteinúrica tem uma associação mais fraca com a retinopatia diabética.

Como a taxa de progressão é tão diferente entre pacientes com DRD e apenas uma pequena parcela dos pacientes eventualmente progride para DRC em estágio final, novos biomarcadores específicos e sensíveis que permitam prever a taxa de progressão já na fase inicial da DRD são necessários, de forma a identificar precocemente os pacientes de alto risco de progressão. Como a progressão da DRD não está necessariamente associada à proteinúria, não é um marcador sensível de progressão.

VALE A PENA LEMBRAR:

- Cuidado com anti-inflamatórios não esteroides (Aines) e contrastes iodados em pacientes com diabetes → maior suscetibilidade à injúria renal aguda, que pode contribuir para a progressão da doença renal crônica.
- Cuidado com infecção urinária (ITU) → maior suscetibilidade e gravidade, podendo evoluir com necrose de papilas renais.
- Na DRD, são complicações mais frequentes → anemia, hipercalemia e acidose metabólica (hipoaldosteronismo hiporeninêmico e/ou acidose tubular renal tipo IV) e doença adinâmica.

QUANDO E COMO FAZER O RASTREIO

O rastreio da DRD deve ser realizado com a TFGe e a albuminúria nas situações apresentadas no Quadro 4.

QUADRO 4 Rastreio de doença renal diabética

Quando fazer o rastreio da DRD	Como fazer o rastreio da DRD	Se exames positivos
DM2 → anualmente desde o diagnóstico	Relação albumina/creatinina urinária (RAC)	**Repetir e confirmar:** • Descartar causas temporárias. • Considerar uso de cistatina C para estimar TFG.
DM1 → 1 x/ano, após 5 anos do diagnóstico, a partir de 11 anos de idade	TFG estimada (CKD-EPI 2021)	**Se alteração persistente:** iniciar tratamento.

DRD: doença renal diabética; DM: diabetes *mellitus*; RAC: relação albumina/creatinina ; TFG: taxa de filtração glomerular.
Fonte: elaboração das autoras.

A albuminúria é um marcador precoce de dano renal no DM e, ao mesmo tempo, representa um marcador da disfunção endotelial generalizada presente na DM, ligando o envolvimento renal ao comprometimento cardiovascular e cerebral. Hoje sabemos que a albuminúria reflete não apenas lesão glomerular, mas também lesões tubulares, uma vez que a albumina filtrada é reabsorvida no nível tubular.

A albuminúria pode ser avaliada de três formas, preferencialmente:

- Albuminúria de 24 horas.
- Albuminúria em amostra isolada de urina.
- Relação albumina/creatinina em amostra isolada de urina.

Os valores de albuminúria utilizados para classificação da DRC e DRD podem ser observados na Tabela 1.

Com a variação do valor diário de excreção de albumina na urina (cerca de 40 a 50%), é necessária a confirmação do diagnóstico de albuminúria, preferencialmente com o uso da urina de 24 horas. Deve ser confirmada em 2 de 3 amostras de urina em um intervalo de 3 a 6 meses, devido à sua grande variabilidade diária e à influência de vários fatores, como demonstrado no Quadro 5.

TABELA 1 Classificação da doença renal crônica segundo os níveis de albuminúria

Classificação		Albuminúria de 24 horas (mg/24 horas)	Albuminúria amostra isolada de urina (mg/mL)	RAC amostra isolada de urina (mg/g)
A1	Normal ou leve aumento	< 30	< 20	< 30
A2	Moderado aumento	30-299	20-199	30-299
A3	Grave aumento	≥ 300	≥ 200	≥ 300

A: albuminúria; RAC: relação albumina/creatinina.
Fonte: elaboração das autoras.

QUADRO 5 Fatores que podem alterar a excreção urinária de albumina

Exercício físico intenso	Mau controle glicêmico e pressórico
Infecção do trato urinário	IC descompensada
Doença aguda com febre	Horário do dia (variabilidade)
Quantidade de sal e proteínas na dieta	Volume e diluição da urina
Hematúria, leucocitúria	Uso de iECA/BRA
Gestação	Menstruação

BRA: bloqueador do receptor de angiotensina ; IC: insuficiência cardíaca; iECA: inibidor da enzima de conversão da angiotensina.
Fonte: elaboração das autoras.

HISTOPATOLOGIA

As alterações patológicas mais significativas de pacientes com nefropatia diabética são as lesões glomerulares, a expansão mesangial difusa e nodular e o espessamento da membrana basal glomerular (MBG).

O espessamento da MBG pode ser observado dentro de 2 a 8 anos após o início da diabetes. É uma lesão precoce, que pode ser detectada por microscopia eletrônica, tendendo a aumentar com a duração do diabetes.

A expansão mesangial difusa é a primeira alteração observada na microscopia óptica, e se desenvolve no quinto ano desde o início do diabetes, relacionando-se como a albuminúria e a TFG no DM1 e no DM2. Com o avanço da doença, a expansão mesangial difusa evoluiu para acúmulo nodular de matriz mesangial. As lesões nodulares, conhecidas como nódulos de Kimmelstiel-Wilson, podem ser observadas em cerca de 25% dos pacientes com nefropatia diabética avançada. Os pacientes com glomeruloesclerose diabética nodular têm dano renal mais grave, maior duração do diabetes e pior prognóstico.

Lesões extraglomerulares também estão envolvidas na progressão da DRD, como atrofia tubular, inflamação intersticial e fibrose tubulointersticial, relacionadas com perda progressiva de função em pacientes com doença renal preexistente.

A nefropatia diabética é, na verdade, um tipo de microangiopatia diabética, sendo encontrada hialinose nas arteríolas aferente e eferente. A hialinose da arteríola eferente é uma lesão típica pela qual a nefropatia diabética pode ser diferenciada da nefropatia hipertensiva.

No Quadro 6, estão resumidas as principais lesões patológicas evidenciadas na nefropatia diabética.

QUADRO 6 Principais alterações patológicas na nefropatia diabética

Principais alterações glomerulares	Outras alterações
Hipertrofia glomerular	Arteriolosclerose hialina aferente
Espessamento da MBG	Arteriolosclerose hialina eferente
Expansão mesangial	Fibrose intersticial
Glomeruloesclerose difusa e nodular	Atrofia tubular

MBG: membrana basal glomerular.
Fonte: elaboração das autoras.

A forma patológica mais comum na DRD é a glomeruloesclerose diabética difusa (expansão difusa da matriz mesangial) (Figura 5). A glomeruloesclerose diabética nodular é uma lesão patológica clássica da DRD, caracterizada pela presença de nódulos acelulares e positivos à coloração de PAS (Figura 6). Deve ser diferenciada de outras condições patológicas, como glomerulonefrite membranoproliferativa, amiloidose e doença de depósito de cadeias leves.

A hialinose arteriolar representa a deposição de material proteico de aspecto hialino na região subendotelial das arteríolas (entre endotélio e camada média), lesão semelhante à observada na HAS benigna (Figura 7).

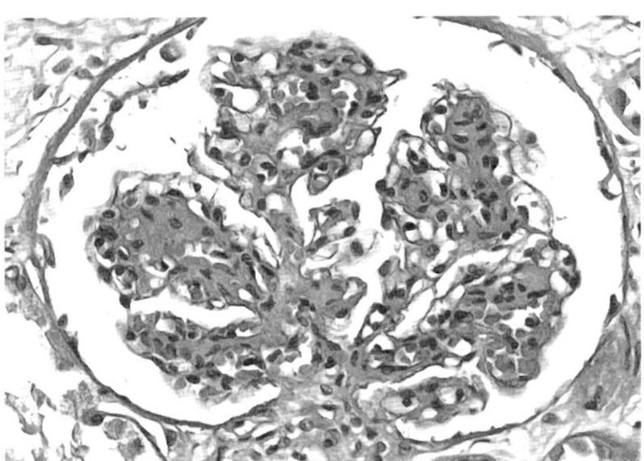

FIGURA 5 Glomeruloesclerose diabética difusa.

Fonte: acervo dos autores. Hospital Universitário Walter Cantídio da Universidade Federal do Ceará (HUWC-UFC). Coloração PAS (*Periodic Acid-Schiff*), aumento 400x. (ver imagem colorida no caderno de cor)

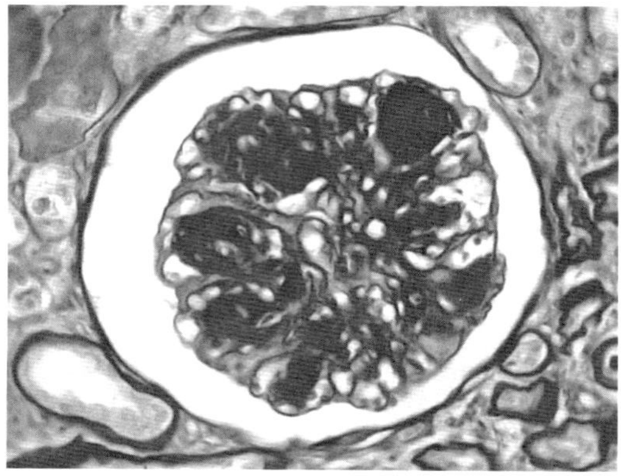

FIGURA 6 Glomeruloesclerose diabética nodular.

Fonte: acervo dos autores. Hospital Universitário Walter Cantídio da Universidade Federal do Ceará (HUWC--UFC). Coloração PAS (*Periodic Acid-Schiff*), aumento 400x. (ver imagem colorida no caderno de cor)

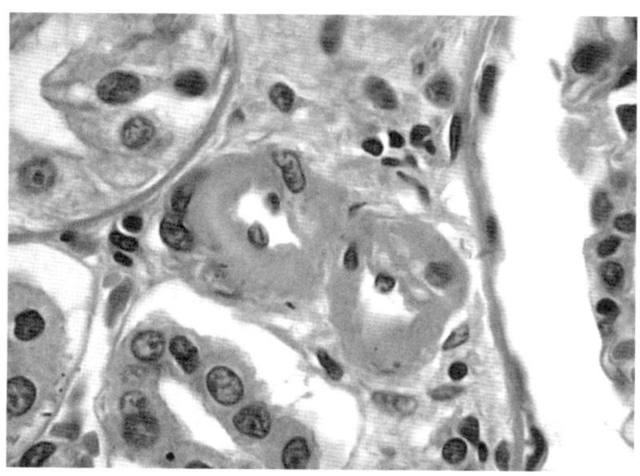

FIGURA 7 Hialinose arteriolar.

Fonte: acervo dos autores. Hospital Universitário Walter Cantídio da Universidade Federal do Ceará (HUWC--UFC). Coloração HE (hematoxilina-eosina), aumento 400x. (ver imagem colorida no caderno de cor)

Uma classificação patológica da nefropatia diabética em 4 classes foi publicada em 2010 (Quadros 7 e 8), com um esquema separado de escores para as lesões intersticiais e vasculares.

QUADRO 7 Classificação da nefropatia diabética segundo as lesões glomerulares

Classe I	Alterações leves ou não específicas na MO Espessamento da MBG na ME > 395 nm (feminino) e > 430 nm (masculino)
Classe IIa	Expansão mesangial leve em mais de 25% do mesângio observado Área de proliferação mesangial inferior à área da cavidade capilar
Classe IIb	Expansão mesangial severa em mais de 25% do mesângio observado Área de proliferação mesangial inferior à área da cavidade capilar
Classe III	Pelo menos uma lesão de glomeruloesclerose nodular de Kimmestiel-Wilson
Classe IV	Glomeruloesclerose diabética avançada em mais de 50% dos glomérulos

MO: microscopia óptica; ME: microscopia eletrônica; MBG: membrana basal glomerular.
Fonte: elaboração das autoras.

QUADRO 8 Classificação das lesões vasculares e intersticiais da nefropatia diabética

Lesões		Critério	Escore
Lesões intersticiais	Fibrose intersticial e atrofia tubular (IFTA)	Sem IFTA	0
		< 25%	1
		20-50%	2
		> 50%	3
	Inflamação intersticial	Ausente	0
		Em áreas com IFTA	1
		Em áreas sem IFTA	2
Lesões vasculares	Hialinose arteriolar	Ausente	0
		Uma área	1
		Mais de uma área	2
	Arteriosclerose de grandes vasos	Sem espessamento da íntima	0
		Espessamento da íntima menor do que espessamento da média	1
		Espessamento da íntima maior do que espessamento da média	2

Fonte: elaboração das autoras.

QUANDO INDICAR BIÓPSIA RENAL

Geralmente a biópsia renal é indicada no paciente com diabetes e com doença renal quando existem sinais de alerta que chamam a atenção para a possibilidade de outras doenças associadas (Quadro 9).

QUADRO 9 Sinais de alerta para indicação de biópsia renal no paciente com diabetes

- Duração do DM1 inferior a 5 anos e com proteinúria.
- Início súbito e rápido da proteinúria (mais no DM1).
- Ausência de retinopatia ou neuropatia diabética no DM1 com proteinúria ou doença renal crônica moderada.
- Declínio rápido da TFG (> 4 mL/minuto/ano) ou disfunção renal na ausência de proteinúria significativa (excluir doença renovascular).
- Hematúria macroscópica presente ou sedimento urinário ativo (acantócitos, cilindros hemáticos).
- Queda rápida da TFG (> 30%) na introdução de iECA/BRA (excluir doença renovascular).
- Manifestações clínicas de doenças sistêmicas.

BRA: bloqueador do receptor de angiotensina; DM: diabetes *mellitus*; iECA: inibidor da enzima de conversão da angiotensina; TFG: taxa de filtração glomerular.
Fonte: elaboração das autoras.

Estudo prévio demonstrou que pacientes com DRD não proteinúrica têm características morfológicas menos típicas, não apenas nos glomérulos, mas também no interstício e nas arteríolas. Como exemplo, a prevalência de lesões nodulares glomerulares foi de 22% na DRD não proteinúrica e 54% na DRD proteinúrica. Os principais achados patológicos em pacientes com DRD não proteinúrica são achados semelhantes aos da nefroesclerose hipertensiva, caracterizada por esclerose glomerular, fibrose intersticial, atrofia tubular e arteriosclerose.

No maior estudo de biópsias renais realizado em pacientes com DM2, com 620 pacientes com idade média de 62 anos e tempo médio desde o diagnóstico de diabetes de 10 anos, 37% das amostras de biópsias foram consistentes com DRD, 36% com DRND e 27% mostraram concomitância de DRD e DRND (Figura 8).

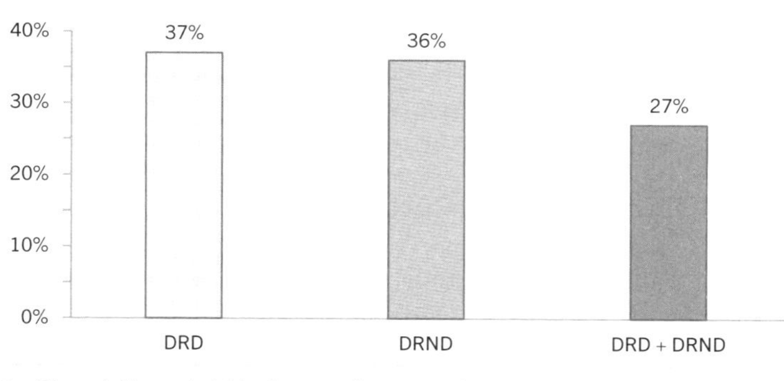

FIGURA 8 Diagnósticos de biópsias renais em pacientes com diabetes *mellitus* tipo 2.
DRD: doença renal diabética; DRND: doença renal não diabética.
Fonte: elaboração das autoras.

Nesse estudo, as causas mais comuns de DRND isolada foram glomeruloesclerose segmentar e focal (GESF) (22%), nefroesclerose hipertensiva (18%), necrose tubular aguda (17%), nefropatia por IgA (11%), glomerulopatia membranosa (8%) e glomerulonefrite pauci-imune (7%), representando 80% dos diagnósticos, enquanto nos pacientes com DRD concomitante à DRND os diagnósticos mais frequentes foram necrose tubular aguda (43%), nefroesclerose hipertensiva (19%), GESF (13%) e nefropatia por IgA (17%).

ABORDAGEM DO PACIENTE COM DIABETES E COM DOENÇA RENAL

Avaliar a causa da doença renal (doença renal diabética *versus* não diabética)

É importante na abordagem do paciente com diabetes tentar diferenciar se a doença renal é aguda, crônica ou crônica agudizada, se a doença é secundária ao diabetes ou tem outra etiologia concomitante ou isolada, bem como reconhecer as características que diferenciam a doença renal nos pacientes com DM1 ou DM2. Tarefa nem sempre fácil.

Algumas características clínicas e de evolução da doença ajudam a diferenciar a DRD da DRND (Quadro 10), mas nada é definitivo, sendo questionado biópsia renal para todos os casos, prática geralmente não realizada.

DM1:

- Pacientes não têm sinais clínicos de doença renal antes de 3 a 5 anos. Incidência de nefropatia aumenta entre 10 e 20 anos após diagnóstico (até 3% ao ano). Início de albuminúria significante em tempo inferior a 5 anos ou superior a 25 anos de duração do DM reduz a chance de DRD.
- A ausência de retinopatia diabética, que ocorre em 90 a 95% dos casos, fala contra DRD.
- A HAS não está presente ao diagnóstico, sendo detectada à medida que ocorre declínio da TFG.

DM2:

- A história natural não ajuda no diagnóstico de DRD no DM2, uma vez que é difícil prever o tempo de diabetes.
- A retinopatia diabética ocorre em 60 a 65% dos casos. Portanto, a ausência de retinopatia não tem valor preditivo negativo alto.

- Ao diagnóstico de DM2, 80% dos pacientes têm alterações na pressão arterial (PA) e em seu perfil circadiano. O aumento paradoxal da PA noturna (*dipper* reverso) associa-se com mortalidade 20 vezes maior e maior risco de doença renal avançada. A HAS pré-diabetes aumenta o risco de desenvolvimento e progressão da ND. Além disso, HAS sistólica isolada é comum no DM2.
- Um paciente pode apresentar-se com proteinúria e, na investigação com biópsia renal, ter nefropatia diabética antes do DM2 ser diagnosticado.

Um resumo de características que diferenciam a evolução do DM1 do DM2 encontra-se no Quadro 10.

QUADRO 10 Diferenças na doença renal no diabetes *mellitus* tipo 1 e tipo 2

	Diabetes tipo 1	Diabetes tipo 2
Idade	Mais jovem	Com mais idade
Peso	Sem obesidade	Mais obesos
HAS	Ausente no diagnóstico Aparece após dano renal	Precoce, antes do dano renal
Tempo do diagnóstico do DM	Precoce	Sem diagnóstico por muitos anos
Complicação micro/macrovascular ao diagnóstico	Geralmente ausente	Geralmente presente (rim, retina, cardiovascular)
Retinopatia	90-95% casos	60-65% casos
Correlação entre controle glicêmico e TFG	Claro	Menos claro

DM: diabetes *mellitus*; HAS: hipertensão arterial; TFG: taxa de filtração glomerular.
Fonte: elaboração das autoras.

Avaliar a proteinúria e a taxa de progressão da doença renal

Deve ser feito rastreio com TFG e albuminúria, conforme o Quadro 3. O paciente deve ser referenciado ao nefrologista quando TFG < 45 mL/min/1,73 m^2 ou albuminúria A3, ou diante de outras circunstâncias, como queda rápida da TFG, anormalidades persistentes no potássio sérico ou hematúria inexplicada, entre outras.

Avaliar complicações diabéticas extrarrenais

Realizar o rastreio para diagnóstico e tratamento precoces das complicações micro e macrovasculares, entre elas retinopatia diabética, neuropatia diabética, doenças cardiovasculares, cerebrais e arteriais obstrutivas periféricas.

IMPORTANTE:

- O melhor caminho para prevenção da DRC no diabetes é prevenir o diabetes.
- São objetivos no tratamento da DRD reduzir a taxa de progressão da nefropatia e minimizar o risco de eventos cardiovasculares.

TRATAMENTO

A DRC diabética deve ser tratada de modo abrangente e multiprofissional para otimizar a nutrição, atividade física, cessação do tabagismo, controle do

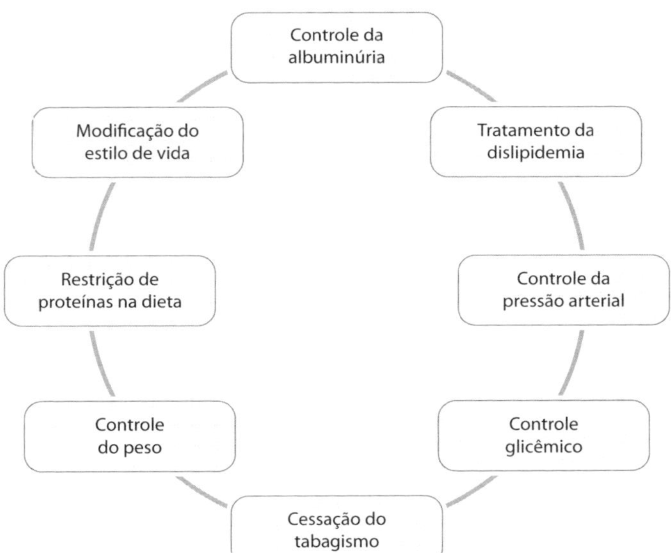

FIGURA 9 Tratamento da doença renal crônica diabética.

Fonte: elaboração das autoras.

peso e terapias farmacológicas, visando preservar a função renal e atingir metas de glicemia, PA e lipídios (Figura 9).

Dieta

As diretrizes da ADA (American Diabetes Association, 2022) e do KDIGO (The Kidney Disease: Improving Global Outcomes, 2022 e 2024) recomendam dieta individualizada e balanceada, rica em vegetais, frutas e grãos integrais, mas pobre em carboidratos refinados e bebidas açucaradas; dieta pobre em sódio (KDIGO < 2 g/dia; ADA 1,5-2,3 g/dia), principalmente para controlar a PA e reduzir o risco cardiovascular; ingesta proteica de 0,8 g/kg/dia.

Lembrar que:

2 g de sódio = 5 g de cloreto de sódio

Atividade física, controle do peso e cessação do tabagismo

As diretrizes ADA e KDIGO também aconselham atividade física moderada a intensa, com duração acumulada de 150 minutos/semana, e evitar o sedentarismo. Nos diabéticos com sobrepeso ou obesidade, ADA e KDIGO concordam em alcançar e manter um peso saudável por meio de dieta, atividade física e terapia comportamental. Embora a evidência específica seja baixa, a cessação do tabagismo também é fortemente recomendada.

Terapias farmacológicas

Controle pressórico

O controle pressórico é aceito como um alvo crítico para a prevenção da progressão da DRC, da doença cardiovascular aterosclerótica (DCVA) e da insuficiência cardíaca.

As diretrizes ADA e KDIGO concordam na importância de técnicas adequadas de medição da PA, individualização dos alvos pressóricos e das drogas preferenciais para o tratamento.

Alvo pressórico: recomendações da ADA (2022)

- Pacientes com diabetes, hipertensão e alto risco cardiovascular (ou seja, risco de DCVA em 10 anos ≥ 15%) → meta de PA < 130/80 mmHg, se puder ser alcançada com segurança.

- Pacientes com diabetes, hipertensão e baixo risco cardiovascular (risco de DCVA em 10 anos < 15%) → meta de PA < 140/90 mmHg (recomendação grau A).

Alvo pressórico: recomendações da KDIGO (2021 e 2024)

PAS < 120 mmHg, obtidas por medida padronizada em consultório, em pacientes com DRC (grau 2B), baseado em grande parte em um único estudo controlado randomizado de alta qualidade que foi realizado exclusivamente em pessoas sem diabetes.

Anti-hipertensivos de escolha (ADA e KDIGO)

Um inibidor do SRAA (iECA ou BRA) deve ser iniciado em pacientes com DM1 ou DM2, HAS e albuminúria > 30 mg/g, titulando o anti-hipertensivo para a dose máxima tolerada. Essa recomendação é baseada em estudos clínicos randomizados, nos quais foi demonstrada a diminuição do risco de progressão da DRC nos pacientes com albuminúria de elevado risco. Estudo recente (2021) com quase 3 milhões de pacientes demonstrou que iECA ou BRA tiveram performance semelhante, mas os BRA foram mais bem tolerados.

A ativação contínua do SRAA leva ao aumento da resistência nos vasos periféricos e renais, da constrição das arteríolas renais, da pressão intraglomerular e do estresse oxidativo, levando a disfunção endotelial e a proliferação de células mesangiais. O bloqueio desse sistema resulta em vasodilatação da arteríola eferente, redução da pressão intraglomerular e da proteinúria.

A inibição do SRAA com iECA ou BRA tem sido padrão de tratamento em pacientes com DM1 ou DM2 e DRC há décadas. São agentes de primeira linha para terapia da HAS em pacientes com DM, HAS e albuminúria ≥ 30 mg/g, devido benefícios comprovados na prevenção da progressão da DRC.

IMPORTANTE:

- Monitorar a pressão arterial, creatinina e potássio séricos 2 a 4 semanas após o início ou aumento da dose do iECA ou BRA.
- Manter iECA ou BRA, a menos que a creatinina sérica aumente mais de 30% com 4 semanas após o início do tratamento ou aumento na dose.

Os bloqueadores de canal de cálcio di-hidropiridínicos e diuréticos tiazídicos também são recomendados para pacientes com hipertensão que não têm albuminúria, nos quais o risco de eventos cardiovasculares e mortalidade são mais comuns do que a falência renal.

Controle glicêmico

As diretrizes KDIGO do manejo da DRC no pacientes diabético (2022) recomendam um alvo para a HbA1c individualizado variando entre < 6,5% e < 8% (recomendação 1C), de acordo com as seguintes características:

- Gravidade da DRC (estágio).
- Presença de complicações macrovasculares.
- Presença de comorbidades.
- Expectativa de vida.
- Consciência dos episódios de hipoglicemia, recursos para manejo da hipoglicemia e tendência à hipoglicemia.

O controle da HbA1c deve ser realizado a cada 6 meses quando o controle estiver adequado e a cada 3 meses quando estiver fora do alvo ou forem realizadas mudanças na terapia. As diretrizes da ADA e do KDIGO reconhecem limitações na precisão da HbA1c como uma métrica indireta do estado glicêmico, particularmente na DRC estágios G4 e G5 não dialítico e dialítico, bem como sua incapacidade de captar a variabilidade glicêmica e eventos hipoglicêmicos.

CUIDADO:

O risco de hipoglicemia aumenta com o declínio da TFG.

MOTIVOS:

- Gliconeogênese renal prejudicada na DRC.
- Redução do *clearance* de insulina e antidiabéticos orais.
- Anorexia e perda de peso devido uremia.

Metformina

É um hipoglicemiante usado como terapia de primeira linha para DM2. Seus efeitos renoprotetores envolvem atenuação da DRD ao suprimir a inflamação renal, o estresse oxidativo e a fibrose. A metformina é recomendada para pacientes com DM2, DRC e TFG ≥ 30 mL/min/1,73 m^2 (KDIGO, 2022; 1B).

Em estudos clínicos, o uso de metformina demonstrou estar associado a redução das taxas de mortalidade, doença cardiovascular e progressão para falência renal em pacientes com DM2 com DRC. Contudo, a metformina deve ser administrada com cautela em pacientes com DRC, porque pode aumentar o risco de acidose láctica.

A dose máxima de metformina na DRC é recomendada como:

- 2.550 mg nos estágios 1 e 2 (TFGe > 60 mL/min/1,73 m^2).
- 1.500 mg no estágio 3A (TFGe 45-60 mL/min/1,73 m^2).
- 1.000 mg no estágio 3B (TFGe 30-45 mL/min/1,73 m^2).

Foi relatado que concentrações excessivas de metformina e de lactato não foram observadas quando a medicação foi administrada na dose de 500 mg no estágio 4 da DRC após 4 meses de acompanhamento. Contudo, a metformina deve ser administrada com cautela em casos com TFGe < 30 mL/min/1,73 m^2.

Inibidor do cotransportador sódio-glicose 2 (iSGLT2)

Tem comprovado benefício renal e cardiovascular, sendo recomendado para pacientes com DM2, DRC e TFGe ≥ 20 mL/min/1,73 m^2 (KDIGO 2022 e 2024, 1A). Uma vez iniciado, o iSGLT2 pode continuar em níveis mais baixos de TFGe.

Segundo as diretrizes da ADA (2022), os iSGLT2 estão recomendados para pacientes com DM2 e doença renal diabética, com TFG ≥ 20 mL/min/1,73 m^2 e albuminúria > 200 mg/g de creatinina, para reduzir a progressão da DRC e eventos cardiovasculares (A), bem como para pacientes nas mesmas condições e com albuminúria entre normal a 200 mg/g de creatinina (B).

Os benefícios cardiovasculares e renais dos iSGLT2 parecem ser independentes da redução da glicose, com a participação de outros mecanismos para proteção de órgãos, como redução de pressão intraglomerular e da hiperfiltração de single nephron, levando à preservação da função renal.

Agonista do receptor de GLP-1 de longa duração

Tem comprovado benefício cardiovascular, sendo recomendado para pacientes com DM2 e DRC que não atingem o alvo glicêmico a despeito do uso da metformina e/ou um iSGLT2 ou que não conseguem usar esses medicamentos (KDIGO, 2022 e 2024; 1B).

Segundo as diretrizes da ADA (2022), nos pacientes com DM2 e DCVA ou doença renal estabelecida, um iSGLT2 ou agonista do receptor GLP-1 é recomendado como parte da redução do risco cardiovascular e/ou como regimes de redução da glicemia (A).

Antagonistas do receptor mineralocorticoide não esteroidal (ns-MRA)

A espironolactona, um antagonista do receptor mineralocorticoide esteroidal, é eficaz para manejo da hipertensão resistente e tratamento do hiperaldosteronismo primário, no cenário de TFGe normal. Além disso, a espironolactona reduz a mortalidade em pacientes com insuficiência cardíaca com fração de ejeção reduzida (ICFEr).

No entanto, a espironolactona causa hipercalemia e ginecomastia, entre outros efeitos, particularmente nos pacientes com função renal reduzida (TFGe < 45 mL/min/1,73 m^2). Não há estudos a longo prazo investigando resultados renais com a espironolactona, e apenas um estudo em ICFEr foi publicado, com benefícios. A espironolactona tem menor seletividade para os receptores mineralocorticoides, meia-vida mais longa, maior taxa de efeitos sexuais e maior potência no controle da PA, quando comparada aos ns-MRA.

Uma nova classe de antagonista do receptor mineralocorticoide não esteroidal (ns-MRA), incluindo esaxerenona e finerenona, recentemente foi investigada em pacientes com DM2 e DRC, associada à inibição do SRAA. A finerenona é o único ns-MRA aprovado para retardar a progressão da DRC e reduzir eventos cardiovasculares. No estudo Fidelio-CKD (2020), o medicamento foi interrompido por hipercalemia em 2,6% dos participantes, em comparação a 0,9% com placebo. Embora < 10% dos participantes tenham sido tratados com um iSGLT2 ou um agonista do receptor GLP-1, em 2022 análises de subgrupos sugeriram que os benefícios de finerenona foram semelhantes com e sem uso concomitante do agonista do receptor de GLP-1 ou iSGLT2.

Portanto, atualmente as novas diretrizes recomendam o uso de um antagonista de receptor mineralocorticoide não esteroide (ns-MRA) com comprovado benefício renal e cardiovascular para pacientes com DM2, TFGe ≥ 25 mL/min/1,73 m^2, normocalemia (potássio < 4,8 mEq/L) e RAC ≥ 30 mg/g, a despeito da dose máxima tolerada de iECA/BRA (KDIGO, 2022 e 2024, 2A).

Controle lipídico

As estatinas são a base da terapia para a prevenção primária e secundária de DCVA em pacientes com diabetes e DRC.

Uma estatina de moderada intensidade é recomendada para todos os pacientes com DM1/DM2 e DRC para prevenção primária de DCVA ou uma estatina de alta intensidade para pacientes com DCVA conhecida e também para alguns pacientes com múltiplos fatores de risco ateroscleróticos.

CONSIDERAÇÕES FINAIS

- Missão atual: implementar com sucesso as medidas para retardar a progressão da DRC e reduzir o risco cardiovascular nos pacientes com doença renal e diabetes.
- Fundamental: detecção precoce do diabetes e da doença renal crônica, com exames regulares de triagem em grupos de risco.
- Essencial: promover trabalho integrado de nefrologistas, cardiologistas, endocrinologistas, médicos da atenção primária e equipe multiprofissional.
- Importante: garantir educação continuada das equipes de saúde, bem como dos pacientes para o autocuidado.

BIBLIOGRAFIA RECOMENDADA

Agarwal R, Joseph A, Anker SD, Filippatos G, Rossing P, Ruilope LM et al. Fidelio-DKD Investigators. Hyperkalemia risk with finerenone: results from the Fidelio-DKD Trial. J Am Soc Nephrol. 2022;33(1):225-37.

American Diabetes Association (ADA). Standards of Medical Care in Diabetes - 2022. Diabetes Care. 2022;45(Suppl. 1):S1-S264.

Anders HJ, Huber TB, Isermann B, Schiffer M. CKD in diabetes: diabetic kidney disease versus nondiabetic kidney disease. Nat Rev Nephrol. 2018;14(6):361-77.

Chen Y, Lee K, Ni Z, He JC. Diabetic kidney disease: challenges, advances, and opportunities. Kidney Dis (Basel). 2020;6(4):215-25.

de Boer IH, Khunti K, Sadusky T, Tuttle KR, Neumiller JJ, Rhee CM et al. Diabetes management in chronic kidney disease: a consensus report by the American Diabetes Association (ADA) and Kidney Disease: Improving Global Outcomes (KDIGO). Diabetes Care. 2022;45(12):3075-90.

Kidney Disease: Improving Global Outcomes (KDIGO) Blood Pressure Work Group. KDIGO 2021 clinical practice guideline for the management of blood pressure in chronic kidney disease. Kidney Int. 2021;99(3S):S1-S87.

Kidney Disease: Improving Global Outcomes (KDIGO) Diabetes Work Group. KDIGO 2022 clinical practice guideline for diabetes management in chronic kidney disease. Kidney Int. 2022;102(4S):S1-S127.

Kidney Disease: Improving Global Outcomes (KDIGO) CKD Work Group. KDIGO 2024 Clinical Practice Guideline for the Evaluation and Management of Chronic Kidney Disease. Kidney Int. 2024 Apr;105(4S):S117-S314.

Rossing P, Caramori ML, Chan JCN, Heerspink HJL, Hurst C, Khunti K et al. Executive summary of the KDIGO 2022 clinical practice guideline for diabetes management in chronic kidney disease: an update based on rapidly emerging new evidence. Kidney Int. 2022;102(5):990-9.

Watanabe K, Sato E, Mishima E, Miyazaki M, Tanaka T. What's new in the molecular mechanisms of diabetic kidney disease: recent advances. Int J Mol Sci. 2022;24(1):570.

Yamanouchi M, Furuichi K, Hoshino J, Ubara Y, Wada T. Nonproteinuric diabetic kidney disease. Clin Exp Nephrol. 2020;24(7):573-81.

19

Hipertensão arterial

Cibele Isaac Saad Rodrigues
Maria Eliete Pinheiro
Sebastião Rodrigues Ferreira-Filho

PONTOS-CHAVE

- Hipertensão é uma doença crônica não transmissível, de natureza multifatorial, caracterizada pelo aumento sustentado da pressão arterial em níveis ≥ 140/90 mmHg, que acomete entre 20 e 30% da população adulta, podendo ser classificada em estágios de 1 a 3 e, quanto à etiologia, em primária (80 a 90%) e secundária (10 a 20%).
- Geralmente a hipertensão arterial é assintomática e a checagem de lesões em órgãos-alvo e comorbidades, assim como a solicitação da rotina laboratorial mínima, anualmente se constituem em obrigatoriedade em todos os doentes com HA. O cálculo de escore de risco cardiovascular é recomendado.
- O tratamento deve atingir a meta de pressão arterial ≤ 140/90 mmHg, idealmente ≤ 130/80 mmHg, se tolerável. Os três pilares do tratamento medicamentoso são os diuréticos, principalmente os tiazídicos e símiles; os bloqueadores dos canais lentos de cálcio; e os bloqueadores do sistema renina-angiotensina-aldosterona (inibidores da enzima conversora da angiotensina II ou os bloqueadores dos receptores AT1 a angiotensina II).

INTRODUÇÃO

A hipertensão arterial (HA) é considerada pelo Ministério da Saúde uma doença crônica não transmissível (DCNT). É uma síndrome clínica multifatorial caracterizada pelo aumento sustentado da pressão arterial (PA), ou seja, PA sistólica (PAS) maior ou igual a 140 mmHg e/ou PA diastólica (PAD) maior ou igual a 90 mmHg, desde que medida com a técnica correta preconizada em diferentes diretrizes nacionais e internacionais, em pelo menos duas ou três ocasiões diferentes, na ausência de tratamento anti-hipertensivo. É o principal fator de risco modificável para as doenças cardiovasculares (DCV), doença renal crônica (DRC) e morte prematura.

DADOS EPIDEMIOLÓGICOS

A prevalência mundial de HA na população adulta (> 18 anos) é estimada entre 20 e 30%. Dados de 2010 sugerem que 31% da população mundial era hipertensa, com prevalência maior em países de menor poder econômico, e distribui-se igualmente entre homens e mulheres (ligeiramente superior no sexo masculino). De acordo com a Pesquisa de Vigilância de Fatores de Risco e Proteção para Doenças Crônicas por Inquérito Telefônico (Vigitel), e, portanto, HA autorreferida, realizada em 2021 com relatório publicado em 2022, a frequência de adultos do conjunto das capitais brasileiras que mencionaram diagnóstico de HA foi de 26,3%. Isso representa aumento em relação aos dados de 2011, quando esse percentual era de 24,3%. Dados obtidos por meio de revisão sistemática com metanálise de estudos populacionais brasileiros encontraram prevalência de HA de 36,1%.

Em 2011, 23.233 mortes foram atribuídas diretamente à HA, e em 2021 esse número subiu para 39.964, o que representa um aumento superior a 70%, segundo os dados do Sistema de Informações sobre Mortalidade (SIM). No entanto, esses números não refletem a realidade e podem ser tão altos quanto 600 mil mortes quando consideradas as lesões em órgãos-alvo da HA.

Quanto à prevalência de HA secundária, ainda é desconhecida, mas é estimada entre 10 e 20% dos casos de HA, a depender da população avaliada, da expertise do médico assistente e dos recursos diagnósticos disponíveis no centro de atendimento.

ETIOLOGIA

Primária, quando não se encontra uma causa única que justifique o aumento pressórico, mas a pessoa acometida exibe múltiplos fatores associados: genéticos/epigenéticos, ambientais (dietéticos, sedentarismo, sobrepeso/obesidade) e socioeconômicos e culturais (riqueza e renda, ocupação/trabalho, acesso à saúde e nível educacional). É aconselhável a validação dos valores de PA por meio de medidas da PA realizadas fora do consultório utilizando estratégias de monitorização ambulatorial da pressão arterial (Mapa), da monitorização residencial da pressão arterial (MRPA) ou da automedida da pressão arterial (Ampa).

Secundária, ocorre na presença de uma causa identificável, justificável e que, se tratada ou removida, obtém-se a melhora ou a cura completa da HA. Deve-se suspeitar de HA secundária nas condições constantes do Quadro 1, quando se justifica a investigação, preferencialmente em centros especializados.

QUADRO 1 Suspeita clínica de hipertensão arterial secundária

Hipertensão arterial estágio 3 precoce (> 30 anos) ou de aparecimento tardio (> 55 anos).
Presença de hipertensão arterial caracterizada como resistente ou refratária.
Tríade do feocromocitoma – crises hipertensivas (aumento abrupto da PA sintomática, com descompensação de órgãos-alvo), acompanhadas da tríade taquicardia, sudorese profusa e cefaleia.
Apneia obstrutiva do sono.
Endocrinopatias típicas que cursam com hipertensão arterial: hipo ou hipertireoidismo, síndrome de Cushing, acromegalia, obesidade e hiperparatireoidismo.
Pulsos periféricos assimétricos, existência de sopros auscultados em territórios arteriais, ausculta de sopro abdominal.
Presença de massa abdominal palpável.
Hipocalemia (K = 3-3,5 mEq/L) espontânea ou induzida por diuréticos, que pode estar associada a hiperaldosteronismo primário ou secundário a estenose de artéria(s) renal(is).
Uso de hormônios, medicamentos ou drogas ilícitas que aumentam a PA.
Doença renal manifestada por anormalidades no exame de urina (hematúria dismórfica e/ou proteinúria); relação proteinúria ou albuminúria/creatininúria alterada; diminuição do ritmo de filtração glomerular estimado; alterações da estrutura renal ou do tamanho dos rins em exames de imagem ou detectadas em biópsia renal.

PA: pressão arterial.
Fonte: adaptação de Diretrizes brasileiras de hipertensão arterial – 2020.

A HA secundária pode ser dividida em causas endócrinas, não endócrinas e dependentes de agentes exógenos, tais como hormônios, medicamentos e drogas ilícitas, conforme resumido na Figura 1.

FISIOPATOLOGIA

A fisiopatologia da HA primária tem natureza multifatorial e resultante da interação de múltiplos mecanismos, entre os quais se incluem a predisposição genética; interações com fatores ambientais; desbalanço de sistemas vasoconstritores (predominantes) e vasodilatadores (hipoativos), com a participação do sistema renina angiotensina aldosterona (SRAA), hormônios sexuais, vasopressina, endotelina, peptídeos natriuréticos, cininas, prostaglandinas, resistência insulínica e hiperinsulinemia; *status* de sódio e volume extracelular; além da participação dos sistemas nervoso central e periférico, bem como do sistema imunológico inato e adaptativo; diversas mudanças estruturais na ar-

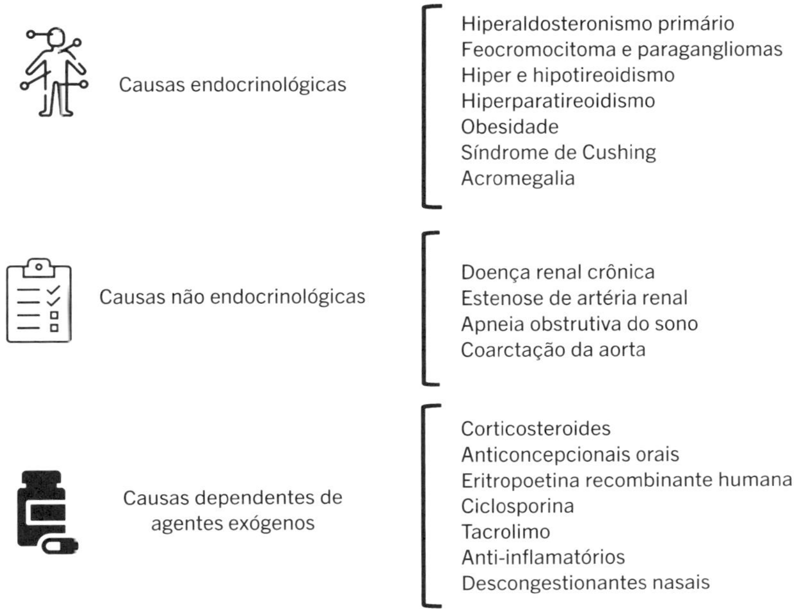

FIGURA 1 Causas de hipertensão arterial secundária.
Fonte: adaptação de Diretrizes brasileiras de hipertensão arterial – 2020.

quitetura vascular secundárias ao processo inflamatório e até mesmo influência da metabolômica e de microbiomas, que revisitam, em seu conjunto e de forma impressionante, o antigo polígono de Page dos anos 1980, como se pode ver na Figura 2.

QUADRO CLÍNICO

A HA é habitualmente assintomática. Sintomas popularmente associados à "pressão alta", tais como cefaleia nucal, visão turva, escotomas, zumbido no ouvido, tonturas, falta de ar e dores no peito são inespecíficos e geralmente não se correlacionam com os níveis pressóricos. Podem, por outro lado, estar associados ao uso de medicações ou a lesões em órgãos-alvo (LOA), e esse diagnóstico diferencial pode ser resolvido com o exame físico, fundoscopia e alguns exames laboratoriais e de imagem (ver a seguir). Náuseas e vômitos em pacientes com HA estágio 3 podem significar crise ou encefalopatia hipertensiva, ou mesmo enxaqueca nos normotensos. Vale lembrar que crise de cefaleia, acompanhada de sudorese profusa e palpitações, constitui a tríade clássica do

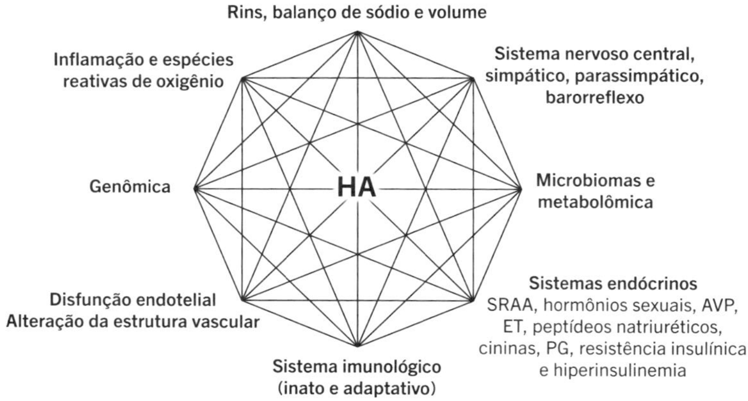

FIGURA 2 Fisiopatologia da hipertensão arterial – polígono de Page revisitado.

AVP: vasopressina; ET: endotelina; HA: hipertensão arterial; PG: prostaglandinas; SRAA: sistema renina-angiotensina-aldosterona.

Fonte: adaptação de Page (1982).

feocromocitoma, porém não exclusivamente, podendo ser manifestação de hiperatividade simpática.

AVALIAÇÃO CLÍNICA

A avaliação clínica do paciente com hipertensão segue o método tradicional, composto por anamnese e exame físico completos, destacando-se história pessoal e familiar; hábitos e vícios; a medida da PA com a técnica correta; análise dos parâmetros de peso, altura e índice de massa corpórea (IMC); além de pesquisa laboratorial e de imagem. Os objetivos dessa ampla avaliação incluem confirmar o diagnóstico de HA e classificá-la segundo os níveis pressóricos, procurar indícios de HA secundária, detectar comorbidades e possíveis complicações em órgãos-alvo clínicas ou subclínicas, estratificar o risco cardiovascular e renal e, assim, escolher a melhor e mais individualizada estratégia terapêutica.

Ressalte-se que a medida da PA deve ser realizada com todo o cuidado necessário para o diagnóstico e acompanhamento corretos. Para tanto, é preciso que o paciente esteja confortavelmente sentado por 5 minutos em ambiente calmo, com a palma da mão voltada para cima, e as roupas não devem garrotear o braço. As costas e o antebraço devem estar apoiados, as pernas descruzadas e os pés apoiados no chão. Ele não pode estar com a bexiga cheia;

ter praticado exercícios físicos, ingerido café, bebidas alcoólicas ou alimentos nos últimos 30 a 60 minutos, tampouco ter se alimentado. O manguito deve ser aquele adequado à circunferência braquial e estar posicionado na altura do coração. Deve-se fazer 3 medidas com intervalo de 1 a 2 minutos entre elas. Recomenda-se que sejam utilizados esfigmomanômetros automáticos de braço, certificados pelo Inmetro e calibrados.

Ainda, como parte da avaliação, recomenda-se, no mundo todo, a estratificação de risco cardiovascular global do indivíduo com HA. Os níveis pressóricos devem ser cotejados contra a presença de fatores de risco e de LOA (comprometimento em cérebro, rins, coração ou vasos) ou a coexistência de diabetes *mellitus* ou mesmo pré-diabetes.

A aplicação de escores de risco é uma boa alternativa para o clínico ou mesmo para o especialista que cuida de HA. Não há escores baseados exclusivamente em estatísticas com dados brasileiros, o que é um viés de cálculo, considerando a imensa variabilidade e miscigenação das diferentes regiões do País. Sugere-se o uso do aplicativo desenvolvido pelo Departamento de Aterosclerose da Sociedade Brasileira de Cardiologia, disponível online para estimativa do risco cardiovascular (ver referência).

Os exames obrigatórios para todos os pacientes, na primeira consulta e pelo menos anualmente, estão no Quadro 2. Essa é considerada a rotina mínima para todo paciente com hipertensão arterial. Exames adicionais podem ser solicitados para atender a especificidades.

QUADRO 2 Exames de rotina obrigatórios no diagnóstico e no acompanhamento da hipertensão arterial

Creatinina com estimativa do ritmo de filtração glomerular por meio da fórmula CKD – EPI
Potássio
Ácido úrico
Colesterol total e HDL-colesterol*
Triglicérides
Glicemia de jejum e HbA1c
Urina tipo 1
Eletrocardiograma**

* LDLc = colesterol total – (HDLc + triglicérides/5) (quando a dosagem de triglicérides for < 400 mg/dL). O LDLc também tem sido dosado por alguns laboratórios, fazendo parte da rotina laboratorial.

** Critério de detecção de hipertrofia ventricular esquerda: Sokolow-Lyon: $SV_1 + RV_{5,6} > 35$ mm – Cornell Voltagem: $RaVL + SV_3 > 20$ mm (mulher), > 28 mm (homem).

HbA1c: hemoglobina glicada.

Fonte: Barroso et al. (2021).

DIAGNÓSTICO

O diagnóstico de HA é realizado conforme se pode observar na Tabela 1, de acordo com a medida realizada no consultório, no domicílio com técnica padronizada (medida residencial da PA – MRPA) ou por monitorização ambulatorial de 24 horas da PA (Mapa), nos períodos de vigília e de sono. Esses valores são aqueles preconizados pela *Diretriz brasileira de hipertensão arterial* de 2020.

TABELA 1 Diagnóstico de hipertensão arterial, segundo o método de medida da PA casual no consultório, pela Mapa de 24 horas, na vigília e no sono e MRPA

Categoria	PA sistólica (mmHg)		PA diastólica (mmHg)
Pressão arterial de consultório	≥ 140	e/ou	≥ 90
Monitorização ambulatorial da PA – Mapa – de 24 horas	≥ 130	e/ou	≥ 80
Mapa no período de vigília	≥ 135	e/ou	≥ 85
Mapa no período de sono	≥ 120	e/ou	≥ 70
MRPA de 5 dias*	≥ 130	e/ou	≥ 80

* Em 8 de maio de 2019, por meio da Resolução Normativa CNHM n. 40/2019, foi introduzida na Classificação Brasileira Hierarquizada de Procedimentos Médicos (CBHPM) a MRPA, com a denominação de monitorização ambulatorial da pressão arterial de 5 dias (Mapa 5d), porte 2A e código 2.01.02.16-0. Na Portaria n. 22, de 10 de maio de 2023, publicada pela Secretaria de Ciência, Tecnologia, Inovação e Complexo da Saúde, do Ministério da Saúde, ficou determinado que as unidades do SUS têm o prazo de 180 dias para se adequarem e iniciarem a oferta desse método diagnóstico.
Mapa: monitorização ambulatorial da pressão arterial; MRPA: medida residencial da PA; PA: pressão arterial.
Fonte: *Brazilian guidelines for in-office and out-of-office blood pressure measurement* – 2023; *Diretrizes brasileiras de hipertensão arterial* – 2020.

CLASSIFICAÇÃO

A classificação da PA aferida em pessoas adultas, com idade > 18 anos, segundo medida realizada no consultório com técnica adequada, pode ser visualizada na Tabela 2.

Ainda, é possível classificar a HA resistente quando a PA de consultório, medida corretamente, não está controlada, por mais de 3 meses, apesar do uso de 3 ou mais classes de anti-hipertensivos sinérgicos, em doses otimizadas, preferencialmente sendo uma delas um diurético apropriado ao *status* volêmico do paciente. Pacientes com a PA controlada, em uso de 4 ou mais classes de medicamentos anti-hipertensivos, são considerados portadores de HA resistente controlada. Finalmente, são pacientes com hipertensão refratária aqueles com PA não controlada apesar do uso de 5 ou mais classes de medicamentos

TABELA 2 Classificação da pressão arterial em adultos baseada na medida de consultório

Classificação	PA sistólica (mmHg)		PA diastólica (mmHg)
Pressão arterial ótima	< 120	e	< 80
Pressão arterial normal	120-129	e/ou	80-84
Pré-hipertensão	130-139	e/ou	85-89
Hipertensão estágio 1	140-159	e/ou	90-99
Hipertensão estágio 2	160-179	e/ou	100-109
Hipertensão estágio 3	≥ 180	e/ou	≥ 110

• A classificação é definida de acordo com a PA no consultório e pelo nível mais elevado de PAS ou PAD.
• A HA sistólica isolada, caracterizada pela PAS ≥ 140 mmHg e PAD < 90 mmHg, também é classificada em 1, 2 ou 3, de acordo com os valores da PAS nos intervalos indicados.
• A HA diastólica isolada, caracterizada pela PAS < 140 mmHg e PAD ≥ 90 mmHg, é classificada em 1, 2 ou 3 de acordo com os valores da PAD nos intervalos indicados.
HA: hipertensão arterial; PA: pressão arterial; PAD: pressão arterial diastólica; PAS: pressão arterial sistólica.
Fonte: *Brazilian guidelines for in-office and out-of-office blood pressure measurement* – 2023; *Diretrizes brasileiras de hipertensão arterial* – 2020.

anti-hipertensivos por 6 meses ou mais, em doses otimizadas, incluindo um diurético apropriado e um antagonista do receptor mineralocorticoide (espironolactona) como quarto medicamento.

METAS DE PRESSÃO ARTERIAL

A escolha da meta pressórica é motivo de disputa na literatura, mas é correto considerar, além dos valores propriamente ditos, outras variáveis importantes, por exemplo, o julgamento clínico considerando os riscos e os benefícios, as preferências do paciente e a tolerabilidade ao tratamento.

Em relação aos idosos, vale lembrar que a maior vulnerabilidade à iatrogenia, a polifarmácia e a maior presença de comorbidades justificam dois ditados:

- "Start low and go slow" (Comece devagar e vá devagar).
- "One size does not fits all" (a mesma meta não serve para todos, ou seja, individualize o tratamento).

Na Tabela 3 pode-se observar as metas preconizadas pelos principais e mais recentes Guidelines para a população adulta > 18 anos, sem comorbidades específicas.

TABELA 3 Metas de pressão arterial (mmHg) na população adulta, com idade > 18 anos, segundo os principais *Guidelines*

Cochrane Library	ESH/ESC 2023	WHO/Opas 2021	ISH 2020	DBHA 2020
≤ 140/90	18-64 anos < 130/80, preferencialmente até 120/70, se tolerado. 65-79 pelo menos < 140-150/80, preferencialmente < 130/80, se tolerado > 80 anos < 140-150/80, se tolerado. Frágeis: individualizar	< 140/90	< 140/90, idealmente < 130/80 < 140/80 em idosos	< 140/90, idealmente < 130/80 Idosos hígidos: 130-139/70-79 Frágeis: 140-149-70-79

ESH/ESC: European Society of Hypertension/European Society of Cardiology; WHO/Opas: World Health Organization/Organização Panamericana de Saúde; ISH: International Society of Hypertension; DBHA: Diretrizes brasileiras de hipertensão arterial.

TRATAMENTO NÃO MEDICAMENTOSO

O tratamento não medicamentoso consiste em mudanças no estilo de vida que impactam positivamente na qualidade de vida, morbidade e mortalidade nos indivíduos hipertensos.

São medidas com maior benefício preconizadas:

- Dieta Dash (*Diet Approach to Stop Hypertension*) que preconiza baixo teor de sódio (≤ 2 g/dia); maior consumo de potássio, desde que não exista contraindicação formal; baseada em frutas, hortaliças e cereais, com redução no consumo de gorduras, doces e carnes vermelhas.
- Cessação do tabagismo e do alcoolismo.
- Combate ao sobrepeso e à obesidade, visando atingir um índice de massa corpórea (IMC) < 25 kg/m^2.
- Atividade física regular e moderada, individualizada, respeitando a idade/fragilidade, as condições cardiovasculares, presença de comorbidades e complicações: mínimo de 150 minutos/semana.

TRATAMENTO MEDICAMENTOSO

Na atualidade e para fins didáticos, a Figura 3 contempla todas as classes de fármacos disponíveis no Brasil para o tratamento farmacológico da HA. Na parte superior da seta estão aqueles mais eficazes utilizados na prática clínica, em monoterapia ou em associação.

Para adultos com HA que necessitam de tratamento farmacológico, a Organização Mundial de Saúde (OMS) e as diretrizes nacional e internacionais recomendam como tratamento inicial qualquer uma destas três classes de medicamentos anti-hipertensivos:

1. Diuréticos (DIU) tiazídicos e similares.
2. Inibidores da enzima conversora de angiotensina (iECA) ou bloqueadores de receptores de angiotensina (BRA).
3. Bloqueadores de canais de cálcio (BCCa) di-hidropiridínicos de ação prolongada.

Revisões sistemáticas e metanálises demonstraram que os benefícios previstos superaram os possíveis danos com essas três classes de medicamentos, além de provocarem eventos adversos pouco frequentes, geralmente leves e que podem ser administrados assistencialmente. O percentual de redução da

PA pareceu mais importante como determinante da redução de eventos cardiovasculares do que a escolha entre elas.

Outro ponto importante é que sempre se deve dar prioridade aos anti-hipertensivos de ação prolongada, para uso em dose única diária, com bom perfil de tolerabilidade, o que melhora a adesão ao tratamento. Entre as indicações consideradas específicas, que fogem a essa recomendação geral, estão os DIU ou BCCa em pacientes com mais de 65 anos ou de ascendência africana, BB na cardiopatia isquêmica e iECA/BRA em pacientes com proteinúria acentuada, diabéticos ou pessoas com insuficiência cardíaca ou doença renal crônica.

A combinação de medicamentos é recomendada por todas as diretrizes de HA, para a maioria dos pacientes, em combinação dupla, preferencialmente em doses fixas em um só comprimido, que tenham mecanismos de ação diversos/complementares, exceto a associação de diuréticos (DIU) tiazídicos ou seus símiles com poupadores de potássio.

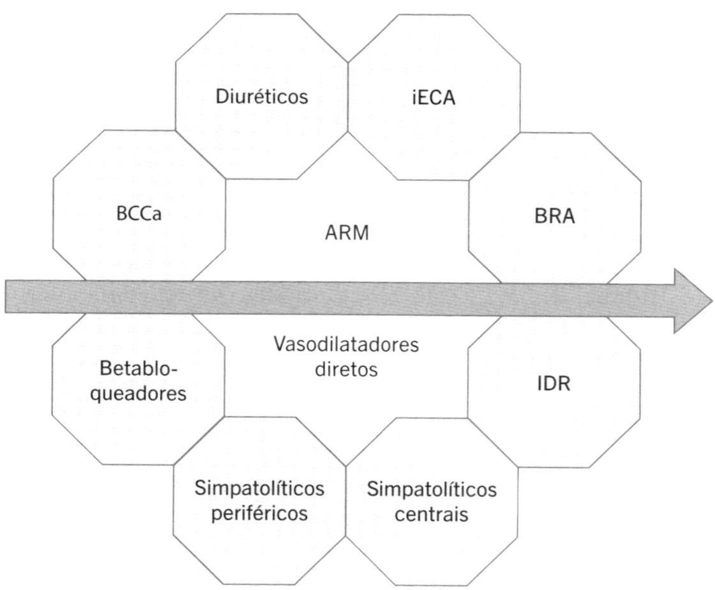

FIGURA 3 Classes de medicamentos anti-hipertensivos.

ARM: antagonistas dos receptores mineralocorticoides; BCCa: bloqueadores dos canais de cálcio; BRA: bloqueadores dos receptores AT1 da angiotensina II; IDR: inibidores diretos de renina; iECA: inibidores da enzima conversora da angiotensina.

Diuréticos

O mecanismo da ação anti-hipertensiva é dividido em duas fases: a inicial, na qual prevalece o efeito natriurético e diurético, com diminuição do volume extracelular e consequentemente do débito cardíaco. Após 4 a 6 semanas, portanto numa fase mais tardia, o volume circulante tende a se normalizar, e o efeito anti-hipertensivo se dá por diminuição da resistência vascular periférica (RVP). Os DIU reduzem a PA e diminuem a morbidade e a mortalidade. Os efeitos colaterais dos DIU são diretamente proporcionais às doses utilizadas e à potência da ação diurética. A escolha é preferencialmente pelos DIU tiazídicos (hidroclorotiazida – 25 a 50 mg/dia) ou similares (clortalidona – 12,5 a 25 mg/dia e indapamida *slow release* – 1,5 a 3 mg/dia), pois são mais suaves e com maior tempo de ação.

Os DIU de alça estão bem empregados nos estados edematosos e de hipervolemia, como costuma ocorrer na DRC, nas síndromes nefrítica e nefrótica e na ICC. A preferência no Brasil é pelo uso da furosemida nas doses de 20 a 240 mg ao dia, em duas ou mais tomadas.

Os poupadores de potássio incluem a amilorida (só existente em associação) e a espironolactona, um antagonista não seletivo das ações da aldosterona e que será tratado com a classe dos antagonistas dos receptores mineralocorticoides (ver a seção "Antagonistas dos receptores mineralocorticoides").

Bloqueadores dos canais lentos de cálcio

O principal mecanismo de ação dos BCCa é impedir a entrada de cálcio no interior das células lisas vasculares, promovendo vasodilatação e, consequentemente, diminuindo a RVP. São classificados em di-hidropiridínicos e não di-hidropiridínicos. Os di-hidropiridínicos, especialmente os de ação prolongada (amlodipina – 2,5 a 10 mg/dia; nifedipina retard ou oros – 10 a 60 mg/dia; felodipina – 2,5 a 10 mg/dia; manidipina – 10 a 30 mg/dia; lercanidipina – 10 a 20 mg/dia; lacidipina – 2 a 6 mg/dia) são mais usados como medicamentos anti-hipertensivos por ensejarem menos efeitos colaterais. Os BCCa não di-hidropiridínicos, como as difenilalquilaminas (verapamila) e as benzotiazepinas (diltiazem), apresentam menor efeito vasodilatador e agem na musculatura e no sistema de condução cardíacos.

Inibidores da enzima conversora da angiotensina

Seu principal mecanismo de ação é a inibição da enzima conversora de angiotensina I (ECA), responsável pela transformação de angiotensina I em angiotensina II (potente vasoconstritora) e pela menor degradação da bradicinina (vasodilatadora).

São eficazes no tratamento da HA, reduzindo a morbidade e mortalidade cardiovascular. Apresentam efeitos pleiotrópicos como na reversão da hipertrofia ventricular esquerda (HVE), na IC com fração de ejeção reduzida (IC-FEr) e no antirremodelamento cardíaco pós-IAM, além de possíveis propriedades antiateroscleróticas. Também retardam o declínio da função renal em pacientes com doença renal e são antiproteinúricos.

No geral, são medicamentos muito bem tolerados, sendo a tosse seca seu efeito colateral mais comum. Nos doentes com déficit de função renal, deve-se atentar para o risco de hipercalemia e piora de função renal. Além disso, têm seu uso formalmente contraindicado durante a gravidez, devido ao risco de danos fetais.

Os principais fármacos dessa classe terapêutica são o captopril (25 a 150 mg/dia em duas a três tomadas), enalapril (5 a 40 mg em duas tomadas, preferencialmente) e outros não disponíveis na rede pública, tais como benazepril (10 a 40 mg/dia), lisinopril (10 a 40 mg/dia), fosinopril (10 a 40 mg/dia), ramipril (2,5 a 20 mg/dia) e perindopril (4 a 16 mg/dia).

Bloqueadores dos receptores AT1 da angiotensina II

Os BRA bloqueiam receptores AT1, responsáveis pelas principais ações da angiotensina II, relacionadas à vasoconstrição, proliferação celular e liberação de aldosterona. No tratamento da HA, especialmente em populações de alto risco cardiovascular ou com comorbidades, proporcionam a redução da morbidade e da mortalidade cardiovascular e renal. Apresentam os mesmos efeitos pleiotrópicos observados com os iECA.

Os efeitos colaterais também são raros e muito semelhantes aos que ocorrem com os inibidores da ECA, com exceção de tosse.

Na rede pública está disponível apenas a losartana, que deve ser utilizada na dose de 50 a 100 mg/dia em duas tomadas, preferencialmente. Os demais disponíveis para aquisição sem subsídio governamental são valsartana (80 a 320 mg/dia), irbersartana (150 a 300 mg/dia), candesartana (8 a 32 mg/dia), olmesartana (20 a 40 mg/dia) e telmisartana (20 a 80 mg/dia).

Antagonistas dos receptores mineralocorticoides

Temos nessa classe os ARM não seletivos e os seletivos.

Entre os não seletivos esteroidais encontra-se a espironolactona, que antagoniza os efeitos tubulares da aldosterona. Deve ser utilizada nas doses de 25 a

100 mg ao dia. Seus efeitos colaterais principais são a hiperpotassemia e piora da função renal, especialmente em pacientes com déficit de função renal e em uso de bloqueadores do SRA. Ginecomastia é um dos efeitos mais frequentes e, por vezes, limitante de seu uso.

Atualmente está disponível no mercado brasileiro um medicamento testado há mais de 20 anos, o eplerenone, que é utilizado na prática clínica nas doses de 50 a 200 mg/dia, reduz a PA de pessoas com HA primária em 9,21 mmHg na PAS e 4,18 mmHg na PAD em comparação com o placebo, sem diferença de efeito entre as doses de 50 mg/dia a 200 mg/dia, segundo revisão sistemática da Cochrane Database Systematic Review publicada em 2017 sob número CD008996. Nesse mesmo estudo, uma dose de 25 mg/dia não produziu redução estatisticamente significativa na PAS ou na PAD e não há evidências suficientes para doses acima de 200 mg/dia.

Entre os novos ARM seletivos e não esteroidais destaca-se no tratamento da HA o esaxerenone, com estudos japoneses nas doses de 2,5 e 5 mg/dia, sendo já provada sua não inferioridade ao eplerenone. O apararenone e o finerenone têm vários estudos em nefroproteção, mas apenas análises secundárias de desfecho na PA.

Inibidores diretos de renina

O alisquireno, único representante da classe, determina a inibição direta da ação da renina e, com isso, menor formação de angiotensina II. Sua eficácia anti-hipertensiva é comprovada e suas ações, semelhantes aos demais bloqueadores do SRAA. Está em desuso no tratamento da HA.

Betabloqueadores

Os BB têm múltiplos mecanismos de ação. Provocam inicialmente uma diminuição do débito cardíaco (DC), a inibição da secreção de renina em 50%, readaptação dos barorreceptores e diminuição das catecolaminas nas sinapses nervosas, inclusive no sistema nervoso central, ou seja, não costumam ser classificados como simpatolíticos de ação periférica ou central, mas como uma classe diferenciada.

Existem três categorias de BB, de acordo com a seletividade de ligação aos receptores adrenérgicos:

1. Não seletivos: bloqueiam tanto os receptores adrenérgicos beta-1 quanto os beta-2. Neste grupo encontram-se o propranolol (80 a 320 mg/dia em duas a três tomadas), o nadolol (40 a 160 mg/dia) e o pindolol (10 a 60 mg/dia).

2. Cardiosseletivos: bloqueiam preferencialmente os receptores beta-1 adrenérgicos. Têm-se como representantes o atenolol (50 a 100 mg/dia em uma tomada), o metoprolol (50 a 200 mg/dia), o bisoprolol (5 a 20 mg/dia) e o nebivolol (2,5 a 10 mg/dia).
3. Com ação vasodilatadora: são antagonistas dos receptores alfa-1 periféricos (carvedilol na dose de 12,5 a 50 mg ao dia em duas tomadas, preferencialmente) ou por produção de óxido nítrico (nebivolol, que também é cardiosseletivo).

As reações adversas dos BB dependem da especificidade pelo subtipo de receptor, de sua distribuição nos receptores beta-adrenérgicos e de seu grau de solubilidade. Geralmente são bem tolerados, mas podem causar fadiga, depressão, capacidade de exercício diminuída, disfunção sexual, crises de asma, efeitos metabólicos como intolerância à glicose, edema pré-maleolar, *flushing* e cefaleia pulsátil.

Simpatolíticos de ação central

Os principais mecanismos de ação dessa classe são:

- Redução da atividade simpática central e barorreceptora, o que contribui para as manifestações clínicas de bradicardia e a hipotensão postural.
- Diminuição na RVP e no débito cardíaco.
- Redução nos níveis plasmáticos de renina.
- Retenção de sódio e água.

Estão nessa classe: alfametildopa (500 a 2.000 mg/dia em duas a três tomadas), clonidina (0,2 a 0,9 mg/dia em duas a três tomadas) e o inibidor dos receptores imidazolínicos, a rilmenidina. A clonidina age também nos receptores alfa-2 pré-sinápticos, que impedem a liberação de norepinefrina, que acaba se acumulando na terminação nervosa e, ao ser interrompida abruptamente, pode gerar uma crise hipertensiva por fenômeno de rebote, ou seja, uma liberação descontrolada de neurotransmissor, seu efeito colateral mais temido.

A metildopa é o medicamento mais seguro e mais utilizado na HA da gravidez e tem atualmente somente essa indicação imperativa. A clonidina pode ser utilizada como quinto medicamento, após a espironolactona, no controle da HA resistente ou refratária.

Os principais efeitos adversos dessa classe de medicamentos são aqueles derivados de sua ação no sistema nervoso central: sonolência, sedação, sialoquiese, fadiga, hipotensão ortostática e disfunção erétil. A metildopa pode provocar reações autoimunes, febre, anemia hemolítica, galactorreia e disfunção hepática, que geralmente são reversíveis.

Simpatolíticos de ação periférica

Dentre os simpatolíticos de ação periférica, a maioria não se destina ao tratamento de HA e sim para hiperplasia benigna de próstata (tansulosina e doxazosina, por exemplo). O prazosin atualmente tem poucas indicações, como na HA refratária, nas doses de 1 a 20 mg ao dia, com doses tituladas progressivamente que devem ser administradas em duas a três tomadas.

Vasodilatadores de ação direta

Os medicamentos dessa classe, ativos por via oral, são a hidralazina (50 a 200 mg ao dia em duas a três tomadas) e o minoxidil. O uso preferencial da hidralazina encontra-se na HA da gravidez ou em casos de refratariedade, como uma das últimas opções de associação. Atuam diretamente na musculatura lisa arterial, causando vasodilatação potente e levando à redução da RVP. Como efeitos colaterais, são comuns o edema por retenção de volume e taquicardia reflexa, por isso seu uso é recomendada após a introdução de betabloqueador e diurético. Por via injetável têm-se a própria hidralazina e o nitroprussiato de sódio como aqueles mais utilizados.

CONSIDERAÇÕES FINAIS

Novos medicamentos devem surgir para o tratamento, inclusive aqueles que atuam em mecanismos endócrinos, inflamatórios e no RNA de interferência. No entanto, o maior desafio de todos, no Brasil e no mundo, é o mais simples de ser ultrapassado e inclui melhorar o diagnóstico, tratar adequadamente e em equipe multiprofissional o doente com HA, buscando sempre o melhor controle da pressão arterial tolerado e visando atingir redução significativa na morbidade e mortalidade cardiovascular e renal.

BIBLIOGRAFIA RECOMENDADA

Almeida FAA, Rodrigues CIS. Hipertensão arterial primária. In: Riella MC (ed.). Princípios de nefrologia e distúrbios hidroeletrolíticos. 6.ed. Rio de Janeiro: Guanabara Koogan; 2018.

Arguedas JA, Leiva V, Wright JM. Blood pressure targets in adults with hypertension. Cochrane Database Syst Ver. 2020 Dec 17;12(12):CD004349.

Barroso WKS, Rodrigues CIS, Bortolotto LA, Mota-Gomes MA, Brandão AA, Feitosa ADM et al. Diretrizes brasileiras de hipertensão arterial – 2020. Arq Bras Cardiol. 2021;116(3):516-658.

Calculadora para Estratificação de Risco Cardiovascular, 2017. Disponível em: http://departamentos.cardiol.br/sbcda/2015/CALCULADORAER2017/index.html. Acesso em: 23 set. 2023.

Carey RM, Calhoun DA, Bakris GL, Brook RD, Daugherty SL, Dennison-Himmelfarb CR et al.; American Heart Association Professional / Public Education and Publications Committee of the Council on Hypertension; Council on Cardiovascular and Stroke Nursing; Council on Clinical Cardiology; Council on Genomic and Precision Medicine; Council on Peripheral Vascular Disease; Council on Quality of Care and Outcomes Research; and Stroke Council. Resistant hypertension: detection, evaluation, and management: a scientific statement from the American Heart Association. Hypertension. 2018 Nov; 72(5):e53-e90.

Feitosa ADM, Barroso WKS, Mion Júnior D, Nobre F, Mota-Gomes MA, Jardim PCBV, et al. Brazilian guidelines for in-office and out-of-office blood pressure measurement – 2023. SciELO Preprints.

Mancia Chairperson G, Kreutz Co-Chair R, Brunström M, Burnier M, Grassi G, Januszewicz A et al.; Authors/Task Force Members. 2023 ESH Guidelines for the management of arterial hypertension The Task Force for the Management of Arterial Hypertension of the European Society of Hypertension. Endorsed by the European Renal Association (ERA) and the International Society of Hypertension (ISH). J Hypertens. 2023 Jun 21.

Moura AF, Rodrigues CIS. Hipertensão arterial: manual prático. São Paulo: Balieiro; 2022.

Organização Pan-Americana da Saúde (Opas). Diretriz para o tratamento farmacológico da hipertensão arterial em adultos. Brasília, DF: OPAS; 2022.

Page IH. The mosaic theory 32 years later. Hypertension. 1982 Mar-Apr;4(2):177.

Unger T, Borghi C, Charchar F, Khan NA, Poulter NR, Prabhakaran D et al. 2020 International Society of Hypertension Global Hypertension practice guidelines: hypertension. 2020 Jun;75(6):1334-57.

Whelton PK, Carey RM, Aronow WS, Casey DE Jr, Collins KJ, Dennison Himmelfarb C et al. 2017 ACC/AHA/AAPA/ABC/ACPM/AGS/APhA/ASH/ASPC/NMA/PCNA guideline for the prevention, detection, evaluation, and management of high blood pressure in adults: a report of the American College of Cardiology / American Heart Association Task Force on Clinical Practice Guidelines. Circulation. 2018 Oct 23;138(17):e484-e594.

20

Acometimento renal nas doenças sistêmicas

Beatriz Castello Branco Miranda
Tiago Lemos Cerqueira
Lilian Pires de Freitas do Carmo

PONTOS-CHAVE

- Os rins são alvo frequente de acometimento de doenças sistêmicas, podendo ocorrer em infecções, doenças imunomediadas, neoplásicas, entre outras.
- O envolvimento renal em doenças infecciosas quando o agente infeccioso não está infectando diretamente o rim pode ocorrer sob a forma de glomerulonefrite pós-estreptocócica, secundária ao *Staphylococcus aureus*, mas também ocorre em doenças virais como o HIV e o vírus da hepatite C.
- As vasculites e o lúpus eritematoso sistêmico são outras doenças nas quais o acometimento renal é frequente, com apresentações clínicas e gravidades variadas.
- O mieloma múltiplo, neoplasia hematológica de proliferação de células plasmocitárias, também pode acometer de formas variadas.

INTRODUÇÃO

Os rins frequentemente são acometidos em várias doenças sistêmicas. O envolvimento renal muitas vezes ocorre devido à infiltração direta de agentes infecciosos ou a mecanismos imunomediados que levam a inflamação, lesão tecidual e comprometimento da função renal, ou indireta, por meio da desregulação do sistema imunológico que culminam na lesão renal. Compreender os mecanismos distintos subjacentes ao comprometimento renal em cada doença sistêmica é essencial para um diagnóstico preciso, manejo eficaz e melhoria dos resultados para os pacientes.

As infecções estreptocócicas e estafilocócicas podem desencadear glomerulonefrite aguda, enquanto os vírus da imunodeficiência humana (HIV) e hepatite C têm sido associados a um amplo espectro de manifestações renais, que vão desde doenças glomerulares até doença renal crônica. As vasculites sistêmicas, incluindo a vasculite associada a anticorpos antineutrófilos citoplasmáticos (Anca), podem se apresentar como glomerulonefrite rapidamente progressiva, com necessidade de identificação e tratamento imediatos. Por sua vez, as malignidades hematológicas, como o mieloma múltiplo, são conhecidas por causar disfunção renal por meio de vários mecanismos, complicando tanto o manejo da doença quanto o prognóstico. Adicionalmente, a nefrite lúpica (NL), uma complicação frequente do lúpus eritematoso sistêmico (LES), destaca a relação entre autoimunidade e acometimento renal.

Este capítulo tem como objetivo explorar os mecanismos fisiopatológicos, manifestações clínicas, abordagens diagnósticas e intervenções terapêuticas relacionados ao comprometimento renal nas doenças sistêmicas mais frequentes. Serão abordados acometimentos renais em doenças sistêmicas que não estão tratados em capítulos específicos deste livro.

INFECÇÕES SISTÊMICAS

As infecções representam um dos principais gatilhos para o desenvolvimento de glomerulonefrites (GN), podendo se manifestar tanto de forma aguda quanto crônica, durante ou após o processo infeccioso. Embora o termo "glomerulonefrite pós-infecciosa" seja frequentemente associado a casos de GN desencadeadas por infecções bacterianas, é conhecido que esse processo patológico pode resultar também de infecções por outros tipos de patógenos, como vírus, fungos e protozoários. Nesta seção, serão abordadas infecções sistêmicas que comumente afetam os rins, com ênfase especial na glomerulonefrite secundária à infecção pelo Streptococcus beta-hemolítico do grupo A, um exemplo clássico de glomerulonefrite secundária a uma infecção específica.

Causas bacterianas

Estreptocócicas

A glomerulonefrite secundária ao Streptococcus beta-hemolítico do grupo A, também denominada glomerulonefrite pós-estreptocócica (GNPE), consiste no exemplo clássico de glomerulonefrite aguda pós-infecciosa. Mais comum em países em desenvolvimento, a GNPE acomete majoritariamente pacientes na faixa etária pediátrica, sendo que, nesta, é responsável por mais de 95% dos casos de GN infecciosas.

A GNPE tem como gatilho principal a infecção pelo *Streptococcus* beta-hemolítico do grupo A, embora possa, mais raramente, ser causada pela infecção pelo *Streptococcus pyogenes*. Essa condição geralmente é precedida por infecções do trato respiratório superior, particularmente comum em países de clima mais ameno, ou infecções de pele, mais prevalentes em regiões de climas mais quentes. Os sintomas clínicos costumam surgir em média de 1 a 3 semanas após a infecção do trato respiratório superior e de 2 a 6 semanas após infecções cutâneas, geralmente em crianças não tratadas ou inadequadamente tratadas.

O mecanismo fisiopatológico subjacente à doença está centrado na formação de imunocomplexos decorrentes da ativação do sistema do complemento. Esses imunocomplexos desencadeiam uma resposta inflamatória que resulta em danos à estrutura glomerular. Como consequência desse processo, pacientes com GNPE manifestam sintomas típicos de uma síndrome nefrítica, incluindo hematúria, oligúria, hipertensão, edema e proteinúria em diferentes graus de intensidade.

Devido ao curso tipicamente autolimitado da doença, o tratamento da GNPE consiste, sobretudo, no manejo dos sintomas apresentados pelo paciente e na prevenção de complicações. A monitorização cuidadosa é fundamental, pois existe risco de desenvolvimento de hipervolemia e hipertensão arterial grave. Assim, deve-se ficar atento ao ganho de peso, débito urinário e pressão arterial dos pacientes. No caso de edema ou retenção de líquidos, a administração de diuréticos pode ser indicada para ajudar a eliminar o excesso de fluidos do organismo. Geralmente esses diuréticos são combinados com restrição da ingestão de sódio e líquidos para auxiliar no controle do edema. Pacientes com hipertensão devem ser manejados de acordo com os níveis pressóricos. Caso o paciente ainda apresente sinais de infecção ativa no momento do diagnóstico, a antibioticoterapia está indicada.

Estafilocócicas

Nas últimas décadas, a incidência de GNPE tem sido drasticamente reduzida nos países desenvolvidos devido à importante melhora nas condições socioeconômicas das populações. Esse cenário, aliado ao aumento da incidência de cepas de *Staphylococcus aureus* meticilino-resistentes (MRSA), tem alterado drasticamente o cenário epidemiológico das GN infecciosas. Atualmente, a GN secundária ao *S. aureus* (GNSA) já é mais prevalente do que a GNPE em países desenvolvidos.

Ao contrário do que ocorre na GNPE, a GNSA geralmente ocorre durante o curso da infecção primária. Achados relativos a infecções superficiais, como as de pele, podem estar aparentes no momento do exame físico. No entanto, a GNSA também pode ocorrer em decorrência de uma infecção de sítio profundo, como no caso das osteomielites e endocardites. Nessas situações, achados típicos podem não ser observados durante o exame físico, e os sintomas da doença podem ser inespecíficos, incluindo fadiga, perda de peso, febre inexplicada e exacerbações de doenças crônicas preexistentes.

Dessa forma, o diagnóstico da GNSA geralmente é feito a partir da associação de achados clínicos, de biópsia, exames de urina e de culturas. A apresentação mais frequente é a hematúria, com diferentes graus de proteinúria, edema e elevação da creatinina. O diagnóstico definitivo é firmado a partir da identificação, em cultura, de uma infecção estafilocócica atual ou prévia, juntamente com a comprovação do envolvimento renal por biópsia

A GNSA é uma doença mediada por imunocomplexos. O componente antigênico é derivado do agente infeccioso, semelhante à glomerulonefrite pós-estreptocócica, que requer produção contínua de antígenos e, portanto, uma infecção ativa para perpetuar a inflamação renal. O mecanismo fisiopatológico mais importante é a deposição glomerular desses imunocomplexos circulantes preformados durante o período ativo da infecção. Se a infecção for tratada efetivamente, a atividade da glomerulonefrite irá, eventualmente, diminuir.

O tratamento, por sua vez, é voltado ao controle da infecção, e a antibioticoterapia deve ser determinada de acordo com a suscetibilidade antimicrobiana. O controle sintomático também é preconizado.

Causas virais

Hepatite C

A hepatite C é uma doença frequente e de elevada morbimortalidade. Estimativas apontam que 58 milhões de pessoas em todo o mundo sofrem de uma infecção crônica pelo vírus da hepatite C (HCV) e aproximadamente 1,5 milhão de novos casos surgem anualmente. O comprometimento renal é uma característica relevante e comum no quadro clínico de pacientes infectados, podendo se manifestar de forma aguda ou crônica, e como resultado de vários processos fisiopatológicos, os quais muitas vezes ocorrem de forma concomitante.

A injúria renal aguda (IRA) na infecção por HCV ocorre mais frequentemente em decorrência da formação de imunocomplexos, os quais frequentemente se depositam nos vasos sanguíneos, desencadeando uma condição conhecida como vasculite crioglobulinêmica. Esta é a manifestação extra-hepática mais frequente da hepatite C, e é caracterizada pelo envolvimento de múltiplos órgãos, incluindo os pulmões, rins, pele, sistema musculoesquelético e nervos periféricos. No contexto renal, a vasculite crioglobulinêmica leva à lesão endotelial e, posteriormente, à inflamação e isquemia dos túbulos renais.

A apresentação histológica mais comum na biópsia renal é a glomerulonefrite membranoproliferativa. A persistência desse processo pode levar, por fim, à doença renal crônica. No entanto, é importante ressaltar que a disfunção renal em pacientes com HCV pode originar-se de outras formas de glomerulonefrite, mesmo na ausência da vasculite crioglobulinêmica. Além disso, é crucial considerar a possibilidade de a disfunção renal em pacientes com hepatite C ser provocada pelo uso de drogas nefrotóxicas, muitas vezes preconizadas no tratamento da infecção.

Clinicamente, pacientes com hepatite C e disfunção renal geralmente exibem proteinúria, comprometimento da função renal, baixos níveis de complemento (C3, C4, C1q) e, ocasionalmente, apresentam crioglobulinemia e fator reumatoide detectável. O tratamento para esses pacientes normalmente envolve a administração combinada de medicamentos antivirais e, para aqueles com vasculite de moderada a grave, terapia imunossupressora.

HIV

Estima-se que aproximadamente 37 milhões de pessoas estejam infectadas pelo vírus da imunodeficiência humana (HIV) em todo o mundo, e que mais de 2 milhões de novas infecções sejam diagnosticadas a cada ano. Nesse contexto, a disfunção renal, manifestação frequente nesses pacientes, consiste em condição de elevada morbimortalidade. Ela pode ocorrer tanto de maneira aguda quanto crônica, e em decorrência de processos patológicos múltiplos.

A nefropatia associada ao HIV (Hivan) consiste na forma clássica de acometimento renal nesses pacientes e, histologicamente, apresenta-se como uma variante colapsante da glomeruloesclerose segmentar e focal (GESF). Clinicamente, apresenta-se com um rápido declínio da função renal, frequentemente acompanhado de proteinúria nefrótica, hematúria, hipertensão e edema. No entanto, é importante destacar que a introdução e a disseminação do tratamento da infecção por HIV com terapias antirretrovirais (TARV) reduziram drasticamente a incidência de Hivan. Consequentemente, essa manifestação específica de acometimento renal é mais prevalente atualmente em indivíduos soropositivos que não estão sob terapia antirretroviral (TARV) ou que mantêm uma adesão irregular ao regime terapêutico prescrito.

Outra forma de acometimento renal no paciente com HIV é conhecida como Hivick (HIV-*associated immune complex kidney disease*). Essa condição envolve uma resposta imune desregulada provocada pelo vírus ativo, com formação de imunocomplexos circulantes que terminam por se depositar nos glomérulos e desencadear uma resposta inflamatória com dano renal. Clinicamente, a apresentação é macro-hematúria, proteinúria e elevação da creatinina. O prognóstico é mais favorável em comparação ao Hivan.

O comprometimento renal do paciente com HIV, na atualidade, geralmente ocorre em decorrência de outros processos patológicos, muito frequentemente associados à nefrotoxicidade do próprio tratamento antirretroviral, bem como de medicamentos utilizados para tratar infecções oportunistas ou coinfecções virais. Nesse cenário, tenofovir, indinavir e atazanavir são três das medicações antirretrovirais frequentemente associadas ao desenvolvimento de IRA e à maior suscetibilidade à DRC. Esses fatores devem ser considerados de maneira integral na abordagem clínica dos pacientes com HIV.

VASCULITES SISTÊMICAS

Na seção anterior, foram brevemente descritos os mecanismos fisiopatológicos associados à lesão renal mais frequente em pacientes com hepatite C, denominada vasculite crioglobulinêmica. É importante frisar, no entanto, que processos patológicos que cursam com a inflamação multissistêmica dos vasos não ocorrem apenas na vigência de infecções. As vasculites sistêmicas, como são denominadas, podem ocorrer de forma primária, quando idiopática, ou secundária, relacionada a doenças autoimunes, infecções, neoplasias ou ao uso de medicações.

Devido à natureza heterogênea das vasculites sistêmicas, alguns sistemas de classificação foram propostos para a sistematização desse grupo de doenças. Em 1994, a Conferência de Chapel Hill propôs um sistema de nomenclatura que definiu 10 tipos de vasculites primárias baseado no tamanho do vaso acometido. Em 2012, no entanto, a nova Conferência de Chapel Hill atualizou e ampliou a classificação, e passou a englobar também as vasculites de vasos variáveis, acometimento limitado e causas secundárias.

A fisiopatologia das vasculites não é completamente compreendida. Sabe-se que o dano vascular ocorre em decorrência da interação de três mecanismos distintos: a deposição de complexos imunes, a resposta humoral com anticorpos antineutrofílicos citoplasmáticos (Anca) e a resposta mediada por células, com atuação de linfócitos T e formação de granuloma. Esses três processos acabam levando ao dano à parede do vaso e, por fim, podem originar uma variedade de condições, incluindo necrose vascular, trombose e a formação de aneurismas.

O dano renal é uma ocorrência comum na vasculite sistêmica. A glomerulonefrite ocorre quase exclusivamente na vasculite de pequenos vasos, e representa a lesão renal mais comum nesse grupo de condições. Vasculites de médio e grandes vasos podem cursar ocasionalmente com dano renal, mais frequentemente secundário ao estreitamento da luz arterial. Nesta seção será abordada de forma mais aprofundada a lesão renal secundária a vasculite associada ao Anca.

> As vasculites formam um grupo de doenças com múltiplas formas de acometimento. O acometimento renal ocorre mais frequentemente nas vasculites de pequenos vasos, especialmente aquela associada ao Anca.

Vasculites associadas ao Anca

As vasculites associadas ao Anca constituem um subconjunto de vasculites sistêmicas graves caracterizadas pela formação de autoanticorpos direcionados contra as proteínas de neutrófilos, tais como a proteinase 3 (PR3) ou a mieloperoxidase (MPO). Essas condições são consideradas raras, com uma incidência estimada entre 48 e 184 casos por milhão de indivíduos. No entanto, estudos recentes sugerem um aumento na incidência dessas doenças, possivelmente devido à maior disponibilidade de testes laboratoriais específicos e ao aumento da sobrevida de pacientes já diagnosticados.

As vasculites associadas ao Anca englobam três doenças independentes, cada uma com características fisiopatológicas específicas. Essas condições incluem a granulomatose com poliangiite (GPA, conhecida como granulomatose de Wegener), a poliangiite microscópica (MPA) e a GPA eosinofílica (EGPA, conhecida como síndrome de Churg-Strauss).

Os efeitos dos Anca são determinados pelo estado de ativação dos neutrófilos. Uma vez que os neutrófilos são ativados, os Anca são capazes de se ligar a antígenos relevantes na membrana, causando sua ativação anormal. A ligação do Anca aos neutrófilos pode estimular as interações entre neutrófilo e célula endotelial, levando a lesões microvasculares subsequentes, o que explica um possível papel patogênico do Anca na vasculite sistêmica.

No que se refere ao comprometimento renal, este é mais prevalente na poliangiite microscópica (MPA), seguida pela granulomatose com poliangiite (GPA) e, por último, pela GPA eosinofílica (EGPA). O dano renal geralmente se manifesta como uma glomerulonefrite rapidamente progressiva, podendo apresentar-se com hematúria, proteinúria e hipertensão e prejuízo progressivo da função renal. Embora menos comum, é possível ocorrer nefrite intersticial sem envolvimento glomerular.

Clinicamente, os três tipos de vasculites Anca mediadas se apresentam, inicialmente, com sintomas inflamatórios inespecíficos, como perda de peso, fadiga, dores articulares e musculares, afetando uma variedade de outros sistemas. O acometimento do trato respiratório superior é comum, e pode se manifestar como rinite, sinusite ou laringite. O acometimento pulmonar também pode ocorrer, levando a apresentações como dispneia, tosse e hemoptise. O rash purpúrico ou petequial é a apresentação dermatológica mais comum. Tais acometimentos sistêmicos geralmente estão presentes anteriormente à lesão renal causada pela vasculite.

Essa doença, caso não tratada, tem alta morbimortalidade. O tratamento envolve o uso de imunossupressão, e, caso alguma causa secundária seja identificada, o agente agressor deve ser interrompido.

MIELOMA MÚLTIPLO

O mieloma múltiplo (MM) é uma doença caracterizada pela proliferação de células plasmáticas clonais e malignas na medula óssea, as quais geralmente secretam uma imunoglobulina monoclonal (MIg). Apesar de sua etiologia ainda não ser totalmente compreendida, presume-se que fatores como a presença de anormalidades cromossômicas e a exposição a radiação e toxinas estejam relacionados a seu desenvolvimento. Consiste na segunda neoplasia hematológica maligna mais frequente, atrás apenas do linfoma não Hodgkin.

As disfunções renais são muito comuns em pacientes com MM. Estima-se que pelo menos metade dos pacientes apresente esses sintomas durante o curso da doença. A lesão intersticial é a causa mais frequente de IRA grave em pacientes com mieloma. Ela pode ser causada por diversos mecanismos, sendo o mais comum deles a precipitação intratubular de cadeias leves livres. A produção aumentada de cadeias leves livres por células plasmáticas clonais leva à filtração glomerular e à passagem aos túbulos renais proximais, onde se ligam à uromodulina. O complexo formado pelas duas estruturas se deposita nos túbulos renais distais, e acaba obstruindo o fluxo urinário, comprometendo de maneira significativa a filtração glomerular. Esse processo patológico acaba dando origem a um processo inflamatório, que leva à piora ainda mais intensa da função renal.

Um segundo mecanismo fisiopatológico importante diz respeito ao efeito tóxico exercido pelas cadeias leves livres nas células tubulares proximais. A presença dessas cadeias no túbulo proximal leva a endocitose nesse local, resultando em seu acúmulo dentro das células tubulares e em interferência na função lisossômica local. Além disso, há formação de espécies reativas de oxigênio, especialmente

> O acometimento renal no mieloma é variado, podendo levar a quadros de IRA, bem como de DRC.

peróxido de hidrogênio, catalisadas pelas cadeias leves monoclonais, que podem ativar a produção de citocinas inflamatórias e pró-fibróticas.

Clinicamente, o paciente com dano renal secundário ao mieloma múltiplo pode apresentar um quadro de IRA de intensidade variada ou de DRC progressiva, com proteinúria ou síndrome nefrótica e aumento do nível de creatinina sérica. Além disso, alguns pacientes apresentam sinais de disfunção tubular proximal sem insuficiência renal, com distúrbio do transporte de glicose, aminoácidos e fosfato (síndrome de Fanconi). O quadro renal pode ser, muitas vezes, o primeiro sintoma a ser observado da doença. As manifestações do MM incluem anemia, hipercalcemia, dor óssea, acometimento neurológico ou infeccioso.

A propedêutica complementar de um paciente com suspeita de dano renal secundário ao mieloma múltiplo deve incluir, quando possível, a eletroforese e imunofixação de proteínas séricas e urinárias. Além disso, a dosagem das cadeias leves livres deve ser realizada de forma sistemática. Uma biópsia de medula óssea deve ser realizada diante da suspeita de MM. À biópsia, o diagnóstico de MM é confirmado pelo encontro de células plasmáticas atípicas. Já a biópsia renal pode auxiliar no encontro do depósito de imunoglobulinas no rim e no diagnóstico das lesões associadas a essa doença sistêmica.

O tratamento da IRA secundária a nefropatia por cadeias leves deve ser realizado imediatamente após o diagnóstico, e baseia-se em corticoterapia em altas doses, quimioterapia, medidas antiproteinúricas e de controle sintomático. Essas medidas podem ser, sozinhas, suficientes para a recuperação da função renal. Em caso de IRA refratária, a diálise pode ser necessária. A resposta hematológica ao tratamento e o nível de comprometimento renal são dois importantes fatores prognósticos do quadro.

ACOMETIMENTO RENAL NAS DOENÇAS REUMATOLÓGICAS

Doenças reumatológicas frequentemente cursam com algum grau de envolvimento renal, o qual pode se manifestar com acometimento renal vascular, glomerular ou tubulointersticial. A apresentação clínica do portador de nefropatia secundária a doença reumática é variada, com o comprometimento renal podendo manifestar-se desde hematúria microscópica até a glomerulonefrite rapidamente progressiva (GNRP). Nesse contexto, o LES consiste em uma condição autoimune sistêmica caracterizada pela perda da tolerância imunológica a material endógeno proveniente do núcleo celular. O LES apresenta potencial de comprometer uma gama de diferentes órgãos e tecidos, e sua manifestação renal, denominada nefrite lúpica (NL), é considerada uma das repercussões mais graves da doença.

Nefrite lúpica

O LES tem uma prevalência que varia de acordo com a população estudada e com os critérios diagnósticos utilizados. De forma geral, a prevalência estimada é de 8 a 180 casos por 100 mil pessoas. É bem mais frequente em mulheres, especialmente naquelas em idade reprodutiva, com uma proporção de 6,1 a 13,1 mulheres para cada homem acometido.

O principal substrato fisiopatológico envolvido na manifestação do LES e da NL é a reação autoimune importante e sustentada à cromatina endógena, presente no núcleo celular. A formação, em grande monta, de autoanticorpos contra antígenos endógenos é traço marcante da patogênese do LES, e culmina na formação de imunocomplexos que se depositam nos tecidos ou que ganham a circulação sistêmica. Tais imunocomplexos promovem a persistência, em grandes quantidades, de material nuclear no espaço extracelular, processo que contribui para a ativação e a exacerbação de uma resposta autoimune adaptativa que tem como alvo, no caso da NL, os rins.

Especificamente em relação à nefrite lúpica, o comprometimento renal tende a ser mais pronunciado nos compartimentos glomerular e tubulointersticial. Há inflamação intrarrenal pronunciada e cronificada, processo mediado tanto pelos imunocomplexos quanto pela ativação local exacerbada do sistema do complemento e leucócitos autorreativos, gerando aumento da sinalização imunológica renal. No LES, e especialmente, na NL, o principal fator associado à cronificação da resposta inflamatória é a formação de células T autoimunes de memória, as quais permanecem alojadas na medula óssea.

O acometimento renal é critério clínico para o diagnóstico de LES, pelo Systemic Lupus International Collaborating Clinics (SLICC - 2012) e pela European League Against Rheumatism (EULAR - 2019). A suspeita de lesão re-

> Com bastante frequência pacientes com LES evoluem com envolvimento renal. Os padrões de nefrite lúpica são classificados em 6 categorias:
>
> I. mesangial mínima
> II. proliferativa mesangial
> III. proliferativa focal (endocapilar)
> IV. proliferativa difusa (endocapilar)
> V. membranosa
> VI. esclerótica

nal no paciente com LES acontece quando há presença de proteinúria maior ou igual a 500 mg em 24 horas, ou relação proteína-creatinina de 0,5 mg/g, hematúria glomerular (≥ 5% de acantócitos) ou cilindros hemáticos presentes na rotina de urina. Pacientes que possuem tais critérios são avaliados para biópsia renal, que define o diagnóstico de nefrite lúpica. As nefrites lúpicas são classificadas em: (I) mesangial mínima (II), focal (III), mesangial proliferativa (IV), difusa (V), membranosa e (VI) esclerótica.

Os sintomas clínicos da NL exibem uma ampla variedade, podendo variar desde manifestações assintomáticas até quadros graves como síndrome nefrótica e síndrome nefrítica aguda. Cada classe descrita acima possui uma apresentação clínica mais provável, tais como: I e II com hematúria e, se presente, proteinúria de baixo grau; III e IV com hematúria e proteinúria de diversos graus com possível elevação da creatinina; V com proteinúria de alto grau ou síndrome nefrótica; e VI com doença renal crônica terminal. A apresentação mais frequente se caracteriza pela presença de proteinúria subnefrótica e hematúria, e elevação da pressão arterial.

O tratamento da NL varia de acordo com a apresentação clínica e, se houver biópsia renal, a sua classe. Para manifestação do tipo glomerulonefrite rapidamente progressiva, que estão mais associadas às classes III e IV, o tratamento imunossupressor não pode tardar. Para proteinúria de pequena monta e hematúria, medidas de controle pressórico e medicações antiproteinúricas podem ser instituídas caso a função renal esteja normal, até que seja realizada a biópsia renal. A classe I normalmente responde bem às medidas de controle clínico, enquanto a classe II pode se beneficiar de tratamento imunossupressor em alguns casos. Já o aparecimento de síndrome nefrótica ou proteinúria de grande monta está normalmente associado à classe V, que indica medidas de controle antiproteinúricas. Caso não haja resposta adequada, a imunossupressão será necessária. Por fim, a classe VI estabelece a doença renal crônica em sua fase mais avançada, e o tratamento focado no estágio da doença renal é indicado.

CONSIDERAÇÕES FINAIS

O acometimento renal é achado frequente em várias condições sistêmicas, e reflete a interação complexa entre fatores imunomediados, resposta inflamatória e efeitos diretos de agentes infecciosos ou neoplásicos nos tecidos renais. Compreender os mecanismos fisiopatológicos específicos subjacentes ao comprometimento renal em cada doença é essencial para um diagnóstico preciso, manejo eficaz e melhoria dos resultados para os pacientes. Estratégias diagnósticas e terapêuticas direcionadas, baseadas na compreensão desses mecanismos, são fundamentais para melhorar a qualidade de vida e os desfechos clínicos dos indivíduos afetados.

Este capítulo destinou-se a fornecer uma visão abrangente dos mecanismos fisiopatológicos, manifestações clínicas, abordagens diagnósticas e terapêuticas relacionadas ao comprometimento renal em um espectro diversificado de doenças sistêmicas. Ao analisar o envolvimento renal em cada condição, espera-se contribuir para a melhor compreensão das complicações renais em contextos de doenças sistêmicas.

BIBLIOGRAFIA RECOMENDADA

Alobaidi S, Alotaibi M, Al-Zahrani N, Al-Dhaheri F. Renal system and rheumatology. Skills in Rheumatology. 2021:309-28.

Barsum RS, William EA, Khalil SS. Hepatitis C and kidney disease: a narrative review. Journal of Advanced Research. 2017;8(2):113-30.

Brant Pinheiro SV, Freitas VB, Castro GV, Madeiro BCR, Araújo AS, Ribeiro TFS et al. Acute post-streptococcal glomerulonephritis in children: a comprehensive review. Current Medicinal Chemistry. 2022;29(34):5543-59.

Bridoux F, Leung N, Belmouaz M, Royal V, Ronco P, Nasr SH et al. Management of acute kidney injury in symptomatic multiple myeloma. Kidney International. 2021;99(3):570-80.

Davuluri S, Bansal P. Cryoglobulinemic vasculitis. 2020.

Fogo AB, Lusco MA, Najafian B, Alpers CE. AJKD Atlas of Renal Pathology: HIV-Associated Immune Complex Kidney Disease (HIVICK). Am J Kidney Dis. 2016 Aug;68(2):e9-e10.

Hunt EAK, Somers MJG. Infection-related glomerulonephritis. Pediatric Clinics. 2019;66(1):59-72.

Kitching AR, Anders H-J, Basu N, Brouwer E, Gordon J, Jayne DR et al. Anca-associated vasculitis. Nature Reviews Disease Primers. 2020;6(1):71.

Maritati F, Iannuzzella F, Pavia MP, Pasquali S, Vaglio A. Kidney involvement in medium-and large-vessel vasculitis. Journal of Nephrology. 2016;29:495-505.

Rovin BH, Ayoub IM, Chan TM, Liu Z-H, Mejía-Vilet JM, Floege J. KDIGO 2024 clinical practice guideline for the management of lupus nephritis. Kidney Int. 2024 Jan;105(1S):S1-S69.

Sanders PW, Herrera GA, Lott RL, Galla JH. Morphologic alterations of the proximal tubules in light chain-related renal disease. Kidney Int. 1988;33(4):881.

Satoskar AA, Parikh SV, Nadasdy T. Epidemiology, pathogenesis, treatment and outcomes of infection-associated glomerulonephritis. Nature Reviews Nephrology. 2020;16(1):32-50.

Swanepoel CR, Atta MG, D'Agati VD, Estrella MM, Fogo AB, Naicker S et al. Kidney disease in the setting of HIV infection: conclusions from a Kidney Disease: Improving Global Outcomes (KDIGO) Controversies Conference. Kidney International. 2018;93(3):545-59.

21

Nefrolitíase

Mauricio de Carvalho

PONTOS-CHAVE

- Dez a 15% da população global tem cálculo renal, e sua origem está relacionada a influências genéticas e ambientais.
- A análise da bioquímica urinária e da composição dos cálculos fornece informações importantes sobre a fisiopatologia da nefrolitíase.
- A nefrolitíase é reconhecida como uma condição complexa, que requer avaliação detalhada e cuidados multiprofissionais.

INTRODUÇÃO

A nefrolitíase, ou calculose renal, é a condição mais comum que afeta o sistema urinário. É conceituada como a presença de uma ou mais concreções no trato urinário, compostas por quantidades variáveis de cristais e matriz orgânica, percebidas por técnicas de imagem radiológicas, e que podem se deslocar, muitas vezes causando sintomas.

A nefrolitíase deve ser diferenciada da nefrocalcinose, na qual há deposição difusa de cálcio nos rins, incluindo o parênquima, principalmente em sua porção medular. Hiperparatireoidismo primário, acidose tubular renal distal e hipervitaminose D são causas comuns de nefrocalcinose.

DADOS EPIDEMIOLÓGICOS

Em termos gerais, a prevalência global da nefrolitíase vem aumentando recentemente e é estimada em torno de 10 a 15% da população mundial. A relação entre homens e mulheres na nefrolitíase varia de acordo com a população e a região geográfica, mas geralmente é maior em homens do que em mulheres. Nas últimas décadas, essa relação tem diminuído, possivelmente como resultado de mudanças no estilo de vida e do aumento da obesidade em mulheres. Ter um membro da família com histórico de nefrolitíase dobra essas taxas.

A maioria dos cálculos urinários se desenvolve entre os 20 e 49 anos de idade. A incidência máxima ocorre entre 35 e 45 anos, mas a doença pode afetar qualquer pessoa, independentemente da idade. As taxas de recorrência após o primeiro episódio sintomático de nefrolitíase são de 14, 35 e 52% aos 1, 5 e 10 anos, respectivamente.

Atualmente, entende-se que os cálculos urinários estão relacionados não apenas à dieta e à hidratação, mas também a condições sistêmicas comuns, incluindo a síndrome metabólica, diabetes *mellitus*, doenças cardiovasculares e doença renal crônica.

ETIOLOGIA

Uma baixa ingestão de líquidos, com subsequente produção de volume reduzido de urina, resulta em concentrações elevadas de solutos relacionados à litogênese. A maioria dos pacientes com nefrolitíase forma cálculos de cálcio (80%), principalmente de oxalato de cálcio ou fosfato de cálcio. Outros tipos incluem cálculos de ácido úrico, cálculos de estruvita (fosfato de amônio e magnésio) e cálculos de cistina (defeito autossômico recessivo no transporte e reabsorção de cistina e outros aminoácidos dibásicos, menos de 1% dos casos).

> A maioria dos pacientes com nefrolitíase forma cálculos de cálcio, principalmente de oxalato de cálcio ou fosfato de cálcio.

O oxalato de cálcio é o principal componente da maioria dos cálculos renais. Sua formação está associada a condições como hipercalciúria, hiperoxalúria ou hipocitratúria. A hipercalciúria é o distúrbio metabólico mais frequentemente associado à formação de cálculos urinários.

A hipercalciúria é na maioria dos casos (95% das vezes) normocalcêmica. No caso de hipercalciúria hipercalcêmica, o diagnóstico de hiperparatireoidismo primário deve ser considerado e a dosagem de paratormônio (PTH) solicitada. A hipercalciúria normocalcêmica pode ser causada por aumento na absorção intestinal de cálcio, por perda seletiva renal de cálcio, ou ainda por reabsorção óssea aumentada. Nem todos os pacientes se encaixarão facilmente em uma dessas categorias, e geralmente existe uma sobreposição entre os diferentes mecanismos de hipercalciuria.

Além da hipercalciuria, os cálculos de oxalato de cálcio podem se associar a hiperoxalúria. Do ponto de vista etiológico, os quatro principais tipos de hiperoxalúria são:

- Hiperoxalúrias primárias (doenças raras, de herança autossômica recessiva, que afetam enzimas envolvidas no metabolismo do oxalato).
- Hiperoxalúria entérica (após ressecção intestinal, cirurgia bariátrica, doença inflamatória ou síndromes de má-absorção intestinal).
- Hiperoxalúria dietética (excesso de consumo de oxalato ou de seus precursores, como a vitamina C e baixa ingestão de cálcio, que propicia maior absorção de oxalato).
- Hiperoxalúria idiopática.

Finalmente, os cálculos de oxalato de cálcio podem estar relacionados à hipocitratúria. O citrato liga-se ao cálcio na urina, inibindo a nucleação espontânea e impedindo o crescimento e a aglomeração de cristais. A hipocitratúria é uma anormalidade metabólica comum, na maioria das vezes de origem idiopática, mas pode ser causada por acidose tubular renal distal, hipocalemia, diarreia crônica e por uma dieta rica em proteínas e pobre em álcalis.

O principal fator para a formação de cálculos de ácido úrico é o baixo pH na urina, que resulta na precipitação do ácido úrico. Outros determinantes incluem a hiperuricosúria e o baixo volume de urina. Nos cálculos de ácido úrico, o pH urinário é menor devido à produção aumentada de ácido e à relativa incapacidade de responder a uma carga ácida com um aumento compensatório de tampões urinários, principalmente a amônia. A síndrome metabólica está associada a maior prevalência de cálculos de ácido úrico.

> O principal fator para a formação de cálculos de ácido úrico é o baixo pH na urina, mas outros fatores incluem excesso de excreção urinária de ácido úrico (hiperuricosúria) e baixo volume urinário.

Cálculos de fosfato amônio magnésio (estruvita ou triplo fosfato) crescem rapidamente e podem ocupar toda a pelve urinária, muitas vezes apresentando uma aparência coraliforme. Estão associados a infecções urinárias recorrentes, abscessos perirrenais, sepse e insuficiência renal progressiva. A formação desses cálculos está relacionada à presença de bactérias produtoras de urease, geralmente do gênero *Proteus* ou *Klebsiella*. Essas bactérias degradam a ureia em amônia, elevando o pH da urina e favorecendo a cristalização com fosfato e magnésio.

FISIOPATOLOGIA

A nefrolitíase se inicia com a formação de cristais em urina supersaturada. Esta é conceituada como um estado em que os solutos estão presentes em concentrações que excedem sua solubilidade. Os cristais assim formados aderem ao urotélio, criando o núcleo para o subsequente crescimento do cálculo. Os processos biológicos que ancoram os cristais ao urotélio não são totalmente compreendidos. Muitos, mas não todos, cálculos de oxalato de cálcio se desenvolvem em estruturas denominadas de placas de Randall, localizadas nas papilas renais e compostas por cristais de fosfato de cálcio (hidroxiapatita). Esses cristais crescem erodindo o urotélio, formando um núcleo para a deposição de oxalato de cálcio.

Um componente genético na formação de cálculos renais é reconhecido há décadas. Estudos confirmaram a hereditariedade dos padrões de excreção urinária de cálcio, citrato, oxalato e ácido úrico. Muitos *loci* genéticos foram implicados na modificação do risco de doença e causas monogênicas de nefrolitíase existem e incluem, por exemplo, a cistinúria e a hiperoxalúria primária.

Anormalidades anatômicas, como rim espongiomedular ou doença renal policística, estão associadas a um aumento no risco de cálculos renais. A estase urinária é provavelmente o principal mecanismo envolvido.

QUADRO CLÍNICO

A apresentação característica da nefrolitíase é a chamada cólica ureteral, nefrética ou cólica renal aguda. Surge como uma dor súbita e intensa em um dos flancos, que aumenta e diminui em intensidade, irradiando-se anterior e inferiormente em direção à região inguinal e a genitália externa. Está relacionada à obstrução aguda do trato urinário e frequentemente se acompanha de náuseas, vômitos, disúria e hematúria macroscópica. Ao exame físico, notam-se taquicardia, palidez, sudorese, dor à palpação em região de ângulo costovertebral (sinal de Giordano) e distensão abdominal leve, porém não associada a sinais de irritação peritoneal.

O diagnóstico diferencial deve ser feito com patologias gastrintestinais (apendicite aguda, diverticulite, colecistite, pancreatite aguda), ginecológicas (cisto

> Cólica nefrética é uma dor súbita e intensa em um dos flancos, que irradia em direção à região inguinal e à genitália externa.

ovariano, anexite, gravidez ectópica), urológicas (orquite, epididimite, prostatite), afecções vasculares (infarto intestinal, aneurisma de aorta abdominal) e algumas causas médicas (cetoacidose diabética, infarto agudo do miocárdio).

Outras formas de manifestação da nefrolitíase incluem a hematúria microscópica isolada e a eliminação espontânea de cálculos, muitas vezes sem dor associada. Deve-se também suspeitar de cálculos urinários na presença de infecções urinárias de repetição, especialmente quando causadas por bactérias do gênero Proteus. Nos últimos anos, o uso de imagens de alta resolução, como a tomografia computadorizada, tem levado a um aumento nas taxas de detecção incidental de cálculos renais.

DIAGNÓSTICO

O diagnóstico clínico, metabólico e o seguimento do paciente com nefrolitíase é feito por uma combinação de história médica e exame físico, análise do cálculo urinário (quando disponível), exames bioquímicos séricos e urinários e estudos de imagem.

Os pacientes devem ser orientados a filtrar a urina nos primeiros dias após um episódio de cólica renal para que, na eventualidade de eliminação espontânea de um cálculo, possam recuperá-lo para análise. Os procedimentos analíticos preferidos para determinar a composição do cálculo são a espectroscopia infravermelha ou a difração de raios X, infelizmente pouco disponíveis em nosso meio. Os métodos físico-químicos, não cristalográficos, são menos precisos.

Deve-se obter um perfil bioquímico de rotina, incluindo a medição de eletrólitos, creatinina e cálcio séricos. Os resultados podem ajudar a identificar certas condições, como hiperparatireoidismo primário, hiperuricemia e acidose tubular renal distal, condições associadas à nefrolitíase.

A análise de urina deve incluir a determinação do pH, uma vez que um pH superior a 7,5 aumenta a possibilidade de um cálculo devido a bactérias produtoras de urease, enquanto um pH inferior a 5,5 favorece a litíase de ácido úrico. Hematúria micro ou macroscópica é regra na cólica nefrética, ocorrendo em 80 a 90% dos casos. Leucócitos podem ser encontrados na urina tipo I, porém a presença de bactérias no exame do sedimento deve levantar a suspeita de infecção associada. O sedimento urinário também deve ser examinado em busca de cristalúria, uma vez que tipos particulares de cristais podem fornecer pistas sobre a composição dos cálculos. Cristais de cistina, hexagonais, podem ser observados em portadores de cistinúria, e são considerados diagnósticos, porém com baixa sensibilidade. Os cristais de estruvita assumem a forma de "tampa de caixão" (*coffin lid*) e, quando associados à urina de pH fortemente alcalino, ao redor de 7-8, são altamente sugestivos de infecção por bactérias produtoras de urease. O achado de cristais de oxalato de cálcio ou de ácido úrico em grande quantidade sugere doença litiásica. Podem ser observados na urina em dietas ricas em oxalato, como consumo excessivo de chocolate, espinafre, vitamina C ou ainda em urinas com pH muito ácido (cristais de ácido úrico). No entanto, deve-se observar que a maioria dos indivíduos com cristais de oxalato de cálcio na urina nunca desenvolverá cálculos renais.

A abordagem diagnóstica do paciente que formou o primeiro (e único) cálculo é assunto controverso. Recomenda-se que, em adultos, a investigação consista ao menos em dosagens séricas de cálcio, fósforo, ácido úrico, creatinina, sódio, cloro, potássio e bicarbonato. Do mesmo modo, sugere-se a solicitação de urina tipo I e de um exame de imagem. Contudo, é fundamental que essa estratégia seja adaptada de maneira individualizada e discutida com o paciente. Como no caso de pacientes que desempenhem atividades profissionais de alto risco (piloto de avião, por exemplo) e idosos que estejam mais suscetíveis a complicações durante a crise aguda.

Existem vários estudos sugerindo que a probabilidade de formação de cálculos pode ser prevista de maneira razoável a partir dos valores da urina de 24 horas. Uma avaliação metabólica completa, que inclua análise de pelo menos duas amostras de urina de 24 horas, é indicada em pacientes com múltiplos cálculos no primeiro diagnóstico, com histórico familiar de cálculos recidivantes, pacientes com baixa densidade mineral óssea e indivíduos com doença litiásica ativa (definida como formação recorrente de cálculos ou aumento de cálculos existentes). Nessa categoria se incluem também as crianças e os portadores de litíase em rim único.

A avaliação metabólica dos fatores de risco urinários deve ser adiada por um período de 3 a 4 semanas após episódio de cólica nefrética, eliminação do cálculo ou de intervenção cirúrgica/endoscópica em trato urinário. Essa medida permite a reintrodução da dieta e das atividades físicas habituais do paciente e um retorno da função renal a seu valor habitual no pós-crise. O Quadro 1 demonstra os valores de referência para os principais elementos associados à litogênese no sangue e na urina de 24 horas.

Entretanto, algumas observações devem ser feitas em relação à urina de 24 horas. Admite-se que os limites são arbitrários e sabe-se que várias dessas substâncias excretadas na urina seguem distribuição gaussiana na população. Muitos dos classificados como portadores de alterações metabólicas não desenvolvem nefrolitíase, e alguns trabalhos observacionais não demonstraram, por exemplo, diferença significativa na calciúria dos portadores de cálculos

QUADRO 1 Bioquímica sanguínea e urina de 24 horas

Bioquímica sérica	Valores de referência	Urina de 24 horas	Critério diagnóstico
pH	7,35-7,45	**Baixo volume urinário**	Menor que 2.000 mL/dia
Bicarbonato	22-26 mEq/L	**Hipercalciúria**	Maior que 200 mg/dia
Creatinina	0,6-1,2 mg/dL	**Excesso de sódio**	Maior que 100 mEq/dia
Sódio	135-145 mEq/L	**Hiperoxalúria**	Maior que 30 mg/dia
Cálcio total	8,5-10,5 mg/dL	**Hiperuricosúria**	Maior que 750 mg/dia para mulheres e 800 mg/dia para os homens
Ácido úrico	3-6 mg/dL	**Hipocitratúria**	Menor que 320 mg/dia
Fósforo	2,5-4,5 mg/dL	**Hiperfosfatúria**	Maior que 1.000 mg/dia
Potássio	3,5-5,5 mEq/L	**Hipomagnesiúria**	Menor que 100 mg/dia
PTH intacto	10-65 pg/mL	**Cistinúria**	Maior que 100 mg/dia

renais e controles. Portanto, é mais correto considerar a maioria dos elementos como variáveis de distribuição contínua.

A avaliação radiológica da nefrolitíase acontece em dois momentos: durante a cólica nefrética, em nível de pronto-socorro (PS), e em nível ambulatorial. No PS, a realização imediata de exames de imagem é aconselhada em pacientes com febre, naqueles com alteração de função renal ou com apenas um rim funcional e quando o diagnóstico não é conclusivo.

A radiografia simples de abdome (RUB) é baseada no fato de que cerca de 90% dos cálculos renais são radiopacos. No entanto, é importante observar que as radiografias simples têm limitações em sua capacidade de detectar cálculos ureterais, com alguns estudos relatando uma sensibilidade inferior a 50%.

A ultrassonografia (US) é capaz de identificar todos os tipos de cálculos renais, independentemente de sua densidade, e permite a avaliação da presença e do grau de hidronefrose. No entanto, a US possui sensibilidade reduzida na detecção de cálculos ureterais (com sensibilidade de 45% e especificidade de 94%), e sua eficácia está sujeita à qualidade do equipamento e à habilidade do operador em interpretar as imagens.

A tomografia computadorizada é considerada o padrão ouro para o diagnóstico de litíase urinária, com sensibilidade e especificidade superior a 90%. Além disso, permite análise abrangente do abdome em poucos minutos, pode ser realizada sem a necessidade de contraste e tem a capacidade de visualizar todos os tipos de cálculos, independentemente de serem radiopacos ou não. Suas desvantagens são o maior custo e a maior carga de radiação.

A monitorização radiológica ambulatorial da nefrolitíase inclui os mesmos exames citados acima. Contudo, algumas observações quanto à indicação de

> A tomografia computadorizada é considerada o padrão ouro para o diagnóstico de litíase urinária.

qual exame a ser utilizado são pertinentes. Se os cálculos eram previamente visíveis por US ou por raios X, o uso respectivo da modalidade minimizará a exposição cumulativa à radiação. Para permitir comparações da carga de cálculos ao longo do tempo, deve-se escolher um método que avalie o número e o tamanho dos cálculos anteriores e comparar os achados com o mesmo método, achados de US com nova US, por exemplo. A tomografia computadorizada sem contraste continua sendo o teste mais sensível para detectar cálculos, especialmente cálculos pequenos, mas é uma opção cara e com exposição à radiação para ser utilizada rotineiramente no monitoramento da carga total de cálculos.

TRATAMENTO

Deve ser dividido em três partes: tratamento da cólica renal, tratamento do cálculo e terapêutica da doença litiásica.

Tratamento da cólica renal

As principais classes de medicações utilizadas para analgesia na cólica renal são os anti-inflamatórios não hormonais (AINH), analgésicos e os opioides. Os AINH, ao inibirem a síntese de prostaglandinas, reduzem a inflamação e a hiperatividade muscular ureteral. Deve-se lembrar, entretanto, que os AINH apresentam contraindicação absoluta ou relativa em situações como insuficiência renal, doença péptica grave e gestação – nesses casos, devem-se considerar os opioides. A morfina é o representante clássico dessa classe de medicamentos. Apesar de não atuar na fisiopatologia da cólica ureteral, apresenta ação analgésica rápida, potente e titulável. Os analgésicos paracetamol e dipirona intravenosos podem ser uma alternativa segura aos AINH e aos opioides. Os antiespasmódicos, como a hioscina, apresentam efeito controverso e limitado, mesmo quando utilizados em associação a outros analgésicos. Os bloqueadores de receptores alfa-1-adrenérgicos (p. ex., tansulosina) têm sido utilizados como facilitadores da passagem espontânea de cálculos ureterais, principalmente aqueles localizados no ureter distal e menores que 1 cm, na chamada terapia expulsiva médica (TEM). O Quadro 2 resume as principais opções terapêuticas para a cólica renal aguda.

QUADRO 2 Principais medicações utilizadas no tratamento da cólica renal no pronto-socorro

Classe	Nome	Apresentação	Dose	Observações
Analgésicos	Paracetamol	Comprimidos 500-750 mg	1 comprimido VO 4-6x/dia	
	Dipirona	Comprimidos 500-1.000 mg Ampola 500 mg/mL (2 mL)	1 comprimido VO 4x/dia 1-2 ampolas EV 4x/dia	
Antiespasmódicos	Escopolamina	Drágeas 10 mg Ampola 20 mg/mL (1 mL)	1-2 drágeas 4x/dia (dose máxima VO: 60 mg/dia) 1-2 ampolas EV, IM ou SC 4-6x/dia (dose máxima EV: 100 mg/dia)	Atentar para retenção urinária em idosos
Anti-inflamatórios	Cetorolaco	Comprimido 10 mg Ampola 30 mg/mL	20 mg SL de ataque, 10 mg 4-6x/dia (dose máxima VO: 40 mg/dia) 30 mg EV ou 30-60 mg IM (dose máxima EV: 120 mg/dia)	Não utilizar em gestantes, portadores de insuficiência renal e com histórico de úlcera gástrica
	Cetoprofeno	Cápsula 50-100 mg Ampola 100 mg	50 mg VO 4x/dia 100 mg VO 2x/dia 100 mg EV (diluir em 100 mL de SF/SG e infundir EV em 20 minutos)	
	Diclofenaco	Comprimido 50 mg	50 mg VO 3x/dia	
Opioides	Tramadol	Comprimido 50-100 mg Ampola 50 mg/mL (2 mL)	50-100 mg VO, EV ou IM 4-6x/dia (dose máxima: 400 mg/dia) (diluir 1 mg/mL SF/SG e infundir lento em 30-60 minutos)	Podem causar sedação e náuseas Doses podem ser reduzidas em idosos e portadores de disfunção renal
	Morfina	Comprimido 10 mg Ampola 10 mg/mL (1 mL) Ampola 1 mg/mL (2 mL)	5-30 mg VO 1-6x/dia 2-10 mg EV ou SC 1-6x/dia	
Bloqueador alfa	Tansulosina	Comprimido 0,4 mg	0,4 mg VO 1x/dia	

EV: endovenoso; IM: intramuscular; SC: subcutâneo; SF: soro fisiológico; SG: soro glicosado; SL: sublingual; VO: via oral.

Tratamento do cálculo

Aproximadamente 10 a 20% de todos os cálculos requerem remoção cirúrgica, dependendo da presença de sintomas, do tamanho e de sua localização.

A descompressão urgente do sistema coletor é indicada em pacientes com cálculos obstrutivos e suspeita ou confirmação de infecção do trato urinário; na obstrução ureteral bilateral acompanhada de lesão renal aguda e em pacientes com obstrução unilateral em rim único.

A cirurgia é recomendada:

- Nos cálculos ureterais maiores que 10 mm.
- Em cálculos ureterais distais não complicados com ≤ 10 mm que não tenham sido eliminados após 4 a 6 semanas de observação, com ou sem TEM.
- Em cálculos renais sintomáticos em pacientes que não apresentam nenhuma outra causa para a dor.
- Em gestantes com persistência de sintomas após período de observação e tratamento clínico.
- Na obstrução renal persistente ou em infecções do trato urinário recorrentes relacionadas à presença dos cálculos.

A Figura 1 demonstra um fluxograma para o manejo de cálculos ureterais e renais.

Terapêutica da doença litiásica

A terapêutica médica específica da doença litiásica pode ser dividida em medidas dietéticas e farmacológicas.

A modificação de estilo de vida mais importante para prevenir a recorrência de cálculos renais é aumentar a ingestão de líquidos para 2,5 a 3 L por dia, a fim de garantir uma diurese de pelo menos 2 a 2,5 L. Idealmente, os fluidos devem ser ingeridos ao longo do dia. A dieta deve ser rica em fibras, frutas e vegetais, com teor normal de cálcio (1 a 1,2 g por dia), limitando o sódio (4 a 5 g por dia) e a proteína animal (0,8 a 1 g por kg por dia). Pacientes obesos ou com excesso de peso devem buscar um peso corporal normal por meio de modificações dietéticas e aumento da atividade física. Embora haja evidências limitadas que respaldem as modificações no estilo de vida para a prevenção da recorrência de cálculos renais, essas mudanças são importantes para evitar comorbidades.

A terapêutica farmacológica é baseada na provável composição do cálculo. A Figura 2 resume as opções de tratamento para os cálculos de oxalato de cál-

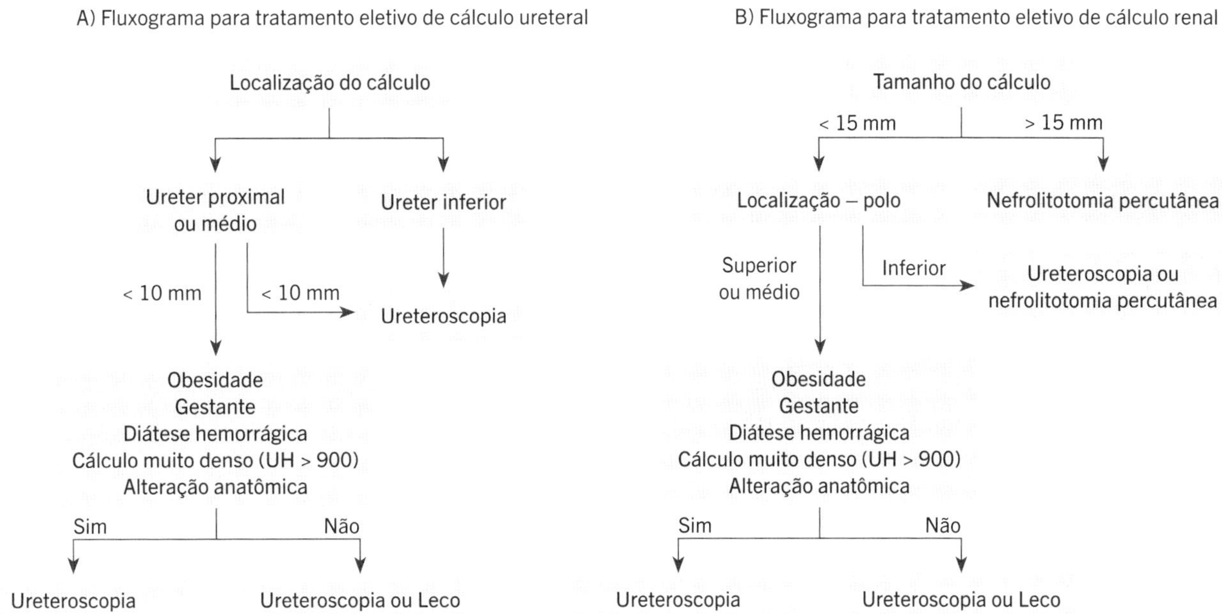

FIGURA 1 Tratamento eletivo dos cálculos urinários.

Leco: litotripsia extracorpórea; UH: unidades Hounsfield.

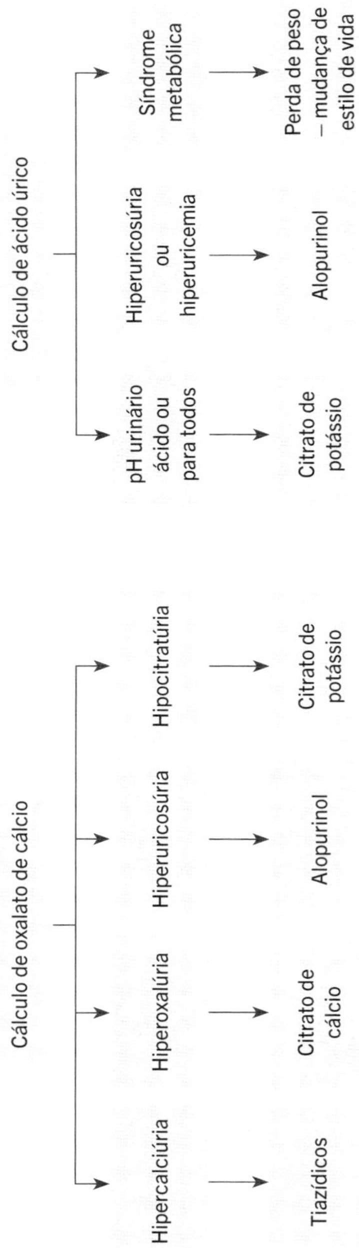

FIGURA 2 Tratamento farmacológico para os cálculos de oxalato de cálcio e ácido úrico.

cio e ácido úrico, de acordo com as anormalidades bioquímicas preponderantes encontradas na urina de 24 horas.

Diversos estudos clínicos randomizados e controlados, realizados nas décadas de 1980 e 1990, demonstraram que os diuréticos tiazídicos (e tiazídicos-like) diminuem a recorrência de cálculos compostos por cálcio. Esses medicamentos aumentam a reabsorção tubular proximal de cálcio, o que resulta na redução da excreção de cálcio na urina. Os tiazídicos associados a esse efeito de redução da calciúria incluem hidroclorotiazida (50 a 100 mg/dia), clortalidona (25 mg/dia) ou indapamida (2,5 mg/dia). É importante incentivar a restrição simultânea de sódio e evitar a ocorrência de hipocalemia durante o tratamento com tiazídicos, uma vez que isso pode levar à redução na excreção de citrato. Efeitos colaterais, como hipotensão arterial, fadiga, impotência, dislipidemia e intolerância à glicose, podem afetar a adesão ao tratamento. A rotina clínica de prescrever tiazídicos para a nefrolitíase foi recentemente questionada pelos resultados do estudo Nostone. Este não conseguiu demonstrar a superioridade da hidroclorotiazida em doses de até 50 mg diárias sobre o placebo na prevenção de uma combinação de recidiva clínica ou radiológica em pacientes com alto risco de recidiva.

O citrato de potássio é recomendado em casos de hipocitratúria, seja ela de origem primária ou secundária. Também é capaz de diminuir a saturação urinária em situações de hipercalciúria. Além disso, o citrato possui um efeito alcalinizante, aumentando o pH da urina e a fração dissociada de ácido úrico, o que torna seu uso indicado no tratamento da nefrolitíase úrica. O citrato de potássio é encontrado em comprimidos de 5, 10 e 15 mEq. A dose de citrato de potássio idealmente deveria ser individualizada e titulada observando-se níveis ideais de citratúria e de pH urinário (acima de 6,5 para cálculos de ácido úrico). De modo prático, estima-se que 30 mEq de citrato de potássio aumenta a citratúria em 200 mg/dia. Epigastralgia, pirose, diarreia e plenitude gástrica são queixas frequentes que limitam a terapêutica com citrato. Deve-se monitorizar o potássio sérico em portadores de doença renal crônica concomitante, principalmente com taxas de filtração glomerular menor que 40 mL/minuto.

O alopurinol pode ser utilizado como terapia complementar em pacientes com hiperuricemia ou hiperuricosúria, nos cálculos de oxalato de cálcio ou de ácido úrico. Na nefrolitíase, as doses habitualmente utilizadas são ao redor de 300 a 600 mg/dia. Sugere-se iniciar com a menor dose (50 a 100 mg/dia) e procurar titular a uricosúria para menos de 600 mg/dia e a uricemia < 6 mg/dia. Os efeitos colaterais associados são pouco frequentes e incluem rash cutâneo, artralgias e, muito raramente, síndrome de hipersensibilidade, que pode se manifestar como farmacodermia associada à eosinofilia e sintomas sistêmicos (síndrome DRESS).

Estritamente falando, a formação de cálculos de fosfato amoníaco magnésio (estruvita) não é considerada uma condição metabólica, mas a terapia médica pode desempenhar um papel na prevenção. A remoção cirúrgica integral do cálculo é a terapia padrão. Preconiza-se antibioticoterapia 1 a 2 semanas antes do procedimento cirúrgico e por 3 a 4 meses pós-remoção, acompanhada de uroculturas de vigilância. Sempre que possível, corpos estranhos, como stents urinários ou cateteres, também devem ser retirados.

CONSIDERAÇÕES FINAIS

A nefrolitíase é condição encontrada frequentemente na prática médica. Devido às maiores taxas de obesidade e diabetes, a prevalência da doença litiásica tende a aumentar. Os pacientes com alto risco de recorrência devem ser encaminhados para avaliação metabólica, que pode servir como base para medidas preventivas personalizadas.

Modificações no estilo de vida, como aumento na ingestão de líquidos, devem ser recomendadas para todos os pacientes, e diuréticos tiazídicos, alopurinol ou citrato podem ser opções terapêuticas para pacientes com calculose recidivante.

A nefrolitíase requer uma abordagem multifacetada e uma equipe de profissionais de diversas áreas para seu tratamento adequado.

BIBLIOGRAFIA RECOMENDADA

Carvalho M. Nefrolitíase. In: Riella MC (ed.). Princípios de nefrologia e distúrbios hidreletrolíticos. 6.ed. Rio de Janeiro: Guanabara Koogan; 2018. p.509-25.

Cunha TDS, Rodriguez A, Heilberg IP. Influence of socioeconomic disparities, temperature and humidity in kidney stone composition. J Bras Nefrol. 2020;454-60.

Curhan GC, Aronson MD, Preminger GM. Kidney stones in adults: diagnosis and acute management of suspected nephrolithiasis. UpToDate. 2023. Disponível em: http://www.uptodate.com/online; acessado em: 28 de outubro de 2023.

Dahm P, Koziarz A, Gerardo CJ, Nishijima DK, Jung JH, Benipal S et al. A systematic review and meta-analysis of clinical signs, symptoms, and imaging findings in patients with suspected renal colic. Journal of the American College of Emergency Physicians Open. 2022;3(6):e12831.

Dave CN. Nephrolithiasis treatment & management. Medscape – emedicine. Disponível em: https://emedicine.medscape.com/article/437096-treatment#d1; acessado em: 28 de outubro de 2023.

Dhayat NA, Bonny O, Roth B, Christe A, Ritter A, Mohebbi N, et al. Hydrochlorothiazide and Prevention of Kidney-Stone Recurrence. N Engl J Med. 2023;781-791.

Fontenelle LF, Sarti TD. Kidney stones: treatment and prevention. Am Fam Physician. 2019;490-6.

Oliveira LM, Hauschild DB, Leite C de M, Baptista DR, Carvalho M. Adequate dietary intake and nutritional status in patients with nephrolithiasis: new targets and objectives. J Ren Nutr. 2014;417-22.

Pachaly MA, Baena CP, Carvalho M. Therapy of nephrolithiasis: where is the evidence from clinical trials? J Bras Nefrol. 2016;99-106.

Shastri S, Patel J, Sambandam KK, Lederer ED. Kidney stone pathophysiology, evaluation and management: core curriculum 2023. Am J Kidney Dis. 2023;617-34.

Smith-Bindman R, Aubin C, Bailitz J, Bengiamin RN, Camargo CA Jr, Corbo J et al. Ultrasonography versus computed tomography for suspected nephrolithiasis. N Engl J Med. 2014;1100-10.

22

Doenças tubulointersticiais

Elizabeth De Francesco Daher
Rafael Siqueira Athayde Lima
Geraldo Bezerra da Silva Junior

PONTOS-CHAVE

- As doenças tubulointersticiais são caracterizadas pela ocorrência de dano tipicamente no interstício, acompanhado de lesão tubular, sendo as principais representantes a nefrite intersticial aguda (NIA) e a nefrite intersticial crônica (NIC).
- A nefrite intersticial caracteriza-se por infiltrado linfocítico no interstício, com linfócitos no espaço peritubular e graus variados de infiltrado intersticial eosinofílico.
- A principal causa de nefrite intersticial é medicamentosa.

INTRODUÇÃO

Os rins são órgãos altamente vascularizados, tendo mecanismos de transporte de substâncias nos túbulos renais dependentes de energia. Substâncias presentes na circulação podem causar danos aos rins por meio de diferentes mecanismos, incluindo toxicidade direta, redução da perfusão sanguínea renal e geração de metabólitos tóxicos. Pode haver lesão nos glomérulos, nos túbulos, vasos sanguíneos e no espaço intersticial. As substâncias nefrotóxicas causam mais frequentemente lesão tubulointersticial e alterações relacionadas à hemodinâmica renal. Os principais agentes nefrotóxicos que se utilizam na prática clínica são: antibióticos, contraste iodado, anti-inflamatórios não esteroidais (Aine), bloqueadores do sistema renina-angiotensina-aldosterona (BRA), bloqueadores da calcineurina, antivirais e antineoplásicos. O diagnóstico precoce das nefrites intersticiais, associado ao tratamento adequado, pode evitar a perda definitiva da função renal.

Neste capítulo serão abordadas as principais doenças tubulointersticiais, que são na maioria dos casos decorrentes de substâncias nefrotóxicas.

NEFRITE INTERSTICIAL AGUDA

A NIA representa o diagnóstico de 1 a 3% de todas a biópsias renais, sendo caracterizada por um padrão histológico de infiltrado inflamatório no espaço intersticial, graus variados de eosinófilos no interstício e infiltrado inflamatório no espaço tubular (o que caracteriza a chamada "tubulite"). A incidência de NIA pode estar aumentando devido ao uso indiscriminado de medicamentos, principalmente Aine e antibióticos, polifarmácia e produtos derivados de ervas. A suspeita clínica se dá quando há redução na taxa de filtração glomerular (TFG) e alterações no sedimento urinário, em paciente com história clínica compatível.

Manifestações clínicas e causas

A maioria dos casos de NIA é decorrente do uso de medicamentos (70%), manifestando-se com algumas características em comum: rash, febre e eosinofilia. Entretanto, a ocorrência dessa tríade clássica da NIA é rara, ocorrendo em menos de 10% dos pacientes. Dor lombar pode ocorrer, devido a edema e distensão da cápsula renal. Entre os pacientes com quadro de hematúria ou proteinúria, o diagnóstico de NIA é raro. Já entre os pacientes com diagnóstico de injúria renal aguda (IRA), a NIA aparece em torno de 13 a 27% dos casos. A IRA pode ou não cursar com oligúria. Distúrbios eletrolíticos e acido-básicos também podem ocorrer. Entre os pacientes com doença renal crônica (DRC), a NIA é encontrada em aproximadamente 25% dos casos. As principais causas de NIA estão listadas no Quadro 1.

Teoricamente, qualquer medicamento pode causar NIA. Os mais frequentes são: antibióticos, inibidores da bomba de prótons e Aine. A combinação de vários compostos pode aumentar a suscetibilidade para o desenvolvimento de NIA. Entretanto, há mais de 150 medicamentos descritos como causa de NIA (Quadro 2).

> A tríade clássica da NIA é composta por *rash*, febre e eosinofilia, mas está presente em apenas 10% dos casos. Entretanto, em uma fração de 13-27% dos pacientes com IRA podem ter NIA, portanto, deve-se pensar em NIA em casos de IRA.

QUADRO 1 Causas de nefrite intersticial aguda

Etiologia	Achados clínicos e laboratoriais	Achados histopatológicos	Tratamento
Drogas	Etiologia mais comum (> 70% dos casos nos países de alta renda)	Infiltrado de linfócitos e eosinófilos	Suspender o agente causador; considerar o uso de corticoides
IBP	Longo período de latência; poucos achados clínicos	–	–
Aine	NIA é frequentemente associada à proteinúria maciça; longo período de latência; raramente presente com manifestações alérgicas típicas	Infiltrado intersticial eosinofílico pode estar ausente; lesões glomerulares podem estar presentes	Benefício questionável de corticoides
Antibióticos	Mais comumente se apresenta com manifestações alérgicas sistêmicas de *rash*, eosinofilia e febre (particularmente na reação à meticilina e penicilina); período de latência curto	Infiltrado intersticial eosinofílico é comum; granuloma eventualmente está presente	–
Doenças imunomediadas	Mais comum em indivíduos jovens	Infiltrado celular mononuclear; granuloma é observado em algumas doenças	Terapia direcionada à etiologia específica; agentes imunossupressores são frequentemente utilizados
Nefrite lúpica	Características sistêmicas do lúpus; sorologias positivas do lúpus; ativação do complemento evidente	Usualmente observada glomerulonefrite proliferativa focal ou difusa, com padrão *full house* na imunofluorescência	–
Sarcoidose	Várias outras manifestações renais, como hipercalcemia, hipercalciúria e nefrolitíase	Infiltrado linfocítico focal; granulomas não caseosos intersticiais compostos de células gigantes, histiócitos e linfócitos	Excelente resposta aos corticoides

(continua)

QUADRO 1 Causas de nefrite intersticial aguda (*continuação*)

Etiologia	Achados clínicos e laboratoriais	Achados histopatológicos	Tratamento
Síndrome de Sjögren	Olhos e boca secos; sorologias positivas	Infiltrado linfoplasmocítico	Terapia imunossupressora com corticoides, azatioprina, ciclofosfamida e micofenolato
Doença associada à IgG4	Desordem sistêmica com elevação dos níveis de IgG4; envolvimento de outros órgãos: glândulas salivares, pâncreas, retroperitônio e rins	Infiltrado linfoplasmocítico, com plasmócitos positivos para IgG4 e fibrose intersticial	Corticoides
Síndrome de nefrite tubulointersticial e uveíte	Uveíte: olhos vermelhos dolorosos, fotofobia, insuficiência renal; indivíduos jovens; uveíte pode ocorrer meses após a nefrite	Infiltrado inflamatório misto com formação de granuloma	3-6 meses de prednisona com progressiva redução

Aine: anti-inflamatórios não esteroidais; IBP: inibidores da bomba de prótons; NIA: nefrite intersticial aguda.
Fonte: adaptação de Lerma et al. (2018).

QUADRO 2 Medicamentos mais frequentemente associados ao desenvolvimento de nefrite intersticial aguda

Antibióticos	Betalactâmicos (penicilinas, cefalosporinas) Fluoroquinolonas Sulfas Rifampicina Tetraciclina Azitromicina Nitrofurantoína Piperacilina Vancomicina Teicoplanina Aminoglicosídeos
Antiácidos	Inibidores da bomba de prótons Bloqueadores de histamina (cimetidina, ranitidina)
Analgésicos	Aine Paracetamol Inibidores da COX-2
Agentes imunoterapêuticos	Inibidores PD-1/PD-L1 (nivolumab, pembrolizumab, cemiplimab, atezolizumab, durvalumab, avelumab), inibidores CTLA-4 (ipilimumab, tremelimumab)
Drogas antiangiogênese	Bevacizumab, inibidores tirosinaquinase (sorafenib, sunitanib)
Diuréticos	De alça (furosemida), tiazídicos (hidroclorotiazida)
Antivirais	Aciclovir Abacavir Indinavir Atazanavir Foscarnet
Anticonvulsivantes	Fenitoína Carbamazepina Fenobarbirtal
Outros	Quinino Alopurinol Mesalazina Lítio Anlodipino Ácido 5-aminosalicílico Diltiazen Propiltiouracil Interleucina 2

Aine: anti-inflamatórios não esteroidais; COX-2: ciclo-oxigenase 2.
Fonte: adaptação de Riella (2018); Nussbaum e Perazella (2019).

A gravidade da NIA causada por Aine é variável, podendo suas manifestações aparecerem após várias semanas de seu uso. Na NIA causada por Aine, proteinúria nefrótica tem sido observada com frequência (> 80% dos casos), estando associada mais comumente com fenoprofeno, naproxeno e ibuprofeno. Há uma forte associação do fenoprofeno com o desenvolvimento de NIA. A maioria dos pacientes com NIA associada ao uso de Aine é formada por pessoas idosas, mulheres e com histórico de uso crônico dessas medicações. Geralmente, após a suspensão do Aine, a função renal e a proteinúria normalizam.

Entre os antibióticos, os betalactâmicos, as fluoroquinolonas, a vancomicina, as sulfonamidas e a rifampicina são os mais comumente associados ao desenvolvimento de NIA. A meticilina associa-se com síndrome de hipersensibilidade renal, sendo por isso não mais recomendada na prática clínica. Quanto aos antibióticos de outras classes (não betalactâmicos), o ciprofloxacino apresenta um grande número de casos relatados de NIA, porém não há evidência de efeito de classe (quinolonas) com o desenvolvimento de NIA.

As doenças autoimunes representam a segunda principal causa de NIA. São mais comuns em pessoas jovens. A NIA é comum na sarcoidose, que se manifesta com hipercalcemia, hipercalciúria, nefrocalcinose, nefrolitíase e diferentes lesões glomerulares. A síndrome de Sjögren causa NIA em 15 a 67% dos casos e é também denominada "síndrome seca", caracterizando-se pelos sintomas de olhos e boca seca. O lúpus eritematoso sistêmico (LES) é uma das principais causas de glomerulonefrite secundária, podendo também se manifestar com NIA. A síndrome nefrite tubulointersticial e uveíte envolve os olhos e os rins. Há ainda a doença renal associada à IgG4, que se caracteriza por níveis elevados de IgG4, deposição de IgG4 e envolvimento de vários órgãos, incluindo glândulas salivares, pâncreas, retroperitônio e rins.

Outras causas da NIA, menos comuns nos países de alta renda, são as infecções. Os mecanismos pelos quais as infecções causam NIA são variados e incluem dano direto ao parênquima renal (pielonefrite) e fatores imunológicos causados pela exposição aos antígenos microbianos. Representam menos de 5% dos casos de NIA e têm sido associados a tuberculose, hantavirose, leptospirose, legionelose, histoplasmose, infecção por citomegalovírus, poliomavírus, enterococos, adenovírus, E. coli e Epstein-Barr.

A maioria dos pacientes com NIA é assintomática. Na história clínica, pode ser identificada a presença de medicação que levou à reação de hipersensibilidade que deflagrou a NIA. Manifestações de reação alérgica, como urticária, febre e rash, podem estar presentes, particularmente associadas ao uso de antibióticos, mas estão ausentes no quadro da NIA por inibidores da bomba de prótons e Aine. A tríade clássica de febre, rash e eosinofilia é observada em menos de 10% dos pacientes com NIA causada por medicamentos, quase sempre associada ao uso de antibióticos.

O período entre o início do uso do medicamento e o diagnóstico da NIA varia de acordo com a substância em questão e o histórico de exposição. O tempo entre o início do uso e o diagnóstico é de poucos dias no caso dos antibióticos, enquanto para os inibidores da bomba de prótons e Aine pode ser de semanas a meses.

As pessoas idosas parecem ter um risco mais elevado de ter NIA induzida por medicamentos. Em comparação com os jovens, essas pessoas têm maior proporção de NIA por medicamentos (87% vs. 64%). Já a NIA por doenças autoimunes é mais comum nos jovens (7% vs. 27%).

O exame de ultrassom na NIA evidencia rins sem alterações ou aumentados de tamanho. Pode haver aumento da ecogenicidade do parênquima renal, que pode ser sugestivo de NIA.

Fisiopatologia

Os rins são órgãos sensíveis à hipersensibilidade a drogas e frequentemente são acometidos mesmo sem haver manifestações sistêmicas. A NIA é considerada uma complicação rara do uso de medicamentos. A NIA associada ao uso de Aine é considerada uma reação de hipersensibilidade tardia. Diferentes medicamentos podem se unir a um componente normal da membrana basal tubular, comportando-se como um hapteno, ou simular uma molécula antigênica normalmente presente na membrana basal tubular, induzindo uma resposta imune contra esse antígeno. A maioria dos medicamentos caracteriza-se por ser uma molécula pequena (menor que 1.000 dáltons) e, por isso, não apresenta propriedades imunogênicas. Essas moléculas podem se unir a proteínas transportadoras e tornar-se imunogênicas, em um processo denominado "haptenização". Os complexos hapteno-transportador têm a capacidade de ativar uma resposta imune, que pode se apresentar na circulação e atingir os rins. Em outros casos, o medicamento é metabolizado, gerando um composto responsável pela reação de hipersensibilidade imunológica nos rins.

O achado histopatológico típico da NIA é o infiltrado tubulointersticial. As células epiteliais tubulares adquirem a habilidade de apresentar antígenos às células T-CD4+, expressando moléculas HLA-DR. Células T-CD4+ já foram isoladas do sangue e interstício renal na NIA causada por antibióticos. O infiltrado intersticial na NIA consiste primariamente em células T-CD4 e CD8. Por conta disso, terapias imunossupressoras são utilizadas no tratamento. O processo inflamatório da NIA pode progredir rapidamente para fibrose intersticial, que irreversivelmente leva à DRC. A lesão glomerular na NIA tem ainda sua fisiopatologia pouco compreendida. Suspeita-se que haja alteração na permeabilidade da barreira de filtração glomerular devido à liberação de citocinas devido ao processo inflamatório da NIA.

Patologia

A biópsia renal é o padrão ouro para o diagnóstico da NIA. Os achados típicos incluem edema, infiltrado intersticial de linfócitos, focal ou difuso, além de macrófagos e eosinófilos (que podem ou não estar presentes). Os linfócitos atravessam a barreira de filtração e entram nos túbulos renais, ocasionando a chamada "tubulite". Essas células são excretadas na urina, causando leucocitúria e a presença de cilindros leucocitários. A tubulite causa variados graus de injúria tubular, contribuindo para a IRA que se associa à NIA. Por isso, é comum encontrar também células epiteliais e cilindros tubulares na urina de pacientes com NIA. Eosinófilos são encontrados com frequência no infiltrado inflamatório da NIA, mas sua ausência não exclui o diagnóstico, particularmente na NIA associada aos inibidores da bomba de prótons e Aine, que raramente têm eosinófilos. Pode ser observada vacuolização dos túbulos, associada à degeneração celular, atrofia e necrose. Granulomas e células gigantes também podem estar presentes na NIA. Não costuma haver alterações glomerulares importantes, a não ser fusão de podócitos nos casos em que se desenvolve síndrome nefrótica. A Figura 1 ilustra os achados mais comuns na biópsia renal de um paciente com NIA.

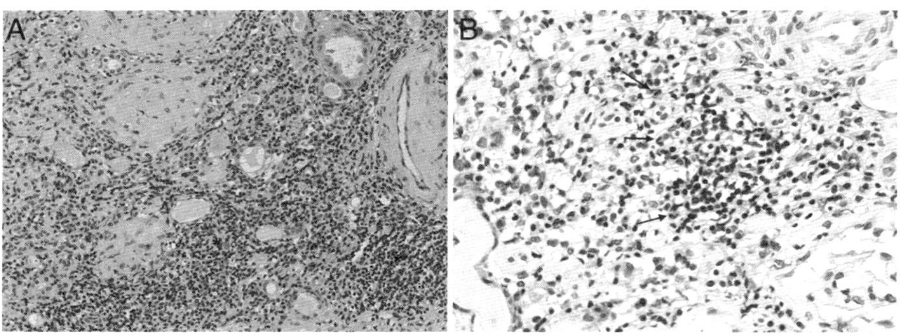

FIGURA 1 Biópsia renal de paciente com nefrite intersticial aguda associada ao uso de dolutegravir. (A) Microscopia óptica, coloração com hematoxilina e eosina, 200x (A) e 400x (B). Infiltrado mononuclear intersticial intenso (asteriscos), juntamente com eosinófilos (setas).

Fonte: adaptação de Barata et al. (2023). ©Sociedad Española de Nefrología. (ver imagem colorida no caderno de cor)

> Apesar de leucocitúria e cilindros leucocitários poderem estar presentes, a biópsia é o padrão ouro para o diagnóstico de NIA.

A imunofluorescência geralmente não traz grandes achados na NIA. Raramente, depósitos lineares tubulares de C3 e IgG têm sido relatados em casos associados ao uso de meticilina. A imunofluorescência é utilizada principalmente para excluir outros diagnósticos, além da NIA, como LES e outras nefropatias. Novos biomarcadores, como o fator de necrose tumoral alfa (TNF-alfa) e a interleucina 9 (IL-9), que estão mais elevados na urina de pacientes com NIA, são úteis para auxiliar no diagnóstico diferencial com outras patologias renais. As indicações de biópsia renal na NIA estão sumarizadas no Quadro 3.

Tratamento

O tratamento da NIA consiste principalmente na identificação do agente causal e sua suspensão. Como descrito anteriormente, as principais causas são medicamentosas. Então, o tratamento deverá incluir a interrupção destas medicações. A NIA é frequentemente uma reação à classe do medicamento (p. ex., aos betalactâmicos e aos Aine), por isso não se recomenda a substituição do medicamento suspeito de causar NIA por outro da mesma classe, devendo-se evitar o uso de todos os agentes do mesmo grupo. No caso de infecções, o manejo antimicrobiano é fundamental. A terapia com imunossupressores é uma opção interessante, uma vez que a fisiopatologia da NIA envolve mecanismos imunológicos. Entretanto, não há estudos randomizados controlados sobre o

QUADRO 3 Indicações de biópsia renal na nefrite intersticial aguda

• Pacientes com piora da função renal, com exame de urina compatível com NIA, mas sem evidência de uso de medicamento suspeito.
• Piora da função renal, com uso de medicamento compatível com NIA e exame de urina não patológico.
• Pacientes com NIA nos quais se considera iniciar tratamento com corticoides.
• Pacientes com NIA com baixa resposta clínica ao tratamento.
• NIA sem causa específica, exceto pielonefrite bacteriana.
• NIA em paciente imunossuprimido por qualquer causa, exceto em se tratando de pielonefrite bacteriana.

NIA: nefrite intersticial aguda.
Fonte: adaptação de Nieto-Ríos (2020).

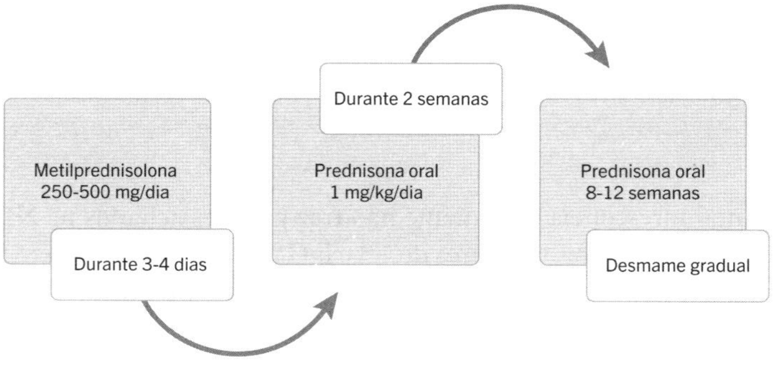

FIGURA 2 Esquema terapêutico com corticoide para tratamento da NIA preconizado pelo Hospital 12 de outubro, Madri, Espanha.

NIA: nefrite intersticial aguda.

Fonte: adaptação de Nieto-Ríos (2020).

tratamento da NIA com imunossupressores, sendo a evidência científica nesse caso baseada em estudos retrospectivos.

Estudos com uso de corticoides na NIA são pequenos, por isso a evidência de sua eficácia é limitada, devendo a indicação de seu uso ser individualizada. Entretanto, a terapia com corticoides vem sendo implementada como sendo de primeira linha para os casos de NIA, sobretudo nos casos associados a medicamentos, ervas e doenças autoimunes. Em muitos casos, a suspensão da medicação suspeita pode resolver a IRA. Entretanto, o corticoide pode ser considerado naqueles que não apresentarem melhora de função renal com a suspensão da droga e/ou naquelas com IRA grave já no início do quadro.

Quanto mais cedo for iniciado o tratamento com corticoide na NIA, maior a probabilidade de recuperação da função renal na NIA por associação a medicamentos. A Figura 2 ilustra uma proposta terapêutica geral para o tratamento da NIA com corticoides preconizada pelo Hospital 12 de outubro de Madri, Espanha. Entretanto, a duração da corticoterapia em dose de 1 mg/kg por mais de 3 semanas não tem mostrado benefício adicional.

Apesar de não ter evidências robustas para o uso de corticoide para o tratamento da NIA, ele é considerado terapia de primeira escolha.

Em geral, a NIA evolui de modo favorável, com 5 a 10% dos pacientes persistindo com perda de função renal e 1 a 10% evoluindo com necessidade de diálise. São fatores de mau prognóstico: lesão renal prolongada (por mais de 3 semanas), NIA persistente por Aine, achados histológicos intersticiais com fibrose ou atrofia tubular avançada (> 50%) ou presença de lesões granulomatosas.

NEFRITE INTERSTICIAL CRÔNICA

A nefrite intersticial crônica (NIC) caracteriza-se por uma inflamação crônica que envolve o espaço intersticial e peritubular renal, que resulta em fibrose intersticial, com infiltrado linfomonocítico, dilatação e atrofia tubular. Geralmente é um processo assintomático e apresenta uma perda lenta e progressiva da função renal, levando à DRC.

Manifestações clínicas e causas

As manifestações clínicas da NIC, em geral, são inespecíficas. Perda de função renal é comum, mas, dependendo do grau de envolvimento intersticial, da cronicidade e das comorbidades, a creatinina sérica e a TFG podem estar dentro dos limites normais. Os pacientes podem apresentar proteinúria (em torno de 1 g/dia). Proteinúria nefrótica (> 3,5 g/dia) pode estar presente, especialmente naqueles com DRC avançada ou nos pacientes com comorbidades renais que causam lesão glomerular associada.

As causas mais comuns são medicamentosas e infecções. Outras causas, menos frequentes, incluem toxicidade por metais pesados, nefropatia obstrutiva crônica, nefropatia do refluxo, nefrolitíase, doenças imunológicas, distúrbios metabólicos, doenças genéticas, neoplasias, entre outras (Quadro 4).

QUADRO 4 Causas de nefrite intersticial crônica

Medicamentos
Analgésicos: acetaminofeno (paracetamol), aspirina
Aine
Lítio
Quimioterápicos: compostos de platina, ifosfamida, carmustina
Inibidores de calcineurina: tacrolimo, ciclosporina
Ácido aristocólico (ervas chinesas)
Preparações com fosfato

(continua)

QUADRO 4 Causas de nefrite intersticial crônica (*continuação*)

Doenças imunológicas
Sarcoidose
Síndrome de Sjögren
Nefrite tubulointersticial com uveíte
Vasculite
Lúpus eritematoso sistêmico
Crioglobulinemia
Amiloidose
Nefropatia por IgA/vasculites
Doença relacionada à IgG 4
Nefrite intersticial hipocomplementêmica idiopática
Doenças neoplásicas e hematopoiéticas
Linfoma/leucemia
Mieloma múltiplo
Doença falciforme
Doença de deposição de cadeias leves
Desordens linfoproliferativas
Doenças ocupacionais e exposições ambientais
Metais pesados: chumbo, cádmio, mercúrio
Micotoxinas
Desordens metabólicas
Hipercalcemia
Hipocalemia
Oxalose
Hiperuricemia
Cistinose
Infecções
Pielonefrite bacteriana
Pielonefrite xantogranulomatosa
Malacoplaquia
Nefrite induzida por vírus: BK, Epstein-Barr
Desordens hereditárias
Doença cística medular
Doença renal policística
Nefrite intersticial cariomegálica
Miscelânea
Doença renal do diabetes
Nefrosclerose hipertensiva
Uropatia obstrutiva

(continua)

QUADRO 4 Causas de nefrite intersticial crônica (*continuação*)

Nefrite da radiação
DRC de origem indeterminada (nefropatia mesoamericana, doença renal crônica do Sri-Lanka)

Aine: anti-inflamatórios não esteroidais; DRC: doença renal crônica.
Fonte: adaptação de Lerma et al. (2018).

Na NIC, o dano tubular e a fibrose intersticial podem alterar de modo significativo a habilidade do túbulo proximal de reabsorver a proteína filtrada, levando à excreção aumentada de proteína. Recomenda-se a quantificação tanto da relação albumina/creatinina quanto da proteína total/creatinina na urina. Medidas de beta-2-microglobulina também podem ser úteis no diagnóstico da NIC. Normalmente os níveis de beta-2-microglobulina são baixos, mas podem aumentar na urina dos pacientes com NIC. Além da alteração na capacidade de reabsorção tubular de proteínas, outras anormalidades funcionais dos túbulos renais podem ser encontradas na NIC, incluindo acidose tubular renal (acidose metabólica com hipocalemia ou hipercalemia), hiperuricemia, hipercalcemia, déficit de concentração urinária, glicosúria normoglicêmica, fosfatúria e perda renal de sódio (Quadro 5).

QUADRO 5 Achados clínicos da nefrite intersticial crônica

Distúrbios do túbulo proximal
Acidose tubular proximal
Síndrome de Fanconi
Proteinúria (usualmente < 1 g/dia)
Distúrbios do túbulo distal
Acidose tubular distal
Déficit de concentração urinária
Nefropatia perdedora de sal
Diabetes *insipidus* nefrogênico
Nefrolitíase
Cálculos de oxalato de cálcio
Cálculos de fosfato de cálcio
Cálculos de ácido úrico
Necrose papilar
Nefropatia por analgésico
Pielonefrite
Doença falciforme

Fonte: adaptação de Lerma et al. (2018).

Exames de imagem podem ajudar a estabelecer o diagnóstico de NIC. O ultrassom renal pode evidenciar sinais de cronicidade, como a perda da diferenciação corticomedular e aumento da ecogenicidade cortical, além da redução do tamanho dos rins (tipicamente menores de 7 cm de comprimento, variando com gênero e altura do paciente).

Fisiopatologia

A NIC é um processo inflamatório crônico do interstício e dos túbulos renais, sendo por isso detectados leucócitos e células epiteliais tubulares na urina. Pode haver a formação de cilindros, sendo detectados cilindros leucocitários e cilindros epiteliais na urina de pacientes com NIC. Hematúria também pode ser encontrada, mas é menos comum na NIC, sendo resultado do processo inflamatório intersticial e de lesão glomerular associada.

Patologia

O padrão ouro para o diagnóstico da NIC é a biopsia renal, porém, a depender da cronicidade do quadro e da taxa de progressão da doença, a biópsia renal não será necessária. Caso haja proteinúria nefrótica, hematúria e/ou dismorfismo eritrocitário (suspeita de doença glomerular), ou rápido aumento de creatinina, a biópsia renal está indicada. Na análise histopatológica da NIC, evidencia-se infiltrado linfocítico, fibrose intersticial e atrofia tubular. Em algumas doenças, lesões glomerulares crônicas podem ser encontradas, incluindo esclerose glomerular segmentar e fibrose periglomerular. A Figura 3 ilustra uma biópsia renal de paciente com NIC.

> Também para NIC a biópsia renal é o padrão ouro, mas em muitos casos ela não será necessária, dado o nível de cronicidade encontrado em pacientes com DRC avançada.

Tratamento

Assim como na NIA, o tratamento da NIC começa pela interrupção do agente causal ou do contato com a exposição que pode estar levando à doença. Caso a NIC seja secundária a uma doença, como diabetes, hipertensão ou

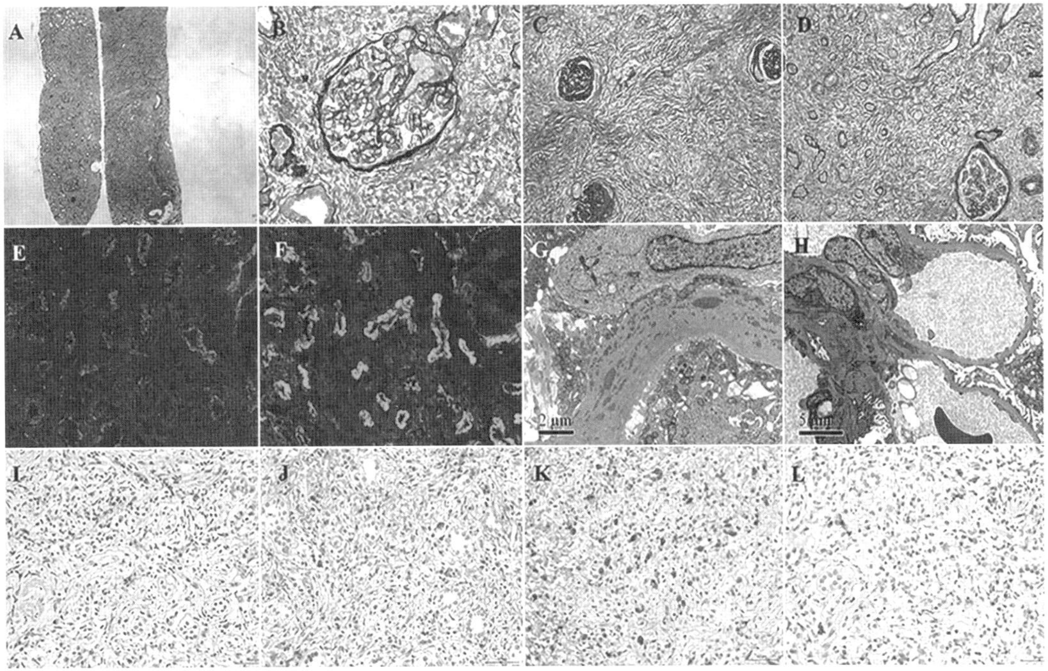

FIGURA 3 Biópsia renal de paciente com NIC associada a lúpus e nefropatia por IgG4. A: a microscopia óptica mostra menor encolhimento da parede capilar glomerular com densos infiltrados de células linfoplasmocíticas intersticiais e grau variável de fibrose intersticial (coloração periódica com prata metenamina e tricrômico de Masson, 40x). B: glomérulos sem alterações significativas (coloração periódica com prata metenamina e tricrômico de Masson, 400x). C e D: fibrose "estoriforme" com atrofia tubular no espaço tubulointersticial (coloração periódica com prata metenamina e tricrômico de Masson, 200x). E: a coloração por imunofluorescência mostrou coloração granular de IgG ao longo do TBM e interstício (400x). F: a coloração por imunofluorescência mostrou coloração linear lambda ao longo da membrana basal tubular (400x). G: depósitos eletrodensos ao longo da membrana basal tubular (12.000x). H: depósitos eletrodensos no mesângio (x12.000). I a L: coloração imuno-histoquímica da subclasse IgG (IgG1-IgG4) (200x). (ver imagem colorida no caderno de cor)

Fonte: adaptação de Tan et al. (2021). © 2021 Tan et al. Frontiers Media S.A.

doença autoimune, o tratamento deverá ser voltado ao controle da doença de base. Como a lesão renal da NIC geralmente é irreversível, o tratamento deve incluir também o máximo controle quanto à não exposição a agentes nefrotóxicos, incluindo medicamentos e fatores externos, que possam contribuir para um agravamento da lesão renal. Nesse sentido, recomenda-se aos pacientes com NIC não utilizar Aine, inibidores da bomba de prótons, medicamentos à base de ervas, entre outros. O tratamento deve também focar o controle das complicações da DRC, como o controle da pressão arterial, proteinúria, acidose metabólica, hipervolemia, dos distúrbios eletrolíticos e do distúrbio mineral e ósseo, que são frequentes nesses pacientes.

CONSIDERAÇÕES FINAIS

As doenças tubulointersticiais têm diversas causas e podem se manifestar sobretudo por alterações na função renal, distúrbios tubulares e anormalidades no sedimento urinário, sendo classificadas em dois grandes grupos: NIA e NIC. Medicamentos são os principais causadores, devendo sempre ser investigados e seu uso interrompido como parte do tratamento. A suspensão da medicação causadora da nefrite também faz parte do tratamento. A imunossupressão pode ser considerada.

BIBLIOGRAFIA RECOMENDADA

Barata R, Costa BM, Navarro D, Mendes M, Silva C, Góis M et al. Acute interstitial nephritis due to dolutegravir: The first case reported. Nefrología. 2023;43(3):370-3.

Fernandez-Juarez G, Perez JV, Caravaca-Fortán F, Quintana L, Shabaka A, Rodriguez E et al. Duration of treatment with corticosteroids and recovery of kidney function in acute interstitial nephritis. Clin J Am Soc Nephrol. 2018;13(12):1851-8.

Lerma EV, Rosner MH, Perazella MA. Current diagnosis & treatment nephrology & hypertension. 2.ed. New York: McGraw-Hill Education; 2018.

Moledina DG, Perazella MA. Drug-induced acute interstitial nephritis. Clin J Am Soc Nephrol. 2017;12(12):2046-9.

Moledina DG, Parikh CR. Differentiating acute interstitial nephritis from acute tubular injury: a challenge for clinicians. Nephron Clin Pract. 2019;143:211-6.

Moledina DG, Wilson FP, Pober JS, Perazella MA, Singh N, Luciano RL et al. Urine TNF-α and IL-9 for clinical diagnosis of acute interstitial nephritis. JCI Insight. 2019;4(10):e127456.

Nieto-Ríos JF, Ruiz-Velásquez LM, Álvarez L, Serna-Higuita LM. Nefritis tubulointersticial aguda: revisión bibliográfica. Iatreia. 2020;33(2):155-66.

Nussbaum EZ, Perazella MA. Diagnosing acute interstitial nephritis: considerations for clinicians. Clin Kidney J. 2019;12(6):808-13.

Riella MC. Princípios de nefrologia e distúrbios hidreletrolíticos. 6.ed. Rio de Janeiro: Guanabara Koogan; 2018.

Tan Y, Qin Y, Yu XJ, Xu R, Wang SX, Zhou F et al. Case report: predominant tubulointerstitial lupus nephritis or the combination with IgG4-related disease? Front Med (Lausanne). 2021;8:684889.

Seção V

Terapias renais substitutivas

23

Modalidades de diálise na doença renal crônica

Ana Flávia Moura
Daniela Ponce
José A. Moura-Neto

PONTOS-CHAVE

- Pacientes com doença renal crônica em estágio 5 e sintomas relacionados à disfunção renal devem ser avaliados quanto à indicação de terapia renal substitutiva.
- Existem quatro modalidades de terapia renal substitutiva: hemodiálise, hemodiafiltração, diálise peritoneal e transplante renal.
- O principal critério de escolha da modalidade de terapia renal substitutiva deve ser a vontade do paciente, a partir de uma decisão compartilhada entre nefrologista, paciente e familiares. O melhor método é sempre aquele que mais se adapta à rotina do paciente.

INTRODUÇÃO

Estima-se que cerca 1 em cada 10 pessoas no mundo seja portadora de algum grau de doença renal crônica (DRC). A DRC compreende 5 estágios evolutivos (G1 a G5). Ao atingir seu estágio mais avançado, a capacidade de filtração do sangue, bem como as outras funções renais, tornam-se significativamente reduzidas, e técnicas que substituam as funções dos rins podem ser necessárias. Algumas das funções desempenhadas pelos rins são compensadas por meio do uso de medicamentos, como a eritropoetina e a vitamina D, ambos hormônios sintetizados ou ativados pelos rins. Para realizar a filtragem do sangue existem as terapias renais substitutivas (TRS), que compreendem a diálise e o transplante renal. Este último será abordado em outro capítulo deste livro.

O tratamento dialítico consiste na remoção de resíduos metabólicos e do excesso de água corporal, podendo ser realizado por meio de três modalidades terapêuticas: hemodiálise (HD), hemodiafiltração (HDF) e diálise peritoneal (DP). Dados da Sociedade Brasileira de Nefrologia (SBN) estimam que, em 2022, havia mais de 150 mil pacientes em diálise no Brasil. Destes, 80% tinham o Sistema Único de Saúde (SUS) como fonte pagadora de seu tratamento.

A diálise pode estar indicada para pacientes com DRC G5 que apresentem sinais clínicos ou laboratoriais de falência renal (Figura 1). A depender das condições do paciente, o início da diálise pode ser em caráter de urgência ou de forma programada, também conhecida como indicação eletiva. A diálise de urgência é indicada para pacientes com alterações clínicas ou laboratoriais que o coloquem em risco de evolução para um evento fatal, caso a diálise não seja realizada dentro de poucas horas. A diálise eletiva tem início agendado, fora de um contexto de urgência. Portanto, é possível o adequado preparo do paciente, visto que há tempo hábil para discutir a escolha do método dialítico, a confecção de acesso definitivo (vascular ou peritoneal) e a reestruturação da rotina do paciente e familiares, adequando-a às necessidades do novo tratamento, além de suportes psicológico e nutricional direcionados.

Cada modalidade de diálise apresenta vantagens e desvantagens, e a escolha do método deve se basear na vontade do paciente, considerando a probabilidade de adaptação do método à sua rotina e realidade. Este capítulo se propõe a discutir os principais tópicos referentes a cada uma das modalidades de diálise, abordando suas particularidades, vantagens, desvantagens e principais complicações associadas.

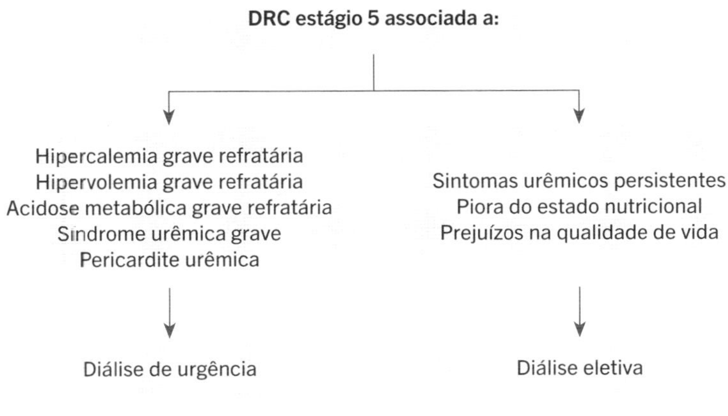

FIGURA 1 Sinais e sintomas considerados para a indicação de diálise.
DRC: doença renal crônica.

HEMODIÁLISE

A HD é o método dialítico mais realizado no Brasil, sendo a modalidade terapêutica de cerca de 91% dos pacientes em diálise no país, em 2022. Essa terapia pode ser iniciada tanto em caráter eletivo como de urgência.

Materiais e equipamentos da hemodiálise

Para que a hemodiálise ocorra, são necessários alguns equipamentos e materiais, apresentados a seguir.

Dialisato

Consiste na solução de diálise utilizada para viabilizar as trocas de solutos com o sangue do paciente, dentro do dialisador. O dialisato é preparado pela máquina de diálise de forma contínua, durante o procedimento, a partir da mistura de um concentrado polieletrolítico para HD (CPHD) básico e um CPHD ácido com água tratada. O CPHD básico contém bicarbonato de sódio, utilizado como tampão para manter o equilíbrio acidobásico. O CPHD ácido contém magnésio, cálcio, potássio, sódio, cloreto e acetato (ou ácido lático ou ácido cítrico).

Esses CPHD podem se apresentar na forma sólida ou líquida e precisam estar em compartimentos separados antes de serem utilizados, pois resultariam em precipitações caso fossem formulados numa mesma solução. Além disso, o preparo antecipado do dialisato exigiria que grandes volumes da solução fossem transportados (e mantidos na sala de diálise) a cada sessão, uma vez que, em uma sessão convencional de 4 horas de duração, são consumidos cerca de 120 L de dialisato por paciente.

Em casos selecionados, o CPHD pode ainda conter glicose, de acordo com prescrição médica (p. ex., para alguns pacientes que tendem a apresentar hipoglicemia durante a sessão de HD). As concentrações de cada um desses componentes, bem como a concentração final do dialisato, podem ser ajustadas de acordo com as necessidades do paciente (Tabela 1).

A água utilizada para diluir os CPHD na formação do dialisato precisa cumprir padrões de qualidade determinados pela Agência Nacional de Vigilância Sanitária (Anvisa), órgão responsável por garantir a segurança do paciente. Como os volumes de água utilizados em cada sessão de diálise são elevados, a exposição dos pacientes a contaminantes que podem ser encontrados na água pode resultar em complicações graves, como alterações neurológicas, hemólise, infecção e óbito.

TABELA 1 Componentes do dialisato (resultante da mistura do CPHD ácido, CPHD básico e água)

Substância	Concentração
Bicarbonato	30-40 mEq/L
Sódio	136-138 mEq/L
Cálcio	2,5-3,5 mEq/L
Potássio	1-2 mEq/L
Magnésio	1 mEq/L
Cloreto	107 mEq/L
Acetato	4 mEq/L
Glicose	0-100 mg/dL

CPHD: concentrado polieletrolítico para hemodiálise.

Dialisadores

São espécies de filtros que contêm milhares de fibras dispostas em paralelo e separadas entre si. Como essas fibras se assemelham a fios de cabelo, o dialisador também é conhecido como capilar. Desse modo, o dialisador compreende dois compartimentos: um interno, formado por fibras ocas, por onde circula o sangue, e um compartimento externo a essas fibras, por onde passa o dialisato.

As fibras constituem uma membrana semipermeável, através da qual ocorrem as trocas entre o sangue e o dialisato, com base nas diferenças de pressão e de concentração de solutos entre os dois compartimentos. Esse fenômeno químico é conhecido como difusão ou diálise. Para otimizar essas trocas, o sangue e o dialisato entram e saem do dialisador em sentidos opostos, criando o chamado "fluxo em contracorrente" (Figura 2).

Os dialisadores apresentam características diferentes de acordo com o material de sua membrana, área de superfície (A), fluxo, *clearance* de solutos (Ko) e coeficiente de ultrafiltração (Kuf). O material da membrana influencia no grau de biocompatibilidade da membrana, sendo utilizados materiais biocompatíveis a fim de evitar reações inflamatórias geradas a partir do contato do sangue com a membrana.

O fluxo está associado ao nível de permeabilidade do dialisador, de modo que dialisadores de alto fluxo têm maior permeabilidade, principalmente a moléculas maiores (maior KoA). As características funcionais do dialisador são determinadas por sua capacidade convectiva (Kuf), sua capacidade difusiva (avaliada por seu *clearance*) e a permeabilidade de suas membranas aos solutos de maior peso molecular (KoA).

O coeficiente de ultrafiltração (Kuf) determina a permeabilidade do dialisador à água. A área de superfície (A) pode variar entre 0,8 e 2,1 m^2 e está rela-

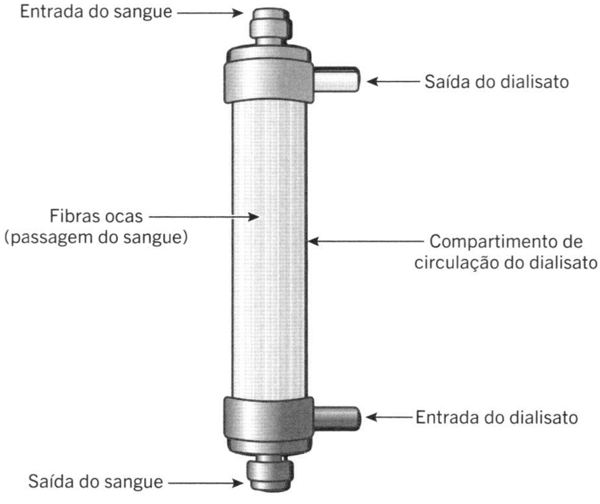

FIGURA 2 Esquema ilustrativo do dialisador de fibras ocas.

cionada à capacidade de remoção de solutos (KoA): áreas maiores têm maior capacidade de remoção. Essa capacidade de remoção de solutos também é determinada pelo *clearance* de soluto do dialisador (Ko).

Máquina

Tem a função de garantir a circulação extracorpórea do sangue a ser filtrado e seu retorno ao paciente, dentro de parâmetros seguros. Assim, a máquina de HD cria uma pressão negativa, permitindo a entrada do sangue no circuito extracorpóreo. Esse sangue flui pelo sistema de linhas, sem contato direto com a máquina, através de uma pressão positiva, criada pela bomba de sangue, passando pelo dialisador, onde é filtrado (solutos e líquido). Em seguida, o sangue segue para retornar ao paciente. Antes de ser devolvido ao paciente, o sangue passa por sistemas de segurança que garantem a ausência de bolhas de ar (evitando embolia gasosa) e temperatura adequada. A Figura 3 esquematiza os principais pontos de funcionamento da máquina de HD.

Linhas de sangue para hemodiálise

Compreendem o sistema extracorpóreo, de material biocompatível e atóxico de PVC, que é conectado à máquina de HD, ao dialisador e ao acesso vascular, por onde o sangue circula.

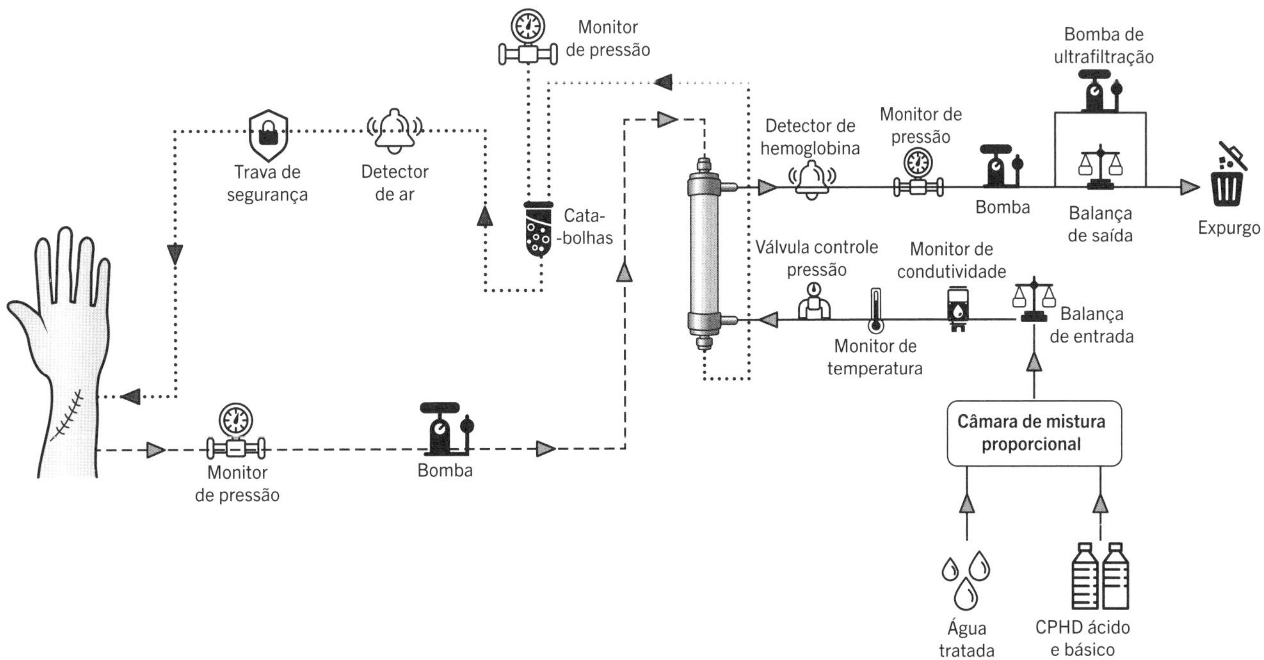

FIGURA 3 Esquema ilustrativo dos principais pontos de funcionamento da máquina de hemodiálise. Linha tracejada: fluxo de sangue não filtrado (linha arterial); linha pontilhada: fluxo de sangue filtrado (linha venosa); linha contínua: fluxo do dialisato. (ver imagem colorida no caderno de cor)

CPHD: concentrado polieletrolítico para hemodiálise.

Acesso vascular

Permite a saída do sangue do paciente para a máquina e sua devolução ao paciente. Existem três tipos de acesso vascular: fístula arteriovenosa (FAV), enxerto vascular ou cateter.

Fístula arteriovenosa

É considerada o acesso definitivo e a primeira escolha para a realização da HD. Consiste na confecção de uma comunicação (fístula) entre uma veia e uma artéria dos membros superiores (ou dos membros inferiores, em casos excepcionais), a fim de promover a "arterialização" da veia (Figura 4). Essa arterialização consiste no aumento do fluxo de sangue no interior da veia, resultando no espessamento de sua parede, tornando-a mais resistente. Esse processo de maturação da FAV demanda cerca de 4 a 6 semanas, portanto a FAV não deve ser puncionada antes desse intervalo.

Por oferecer maior fluxo de sangue e menor taxa de recirculação (quando parte do sangue que acabou de ser filtrado é "puxada" pela máquina para ser novamente filtrada, reduzindo a depuração de solutos), a FAV permite uma melhor qualidade da diálise em comparação ao cateter. Além disso, oferece menor risco de complicações, como infecção e trombose, quando comparada ao cateter. Suas principais complicações são a estenose e a trombose, além da falência primária (funcionamento inadequado ou não funcionamento da FAV antes mesmo da sua maturação e uso). Em geral, essas complicações causam alteração no fluxo sanguíneo da FAV, podendo levar à perda do acesso.

Enxerto vascular

Esse é outro tipo de acesso definitivo, porém alternativo à FAV. Consiste na criação de uma comunicação entre uma veia e uma artéria, por meio do implante de uma prótese vascular sintética (de politetrafluoretileno – PTFE) (Figura 4). Em geral, sua indicação é reservada àqueles pacientes para os quais a confecção de uma FAV é inviável.

Comparativamente à FAV, o enxerto de PTFE está associado a maior taxa de infecção, maior custo e menor sobrevida. Após sua confecção, o tempo médio necessário para cicatrização e utilização segura é de cerca de 2 semanas. Suas principais complicações são estenose, trombose e infecção.

Cateter

Sua principal utilidade é na diálise de urgência, por permitirem uso imediato. Porém, devem ser temporários, visto que aumentam o risco de infecção e trombose. Além disso, existe maior chance de recirculação (filtragem do san-

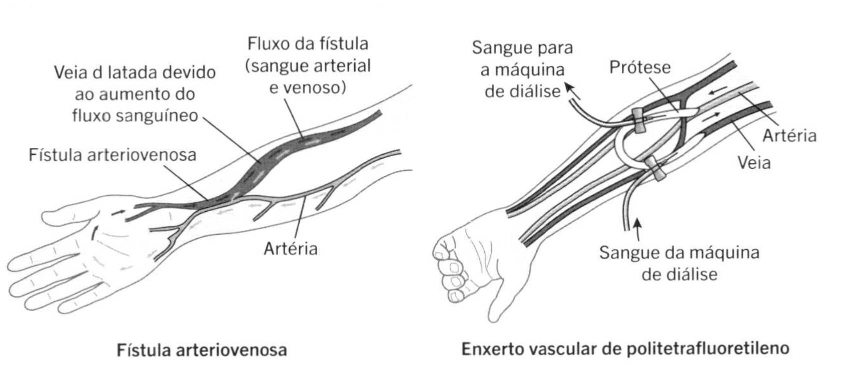

FIGURA 4 Esquematização dos acessos vasculares definitivos para hemodiálise. (ver imagem colorida no caderno de cor)

gue que já foi filtrado, reduzindo a eficiência da diálise), uma vez que a entrada e a saída de sangue no cateter são bem próximas.

Os cateteres são implantados no interior de grandes vasos: veias jugulares, veias femorais ou veias subclávias. De modo geral, as veias jugulares são preferíveis, uma vez que estão associadas a menor taxa de infecção em relação aos cateteres implantados nas veias femorais. As veias subclávias são consideradas apenas em casos excepcionais por estarem relacionadas a maior risco de estenose, resultando em síndrome da veia cava superior.

Existem dois tipos de cateteres: tunelizados e não tunelizados (Figura 5). Os cateteres tunelizados são mais longos e mais maleáveis. Eles recebem esse

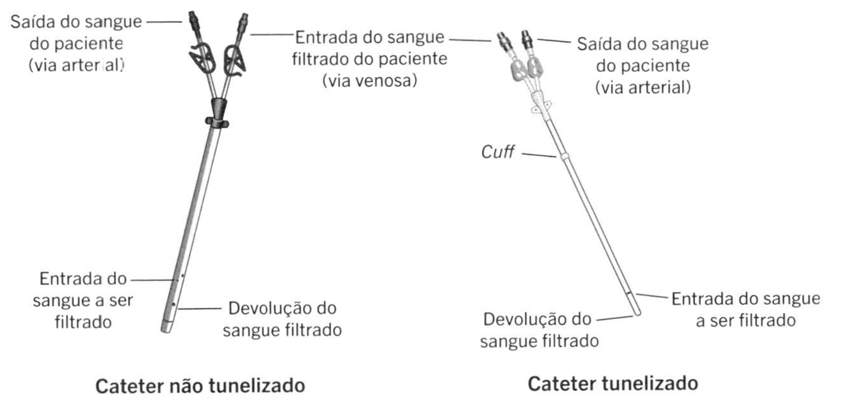

FIGURA 5 Esquematização dos cateteres tunelizados e não tunelizados. (ver imagem colorida no caderno de cor)

nome por fazerem um túnel no tecido subcutâneo, antes de serem inseridos numa veia central. Na porção tunelizada do cateter existe um *cuff*, que induz a formação de fibrose ao seu redor, criando uma barreira para ascensão de bactérias e, consequentemente, reduzindo o risco de infecção, em relação aos cateteres não tunelizados.

Princípios gerais da hemodiálise

A remoção ou *clearance* de solutos na HD ocorre por meio dos mecanismos de difusão e convecção, com predominância do transporte difusivo. Já a remoção do excesso de líquido é realizada pelo mecanismo de ultrafiltração.

A difusão ocorre quando o sangue que flui dentro de cada fibra oca do dialisador encontra o dialisato que banha as fibras. A difusão de solutos ocorre em um gradiente de concentração do sangue para o dialisato ou do dialisato para o sangue (bidirecional). Esse transporte depende de múltiplos fatores, incluindo o gradiente de concentração de um determinado soluto entre o sangue e o dialisato, do fluxo sanguíneo e do dialisado, as propriedades da membrana do dialisador e o tamanho e a propriedade físico-química do soluto a ser removido.

A ultrafiltração é o mecanismo pelo qual ocorre a remoção de água. Esse mecanismo depende da diferença de pressão hidrostática entre o sangue e o dialisato. Portanto, é necessário que a pressão fora da fibra oca seja inferior. Assim, o fluxo de transporte da água acontece do sangue para o dialisato.

Durante o transporte de fluidos (ultrafiltração), alguns solutos são "arrastados", sendo removidos do sangue para o dialisato. Esse mecanismo é conhecido como convecção e depende do tamanho do soluto em relação ao tamanho dos poros da membrana, do fluxo de sangue e do dialisato e do volume de fluido ultrafiltrado. Como na HD esse volume é relativamente pequeno, a taxa de solutos removidos por convecção é pouco significativa.

Modalidades de hemodiálise

A frequência e a duração das sessões de HD podem ser prescritas em diferentes esquemas, de acordo com as necessidades do paciente. São elas: HD convencional, abordagem incremental, HD diária, HD noturna e HD domiciliar. Na grande maioria dos casos, a hemodiálise é prescrita em seu esquema convencional de 3 sessões por semana, com duração de 4 horas cada sessão. Cada um desses esquemas tem vantagens e desvantagens. Com exceção da modalidade domiciliar, as demais modalidades são realizadas em um centro de diálise, na presença de uma equipe de saúde composta por: nefrologista, enfermeiro, técnico de enfermagem, nutricionista, psicólogo e assistente social. A indicação do esquema de HD deve ser realizada a partir de uma avaliação individualizada do paciente, levando em consideração suas demandas clínicas, sociais e preferências. O Quadro 1 resume as principais características de cada esquema citado.

QUADRO 1 Esquemas para prescrição de hemodiálise

Hemodiálise convencional • 3-4 sessões por semana. • 4 horas cada sessão.
Abordagem incremental • 1-2 sessões por semana. • Em geral, até 3 horas cada sessão.
Hemodiálise diária • 5 ou mais sessões por semana. • Em geral, menos de 2h30 por sessão.
Hemodiálise noturna 5-6 sessões por semana. 6 horas ou mais cada sessão.
Hemodiálise domiciliar Pode ser realizada em qualquer um dos esquemas acima. O mais comum é o esquema de hemodiálise noturna.

Limitações e principais complicações associadas à hemodiálise

Por ser um tratamento invasivo, com necessidade de circulação extracorpórea e, geralmente, com remoção de quantidades significativas de líquido, o paciente pode apresentar algumas complicações durante a sessão de HD. A hipotensão é a complicação mais comum e está diretamente relacionada à taxa de ultrafiltração (volume de líquido removido durante a sessão). Algumas medidas podem ser instituídas para reduzir o risco dessa complicação:

- Evitar ingerir alimento durante a sessão de HD (alimentar-se direciona o fluxo sanguíneo para o trato gastrintestinal, aumentando o risco de hipotensão).
- Realizar ajustes na prescrição da HD:
  - Redução na temperatura do dialisato – levando a vasoconstricção.
  - Aumento na concentração de sódio do dialisato – cada vez menos recomendado devido ao risco de elevado ganho de peso interdialítico.
  - Aumento da frequência das sessões – o que reduz o ganho de peso interdialítico e, consequentemente, o volume de líquido ultrafiltrado numa única sessão.

- Ajustes na prescrição dos anti-hipertensivos.
- Ajuste no peso seco (peso estimado livre de edemas).

Outras complicações comuns na HD são câimbras musculares, calafrios (principalmente em casos de infecção de cateter ou outras condições infecciosas) e hipertensão intradialítica (a circulação extracorpórea e a ultrafiltração podem causar uma vasoconstricção reflexa, elevando a pressão arterial). Além destas, outras intercorrências, menos frequentes, podem ocorrer: síndrome do desequilíbrio (comum em pacientes iniciando ou retornando à HD após um tempo prolongado sem diálise, que apresentam elevados níveis de compostos nitrogenados, e são submetidos a diálise de alta eficiência, com rápida normalização desses compostos), embolia gasosa (em caso de entrada de ar no sistema de circulação extracorpórea com falha na detecção pelos detectores de ar), prurido, cefaleia e dor torácica.

As limitações para realização da HD, do ponto de vista clínico, estão relacionadas à falência de acesso vascular, impossibilitando a confecção de FAV, enxertos ou implantes de cateteres. Além disso, algumas comorbidades, quando em estágios avançados, podem dificultar a adaptação do paciente à HD, uma vez que aumentam o risco de instabilidade hemodinâmica durante o procedimento. Nesses casos, esquemas de HD diária, migração para DP ou transplante renal são mais apropriados.

HEMODIAFILTRAÇÃO

A HDF é a modalidade de TRS mais recente e, relativamente, ainda pouco difundida no mundo, sendo mais comum no Japão e na Europa. No Brasil, a HDF é o segundo método de TRS mais realizado, correspondendo a cerca de 5% do tratamento dialítico no país.

Princípios da hemodiafiltração

Em comparação com a HD convencional, a HDF permite maior remoção de moléculas, especialmente de médio e alto peso molecular. Isso ocorre porque a HDF combina dois mecanismos de remoção de solutos: a difusão e a convecção.

Na HDF, além do *clearance* de soluto por difusão (o principal mecanismo de remoção da HD convencional), ocorre a infusão de volume significativo de uma solução denominada fluido de substituição ou fluido de reposição. Cerca de 20 L a até 100 L desse fluido são infundidos e, posteriormente, ultrafiltrados do paciente durante a HDF. Desse modo, a taxa de convecção é significativa, resultando na remoção de moléculas maiores, difíceis de serem removidas por difusão. Portanto, além de remover solutos por meio da difusão, a HDF consegue uma significativa remoção de solutos por convecção.

O fluido de substituição é produzido pela própria máquina, durante a sessão, chamado de produção online. Trata-se de um fluido estéril e apirogênico, pois é infundido diretamente no sangue. A depender do local de infusão do fluido de substituição, pode-se ter 3 modalidades de HDF:

- Pós-dilucional: quando o fluido de substituição é infundido após o dialisador e antes de o sangue filtrado ser devolvido ao paciente. É a modalidade de HDF mais realizada no mundo.
- Pré-dilucional: quando o fluido de substituição é infundido antes do dialisador. Nessa modalidade, o fluido de substituição passa pelo dialisador e é filtrado junto com o sangue do paciente. Isso leva à hemodiluição do sangue a ser filtrado, reduzindo o clearance de soluto. Uma vez que parte do fluido de substituição é filtrada, há necessidade de maiores volumes de substituição nessa modalidade, o que confere maior custo.
- Mista: quando parte do fluido de substituição é infundida antes do dialisador e parte infundida após o dialisador. É a modalidade menos realizada.

Materiais e equipamentos da hemodiafiltração

Os materiais e equipamentos necessários para a realização da HDF são semelhantes aos da HD, porém com particularidades que garantem as principais diferenças entre os dois métodos.

- Acesso vascular: para a HDF, são utilizados os mesmos acessos vasculares da HD. Porém, na HDF é ainda mais importante que estes acessos estejam em bom funcionamento, ofertando fluxos sanguíneos satisfatórios. Caso contrário, a eficiência da terapia poderá ficar comprometida.
- Máquina: a aparência externa das máquinas usadas na HDF é bem semelhante à das máquinas modernas usadas na HD. A principal diferença é que a máquina de HDF possui pelo menos duas bombas visíveis, uma para o sangue e outra para o fluido de substituição. Além disso, essas máquinas dispõem de tecnologia para produzir e fornecer dialisato estéril e apirogênico, além do próprio fluido de substituição durante o tratamento.
- Dialisador: os dialisadores utilizados na HDF são compostos por membranas de alta permeabilidade, ou seja, com maiores área de superfície e diâmetro das fibras.
- Dialisato: assim como na HD, na HDF o dialisato é produzido pela própria máquina, durante o tratamento (*online*), a partir da mistura de água, CPHD básico e CPH ácido. Os CPHD são os mesmos disponíveis para a HD. Os

critérios de qualidade exigidos para essa água são ainda mais rígidos, sendo considerada uma água ultrapura.

- Fluido de substituição: é produzido pela própria máquina de HDF, durante o procedimento (produção *online*). O volume a ser infundido em cada sessão é definido pelo médico nefrologista e programado na máquina. Esse fluido é estéril e apirogênico, uma vez que é infundido diretamente no sangue do paciente. A máquina de HDF tem filtros capazes de produzir o fluido de substituição com os parâmetros de segurança necessários.

Modalidades de hemodiafiltração

A HDF pode ser realizada nos mesmos esquemas citados para a HD, a depender das necessidades clínicas e sociais do paciente.

Limitações e principais complicações associadas à hemodiafiltração

As complicações que podem ocorrer durante a sessão de HDF são as mesmas listadas para a HD. Nas últimas décadas, diversos estudos recentes têm comparado os resultados de pacientes em HDF com os de pacientes em HD, em busca de identificar uma possível superioridade da HDF, especialmente no que diz respeito ao potencial impacto na sobrevida dos pacientes.

O estudo *Convince*, publicado em 2023, demonstrou que a HDF, em comparação com a HD convencional, pode resultar em maior sobrevida a longo prazo e menores taxas de hospitalizações por causas cardiovasculares. Isso sugere que a HDF pode reduzir a sobrecarga cardíaca e melhorar a saúde geral dos pacientes, contribuindo para um desfecho clínico mais favorável. No entanto, mais estudos são necessários para confirmar esses resultados e avaliar a generalização deles para diferentes populações de pacientes.

A escolha entre HD e HDF ainda deve ser baseada em avaliações individuais e considerações clínicas específicas, levando em conta a idade, comorbidades e preferências do paciente. No entanto, esses estudos recentes fornecem evidências promissoras de que a HDF pode ser uma opção terapêutica mais eficaz em termos de sobrevida e qualidade de vida.

DIÁLISE PERITONEAL

A DP é o método de terapia de substituição renal que utiliza o peritônio como membrana dialisadora, sendo o tratamento dialítico crônico de aproximadamente 200 mil pacientes em todo o mundo e 8 mil pacientes brasileiros (cerca de 4% dos pacientes em diálise).

Fisiologia da membrana peritoneal e aplicações clínicas

A membrana peritoneal realiza o transporte de solutos e de água por separar dois compartimentos de líquido:

- O sangue nos capilares peritoneais, que na insuficiência renal contém excesso de ureia, creatinina, potássio e outras toxinas.
- A solução de diálise (ou dialisato) na cavidade peritoneal, que geralmente contém sódio, cloreto e lactato ou bicarbonato e que se torna hiperosmolar pela adição de alta concentração de glicose.

Para a realização da DP é necessário o implante do cateter peritoneal. Durante a DP ocorrem simultaneamente três processos de transporte: difusão (transporte de solutos), ultrafiltração (remoção de líquidos) e absorção de líquidos pelos vasos linfáticos.

Os principais determinantes da difusão peritoneal são o gradiente de concentração, o peso molecular do soluto e a área da superfície peritoneal efetiva, enquanto os principais determinantes da ultrafiltração são o gradiente de concentração e a capacidade de reflexão do agente osmótico, além da densidade de poros nos capilares peritoneais e da distribuição dos capilares no interstício. Quanto maior a densidade de poros nos capilares peritoneais e a distribuição de capilares no interstício, mais rápida é a difusão de solutos para a solução de diálise, porém menor é a capacidade de ultrafiltração, já que mais rapidamente a glicose, o agente osmótico mais utilizado mundialmente, será difundida para os capilares peritoneais, reduzindo seu poder osmótico. Já a absorção de líquidos pelos vasos linfáticos depende da pressão hidrostática intraperitoneal (quanto maior, maior a absorção) e da efetividade dos próprios vasos linfáticos.

A quantidade de diálise obtida e a magnitude da remoção de líquido dependem do volume da solução de diálise infundida (volume infundido), do tempo de permanência da solução de diálise na cavidade peritoneal, da frequência com que essa solução de diálise é trocada, da concentração do agente osmótico e da característica do transporte peritoneal do paciente, determinada principalmente, pela densidade de poros nos capilares peritoneais e pela distribuição dos capilares no interstício, sendo caracterizados como altos ou rápidos transportadores quando mais vascularizados, e baixos ou lentos transportadores quando menos vascularizados.

A Figura 6 representa a fisiologia do transporte peritoneal (difusão, ultrafiltração e absorção).

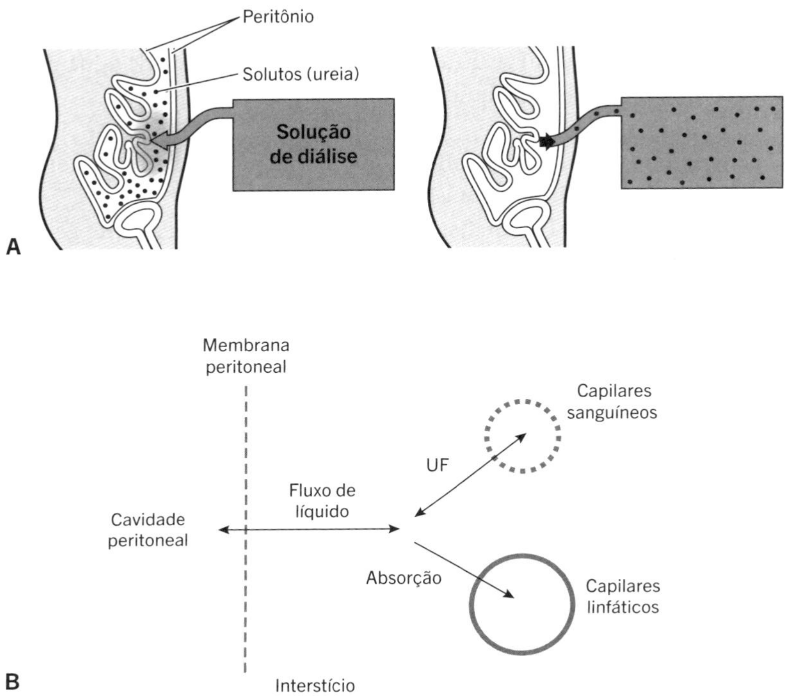

FIGURA 6 A: difusão – transporte de solutos pela membrana peritoneal. B: ultrafiltração (UF) e absorção linfática.

Modalidades de diálise peritoneal

Diálise peritoneal ambulatorial contínua (DPAC)

A solução de diálise é mantida continuamente na cavidade abdominal. Em geral, é trocada 4 vezes ao dia, com variação de 3 a 5 vezes dependendo das necessidades individuais e da função renal residual do paciente. A infusão de solução de diálise e a drenagem do dialisato são realizadas manualmente, com o uso da gravidade para introduzir e retirar o líquido da cavidade peritoneal, utilizando-se um equipo de transferência em Y. Essa modalidade é indicada preferencialmente para os pacientes considerados baixos transportadores, ou seja, aqueles cuja membrana peritoneal apresenta baixa velocidade de transporte da glicose, já que o tempo de permanência na cavidade peritoneal é de aproximadamente 4 a 6 horas.

Diálise peritoneal automatizada (DPA)

Com o uso de uma cicladora, é praticamente tão usada quanto a DPAC em todo o mundo, e em alguns países, como EUA e Brasil, é utilizada no tratamento da maioria dos pacientes em DP. A DPA é tradicionalmente dividida em DP intermitente noturna (DPIN) e DP contínua por cicladora (DPCC). A DPIN caracteriza-se pelo fato de a cavidade peritoneal permanecer "seca" durante o dia, enquanto na DPCC a cavidade peritoneal permanece com líquido durante o período diurno. A DPIN é prescrita quando o paciente tem função renal residual.

A DPA tem duração de 8 a 10 horas, os volumes de permanência variam de 1,5 a 3 L e o número de ciclos, em geral, é de 3 a 8 por noite. É possível prescrever maior volume de infusão durante a DPA que durante a DPAC, devido à menor pressão intraperitoneal na posição de decúbito. O maior volume de infusão e o maior número de ciclos aumentam a depuração de solutos e a ultrafiltração (devido à menor permanência da solução de diálise na cavidade). O volume total de líquido geralmente varia de 8 a 18 L.

Devido ao menor tempo de permanência, a DPA é indicada para pacientes considerados médios e altos transportadores, ou seja, aqueles cuja membrana peritoneal possibilita moderada a alta velocidade de transporte da glicose.

A solução de diálise para a DPA é a mesma usada para a DPAC. A Figura 7 representa as prescrições de DPAC, DPIN e DPCC.

Indicações, limitações, contraindicações e complicações da diálise peritoneal

A DP tem algumas vantagens em comparação com a HD. Do ponto de vista técnico é simples, com exigências mínimas de infraestrutura e, muitas vezes, com menor custo. Pode ser uma melhor opção em casos de dificuldade de acesso vascular e escassez de vagas de HD. A remoção de solutos e líquidos é gradual, com menor possibilidade de síndrome de desequilíbrio, estresse cardiovascular e redução abrupta da pressão arterial. Por sua vez, esses possíveis benefícios reduzem o risco de isquemia renal e cardíaca, além do desequilíbrio hidroeletrolítico. Não há necessidade de circulação extracorpórea, o que diminui as possíveis alterações pró-inflamatórias decorrentes da exposição do sangue a membranas sintéticas. Entretanto, a DP tem contraindicação relativa em pacientes com cirurgia abdominal recente, grandes hérnias abdominais, aderências intra-abdominais, fibrose peritoneal ou peritonite. Como a remoção de volume e de solutos é lenta, a DP não é tão segura e eficiente quanto as técnicas extracorpóreas de purificação do sangue para tratamento de emergências, como edema agudo de pulmão e hiperpotassemia potencialmente fatal. O Quadro 2 mostra as vantagens e desvantagens da DP.

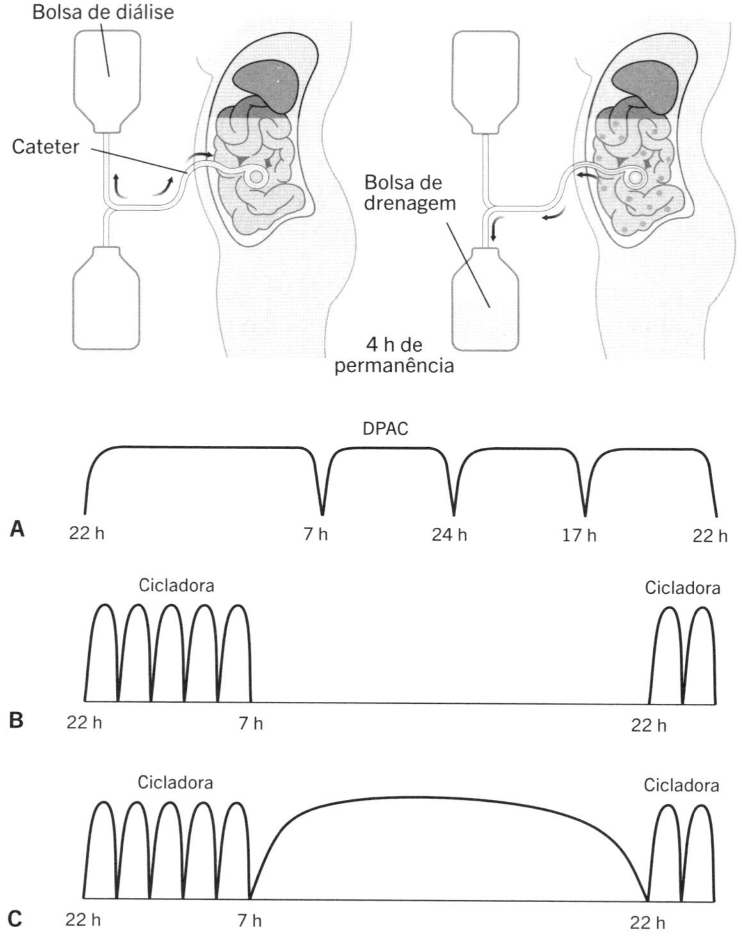

FIGURA 7 A: diálise peritoneal ambulatorial contínua (DPAC). B: diálise peritoneal intermitente noturna (DPIN). C: diálise peritoneal contínua por cicladora (DPCC). (ver imagem colorida no caderno de cor)

As principais complicações relacionadas à DP são mecânicas, infecciosas e metabólicas. Dentre as complicações mecânicas, as mais frequentes são o extravasamento do dialisato e a migração da ponta de cateter, e a maioria delas ocorre precocemente, ou seja, nos primeiros 30 dias após o implante do cateter. A peritonite é uma das principais causas de falência da técnica, e o recomendado pela International Society for Peritoneal Dialysis é que a taxa de peritonite

QUADRO 2 Vantagens e desvantagens da diálise peritoneal

	Hemodiálise	Diálise peritoneal
Vantagens	• Realizada por equipe de saúde. • Tempo curto de tratamento. • Socialização do paciente. • Possível para a maioria. • Acompanhamento médico contínuo.	• Realizada em residência. • Melhor controle de PA. • Simplicidade de acesso. • Preserva a função renal. • Maior participação do paciente. • Maior estabilidade cardiovascular. • Facilidade para viajar. • Pode ser realizada por familiar.
Desvantagens	• Mais problemas com acesso vascular. • Maior uso de cateteres centrais. • Maior risco de septicemia. • Maior risco de hipotensão. • Transporte para a unidade de HD.	• Maior dificuldade para aprendizado. • Não é possível para todos. • Isolamento social. • Risco de peritonite. • UF não pode ser controlada.

HD: hemodiálise; PA: pressão arterial; UF: ultrafiltração.

não seja superior a 0,50 episódio-paciente/ano. Estudos brasileiros mostram densidade de incidência de peritonite de 0,30 episódio-paciente/ano, durante o período de 2014 a 2020.

Entre as complicações metabólicas encontram-se a hiperglicemia e a dislipidemia, que podem ser minimizadas com a otimização do tratamento com insulina, hipoglicemiantes e estatinas, além da redução da concentração da glicose como agente osmótico.

Sobrevida em diálise peritoneal – evidências clínicas

Embora a DP seja uma importante forma de tratamento para pacientes com DRC em estágio avançado e que requerem TRS, nos últimos 20 anos a proporção de pacientes em diálise tratados com DP apresentou declínio significativo tanto em países desenvolvidos como em desenvolvimento. No cenário mundial, a HD tem sido a terapia mais utilizada tanto em pacientes incidentes quanto prevalentes em terapia dialítica.

Vários estudos têm comparado as diferenças entre as duas modalidades de tratamento dialítico – DP e HD – em pacientes prevalentes em TRS. Não foram constatadas, até o momento, evidências da superioridade de um método em relação a outro no que diz respeito à mortalidade nos dois primeiros anos de terapia.

Alguns trabalhos mostraram melhores resultados com a DP no grupo de pacientes jovens e sem comorbidades. Dessa forma, a DP é uma modalidade de substituição renal que oferece aos pacientes a conveniência do tratamento domiciliar e percepção aumentada da liberdade, com consequente melhor qualidade de vida. Outros benefícios da DP incluem a preservação da função renal residual, menor hospitalização e taxas de intervenção de acesso com melhor desfecho em curto prazo após o transplante, além de salvar vidas quando não existe possibilidade de acesso vascular. Por fim, estudos bem desenhados indicam que a DP é mais custo-efetiva que a HD.

ESCOLHA DO MÉTODO DIALÍTICO

Todas as modalidades de diálise apresentam vantagens e desvantagens. Até o momento, nenhum estudo conseguiu demonstrar, com evidências robustas, superioridade de método em relação ao outro. Considerando a inexistência de contraindicações absolutas para um dos métodos, a escolha da modalidade dialítica deve ser uma tomada de decisão compartilhada entre o médico nefrologista, o paciente e seus familiares. Optar por um método que se adéque às demandas do paciente e seus familiares, buscando a menor interferência possível em sua rotina, desde que não haja impedimentos técnicos, costuma ser a melhor maneira de obter sucesso no tratamento.

Por outro lado, o médico nefrologista deve estar atento aos casos em que a continuidade ou o início da diálise (HD ou DP), apesar de indicada, não trará benefícios significativos ao paciente. A descontinuação (interromper o tratamento) ou a sonegação (não iniciar) da diálise é uma decisão complexa, que também deve ser discutida com familiares e paciente (quando possível). Apesar de não existir legislação no Brasil que regulamente especificamente a descontinuação ou sonegação da diálise, alguns trabalhos foram publicados nesse sentido. As principais recomendações para esses casos estão listadas no Quadro 3.

QUADRO 3 Condições em que devem ser consideradas a renúncia à terapia renal substitutiva

- Paciente com capacidade de tomar decisão que, munido de informações acerca de suas condições de saúde, prognóstico e tratamento, recuse ou solicite a descontinuação da diálise.
- Paciente sem capacidade de tomar decisão, mas que tenha declarado previamente, de forma oral ou escrita, sua recusa à diálise.
- Recusa ou solicitação de descontinuação da diálise por parte de representante legal de paciente sem capacidade de tomar decisão e com prognóstico muito pobre ou sem condições para realização da diálise de forma segura.
- Paciente com distúrbio neurológico grave e irreversível.

ADEQUAÇÃO DA DIÁLISE

A adequação da diálise (eficácia da filtração do sangue) deve ser avaliada com base em alguns critérios clínicos e laboratoriais. Dentre eles, destaca-se o Kt/V, um parâmetro que depende do coeficiente de depuração da ureia (K), seu volume de distribuição (V) e o tempo da sessão (t). Ele estima a qualidade da depuração de solutos do sangue do paciente; porém, não deve ser avaliado isoladamente. Para avaliação efetiva, a adequação da diálise precisa ser julgada a partir da análise combinada de outros fatores, além do Kt/V, como níveis de fósforo e potássio no sangue, resposta ao tratamento da anemia, estado nutricional e qualidade de vida (bem-estar e disposição do paciente para a realização de atividades habituais). Esses parâmetros são avaliados mensalmente mediante consultas com a equipe assistente, nas quais são avaliados exames de rotina (mensais, trimestrais, semestrais e anuais, conforme determinação em normativa específica para diálise) e condições clínicas e sociais do paciente. Ajustes na prescrição da diálise, bem como nos medicamentos e recomendações não medicamentosas, devem ser realizados a partir dessas avaliações.

CONSIDERAÇÕES FINAIS

A diálise é o tratamento para os estágios mais avançados da DRC (DRC G5D) e consiste em HD, HDF ou DP. Cada um desses métodos tem vantagens e desvantagens. A escolha do método dialítico deve ser realizada por meio de decisão compartilhada entre o médico nefrologista, paciente e familiares, levando em consideração o estilo de vida e o desejo do paciente. Da mesma forma, cada método dialítico pode ser prescrito de acordo com diferentes esquemas, que devem ser indicados a partir de uma avaliação individualizada do paciente.

As três modalidades de diálise podem apresentar complicações durante sua realização, as quais podem ser manejadas e minimizadas a partir de ajustes na prescrição da diálise, modificação do esquema escolhido e ajustes no peso seco estimado.

BIBLIOGRAFIA RECOMENDADA

Alves CA, Siva VC, Rufino EM, Garms D, Ferreira HC, Baptistella M et al. Urgent-start peritoneal dialysis: Brazilian experience. Blood Purif. 2023.

Blankestijn PJ, Vernooij RWM, Hockham C, Strippoli GFM, Canaud B, Hegbrant J et al.; Convince Scientific Committee Investigators. Effect of hemodiafiltration or hemodialysis on mortality in kidney failure. N Engl J Med. 2023 Aug 24;389(8):700-9.

Chaudhary K, Sangha H, Khanna R. Peritoneal dialysis first: rationale. Clin J Am Soc Nephrol. 2011;6:447-56.

Devuyst O, Rippe B. Water transport across the peritoneal membrane. Kidney Int. 2014;85:750-8.

Fadem SZ, Moura-Neto JA. Diálise: desafios clínicos e tendências no tratamento. Santana de Parnaíba: Manole; 2023.

Heaf JG, Lokkegaard H, Madsen M. Initial survival advantage of peritoneal dialysis relative tohemodialysis. Nephrol Dial Transplant. 2002;17:112-7.

Heimburger O, Waniewski J, Werynski A, Lindholm B. A quantitative description of solute and fluid transport during peritoneal dialysis. Kidney Int. 1992;41:1320-32.

Krediet RT, Struijk DG. Peritoneal dialysis membrane evaluation in clinical practice. Contrib Nephrol. 2012;178:232-7.

Moura-Neto JA. Terapia renal substitutiva 2: controvérsias e tendências. São Paulo: Balieiro; 2019.

Moura-Neto JA, Vieira Neto OM, Calazans DCC, Pio-Abreu A, Machado D, Suassuna JHR. Condutas em nefrologia e diálise: como eu faço?. Santana de Parnaíba: Manole; 2022.

Nissenson AR, Prichard SS, Cheng IK, Kubota M, Maiorca R, Riella MC et al. Non-medical factors that impact on ESRD modality selection. Kidney Int Suppl. 1993;40:S120-7.

Riella MC. Princípios de nefrologia e distúrbios hidroeletrolíticos. 6.ed. São Paulo: Guanabara Koogan; 2018.

Sociedade Brasileira de Nefrologia (SBN). Censo Brasileiro de Diálise 2022. Disponível em: https://www.censo-sbn.org.br/censosAnteriores. Acesso em: 24 fev. 2024.

Teitelbaum I, Finkelstein FO. Why are we not getting more patients onto peritoneal dialysis? Observations from the United States with global implications. Kidney Int Rep. 2023.

Termorshuizen F, Korevaar JC, Dekker FW. Hemodialysis and peritoneal dialysis: comparison of adjusted mortality rates according to the duration of dialysis: analysis of The Netherlands cooperative study on the adequacy of dialysis. J Am Soc Nephrol. 2003;14:2851-60.

Vonesh EF, Snyder JJ, Foley RN. Mortality studies comparing peritoneal dialysis and hemodialysis: what do they tell us? Kidney Int. 2006;70:S3-11.

24

Transplante renal

Tainá Veras de Sandes Freitas
Lúcio Requião Moura
Alvaro Pacheco e Silva Filho

PONTOS-CHAVE

- Comparado com a diálise, o transplante renal está associado a melhores desfechos.
- A meia-vida de um transplante depende das características do doador e do receptor e das agressões ao parênquima sofridas ao longo do tempo.
- O uso adequado dos fármacos imunossupressores é fundamental para prevenir os episódios de rejeição.

INTRODUÇÃO

A partir do momento em que o comprometimento das funções renais coloca em risco a vida do indivíduo com doença renal crônica (DRC), alguma modalidade de terapia substitutiva deve ser iniciada. As modalidades atualmente disponíveis são a diálise (hemodiálise, hemodiafiltração e diálise peritoneal) e o transplante renal.

Diferentemente da diálise, que corrige ou atenua predominantemente os sinais e sintomas decorrentes da disfunção exócrina dos rins (hipercalemia, hipervolemia, acidose e uremia), o transplante possibilita também a correção das disfunções endócrinas, como a anemia e o distúrbio mineral e ósseo.

Comparado com a diálise, o transplante renal oferece ao paciente menor risco de eventos cardiovasculares e de hospitalizações, melhor qualidade de vida e maior sobrevida no médio a longo prazo. Além disso, sob a ótica dos sistemas de saúde, o transplante é uma modalidade mais custo-efetiva.

MODALIDADES DE TRANSPLANTE E LEGISLAÇÃO

Transplantar significa implantar um órgão ou tecido com o objetivo de compensar ou substituir uma função perdida. Quando esse órgão é oriundo de outro indivíduo da mesma espécie, chamamos de alotransplante. Os rins utilizados para transplante podem ser oriundos de doadores vivos ou falecidos.

O transplante com doador vivo é uma modalidade de transplante eletiva, com maior possibilidade de ser realizada antes do início da diálise (transplante preemptivo) e que oferece ao receptor uma melhor sobrevida do enxerto. Entretanto, a nefrectomia para doação apenas pode ser realizada em indivíduos hígidos, com baixo risco de evoluírem para DRC ao longo da vida. As legislações que regulamentam o transplante renal com doador vivo diferem entre os países. No Brasil, são candidatos a doador vivo aqueles familiares até o quarto grau de parentesco e os cônjuges. Transplantes com doadores vivos não aparentados apenas podem ser realizados após autorização judicial, aprovação da Comissão de Ética do hospital transplantador, da Central de Notificação Captação e Distribuição de Órgãos e Tecidos, além de ser comunicada ao Ministério Público.

Para candidatar-se ao transplante com doador falecido, o indivíduo com DRC deve procurar ou ser referenciado a um centro transplantador, onde, após avaliação da viabilidade clínica, será inscrito em uma lista de espera (Cadastro Técnico Único), cujos critérios principais para alocação dos órgãos são a identidade no sistema ABO e a compatibilidade no sistema de antígeno leucocitário humano (HLA) entre o doador e o receptor.

Para o transplante com doador falecido, os principais critérios para alocação dos rins são:

- identidade ABO
- compatibilidade HLA

Ressalta-se que o transplante é um procedimento cirúrgico e, portanto, apresenta os riscos perioperatórios a ele inerentes. Assim, não são candidatos a transplante pacientes instáveis, graves e com curta expectativa de vida. Igualmente, não são candidatos a transplante (de forma permanente ou temporária) indivíduos com doenças graves não tratadas.

ASPECTOS IMUNOLÓGICOS E IMUNOSSUPRESSÃO

Após caracterizada a compatibilidade ou identidade no sistema ABO, a avaliação imunológica objetiva minimizar o risco de episódios de rejeições mediadas por células (notadamente linfócitos T) ou por anticorpos. O fator Rh não é importante para fins de transplante renal. Tais episódios de rejeição ocorrem predominantemente em virtude do reconhecimento pelo sistema imune do receptor de antígenos do sistema HLA do doador, os quais raramente são iguais entre os indivíduos, uma vez que são codificados por genes altamente polimórficos.

Além do transplante, a gravidez e transfusões sanguíneas prévias são formas de contato com moléculas do sistema HLA de outros indivíduos, possibilitando a formação de anticorpos anti-HLA. Para o transplante renal, é fundamental a realização de testes para detecção desses anticorpos preformados, ou seja, existentes antes do transplante (prova cruzada ou *cross match*), a fim de evitar rejeição hiperaguda ou acelerada, uma modalidade de rejeição mediada por anticorpos não responsiva a tratamentos e que resulta em perda precoce do enxerto.

Para a prevenção dos demais tipos de rejeição, os receptores de transplante renal fazem uso de fármacos imunossupressores, que têm como objetivo inibir a imunidade adaptativa, notadamente a ativação dos linfócitos T. Tais fármacos atuam inibindo a ativação linfocitária e são utilizados em combinação de forma a agregar mecanismos inibitórios, ou seja, bloquear etapas distintas da ativação do linfócito, e minimizar os eventos adversos a eles relacionados. A maioria dos serviços de transplante emprega a associação de três fármacos em combinação: um que bloqueia o primeiro sinal da ativação linfocitária (inibidor de calcineurina), um que bloqueia o terceiro sinal (micofenolato ou azatioprina ou inibidor da mTOR) e um esteroide (Figura 1). Enquanto o rim transplantado permanecer funcionante é necessário manter a terapia imunossupressora, que pode sofrer variações de acordo com a evolução do transplante.

O Quadro 1 resume os principais fármacos imunossupressores utilizados atualmente, seus mecanismos de ação e principais efeitos adversos.

ASPECTOS ANATÔMICOS E CIRÚRGICOS

A cirurgia do transplante renal consiste no implante do rim, vasos renais e sistema coletor (ureter) do doador no corpo do receptor. Em condições habituais, o aloenxerto renal é colocado na fossa ilíaca do receptor (mais frequentemente na fossa ilíaca direita), por via extraperitoneal (Figura 2A). A artéria e a veia renal do doador são anastomosadas na artéria e veia ilíaca (interna ou externa), respectivamente, do receptor (Figura 2B). O ureter do doador é anastomosado na bexiga do receptor (Figura 2C).

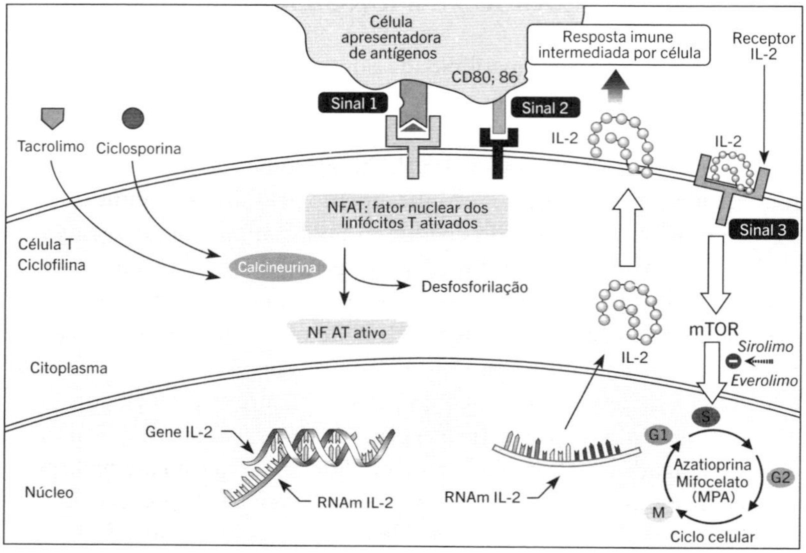

FIGURA 1 Ação dos principais fármacos imunossupressores no bloqueio da ativação linfocitária.

IL: inteleucina; RNA: ácido ribonucleico.

QUADRO 1 Fármacos imunossupressores utilizados na terapia de manutenção do transplante renal

Fármaco	Mecanismo de ação	Efeitos adversos principais
Ciclosporina Tacrolimo	Inibidor da calcineurina Bloqueio da transcrição gênica	Neurotoxicidade, nefrotoxicidade, diabetes
Azatioprina	Análogo das bases purínicas Bloqueio na síntese de DNA	Anemia, leucopenia, trombocitopenia, hepatotoxicidade
Micofenolato mofetila Micofenolato sódico	Inibição da síntese de purinas Bloqueio na síntese de DNA	Anemia, leucopenia, trombocitopenia, diarreia
Sirolimo Everolimo	Inibidor da mTOR Bloqueio da progressão da proliferação celular da fase G1 para S	Dislipidemia, afta, proteinúria, retardo na cicatrização de feridas
Prednisona	Esteroide Bloqueio da transcrição gênica	Hipertensão, diabetes, dislipidemia, acne, catarata

DNA: ácido desoxirribonucleico; mTOR: *mammalian target of rapamycin*.

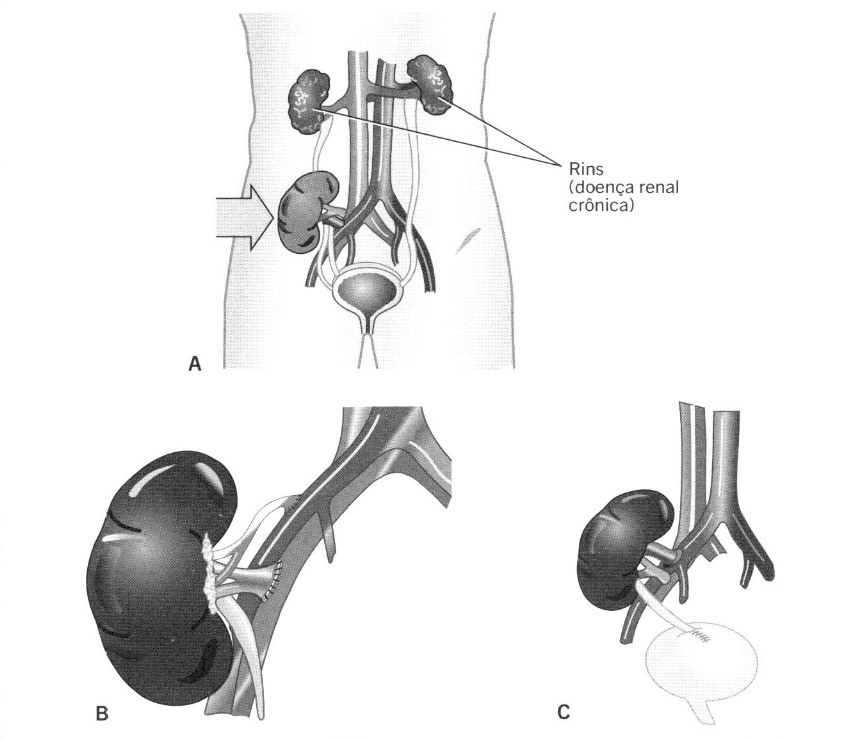

FIGURA 2 A: local habitual de implante do enxerto renal. B: anastomoses vasculares, arterial e venosa; C: anastomose urinária (ureter na bexiga).

Ressalta-se que a descrição refere-se a um transplante habitual, sem excepcionalidades anatômicas oriundas do doador ou receptor. Além disso, em condições habituais, a cirurgia do transplante não envolve os rins nativos, os quais são mantidos em sua topografia retroperitoneal.

PRINCIPAIS COMPLICAÇÕES CIRÚRGICAS

As principais complicações cirúrgicas precoces do transplante estão relacionadas às anastomoses vasculares e urinárias realizadas para o implante. As tromboses arterial e venosa são as complicações técnicas mais temidas, dado que resultam em perda imediata do enxerto. Outras complicações vasculares possíveis são sangramento e estenose arterial. Sangramentos podem também decorrer de vasos menores não relacionados às anastomoses, mas aos tecidos circunjacentes. A secção de vasos linfáticos locais pode também resultar em linforreia e linfocele.

Quanto às complicações das vias urinárias, destaca-se a fístula urinária, decorrente habitualmente de um defeito na anastomose ureteral, e a estenose ureteral, cuja principal causa é a isquemia distal do ureter. Apesar da realização de anastomoses com técnicas antirrefluxo, a ocorrência de refluxo vesicoureteral é frequente.

Além das complicações relacionadas ao implante, há possibilidade de complicações da parede abdominal e pele, como infecção de ferida operatória, retardo na cicatrização e deiscência, bem como hérnia incisional.

PRINCIPAIS COMPLICAÇÕES CLÍNICAS

Nos primeiros dias a semanas após o transplante, as principais complicações são aquelas decorrentes da manipulação cirúrgica, como infecção urinária, as infecções nosocomiais e as infecções oportunistas decorrentes do estado de imunossupressão, como a infecção pelo citomegalovírus. Outras infecções oportunistas podem surgir e são mais frequentes nesse período, como a pneumocistose e infecções por outros herpes-vírus além do citomegalovírus. Os episódios de rejeição aguda também são mais frequentes nas primeiras semanas, período de ajuste aos fármacos imunossupressores.

Passados os primeiros 3 a 6 meses após o transplante, o indivíduo costuma retornar para o convívio social e laboral, o que o torna suscetível às exposições ambientais e infecções comunitárias, como pneumonia, tuberculose, influenza, covid-19, dengue, entre outras. Entretanto, diferentemente do indivíduo imunocompetente, o receptor de transplante renal faz uso permanente de medicamentos que inibem a resposta imune adaptativa, tornando-o mais suscetível a complicações e piores desfechos.

Além das complicações infecciosas, o receptor de transplante renal tem maior risco de apresentar eventos cardiovasculares. Isso decorre da própria DRC, bem como dos distúrbios metabólicos secundários ao uso dos medicamentos imunossupressores, como hipertensão arterial, diabetes e dislipidemia.

> As principais complicações precoces do transplante renal são aquelas relacionadas ao procedimento cirúrgico (fístula urinária, tromboses nas anastomoses venosa ou arterial), infecções como as nosocominais ou urinária, e algumas infecções oportunistas. No médio e longo prazo, as complicações mais frequentes são as infecções adquiridas na comunidade, os eventos cardiovasculares e as neoplasias.

O uso contínuo e prolongado de imunossupressores também coloca o receptor de transplante renal em maior risco de alguns tipos de neoplasias, como linfoma, sarcoma de Kaposi e câncer de pele não melanoma (espinocelular e basocelular).

Por fim, os eventos imunomediados podem ocorrer em qualquer momento caso haja subexposição aos medicamentos imunossupressores, resultando em rejeição aguda ou rejeição crônica, mediada por células ou por anticorpos.

O FUNCIONAMENTO DO ENXERTO RENAL E CUIDADOS

Logo após o transplante, o enxerto pode assumir alguns padrões de comportamento. O comportamento mais desejado, habitualmente visto nos transplantes com doador vivo, é o surgimento imediato de diurese e aumento rápido e progressivo da taxa de filtração glomerular. Por outro lado, nos transplantes com doador falecido, é frequente a ocorrência de atraso na função inicial do enxerto, levando à necessidade de diálise por alguns dias antes da recuperação da função renal, que costuma ser mais paulatina que a observada no transplante com doador vivo. Esse fenômeno é a consequência clínica da interrupção do fluxo sanguíneo ao órgão no doador, do período em que o rim permanece em isquemia fria e, por fim, do desclampeamento das anastomoses vasculares no momento do implante no receptor (lesão de isquemia-reperfusão).

Passada essa fase inicial, a função renal que será fornecida por um aloenxerto depende de diversas variáveis, como tipo, idade e comorbidades do doador e magnitude da lesão de isquemia-reperfusão. A maior parte dos receptores de transplante de rim (cerca de 75%) atinge a função renal considerada basal com taxa de filtração glomerular abaixo de 60 mL/min. O estabelecimento da função renal basal é fundamental para acompanhamento posterior e avaliação da velocidade de perda da função que ocorrerá ao longo dos anos. Essa velocidade de declínio da perda de função renal depende da ocorrência de agravos ao parênquima renal ao longo do tempo, como rejeições, infecções e nefrotoxicidade por fármacos, incluindo os imunossupressores. A meia-vida de um enxerto renal varia entre 10 e 30 anos.

> A função renal alcançada após um transplante depende de variáveis como tipo, idade e comorbidades do doador e magnitude da lesão de isquemia-reperfusão.

Considerando que o receptor de transplante renal é um paciente com DRC, ele deve ser manejado com as medidas renoprotetoras habituais para pacientes com DRC em tratamento conservador, incluindo controle da pressão arterial, da glicemia, dislipidemia e albuminúria, bem como evitando agentes nefrotóxicos, como os anti-inflamatórios não esteroidais. O uso adequado dos imunossupressores é imprescindível para minimizar a ocorrência de rejeição crônica, principal causa de perda do enxerto.

Outro cuidado no manejo de pacientes transplantados renais é com as interações medicamentosas com os fármacos imunossupressores, notadamente com os inibidores da calcineurina, ciclosporina e tacrolimo. Essa classe de medicamentos é metabolizada no fígado pelo citocromo P450 3A4 e 3A5, sendo suscetível a interação com fármacos que induzem ou inibem essa via enzimática, reduzindo ou aumentando, respectivamente, sua concentração no sangue e expondo o paciente a maior risco de rejeição ou efeitos adversos. O Quadro 2 resume alguns medicamentos que devem ser utilizados com cautela em pacientes transplantados, pelo risco de interação medicamentosa.

QUADRO 2 Principais fármacos que interferem na concentração sanguínea dos inibidores de calcineurina

Aumentam a concentração	Reduzem a concentração
• Antifúngicos imidazólicos: fluconazol, cetoconazol, itraconazol • Bloqueadores dos canais de cálcio não di-idropiridínicos: diltiazen, verapamil • Antibióticos macrolídeos: eritromicina, claritromicina, azitromicina • Antirretrovirais inibidores da protease: ritonavir, atazanavir, lopinavir, nelfinavir	• Tuberculostáticos: rifampicina, pirazinamida e etambutol • Anticonvulsivantes: fenitoína, barbitúricos, carbamazepina, ácido valproico • Antirretrovirais inibidores da transcriptase reversa não nucleosídeos: efavirenz, nevirapina

CONSIDERAÇÕES FINAIS

O transplante renal é a terapia renal substitutiva com os melhores resultados clínicos, devendo ser essa modalidade oferecida a todos os pacientes com DRC estádio 5, exceto em circunstâncias raras e especiais de contraindicação. O sucesso do transplante depende do êxito cirúrgico do procedimento, do adequado reconhecimento e manejo das complicações cirúrgicas e clínicas e, principalmente, do adequado bloqueio da resposta imune adaptativa, o que ocorre com o uso de fármacos imunossupressores. A minimização de agressões ao enxerto ao longo do tempo é a melhor estratégia para aumentar sua durabilidade.

BIBLIOGRAFIA RECOMENDADA

Abbas AK, Lichtman AH, Pillai S. Imunologia do transplante. In: Abbas AK, Lichtman AH, Pillai S. (eds.). Imunologia celular e molecular. 8.ed. Rio de Janeiro: Elsevier; 2015. p.359-82.

Brasil. Ministério da Saúe. Portaria n. 2.600, de 21 de outubro de 2009: Aprova o Regulamento Técnico do Sistema Nacional de Transplantes. Disponível em https://bvsms.saude.gov.br/bvs/saudelegis/gm/2009/prt2600_21_10_2009.html; acessado em: 26 nov. 2023.

Chadban SJ, Ahn C, Axelrod DA, Foster BJ, Kasiske BL, Kher V et al. KDIGO clinical practice guideline on the evaluation and management of candidates for kidney transplantation. Transplantation. 2020;104(4S1 Suppl 1):S11-S103.

Fishman JA. Infection in organ transplantation. Am J Transplant. 2017 Apr;17(4):856-79.

Manfro RC, Requião Moura LR, Sandes Freitas TV. Drogas imunossupressoras e protocolos de imunossupressão. In: Requião Moura LR, Alves MAR, Santos DR, Pecoits Filho R (eds.). Tratado do nefrologia. v.2. Rio de Janeiro: Atheneu; 2018. p.1543-65.

Medina Pestana J, Requião Moura LR, Sandes Freitas TV, Tedesco Silva H (eds.). Transplante renal: manual prático. Uso diário ambulatorial e hospitalar. 2.ed. Piracicaba: Balieiro; 2022.

Tonelli M, Wiebe N, Knoll G, Bello A, Browne S, Jadhav D et al. Systematic review: kidney transplantation compared with dialysis in clinically relevant outcomes. Am J Transplant. 2011;11(10):2093-109.

Índice remissivo

E

F

G

H

I

M

N

O

P

Caderno de cor

CAPÍTULO 1

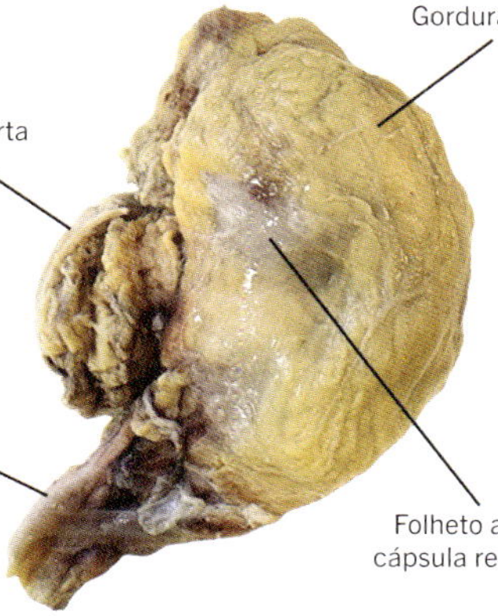

FIGURA 1 Envoltórios do rim direito. O órgão é revestido externamente pelos folhetos da cápsula renal e recoberto pela gordura perirrenal.

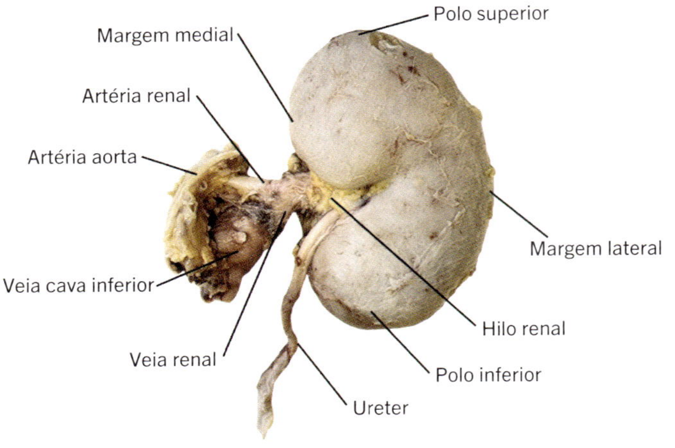

FIGURA 2 Anatomia de superfície do rim direito. As regiões superior e inferior são denominadas polos. A margem lateral é convexa, e a medial é côncava, contendo o hilo renal. A artéria renal origina-se da aorta, sendo superior à veia renal, originada da veia cava inferior.

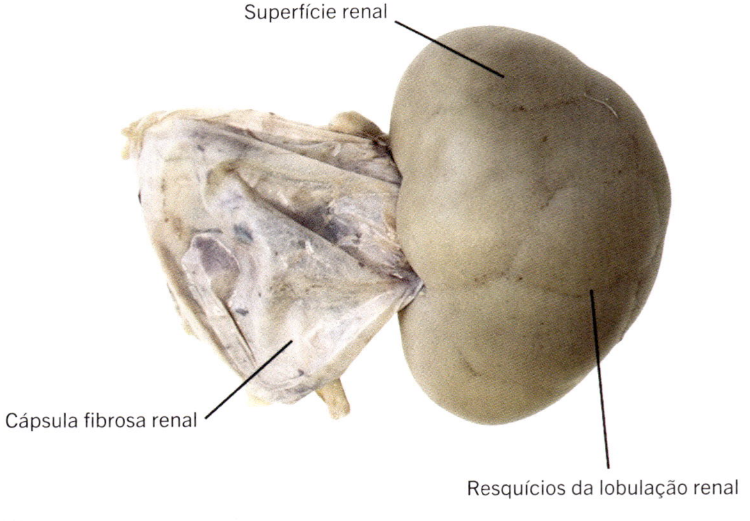

FIGURA 3 Anatomia de superfície do rim direito. A cápsula fibrosa do rim foi destacada, mostrando superfície lisa, brilhante, com resquícios da lobulação do período fetal.

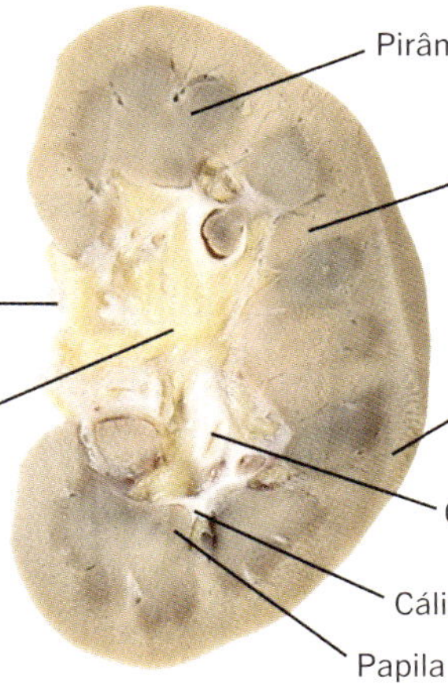

FIGURA 4 Hemissecção do rim direito. A região externa, o córtex, é dividida em arco cortical e medulas renais. A porção interna, a medula, é representada por pirâmides renais, cujos ápices, as papilas renais, conectam-se aos cálices menores. O seio renal contém os cálices e a pele, sendo preenchido por tecido adiposo contínuo com o do hilo renal.

CAPÍTULO 2

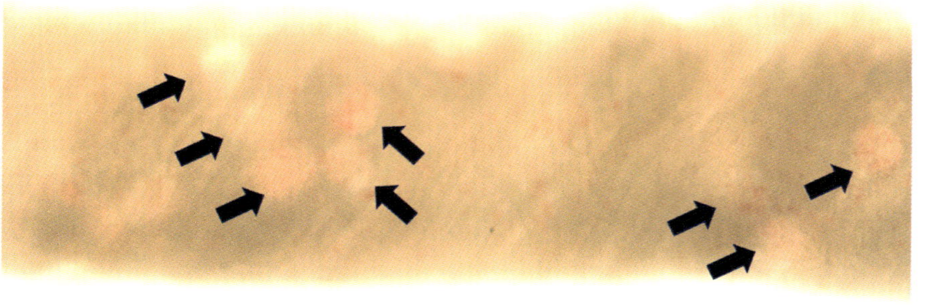

FIGURA 1 Visualização de fragmento de biópsia renal por agulha, com evidência da topografia cortical, no qual se identificam os contornos das estruturas glomerulares (indicadas pelas setas).

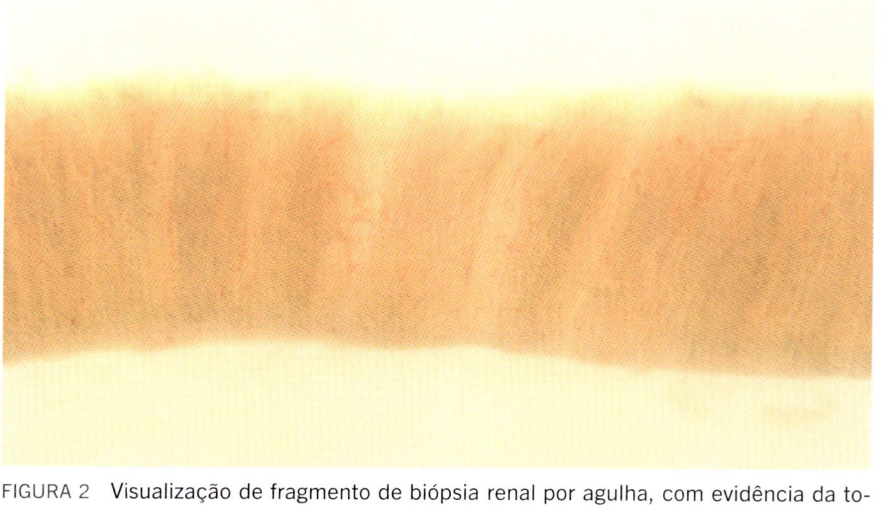

FIGURA 2 Visualização de fragmento de biópsia renal por agulha, com evidência da topografia medular, no qual se identificam estruturas tubulares paralelas umas às outras.

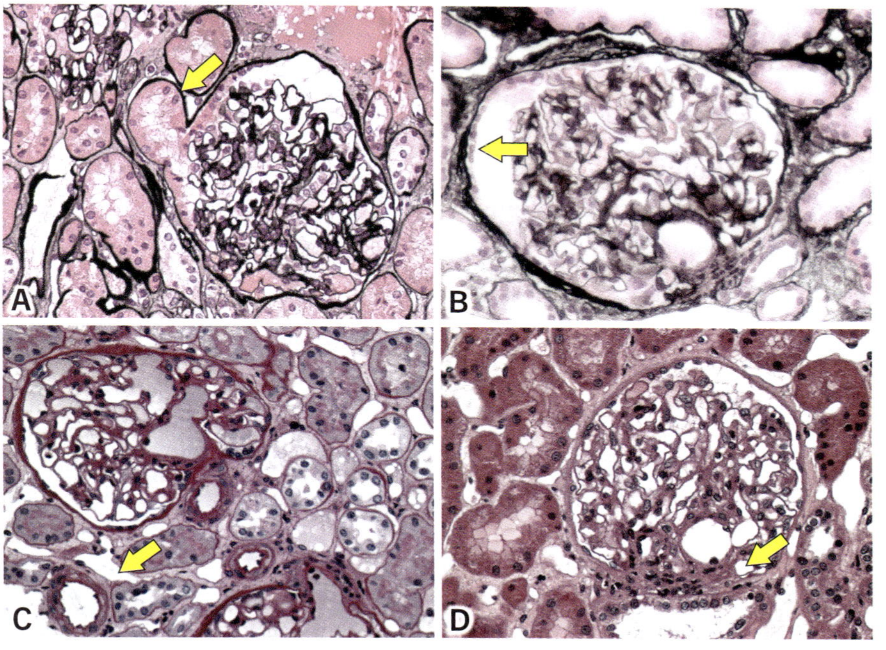

FIGURA 3 Glomérulos com alças capilares pérvias, sendo possível identificar nas setas o polo urinário (A), o epitélio parietal da cápsula de Bowman (B), o ramo de arteríola interlobular (C) e o aparelho justaglomerular (D).

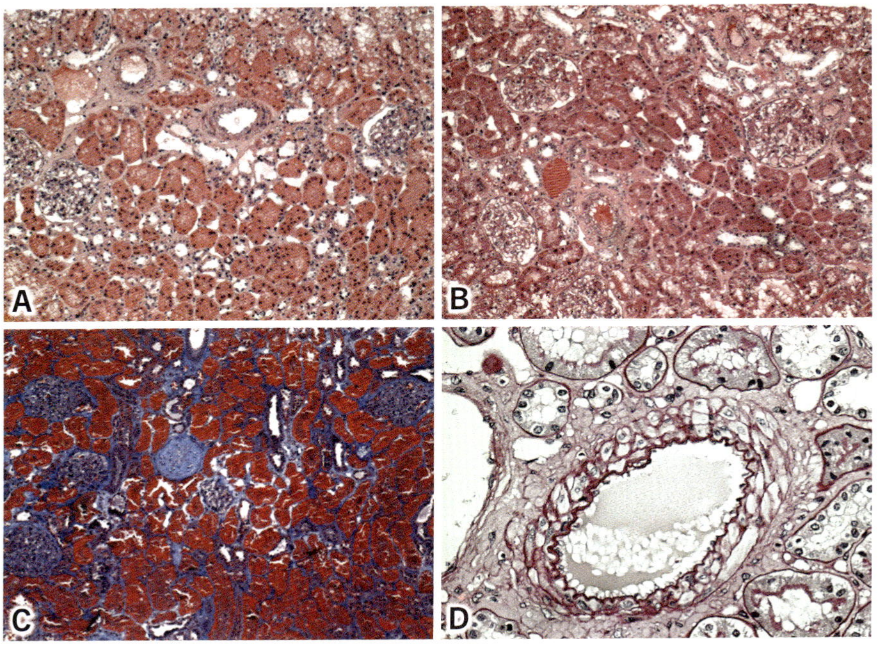

FIGURA 7 Córtex renal corado em hematoxilina-eosina (A e B), tricrômico Masson (C) e ácido periódico de Schiff (D), nos aumentos de 40x (A, B e C) e 400x (D). Nota-se estrutura cortical preservada, sem interposição relevante por fibrose ou células inflamatórias (A, B e C), além de parede de arteríola interlobular de aspecto habitual.

CAPÍTULO 4

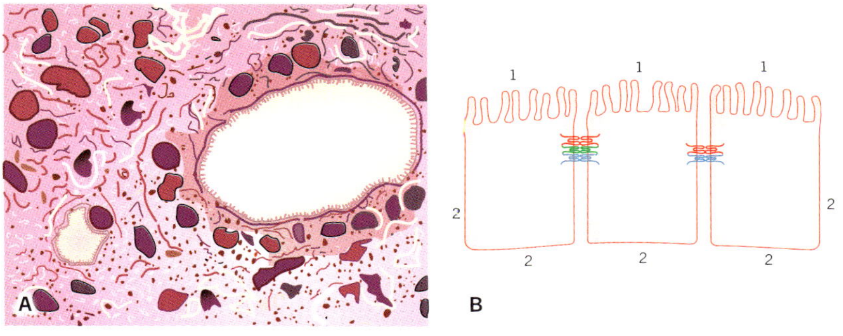

FIGURA 2 Estrutura da célula epitelial tubular.

1: polo apical, com a borda em escova em contato com o fluido tubular; 2: polo basolateral, em contato com o interstício ou com a parede de outra célula. As linhas vermelhas, verdes e azuis entre as células representam as proteínas que compõem as junções estreitas.

CAPÍTULO 11

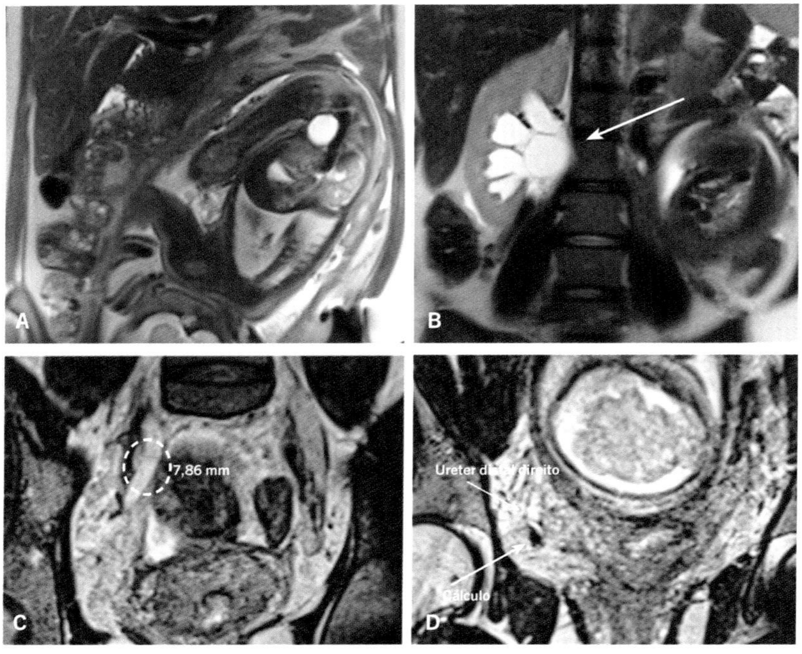

FIGURA 7 RM T2 no plano coronal do abdômen superior (A) e (B) e da pelve (C) e (D). Gestante com 33 semanas, hematúria e dilatação do sistema coletor do rim direito, sem identificação na US (não demonstrada) de fator obstrutivo. (A) demonstrando gestação com feto único em apresentação cefálica; (B) com significativa dilatação do sistema coletor renal à direita até o ureter distal em (C). (D) demonstrando ureter distal dilatado (seta superior) contendo cálculo obstrutivo de 0,6 cm (seta inferior), próximo à parede vesical.

RM: ressonância magnética; US: ultrassonografia.

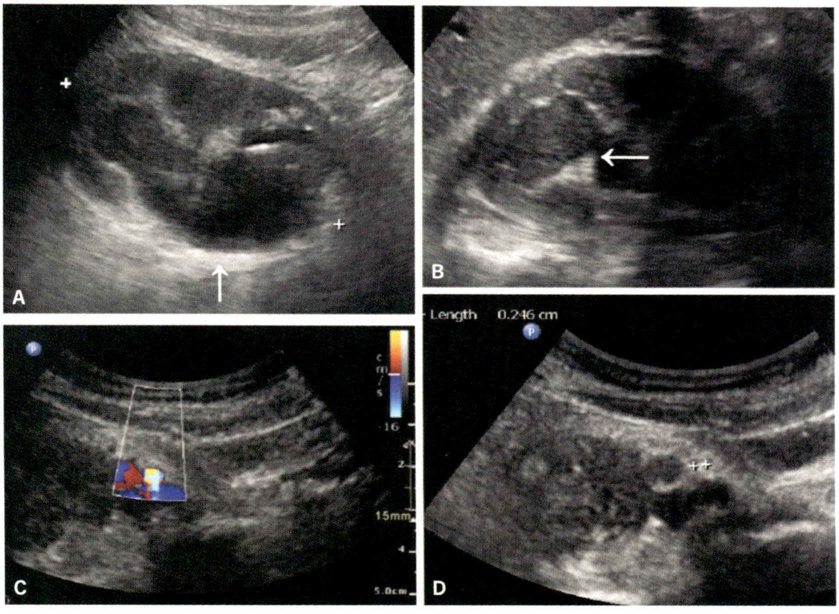

FIGURA 9 Ultrassonografia de emergência em paciente feminina de 48 anos, com litíase renal e pielonefrites de repetição, com dor lombar esquerda e calafrios. (A) evidenciando importante dilatação pielocalicinal (seta branca); (B) associada a material ecogênico levemente heterogêneo no inferior do sistema coletor (seta branca); (C) e (D) demonstrando pequeno cálculo ureteral obstrutivo ao nível do cruzamento com os vasos ilíacos, formando artefato posterior "em cauda de cometa" ao estudo Doppler colorido em (C). Diagnóstico final de pielonefrite aguda obstrutiva por litíase ureteral e complicada com pionefrose.

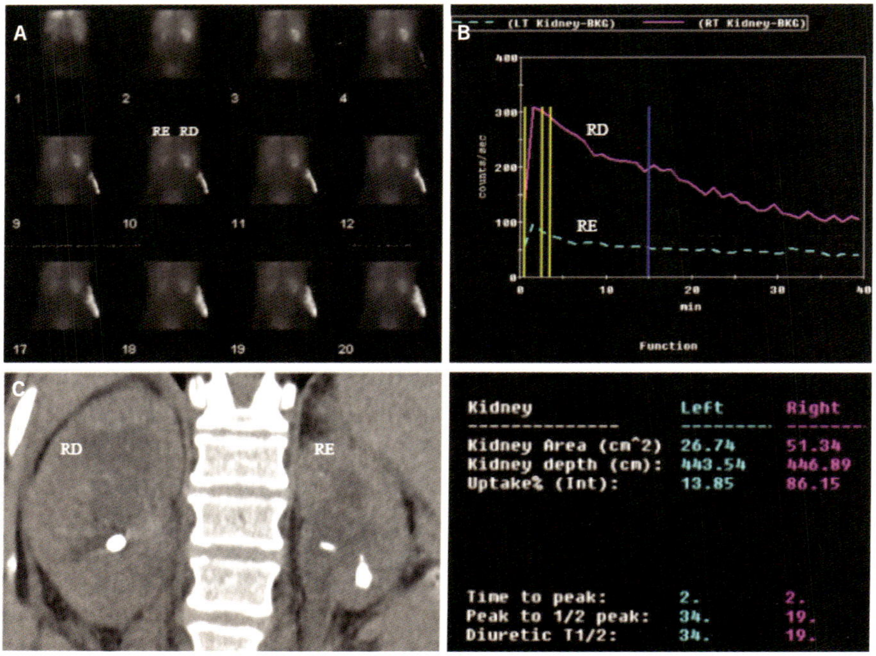

FIGURA 11 Paciente feminina, 48 anos, obstrução por litíase e infecções urinárias de repetição. Cintilografia renal com 99mTc-DTPA com imagens dinâmicas obtidas durante 40 minutos e estímulo diurético (furosemida) aos 15 minutos. O rim esquerdo apresenta concentração cortical reduzida e heterogênea do radioisótopo, e curva renográfica ascendente usual e descendente lenta. Não há resposta ao estímulo diurético. O rim direito apresenta concentração heterogênea do radiotraçador em sua córtex, acúmulo transitório do radioisótopo em cálices e pelve, curva renográfica com fase ascendente usual e excreção lentificada. Resposta parcial ao estímulo diurético. Parâmetros funcionais: RE função relativa de 13,8%, tempo de pico de 2 minutos, T1/2 do pico de 34 minutos; T1/2 diurético de 34 minutos. RD função relativa de 86,2%, tempo de pico de 2 minutos, T1/2 do pico de 19 minutos; T1/2 diurético de 19 minutos. Impressão: RE com captação extremamente reduzida do radiotraçador, e curva sem característica de obstrução. RD sem sinais de dilatação do sistema pielocalicinal ou obstrução ao fluxo urinário pela nefrostomia. Obs.: paciente com nefrostomia à direita.

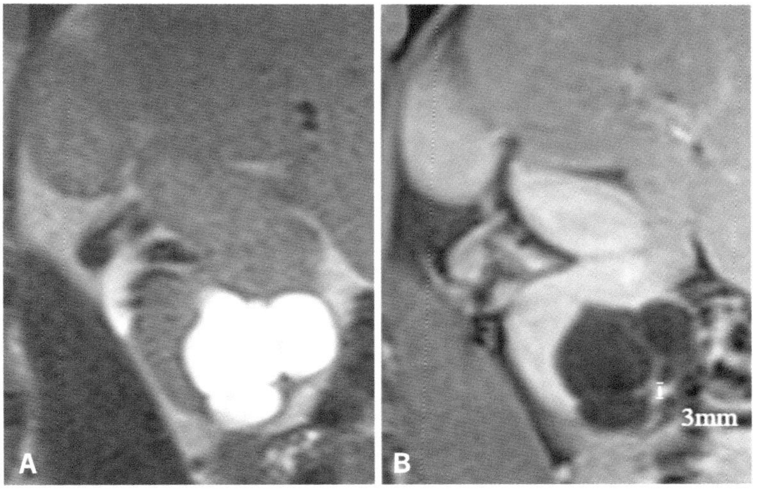

FIGURA 13 (A) Ressonância magnética (RM) T2 e (B) RM T1 c/c. Formação cística com múltiplos septos, alguns confluentes, moderadamente espessos e irregulares, com margens obtusas e espessura de até 0,3 cm, classificada como Bosniak III. Foi realizada ressecção, que apontou nefroma cístico, uma neoplasia mista rara (com componente epitelial e estromal), que tipicamente se apresenta com características de cisto cortical Bosniak III.

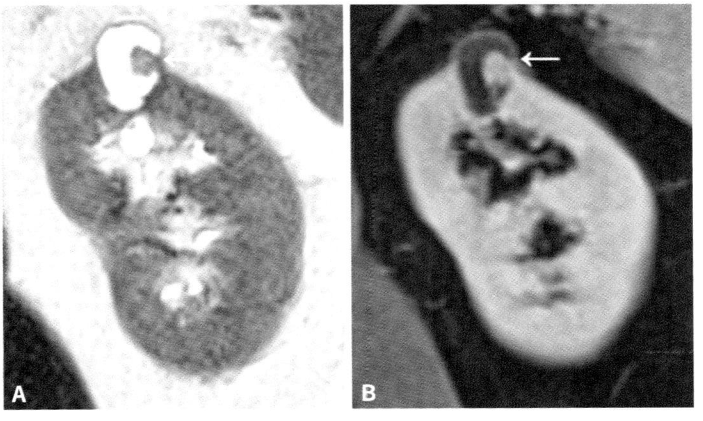

FIGURA 14 (A) RM T2 e (B) RM T1 com contraste. Formação cística no polo superior do rim esquerdo (componente cístico > 75% do volume), apresentando componente sólido, representado por protrusão mural convexa e de margens agudas ("nódulo mural" – setas brancas), medindo 1,2 cm, com realce pelo gadolínio, classificada como Bosniak IV. Foi confirmada neoplasia no anatomopatológico – ccCCR.

ccCCR: carcinoma de células renais subtipo células claras; RM: ressonância magnética.

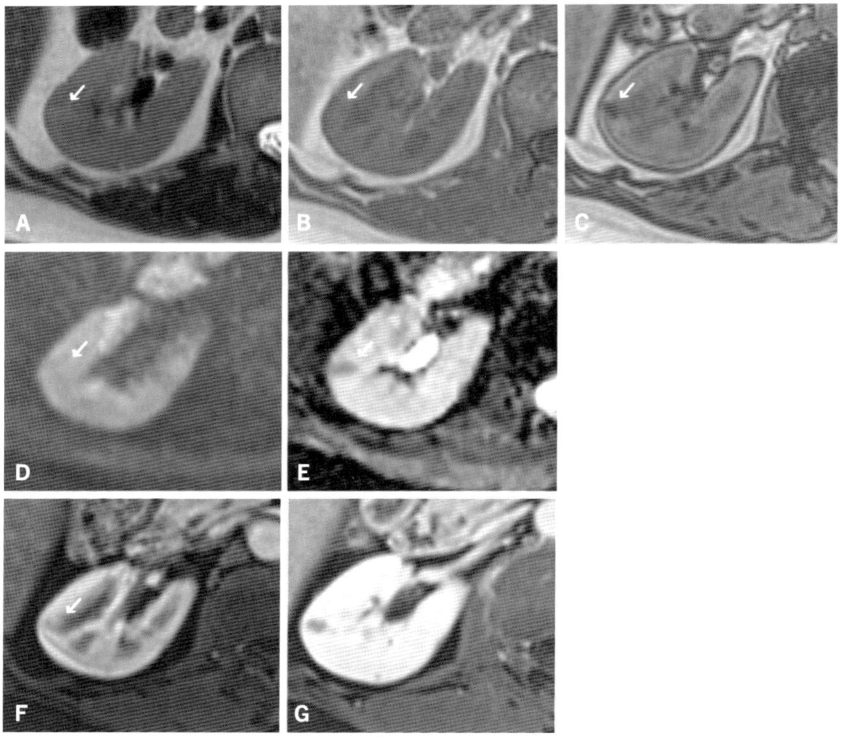

FIGURA 18 Mesmo nódulo renal da Figura 13, avaliado por RMmp: (A) Isointenso a levemente hiperintenso em T2, (B) T1 "em fase" e (C) T1 "fora de fase" demonstrando gordura microscópica intralesional, (D) difusão e (E) mapa de ADC demonstrando leve restrição à difusão, (F) T1 pós-contraste fase arterial apresentando realce moderado a intenso e (G) fase venosa com lavagem precoce. Classificado como probabilidade intermediária para ccCCR, tendo como principal hipótese diagnóstica AML pobre em gordura. Esse paciente foi acompanhado por 2 anos, com estabilidade da lesão, favorecendo benignidade (AML).

ADC: coeficiente de difusão aparente; AML: angiomiolipomas; ccCCR: carcinoma renal de células claras; RMmp: ressonância multiparamétrica.

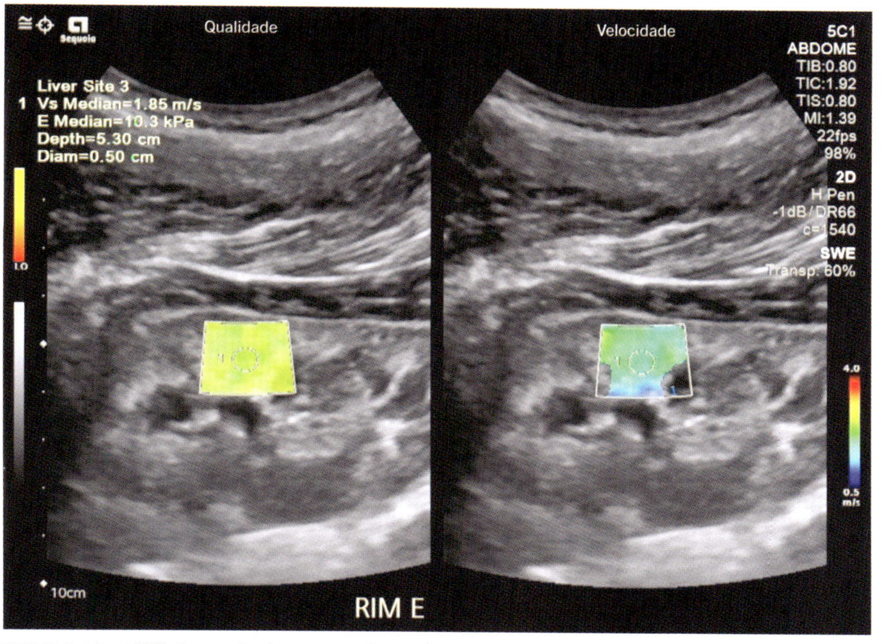

FIGURA 19 USE de paciente com nefropatia por IgA, com creatinina sérica de 2,22 mg/dL, demonstrando provável aumento da rigidez parenquimatosa mensurada de forma indireta pelo aumento da velocidade de propagação média, de 1,85 m/s.

Fonte: imagem cordialmente cedida pelo Dr. Ricardo Lange Filho, radiologista do Hospital das Clínicas da USP.

USE: elastografia por ultrassonografia.

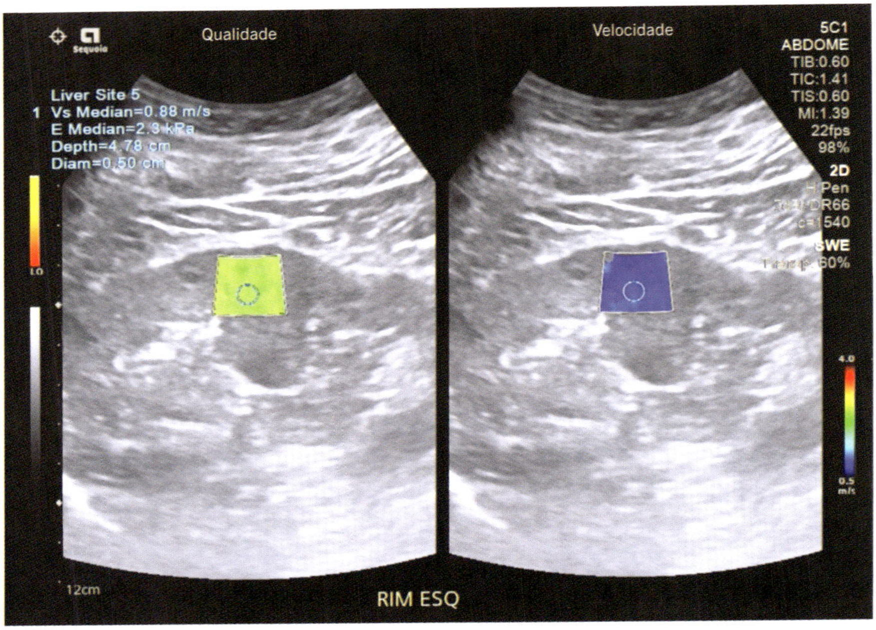

FIGURA 20 USE de paciente com nefropatia diabética, com creatinina sérica de 1,85 mg/dL, demonstrando redução paradoxal da velocidade de propagação média, de 0,88 m/s, achado que pode mascarar a presença de fibrose por redução da microvascularização, massa corporal do paciente, pressão arterial e medicamentos em uso.

Fonte: imagem cordialmente cedida pelo Dr. Ricardo Lange Filho, radiologista do Hospital das Clínicas da USP.

USE: elastografia por ultrassonografia.

CAPÍTULO 12

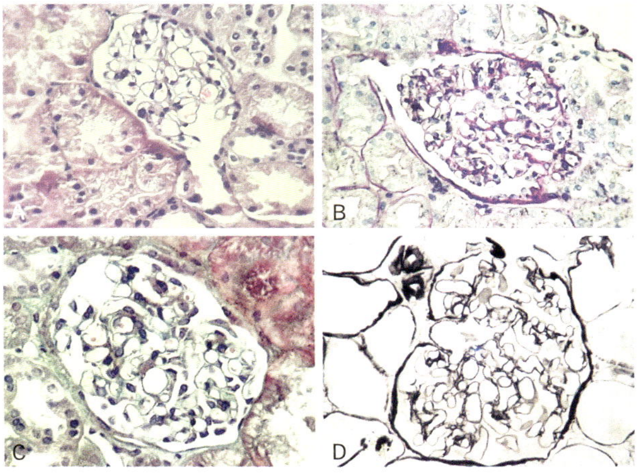

FIGURA 1 Colorações de rotina na biópsia renal. A: HE, glomérulo normal. B: PAS. C: tricrômico de Masson. D: glomérulo normal. Prata metenamina ou impregnação pela prata.

HE: hematoxilina e eosina; PAS: ácido periódico-Schiff.

Fonte: acervo da autora.

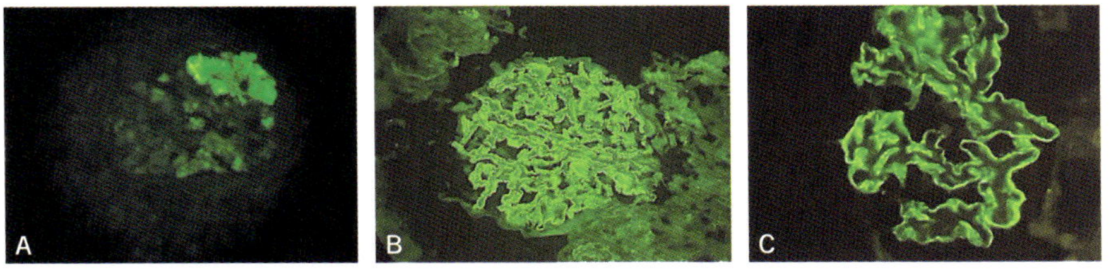

FIGURA 2 Padrões de depósitos na imunofluorescência. A: depósitos com padrão mesangial segmentar. B: depósitos granulares com padrão membranoso (sobre as alças capilares glomerulares). C: depósitos lineares sobre as alças capilares glomerulares.

Fonte: acervo da autora.

CAPÍTULO 14

QUADRO 3 Mapa de calor da doença renal crônica

Estágio de DRC	TFG (mL/min/1,73 m²)	Nível de proteinúria		
		A1 Leve	A2 Moderada	A3 Severa
1	≥ 90			
2	60-89			
3a	45-59			
3b	30-44			
4	15-29			
5	< 15			

Categorias de risco	
	Baixo
	Moderado
	Alto
	Muito alto

DRC: doença renal crônica; TFG: taxa de filtração glomerular.

CAPÍTULO 16

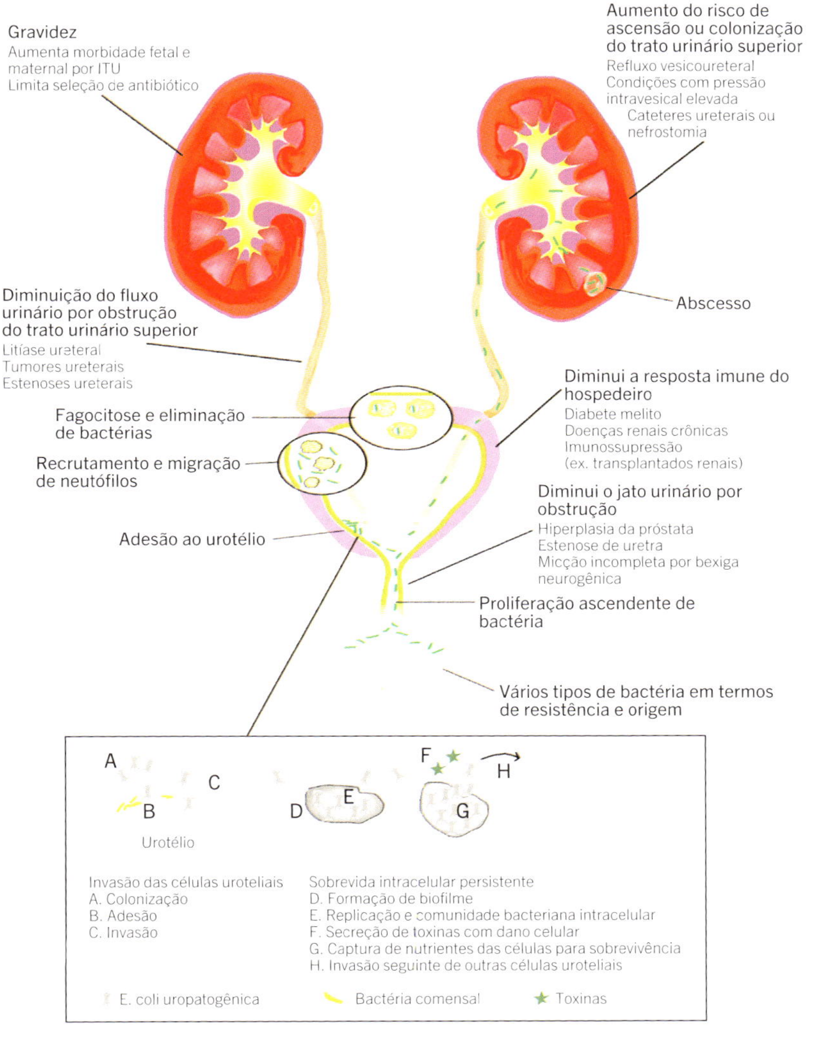

FIGURA 1 Aspectos fisiopatológicos da infecção do trato urinário complicada e da pielonefrite. Em indivíduos saudáveis, qualquer bactéria que ascende a uretra e adere no urotélio ativa a sinalização para resposta imune. Essa sinalização induz liberação de citocinas e quimiotaxinas pelas células do urotélio, as quais recrutam neutrófilos para eliminar as bactérias por fagocitose. Entretanto, em infecções do trato urinário complicadas, vários fatores do hospedeiro ou fatores do patógeno podem diminuir a resposta imune ou do antibiótico, resultando em persistência da infecção.

Fonte: adaptação de Amoretti et al., 2023; Chen et al., 2023.

CAPÍTULO 18

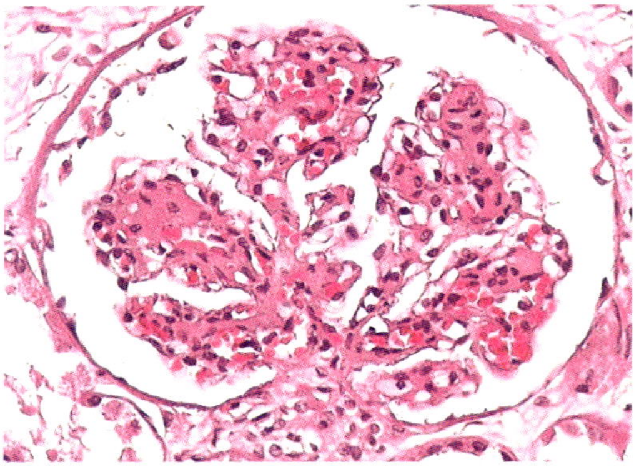

FIGURA 5 Glomeruloesclerose diabética difusa.

Fonte: acervo dos autores. Hospital Universitário Walter Cantídio da Universidade Federal do Ceará (HUWC--UFC). Coloração PAS (*Periodic Acid-Schiff*), aumento 400x.

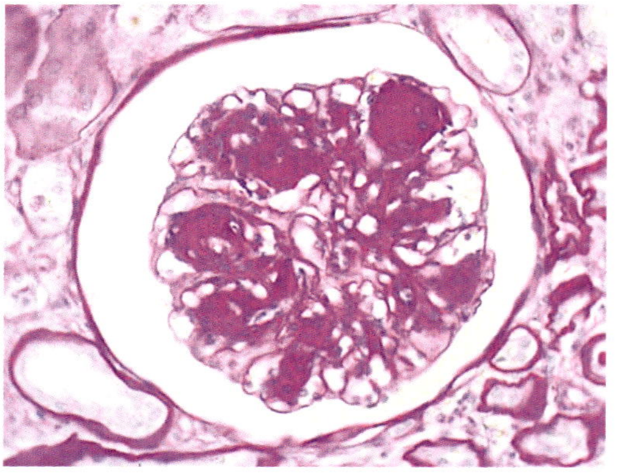

FIGURA 6 Glomeruloesclerose diabética nodular.

Fonte: acervo dos autores. Hospital Universitário Walter Cantídio da Universidade Federal do Ceará (HUWC--UFC). Coloração PAS (*Periodic Acid-Schiff*), aumento 400x.

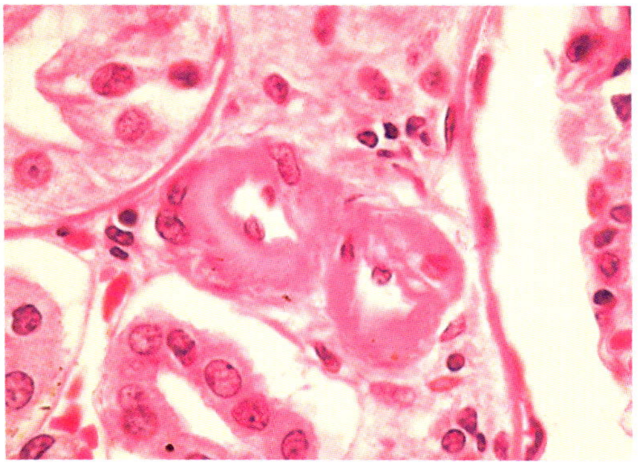

FIGURA 7 Hialinose arteriolar.

Fonte: acervo dos autores. Hospital Universitário Walter Cantídio da Universidade Federal do Ceará (HUWC-UFC). Coloração HE (hematoxilina-eosina), aumento 400x.

CAPÍTULO 22

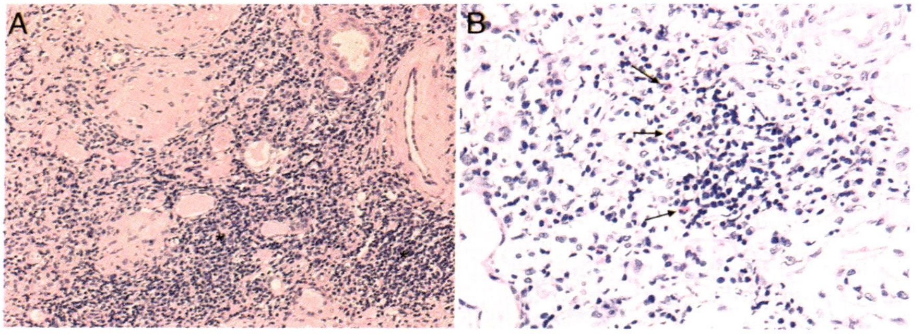

FIGURA 1 Biópsia renal de paciente com nefrite intersticial aguda associada ao uso de dolutegravir. (A) Microscopia óptica, coloração com hematoxilina e eosina, 200x (A) e 400x (B). Infiltrado mononuclear intersticial intenso (asteriscos), juntamente com eosinófilos (setas).
Fonte: adaptação de Barata et al. (2023). ©Sociedad Española de Nefrología.

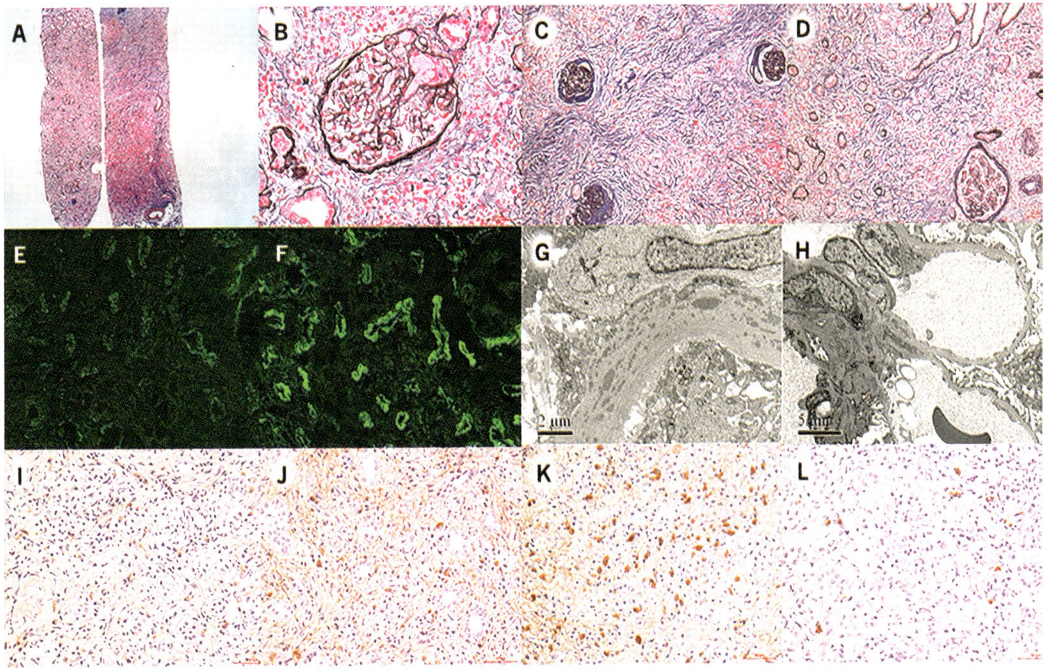

FIGURA 3 Biópsia renal de paciente com NIC associada a lúpus e nefropatia por IgG4. A: a microscopia óptica mostra menor encolhimento da parede capilar glomerular com densos infiltrados de células linfoplasmocíticas intersticiais e grau variável de fibrose intersticial (coloração periódica com prata metenamina e tricrômico de Masson, 40x). B: glomérulos sem alterações significativas (coloração periódica com prata metenamina e tricrômico de Masson, 400x). C e D: fibrose "estoriforme" com atrofia tubular no espaço tubulointersticial (coloração periódica com prata metenamina e tricrômico de Masson, 200x). E: a coloração por imunofluorescência mostrou coloração granular de IgG ao longo do TBM e interstício (400x). F: a coloração por imunofluorescência mostrou coloração linear lambda ao longo da membrana basal tubular (400x). G: depósitos eletrodensos ao longo da membrana basal tubular (12.000x). H: depósitos eletrodensos no mesângio (x12.000). I a L: coloração imuno-histoquímica da subclasse IgG (IgG1-IgG4) (200x).

Fonte: adaptação de Tan et al. (2021). © 2021 Tan et al. Frontiers Media S.A.

CAPÍTULO 23

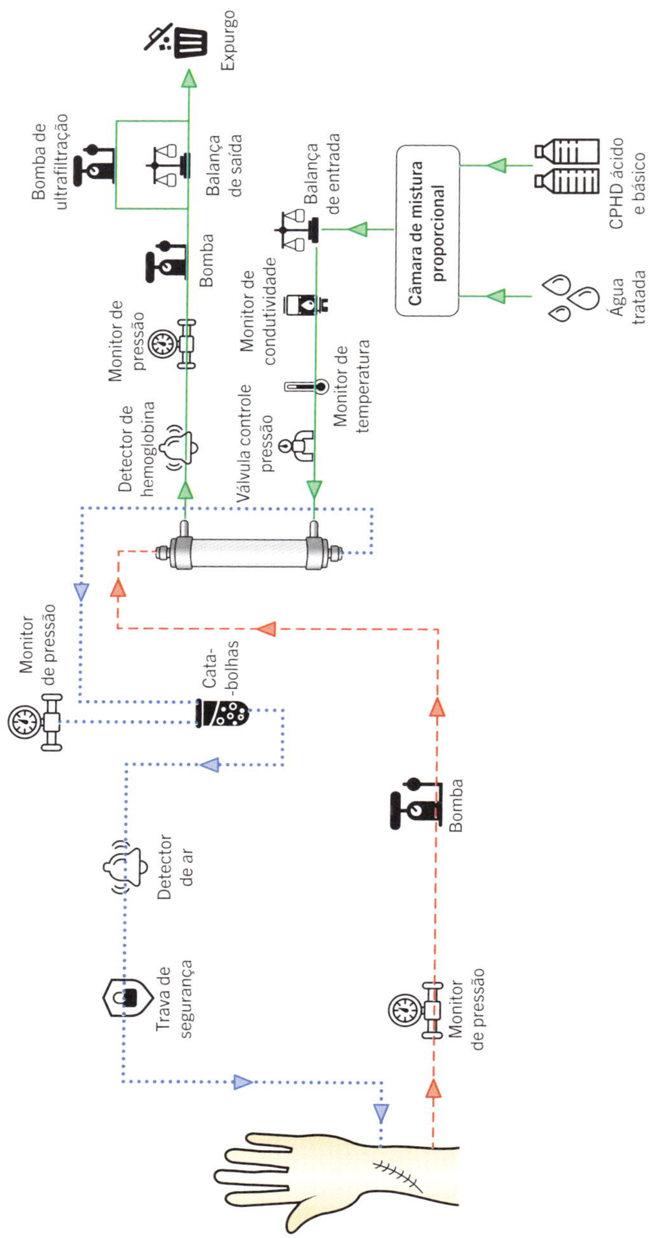

FIGURA 3 Esquema ilustrativo dos principais pontos de funcionamento da máquina de hemodiálise. Linha tracejada: fluxo de sangue não filtrado (linha arterial); linha pontilhada: fluxo de sangue filtrado (linha venosa); linha contínua: fluxo do dialisato.

CPHD: concentrado polieletrolítico para hemodiálise.

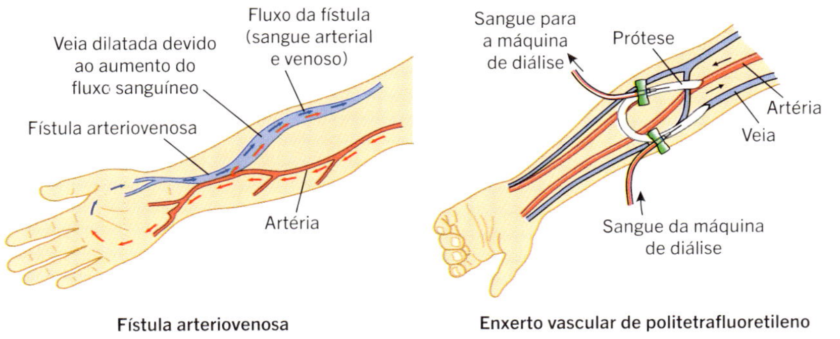

FIGURA 4 Esquematização dos acessos vasculares definitivos para hemodiálise.

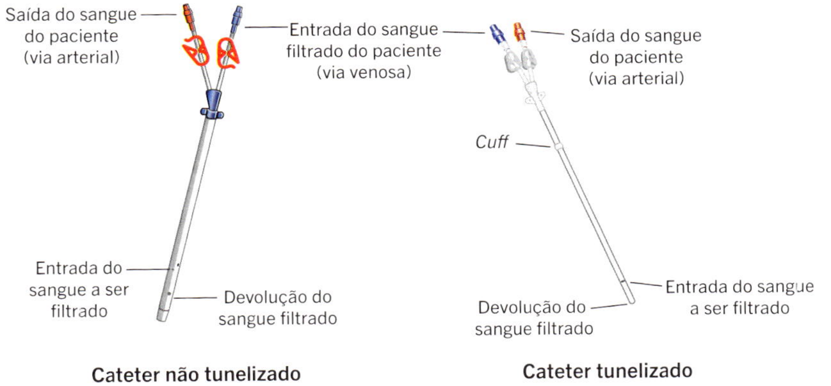

FIGURA 5 Esquematização dos cateteres tunelizados e não tunelizados.

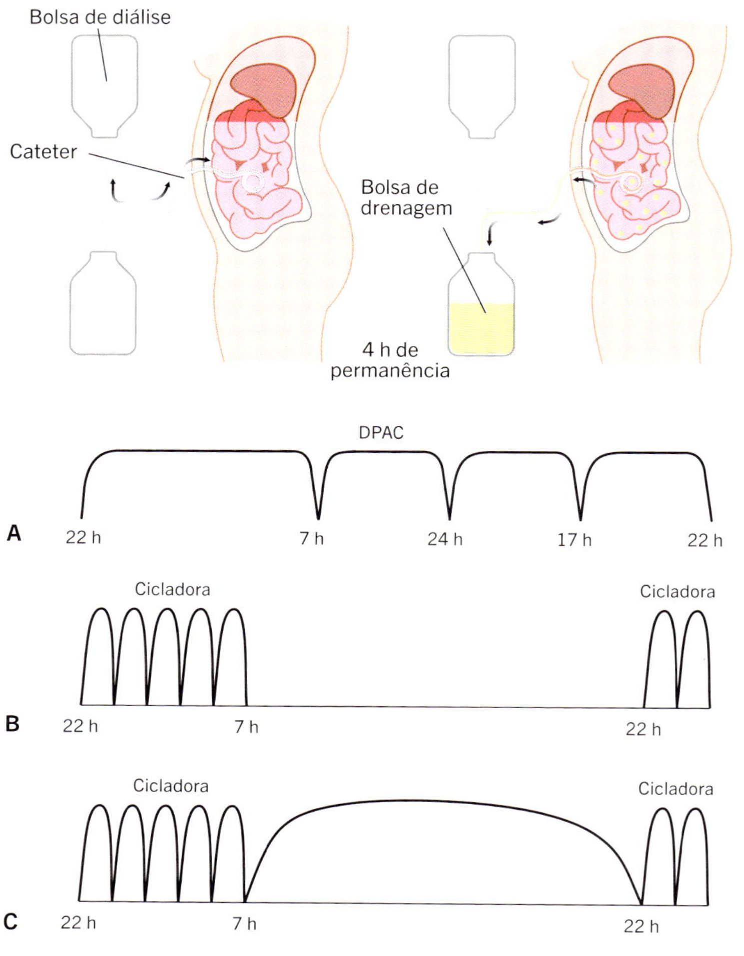

FIGURA 7 A: diálise peritoneal ambulatorial contínua (DPAC). B: diálise peritoneal intermitente noturna (DPIN). C: diálise peritoneal contínua por cicladora (DPCC).